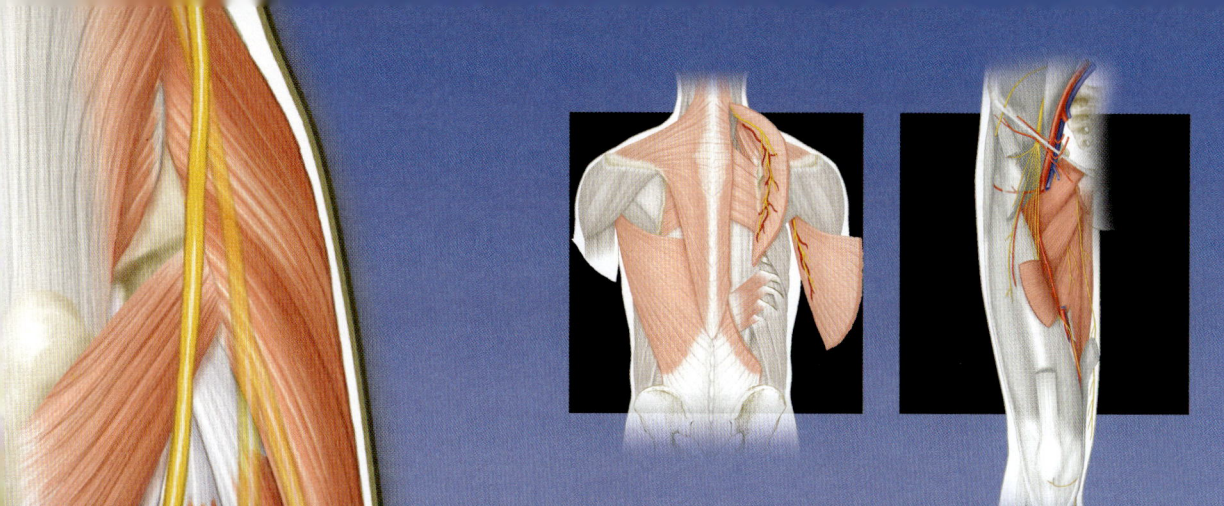

解剖学
パンスキー ジェスト
基礎と臨床に役立つ

I 背部・上肢・下肢

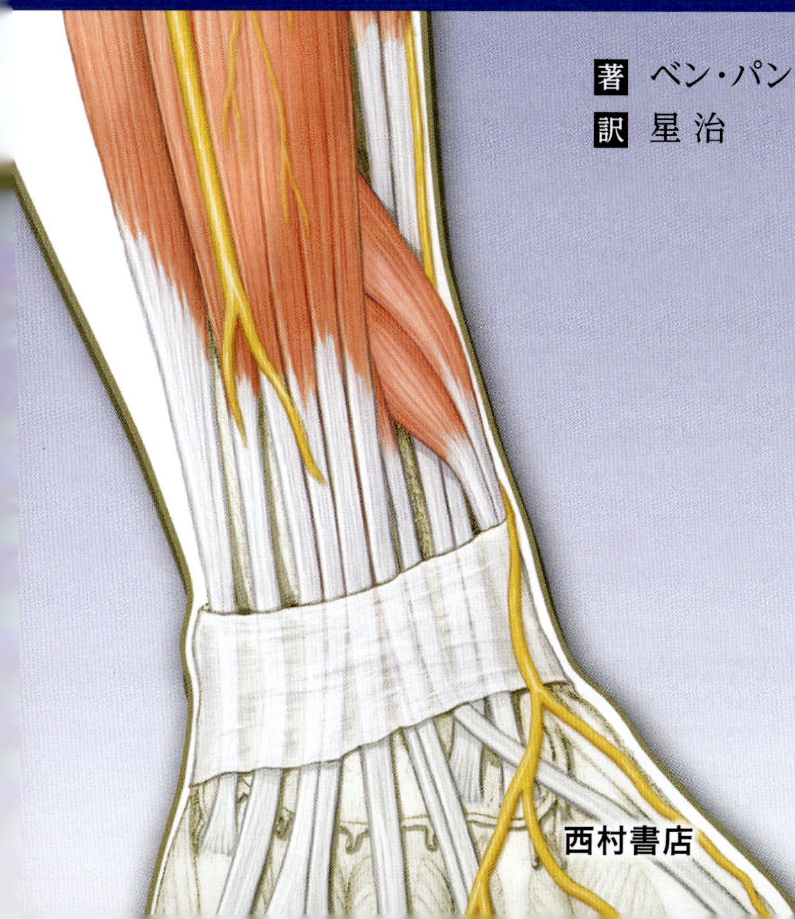

著 ベン・パンスキー／トーマス・R・ジェスト
訳 星 治

西村書店

『解剖学 基礎と臨床に役立つ』(全3巻)
［各巻構成］
Ⅰ　背部・上肢・下肢
Ⅱ　胸部・腹部・骨盤と会陰
Ⅲ　頸部・頭部・脳と脳神経

This is a translation of
Lippincott's CONCISE ILLUSTRATED ANATOMY
Volume 1 Back, Upper Limb & Lower Limb

Ben Pansky, PhD, MD
Professor Emeritus
Department of Surgery
University of Toledo College of Medicine and Life Sciences
Toledo, Ohio USA

Thomas R. Gest, PhD
Professor of Anatomy
Department of Medical Education
Texas Tech University Health Sciences Center
El Paso, Texas USA

Copyright © 2012 Lippincott Williams & Wilkins, a Wolters Kluwer business
Japanese edition copyright © 2016 Nishimura Co., Ltd.
Published by arrangement with Lippincott Williams & Wilkins, USA
Lippincott Williams & Wilkins/Wolters Kluwer Health did not participate in the translation of this title.

All rights reserved.
Printed and bound in Japan

本書に記載された医薬品の具体的な適応，用法，副作用については，出版時の最新情報に基づき確認するよう努力を払っていますが，医学は日進月歩で進んでおり，情報は常に変化しています．読者は，薬物の使用にあたっては，必ず製薬会社の医薬品情報をご確認ください．著者および編者（監訳者，訳者），ならびに出版社は，本書中の誤り，省略，および内容について保証するものではありません．また，本書の情報を用いた結果生じたいかなる不都合に対しても責任を負うことは一切ありません．

訳者序文

　本書は米国のベン・パンスキー（Ben Pansky）博士とトーマス・R・ジェスト（Thomas R. Gest）博士による"Lippincott's Concise Illustrated Anatomy"の第1巻の翻訳である．本書には，従来の解剖学のテキストにはない以下のような特徴がある．

- 簡潔，簡明であるものの，図解については細部にわたっている．
- 臨床的なことがらにも多く触れ，構造と機能の関係を重視している．
- それほどの大冊でなくコンパクトな本で，学習者が必要としている特定の領域について，解剖学の本質的なところを十分に勉強できる．

　とかく解剖学の書物は分厚いものが多く，持ち運びに苦労することもあるが，本シリーズは何より比較的薄く，手に取りやすいことが特徴である．しかし，内容は吟味されたうえで凝縮され本質的なものとなっている．解剖と関連して臨床的な内容にもページが割かれ，例えば，神経・筋・骨の基本的な構造とそれらの機能と，それらが障害を受けたときの臨床症状などや，関節の可動域などについては十分に記述されている．概して整形外科学的な内容が多く盛り込まれていることも特徴の1つで，類書に例をみない．

　昨今，日本の医学教育全般のカリキュラムについては，国際基準との関係もあり解剖学の時間数は減少し，臨床的な教育の時間数が増加していく傾向にあるが，本書はそのような時代の要請に応える最適なものであると確信している．学生のみならず医療に従事している様々な方の学習にも役立つ本書を，広く活用していただければ望外の喜びである．

　最後に，本書の作成にあたっては西村書店の各位に大変お世話になった．厚くお礼を申し上げる．

星　治

私は，新たに企画した本書を最愛の妻ジュリーに捧げます。妻は，50年以上ともに過ごしたあと，愛情あふれる私の記憶の中に永遠に生き続けています。彼女の愛情，忍耐，理解，そして私を励まし常にやる気にさせてくれ，私が人間的に成熟して充実した人生を過ごした時期をずっと支えてくれました。

そして，私の愛する息子ジョナサンに捧げます。彼は，私が執筆を重ね，いくつもの図版を作成し，著作を著していくとともに成長して大人になりました。彼は，愛と励ましを持っていつも私のそばに寄り添い「命と創造性のきらめき」を持ち続けるのを助けてくれています。おかげでこのきらめきは私の中で絶え間なく明るく輝いております。

ベン・パンスキー

本書を私の人生で最も大切なわが子，マディソンとテイラーに捧げる。

トーマス・R・ジェスト

序文

　医学教育は常に変化し続けている。熱心な教師は，常に改善，明確化，更新に励むとともに，教える内容，方法，理由と最先端の知識との間の溝を狭める努力をしながら，様々な教育方法やカリキュラムを試している。大学の規則は時に窮屈であり，決まった授業時間の枠に固定されているため，変えることは難しく，医学的，臨床的，科学的関連性は二の次になっているかもしれない。どれだけ医学教育に手が加えられても医学にいつも求められることは基礎科学のゆるぎない土台である。特に，人体の多様性の複雑さと微妙な差異を十分に認識して理解するには，解剖学は最も重要な学問である。

　本書のシリーズは人体肉眼解剖学を，要約形式より詳しく，伝統的な分厚い教科書よりはずっとコンパクトに提示している。本シリーズの各巻は図解が多く，徹底して機能に焦点をあてた，臨床的な情報に富んだテキストである。つまり，"生きた"解剖に関心を寄せ，構造と機能の関係の重要性を強調している。記載の重複は特に強調する点がある場合や，領域の間で連続性を示す必要がある場合に限っている。

　用語は，国際解剖学会（IFAA）の用語委員会（FCAT）が編纂した"Terminologia Anatomica"（1998年）に従い，公式の英語に相当する用語をこの版では使用している。

　解剖学は三次元的に思考する必要があるが，それは学生にとっては新しい考え方であり，復習を望む医師には難しいことである。三次元的な解剖の基礎と多くの部位の関連を理解する最もよい方法は，解剖体を用いた人体の学習と触診であろう。解剖体ではないが，本テキストはベン・パンスキーによる"Review of Gross Anatomy"第6版の図を踏襲しており，それらの図版はTankとジェスト両博士による定評ある"Lippincott Williams and Wilkins Atlas of Anatomy"に主に由来している。さらに，パンスキー博士の"Review of Gross Anatomy"第6版からの多くの図は，美しいフルカラーに改訂され，細かい点に至るまで調整されている。

　図版は，容易にすばやく使えるように論理的順序で簡明に解剖学的イメージを提示している。これは解剖学のカリキュラムが短縮されたこの時代における重要かつ本質的な要件である。

　フルカラーの多数の図版は，要約的，概略的であるが網羅的で，詳細な本文とともに，人体の美しさと機能を平易かつ多面的で三次元的な観点であらわしており，これは他のテキストにはみられないものである。

　文章と図版の全般的な資料は，人体の解剖学的特徴を正確に提示する必要があるので非常に膨大になり，多くの教科書は長年にわたって次第に厚くなってきた。学生にとって1,000ページを超える"大冊"は，圧倒的で，手ごわく，非常に不安な気持ちで取り組まざるをえないものである。そこで，われわれは人体の関連した領域を9つの章もしくは単位に分け，3巻に著すことにした。すなわち，「背部・上肢・下肢」，「胸部・腹部・骨盤と会陰」，「頸部・頭部・脳と脳神経」で，各巻はおよそ300ページほどである。したがって，人体のどれか1つの領域を学ぶ場合は，1巻だけを持ち運んで勉強することができる。さらに，学生や医師が主に1つか2つの主要身体部分にかかわっている場合，各自の学習や復習（すなわち，整形外科学，歯科学，眼科学，理学療法，外科学など）の要点に，大冊を持ち歩くことなく集中することができるであろう。人体は1つの単位として機能し，身体の一部は他の部位に依存もしくは関係しているため，学習者はさらに他の巻も参照用に持っていただきたい。

　背部から上下肢，胸部，腹部と骨盤部，頭頸部へという領域から領域へ学んでいくことで，人体の領域間の連続性が十分に理解できるであろう。本書の領域的アプローチは，多くの人体解剖学課程や解剖実習および外科の集中学習でも用いられるものを再現している。しかし，学生がある領域から次の領域に移動しやすいように図版はあえていくらか重複があるように提示している。

本書では骨学を除き，人体を浅層部から深層部に向かって論じている．骨は人体の枠組みをつくり，軟部組織が付着しているためテキストの中では早い段階に登場するし，ほとんどの教育課程でも早い段階で学習することだろう．それにより軟部組織どうしの関係について，より容易かつ明確に理解することができるのである．

　生体の臓器から情報を引き出すことで，学生や医師は正常と異常の両方の状態をよりうまく描写して区別できるようになる．ますます高性能になる機器が，正常と異常を理解できるように彼らを助けている．最初，医術を学ぶものは観察と触診のみを用いていたが，やがて解剖を試みるようになった．そして今日では画像診断機器が躍進を遂げて，聴診器と検眼鏡から効果的なX線とイメージング技術へ急激に移行した．大局的にみると，19世紀の終わりにX線が発見され，1950年代に核医学や超音波検査法が導入された．CT（コンピューター断層撮影法），PET（陽電子放射断層撮影法），SPECT（単フォトン放射断層撮影法），NMR（核磁気共鳴）は1970年代に利用可能となった．

　したがって解剖学の教科書には，診断に有用なX線撮影法，CT，PET，SPECT，NMRの考察や図版がなければ不完全なものとなってしまう．本書ではそれらの内容も含んでおり，より早くにX線フィルムやコンピューター画像上で正常解剖を確認する学習をすれば，より容易に遺伝，疾病，外傷によってもたらされる変化を見つけて理解することができる．それゆえに，解剖学は医学とそれに関連する様々な領域の"要"になるのである．

　本書の多くのところで，基本的で重要な臨床的考察が示されているが，臨床に関連するすべての題材をそれぞれの解剖学領域で十分論じることは不可能である．しかし，基礎的な解剖とそれがどのように変化するのかを理解することは，変化が起きて臨床的徴候と症状が出現する以前に，何が一般的に"正常"であるかを正しく評価するうえで必要不可欠である．

　体力や健康に対し，歩行はとても重要な役割を果たしているとわれわれは考えている．そのため歩行に関するいくつかの単元を「下肢」の考察に含め，構造を運動学に関連づけている．

　同様に，ストレスや痛みがなく快適に歩き回り自分の世話をする（物を操作する，シャワーを浴びる，車を運転する，食事をつくる，食事をとる）能力は大切であり，老化して柔軟性が低下するときだけでなく人生のすべての時期における，主要な体の部位の関節可動域（ROM）に関する考察を行うことは大変重要になる．従って，身体の解剖に基づく関節可動域についての要点を述べることと，十分な機能に必要な「正常な」可動域とは何かを，ある程度詳しく説明することに力を注いだ．

　解剖学の教育者としてわれわれは，肉眼解剖学は記憶しやすいが，常に資料を見直していないと，忘れてしまいやすいことも承知している．学生も医師も，あわただしく時間に追われ，忙しいものである．そこでわれわれが望んでいるのは，本シリーズの記載が冗長でなく簡潔，正確，有意義であるとともに，世に送り出すこの本が，人体を構成する非常に複雑な細部について，読者をわかりやすく親切に指導してくれることである．

ベン・パンスキー，トーマス・R・ジェスト

謝　辞

　このテキストの制作にかかわった Lippincott Williams and Wilkins の方々に加え，編集者の Crystal Taylor 氏，プロダクトマネージャーの Julie Montalbano 氏，アートディレクターの Jennifer Clements 氏，デザイナーの Steve Druding 氏にお礼を申し上げたい。さらに，Kelly Horvath 氏の編集指導にも感謝したい。

　Marcelo Oliver 氏と Body Scientific International によって，パンスキー博士の白黒イラスト原画の多くがフルカラーへ変えられ，Tank とジェスト両博士による "Lippincott Williams and Wilkins Atlas of Anatomy" のイラストが持つトーンや色合い，美しさを見事に再現できた。

　Toledo 大学 Medical Center 外科学講座神経外科の秘書である Danelle Mooi 氏には，たゆまぬ激励と理解に加えて，コンピューターやデジタル領域の知識でパンスキー博士を助けて下さったことに感謝したい。これにより彼はコンピューターを活用できるようになるとともにワイヤレス接続が可能になり，すばらしい学習体験をすることができた。Toledo 大学 Medical Center 外科学講座スポーツ医学分野整形外科准教授の Jason W. Levine 医学博士には，関節運動と関節可動域（ROM）について，パンスキー博士との議論のうえで参考文献をご提示いただいた。このことによりパンスキー博士は，「骨と筋肉と関節とともに生きること」の難しさを十分理解することができた。

　Arkansas 医科大学神経生物学・発生生物学の Patrick Tank 教授にも深く感謝したい。本書の第 1 章における彼のひらめきと努力のおかげで，このプロジェクトが進行した。

ベン・パンスキー，トーマス・R・ジェスト

訳者序文 iii
序　文 v
謝　辞 vii

第1章：背部

1.1	背部の体表解剖	2
1.2	脊柱	7
1.3	椎骨：頸椎と胸椎	10
1.4	椎骨：腰椎，仙骨，尾骨	16
1.5	環椎後頭と環軸関節	20
1.6	椎間結合	22
1.7	肋椎関節	25
1.8	臨床的考察：脊柱	28
1.9	背部の筋膜	30
1.10	浅背筋	32
1.11	深背筋　その1	36
1.12	深背筋　その2	40
1.13	脊柱と頭部の運動	42
1.14	脊髄の髄膜	46
1.15	脊髄	50
1.16	脊髄神経とその枝	53
1.17	脊髄の血液供給	58
1.18	脊髄と脊柱の静脈	60

第2章：上肢

2.1	上肢の序論	64
2.2	上肢の皮神経	66
2.3	上肢の皮静脈と深筋膜	68
2.4	上肢のリンパ管	70
2.5	胸（肩）帯の骨	72
2.6	上腕の骨：上腕骨	74
2.7	前腕の骨	76
2.8	手首と手の骨	79
2.9	肩の前方の筋	82
2.10	肩の後方の筋と回旋筋	84
2.11	腋窩と腕神経叢	87
2.12	腋窩動脈と肩の血管分布	92
2.13	上腕の筋	95
2.14	上腕の神経血管	98
2.15	前腕前面の筋	100
2.16	前腕前面の神経血管	103
2.17	前腕後面の筋	106
2.18	前腕後面の神経血管	108
2.19	手背	110
2.20	手掌の浅層部	114
2.21	手掌の筋	119
2.22	手の血管	123
2.23	手の神経	126
2.24	肩関節と上肢帯	129
2.25	肘関節	133
2.26	手首と手の関節	136
2.27	特殊な神経障害：正中神経（C5-T1）	141
2.28	特殊な神経障害：尺骨神経（C8, T1）	144
2.29	特殊な神経障害：橈骨神経（C5-T1）	146

第3章：下肢

3.1	下肢の序論	150
3.2	下肢の皮神経	152
3.3	下肢の表層静脈と深筋膜	155
3.4	下肢のリンパ排液	158
3.5	下肢帯	160
3.6	下肢帯の関節	164
3.7	大腿の骨	166
3.8	下肢の骨	169
3.9	足関節と足の骨	172
3.10	大腿の区画	176
3.11	大腿前面の筋	178
3.12	大腿三角と大腿鞘	180
3.13	大腿中央の筋	182
3.14	大腿と閉鎖孔の筋	184
3.15	殿部の筋	188
3.16	殿部の血管と神経	190
3.17	大腿後面の筋	194
3.18	膝窩部と膝周囲の血管吻合	196
3.19	下肢の区画	198
3.20	下肢後面の筋	200
3.21	下肢外側と前面の筋	204
3.22	下肢の血管と神経	207
3.23	足背	211
3.24	足底腱膜と足底の皮神経	214
3.25	足底の筋	216
3.26	足底の血管と神経	220
3.27	股関節	222
3.28	膝関節	226
3.29	膝関節と脛腓関節の滑液包	233
3.30	距腿関節と足関節	236
3.31	足弓	242
3.32	足の疾患	244
3.33	歩行（二足歩行）その1	246
3.34	歩行（二足歩行）その2	248
3.35	歩行（二足歩行）その3	250
3.36	下肢の神経障害	254

付録A（方向と運動の基本的用語） 261
付録B（関節の基本） 262
索　引（和文索引／欧文索引） 265

第1章

背部

1.1	背部の体表解剖	2
1.2	脊柱	7
1.3	椎骨：頸椎と胸椎	10
1.4	椎骨：腰椎，仙骨，尾骨	16
1.5	環椎後頭と環軸関節	20
1.6	椎間結合	22
1.7	肋椎関節	25
1.8	臨床的考察：脊柱	28
1.9	背部の筋膜	30
1.10	浅背筋	32
1.11	深背筋 その1	36
1.12	深背筋 その2	40
1.13	脊柱と頭部の運動	42
1.14	脊髄の髄膜	46
1.15	脊髄	50
1.16	脊髄神経とその枝	53
1.17	脊髄の血液供給	58
1.18	脊髄と脊柱の静脈	60

1.1 背部の体表解剖

Ⅰ. 浅層解剖（図1.1A, B）

- **A. 脊柱起立筋**：脊柱の正中線に平行な左右のふくらみ，腰部で最もよくみられる
- **B. 正中溝**：左右の脊柱起立筋の間の正中線上にある溝
- **C. 棘突起**：第7頸椎-第5腰椎（C7-L5）の脊椎が正中溝で触知可能
- **D. 正中仙骨稜**：仙椎の棘突起に相当
- **E. 僧帽筋**：上縁が頸部の外側と肩で触知可能
- **F. 広背筋**：外側縁が背部の側面で触知可能
- **G. 肋骨**
- **H. 腸骨稜**
- **I. 上後腸骨棘**："窪み"がその上にある
- **J. 重要な脊椎レベル**
  1. 第3胸椎（T3）：肩甲棘基部
  2. 第7胸椎（T7）：肩甲骨の下角
  3. 第4腰椎（L4）：腸骨稜
  4. 第2仙椎（S2）：上後腸骨棘

Ⅱ. 背部の皮膚（図1.1C）

- **A.** 皮膚分節（デルマトーム）は脊髄神経の前枝と後枝の求心性神経の皮膚領域への分布である
- **B.** 背部では，皮膚分節は後枝によって規則的な縞模様を形成する
- **C.** 四肢の皮膚分節にはいくつかの固有の皮神経が関与している

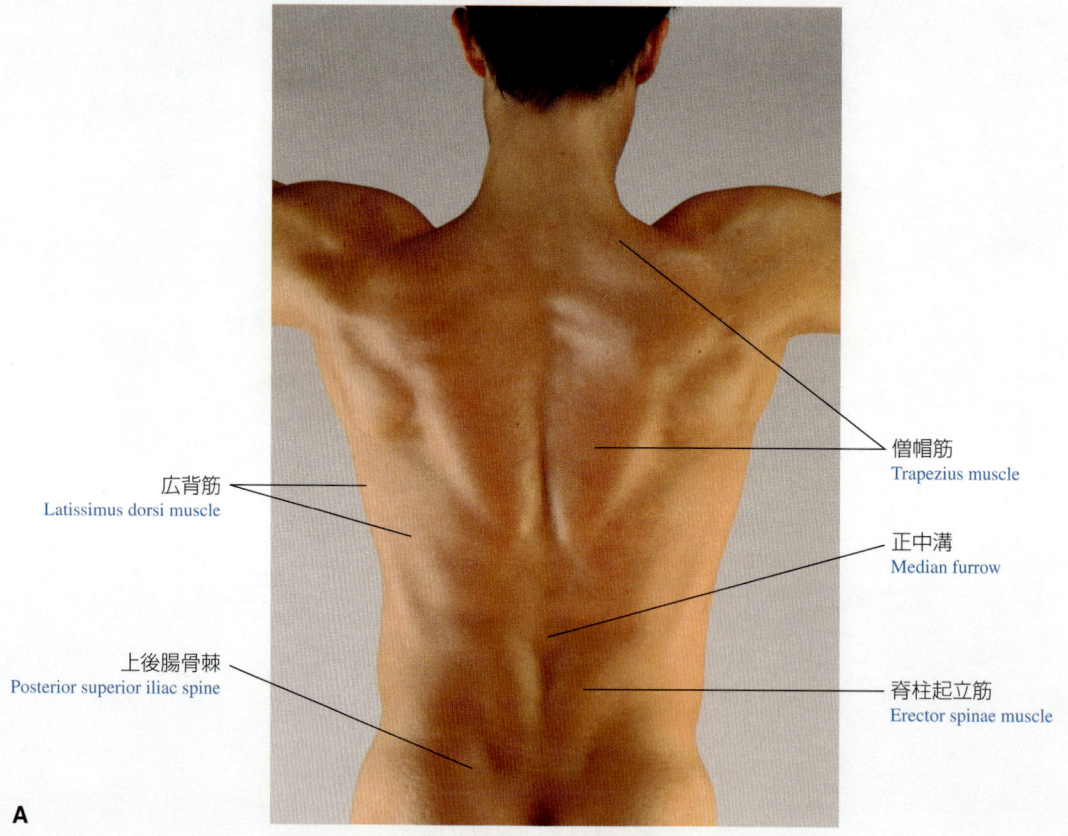

図1.1A. 背部の体表解剖

1.1・背部の体表解剖　3

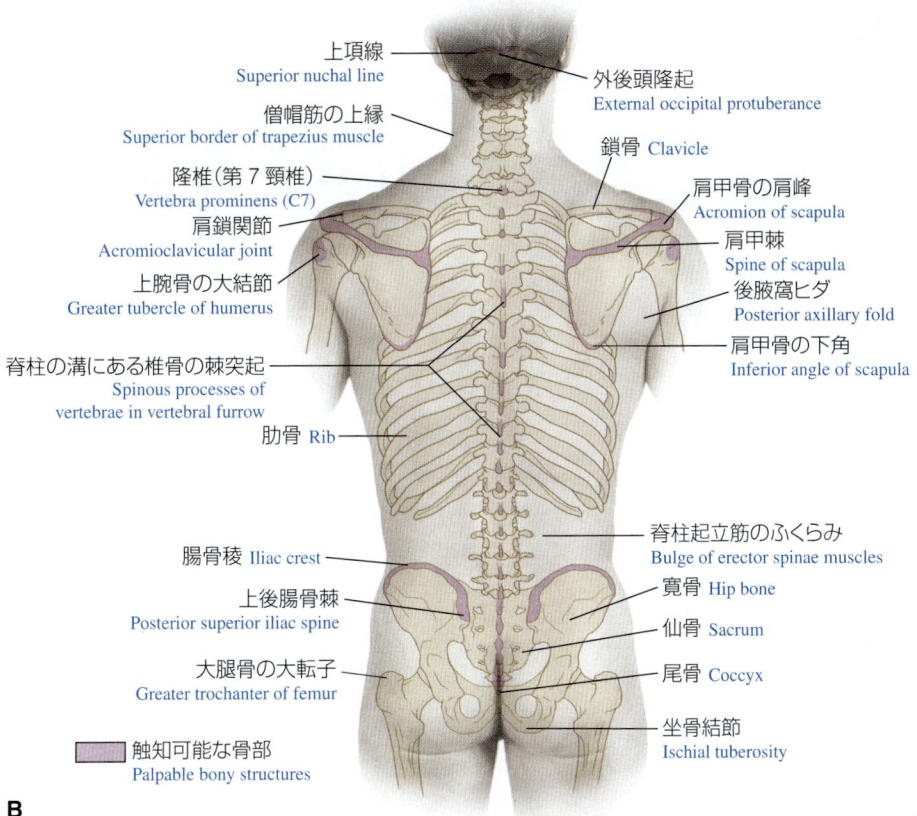

図1.1B. 背部の触知可能な部位

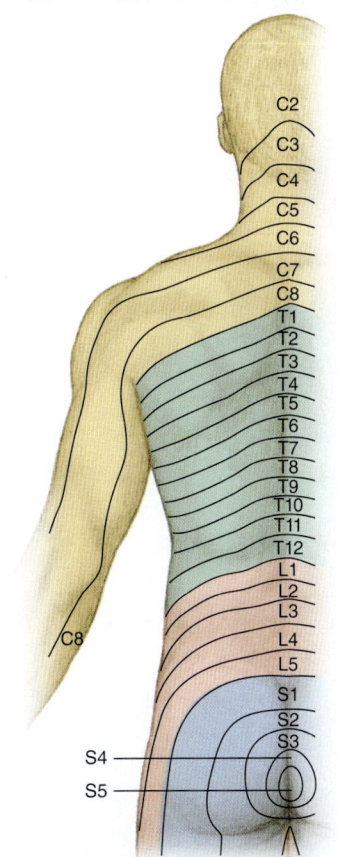

図1.1C. 背部の皮膚分節（デルマトーム）

Ⅲ. 背部の皮神経（図1.1D,E）

A. 浅筋膜に入るために背部の筋と筋の上の深筋膜を通っている
B. 後枝のすべての枝は感覚神経と自律神経（節後線維と交感神経）を含む
   1. **感覚神経**は皮膚からの一般感覚（求心性）情報を伝える
   2. **交感神経**は血管平滑筋，立毛筋と汗腺を支配する
C. 胸部の皮神経は背部の皮神経の典型的なパターンを示す
   1. 胸神経の後枝の枝
   2. 後枝は内側枝と外側枝に分かれる
   3. 背部の上部においては，外側枝は筋肉にある一方，内側枝は筋肉と表層の皮神経につながっている（皮神経は背部上部の正中線近くにみられる）
   4. 背部の下部においては，内側枝は筋肉内にある一方，外側は皮神経となっている（皮神経は背部下部の正中線から約8～10 cm離れたところにある）
D. 頸部後部の皮神経は典型的なパターンとは異なっている。すべて後枝の枝である
   1. 第1頸神経（C1）：通常は皮神経の枝はない。その後枝は運動線維で後頭下筋を支配する
   2. 第2頸神経（C2）：後枝の大きな内側枝は大後頭神経であり，後頭部の皮膚に分布する（頭皮の前の深項筋にも筋枝を与える）
   3. 第3頸神経（C3）：後枝の内側枝は第3後頭神経であり，頸部の皮膚と後頭の小領域に分布
   4. 第4頸神経（C4）：後枝の内側枝は上背部の皮神経の典型的なパターンを示す
   5. 第5-第8頸神経（C5-8）：小さく，おそらく背部の筋の中で終わるので後枝には皮神経がない
E. 腰部の皮神経
   1. 第1-第3腰神経（L1-3）：後枝の外側枝は皮枝となり，上殿皮神経と呼ばれる。脊柱起立筋の表層筋膜の外側から入って，殿部に分布する
   2. 第4-第5腰神経（L4-5）：後枝に皮枝はなく，筋枝のみを与える
F. 仙骨神経
   1. 第1-第3仙骨神経（S1-3）：後枝の外側枝は皮枝となり，中殿皮神経と呼ばれる。仙骨部の後面と殿部上に分布する
   2. 第4-第5仙骨神経（S4-5）と一対の尾骨神経：内側枝と外側枝に分けない。その代わり，皮枝はここから形成され，尾骨領域に分布する（**下殿皮神経**は後大腿皮神経〈前枝から〉の枝である〈第3章「下肢」参照〉）

1.1・背部の体表解剖

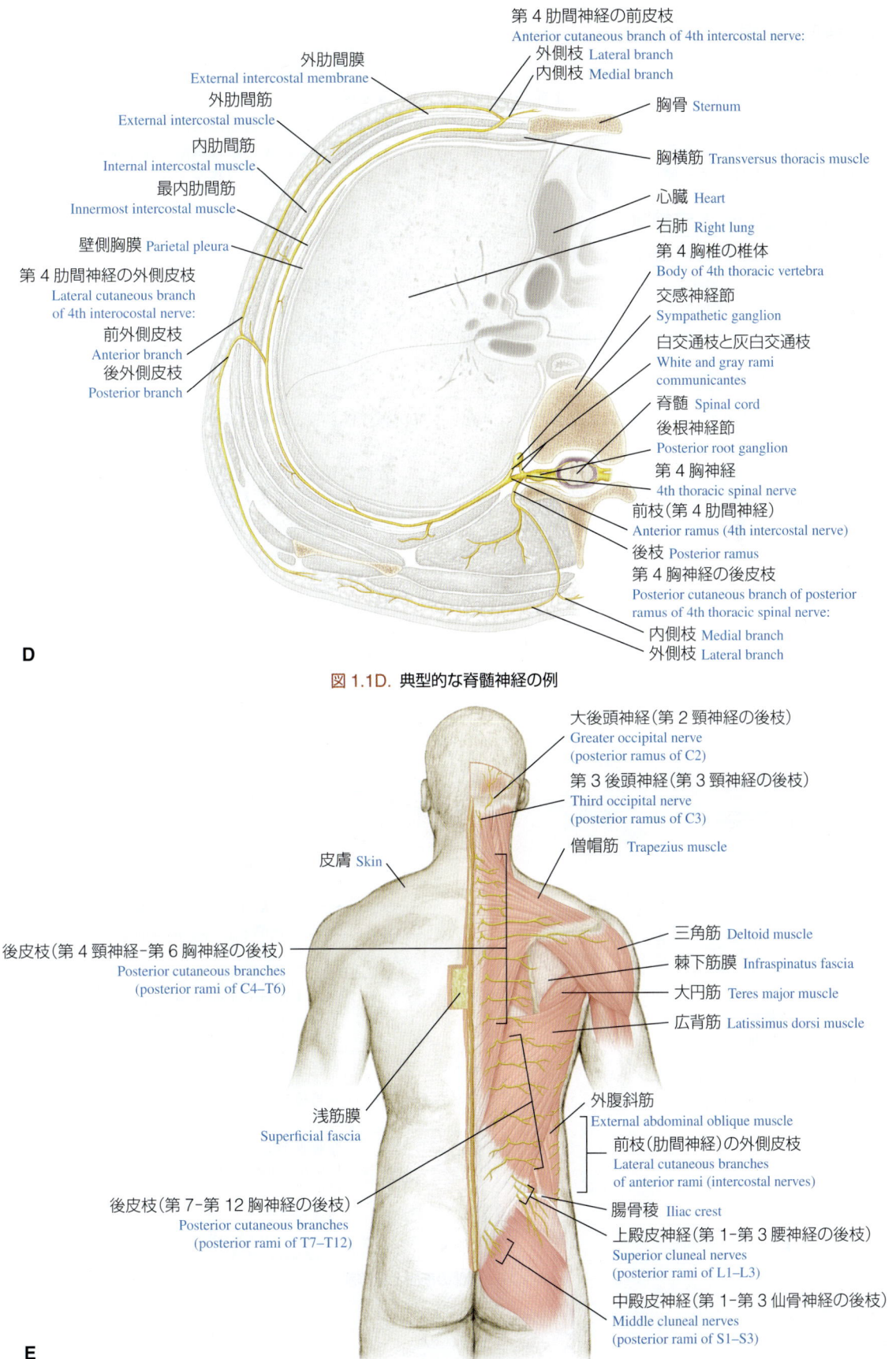

図 1.1D. 典型的な脊髄神経の例

図 1.1E. 背部の皮神経分布

Ⅳ．背部の筋膜（図1.1F）

A. 浅筋膜
1. 皮下に脂肪に満たされた疎性結合組織の層がある
2. 厚さには個人差がある
3. 男性より女性の方が厚い
4. 腰部が他の背部の領域より厚い

B. 深筋膜
1. 浅筋膜より深層部に位置する
2. 脂肪のない薄い結合組織の層がある
3. 個々の筋を包み，筋をグループに分ける

Ⅴ．背部の皮動脈と皮静脈

A. 皮静脈は皮神経を伴い，同様の枝を有する
B. 背部の皮膚の血管の起始
1. 後頭動脈（外頸動脈より）：後頭部と後頸部
2. 頸横動脈（鎖骨下動脈の甲状頸動脈より）：後頸部
3. 肋間動脈（胸大動脈より）：胸部
4. 腰動脈（腹大動脈より）：下背部
5. 外側仙骨動脈（内腸骨動脈より）：仙尾部

Ⅵ．背部のリンパ管

A. 頭皮の流出路は後頭リンパ節と乳突リンパ節。耳介後リンパ節
B. 頸部の皮膚の流出路は頸リンパ節
C. 腸骨稜より上の背部の浅層部の流出路は腋下リンパ節
D. 腸骨稜より下の背部の浅層部の流出路は浅鼠径リンパ節
E. 背部の深層部は後肋間静脈や腰静脈などの静脈に従って，深頸リンパ節，後縦隔リンパ節，外側大動脈リンパ節，仙骨リンパ節に流出する傾向にある

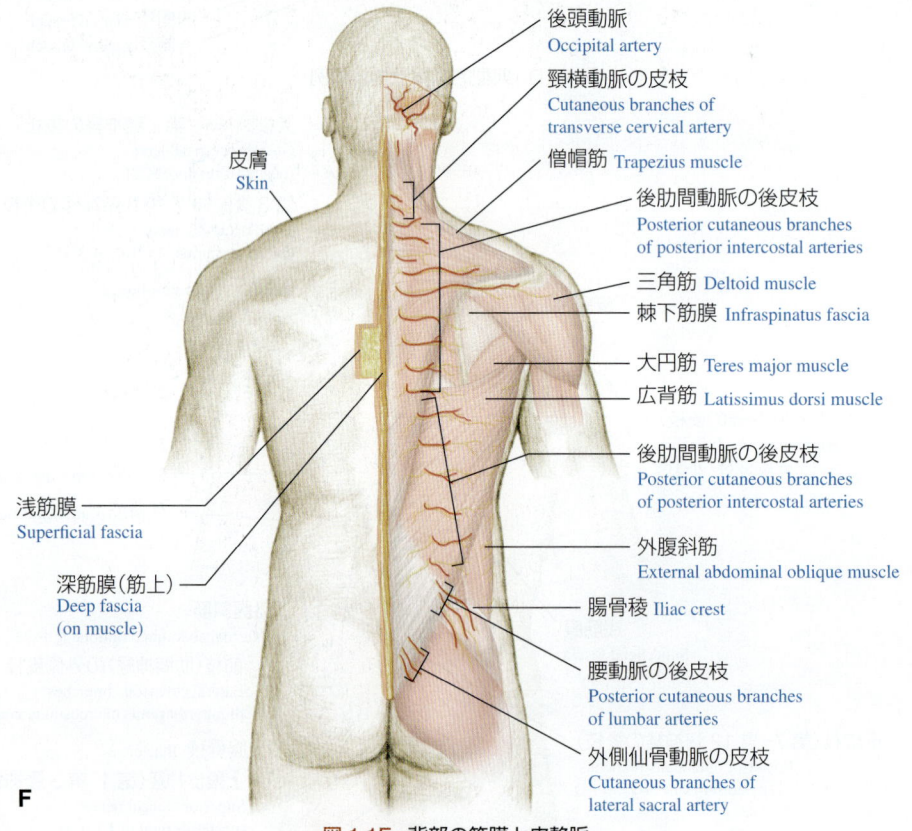

図1.1F．背部の筋膜と皮静脈

脊柱 1.2

Ⅰ. 構成と長さ （図 1.2A）

A. 32～34 個の脊椎
  1. 7 個の頸椎
  2. 12 個の胸椎
  3. 5 個の腰椎
  4. 5 個の仙椎（融合）
  5. 3～5 個の尾椎（融合）

B. 男は 71 cm。女は 61 cm

Ⅱ. 正常な弯曲

A. 頸椎：後方に凹
B. 胸椎：後方に凸
C. 腰椎：後方に凹
D. 仙椎：後方に凸
E. 成長による変化
  1. 第 1 の弯曲（胸椎と仙椎）は出生時に存在する
  2. 第 2 の弯曲（頸椎と腰椎）は生後発生していく
  3. 頸椎：乳幼児の頭が高くなり伸長することによる
  4. 腰椎：子どもが歩きはじめるときに直立位をとろうとすることによる

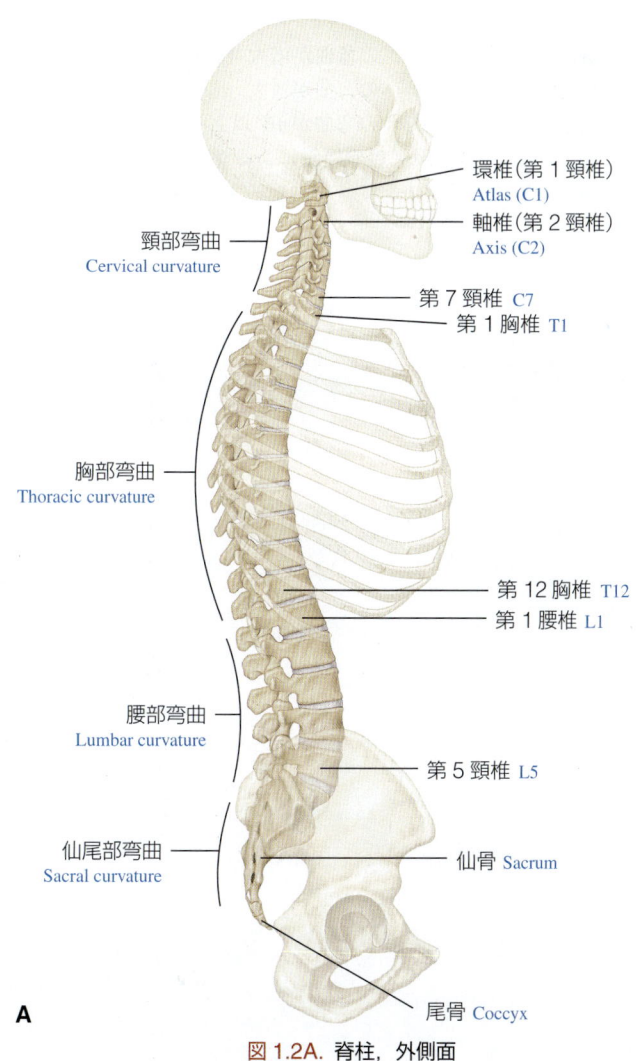

A

図 1.2A. 脊柱，外側面

III. 関節で接続された脊柱の特徴（図1.2B-D）

A. 外側面
  1. 椎体の側面には胸郭の肋骨との関節面がある
  2. 椎間孔は隣接した椎体の相対する両切痕によって形成される（大きさは上から下にいくにしたがって増加する）
  3. 棘突起の先端は胸中部領域の下位の脊柱の椎体の高さに一致する
B. 前面
  1. 椎体は前方よりみえる
  2. 一般的に，椎体の幅は徐々に広がっていき，仙骨底で最も広く，徐々にとがっていき，尾骨の先端が頂点となる
C. 後面
  1. 棘突起は正中線上にみられる
    a. C2とC7を除く頸椎：短く，水平で，2裂の先端を有する
    b. 胸椎：長い，上部の棘はある程度の間隔をおいて斜め尾側に向いている。中部の棘は重なりあってほとんど垂直に向いている。下部の棘は短く，後方に向いて間隔をおいている
    c. 腰椎：短く，厚く，そして間隔によって区別される
  2. 椎体の溝
    a. 棘突起の両側に，横突起と椎弓板によって形成される
    b. 頸部と腰部は浅い
    c. 胸部は深い
D. 脊柱管は隣接する椎孔からなる

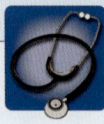

IV. 臨床的考察

A. 異常な弯曲
  1. 後弯症：脊柱の後方への弯曲が増大（胸部で最も頻度が高い）
  2. 前弯症：腰部の前方への弯曲が増大
  3. 側弯症：脊柱の側方への弯曲が10°以上（胸部で最も頻度が高い）
B. 頸部でのみ起こる関節突起の傾斜による骨折を伴わない脱臼，通常C4とC5もしくはC5とC6の間に生じる

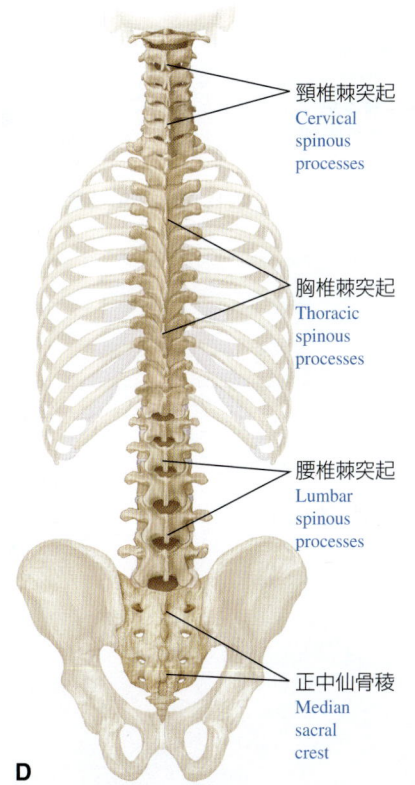

図 1.2B-D. 脊柱の特徴　B. 外側面　C. 前面　D. 後面

1.3 椎骨：頸椎と胸椎

Ⅰ. 椎体の一般的特徴（図1.3A, B）

A. 椎体
　1. 前方，脊椎の太鼓状の部分
　2. 大きさは上方から下方にしたがって増大
B. 椎弓：後方に位置し，以下のものからなる
　1. 椎弓根（2）
　　a. 椎弓根：椎弓と椎体を結ぶ
　　b. 椎切痕：椎弓根の上面と下面の窪み
　2. 椎弓板（2）：椎弓根から正中側に伸び，正中部で接合する板
C. 椎孔：椎体と椎弓に囲まれた開口部
D. 突起（全部で7）
　1. 棘突起：椎弓板が結合して後方と尾側に向かう
　2. 関節突起（2対）は椎弓根と椎弓板が結合する部位から上方と下方に伸びる
　　a. 上関節突起（2）：関節面は後方に面する
　　b. 下関節突起（2）：関節面は前方に面する
　3. 横突起（2）：上関節突起と下関節突起の間から突き出る

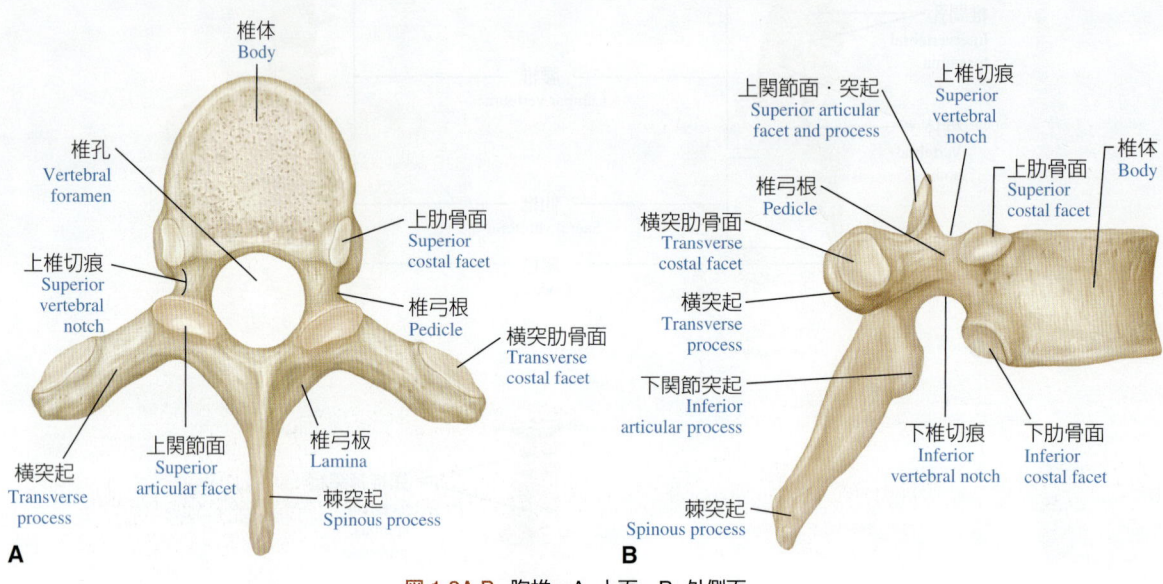

図1.3A,B. 胸椎　A. 上面　B. 外側面

Ⅱ. 頸椎（図1.3C-H）

A. サイズは小さい
B. 短い棘突起
　1. C1には棘突起はない
　2. C3-6は通常棘突起の先端は二分している
　3. C6とC7は長い
C. 全般的な特徴
　1. 小さい椎体
　2. 長く，三角形の椎孔
　3. 先端が二分している棘突起
　4. 横突起に**横突孔**がある

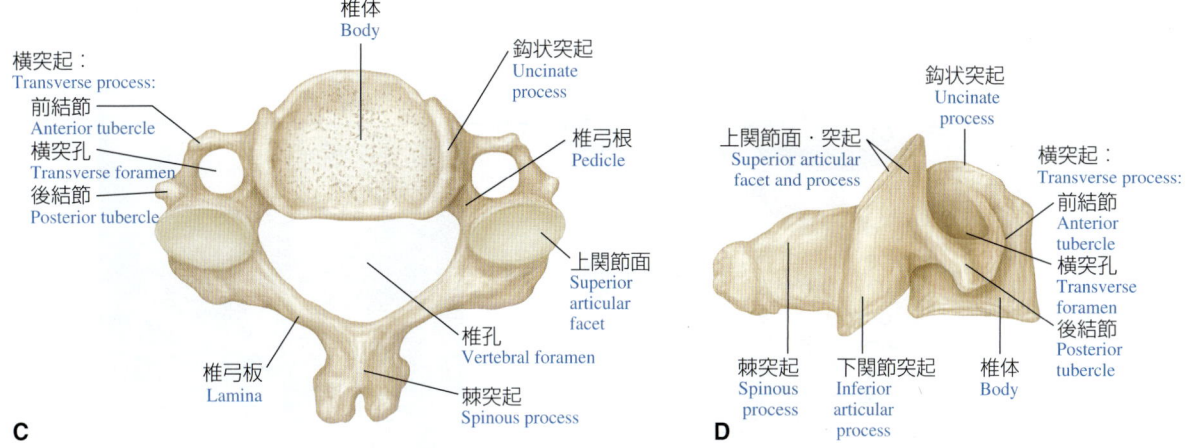

図 1.3C,D. 頸椎　C. 上面　D. 外側面

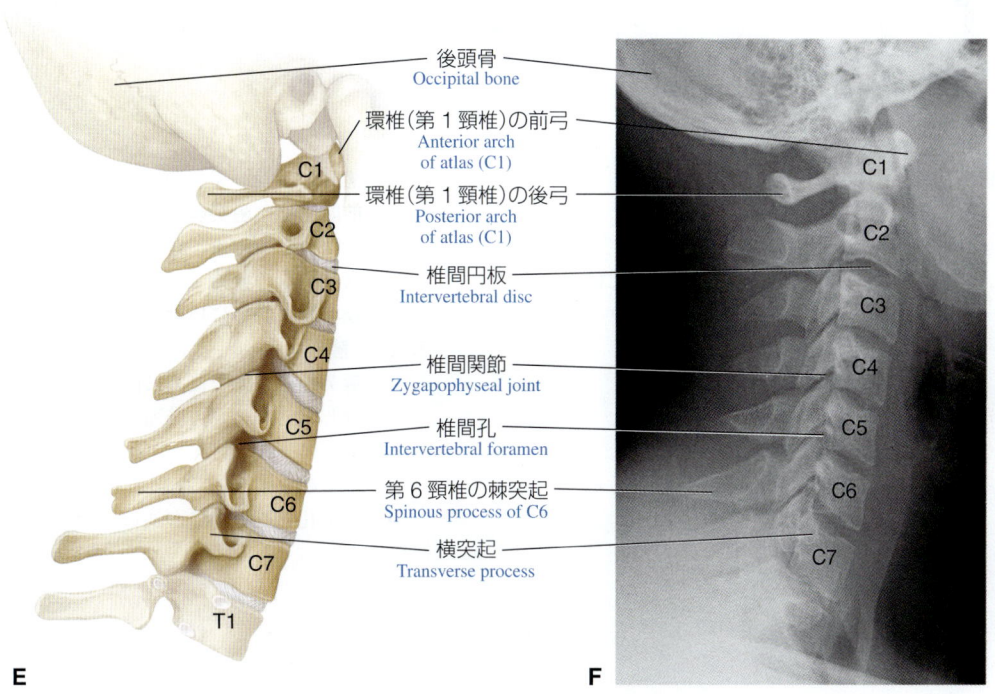

図 1.3E,F. 連結した頸椎，外側面

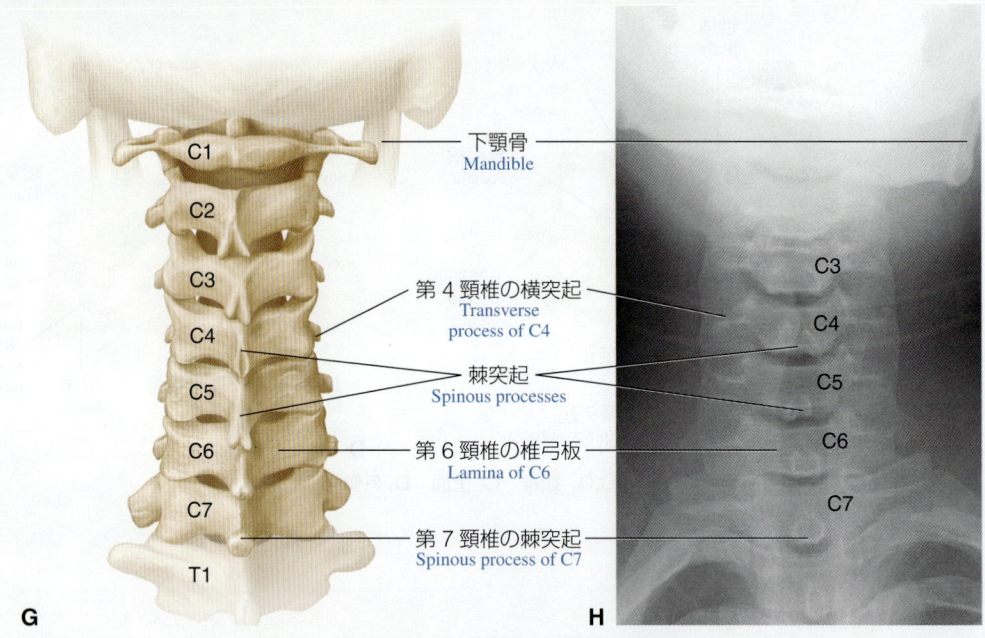

図 1.3G,H. 連結した頸椎，後面

D. 頸椎の特徴（図 1.3I-K）
1. C1：環椎
   a. 椎体がなくほぼ環状である
   b. 前弓には前結節があり，その後面には卵形の関節面（歯突起窩）がある
   c. 後弓には後結節がある
   d. 上関節面は長楕円形の窪みである
      i. 関節面は上である
      ii. 後頭顆と関節をつくる
   e. 下関節面は円形で軸椎と関節をつくる
2. C2：軸椎
   a. 歯突起：長い突起が頭蓋へ向いている
   b. 前関節面：歯突起の前面にあり，環椎の前弓と関節をつくる
   c. 横突起：小さく，単結節で終わる
   d. 横突孔：斜めに抜けている
3. C7：隆椎
   a. 棘突起：長大で後方に向いている。先端は二分していないが，結節で終わり，そこには項靱帯の下端が付く
   b. 横突起：大きい
   c. 横突孔：椎骨動脈が通らない

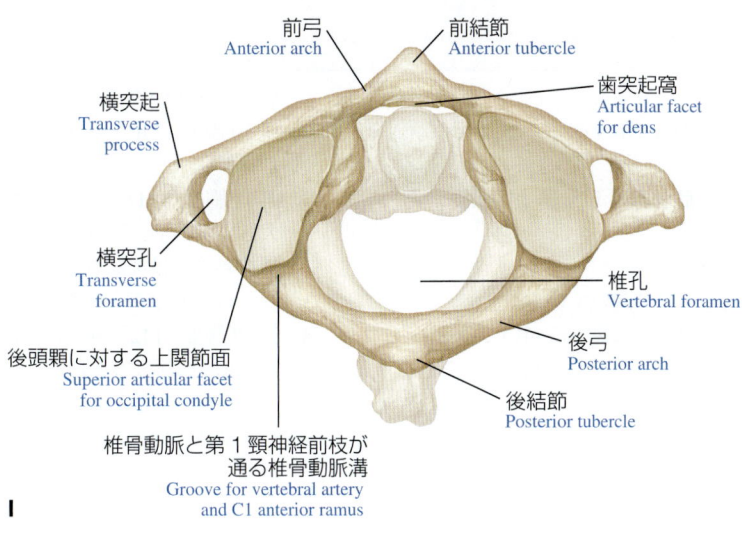

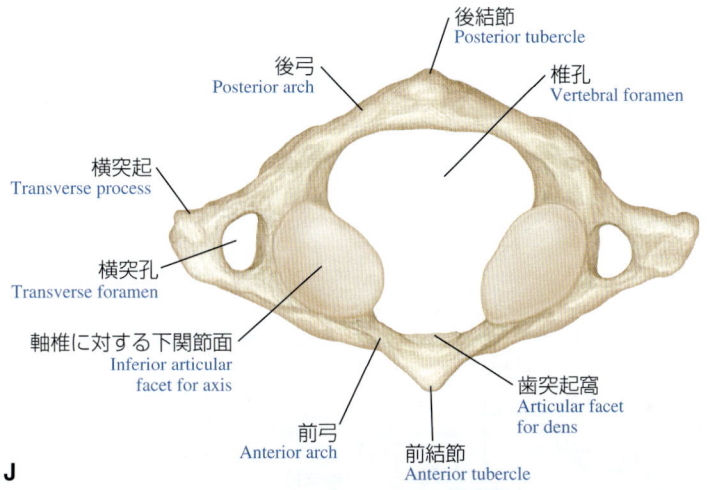

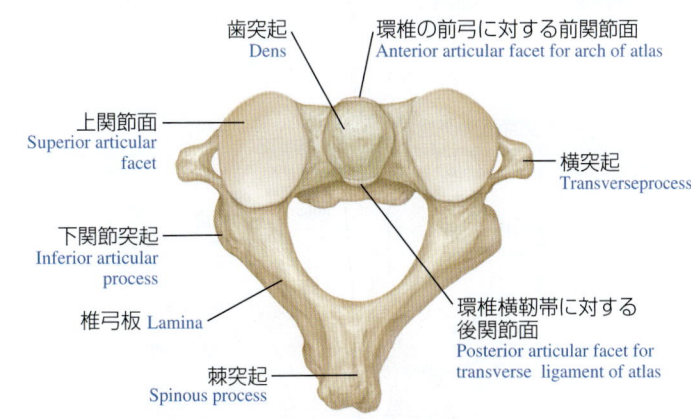

図 1.3I–K. 環椎と軸椎　I. 環椎（第1頸椎）上面　J. 環椎（第1頸椎）下面　K. 軸椎（第2頸椎）上面

III. 胸椎 （図1.3L-O）

A. 全般的特徴
1. 椎体：サイズは上から下にいくにしたがって大きくなる
2. 肋骨関節のための**肋骨窩**もしくは半関節面がある
3. 椎弓板：幅広く厚い
4. 棘突起：長く斜め下方に向いている
5. 上関節突起：細く関節面は後方に向いている
6. 下関節突起：短く関節面は前方に向いている
7. 横突起：太く丈夫で，肋骨結節に対する横突肋骨窩を有する

B. 個々の特徴
1. 第1胸椎（T1）：椎体の両側に第1肋骨に対する肋骨窩が1つある
2. 第10胸椎（T10）：第10肋骨との関節面が両側に1つある
3. 第11胸椎（T11）：腰椎と似ている。大きい椎体，大きい関節面，棘突起は短くほぼ水平であるが，横突起には横突肋骨窩はない。しかし，第11肋骨との関節面が1対だけある
4. 第12胸椎（T12）：第11胸椎と第1腰椎と似ている。下関節面は外側に向いている。横突起には上方，下方，外側に結節があるが，横突肋骨窩はない。椎体の両側面に第12肋骨との肋骨窩が1つある

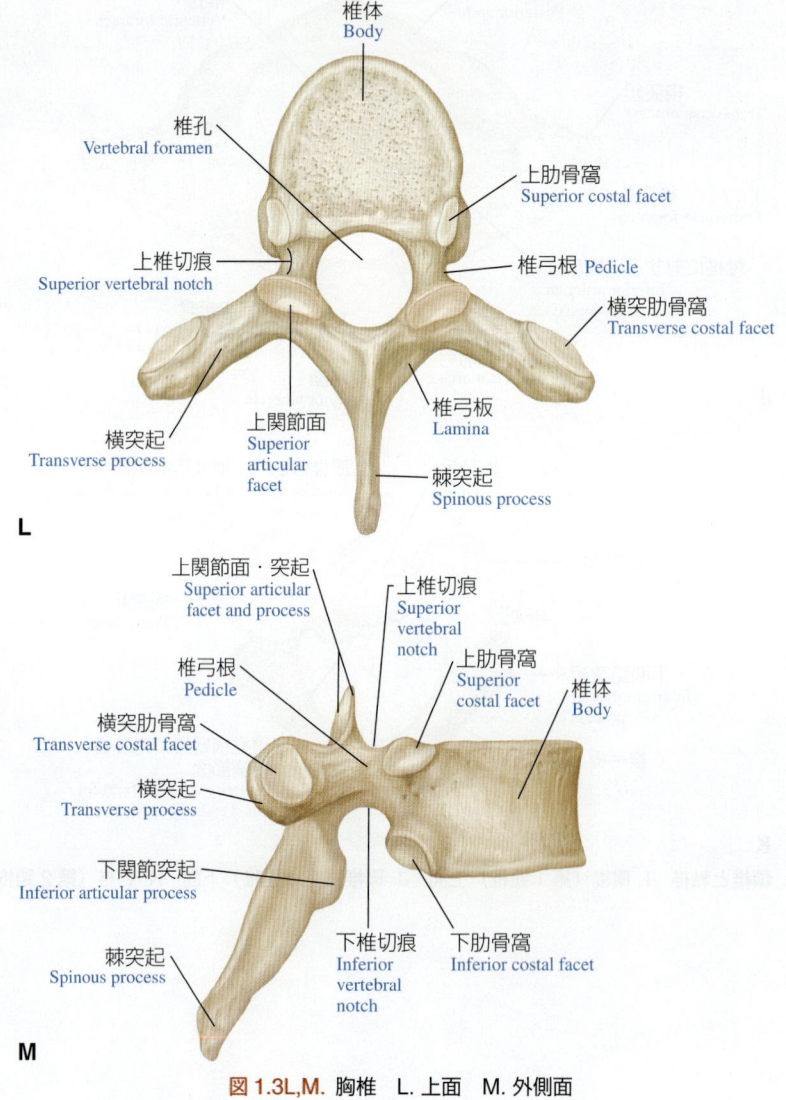

図1.3L,M．胸椎　L．上面　M．外側面

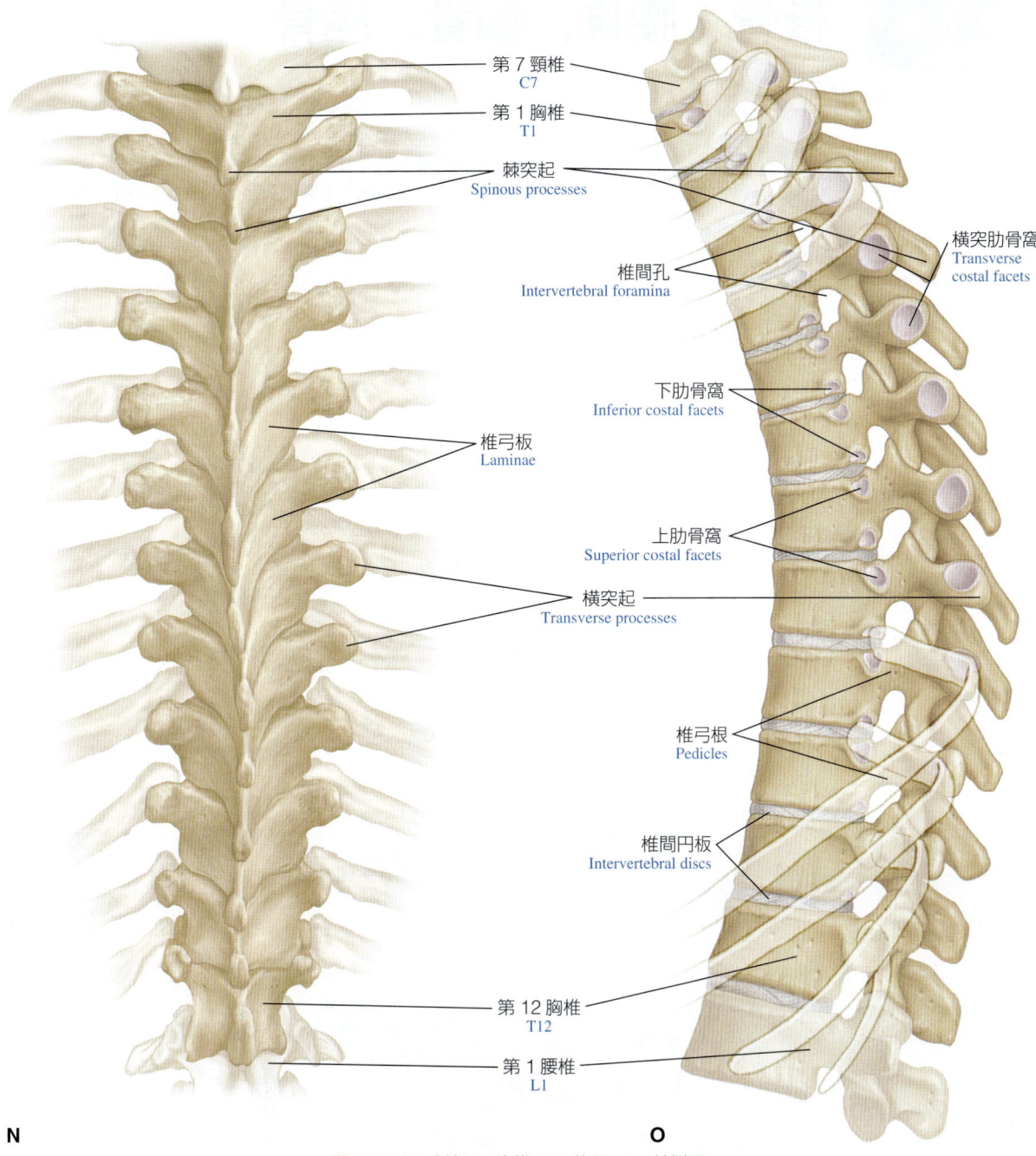

図1.3N,O. 連結した胸椎　N. 後面　O. 外側面

1.4 椎骨：腰椎，仙骨，尾骨

Ⅰ. 腰椎（図 1.4A-F）

A. 全般的特徴
 1. 最も大きい椎骨
 2. 椎体：長く，幅広く，厚い
 3. 椎弓根：頑丈
 4. 椎弓板：厚く頑丈
 5. 棘突起：厚く，広く，後ろに向いている
 6. 上関節突起：正中に向いている
 7. 下関節突起：前方に向いている
 8. 横突起：長く，細い
 9. **乳頭突起**：上関節突起から後方への小隆起

B. 個々の特徴
 1. 隣接する腰椎の椎弓板は重なっていない
 2. 棘突起も重なっていない

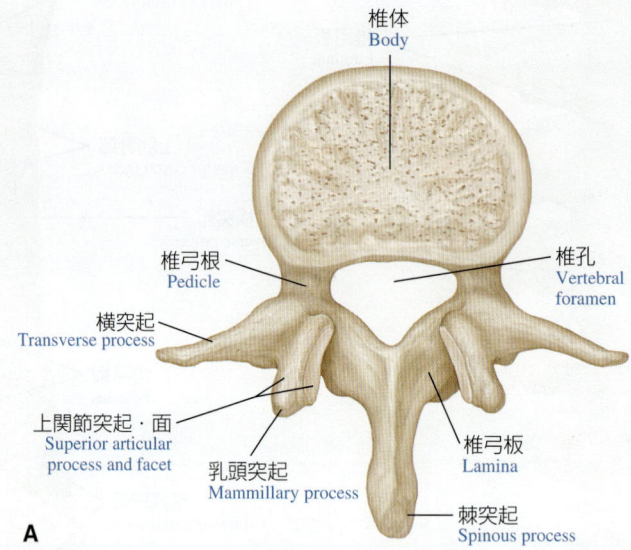

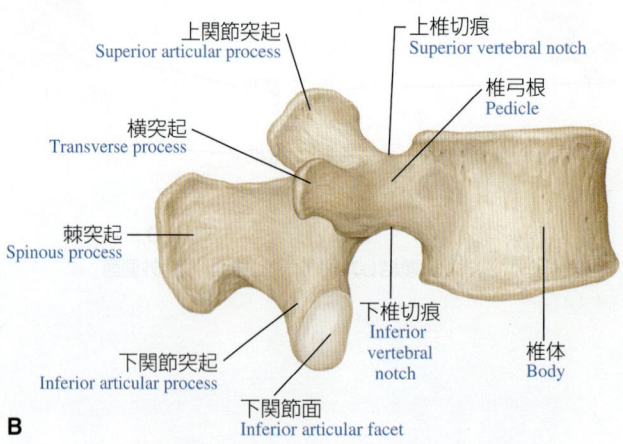

図 1.4A,B. 腰椎（第 3 腰椎）　A. 上面　B. 外側面

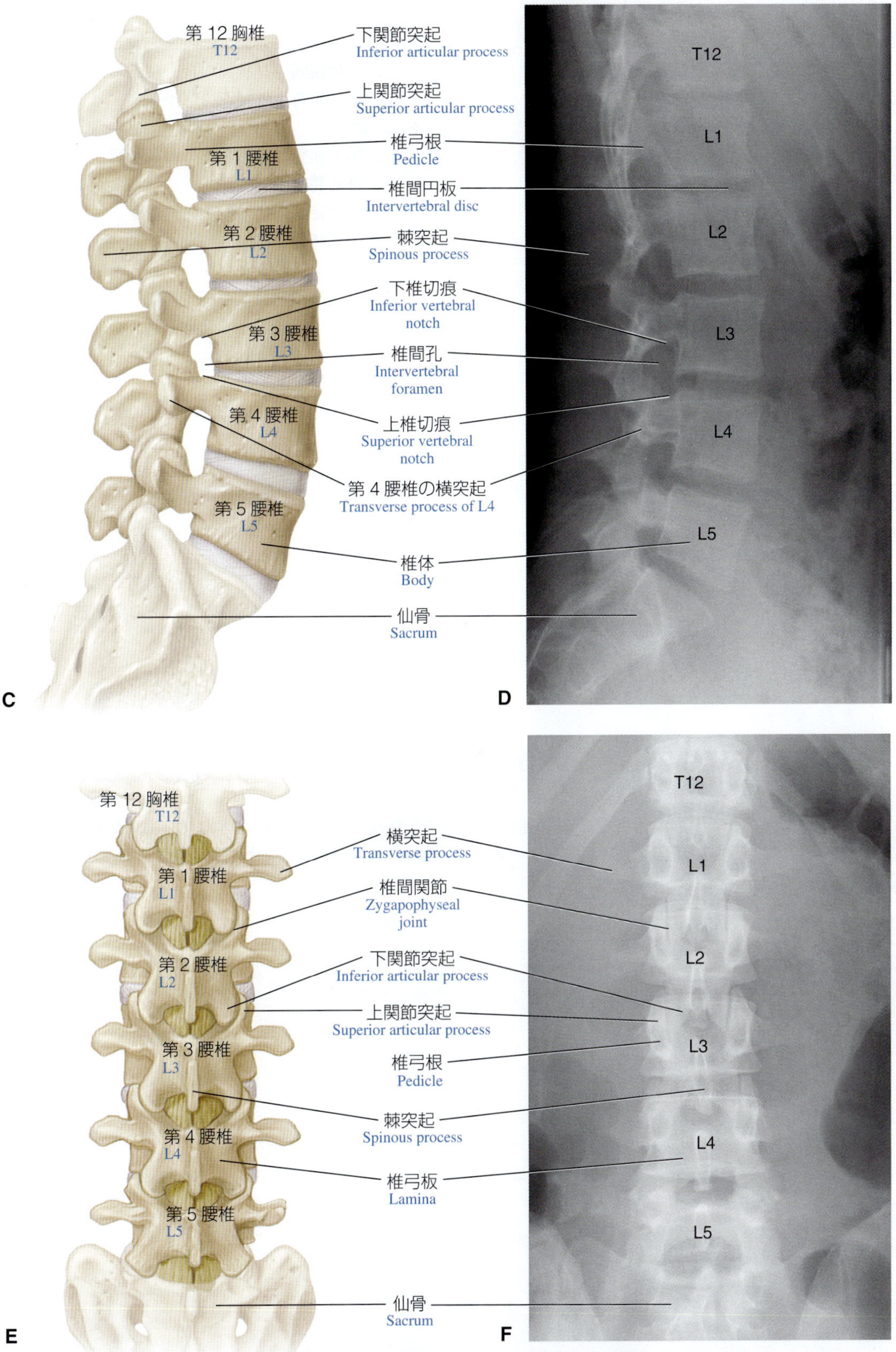

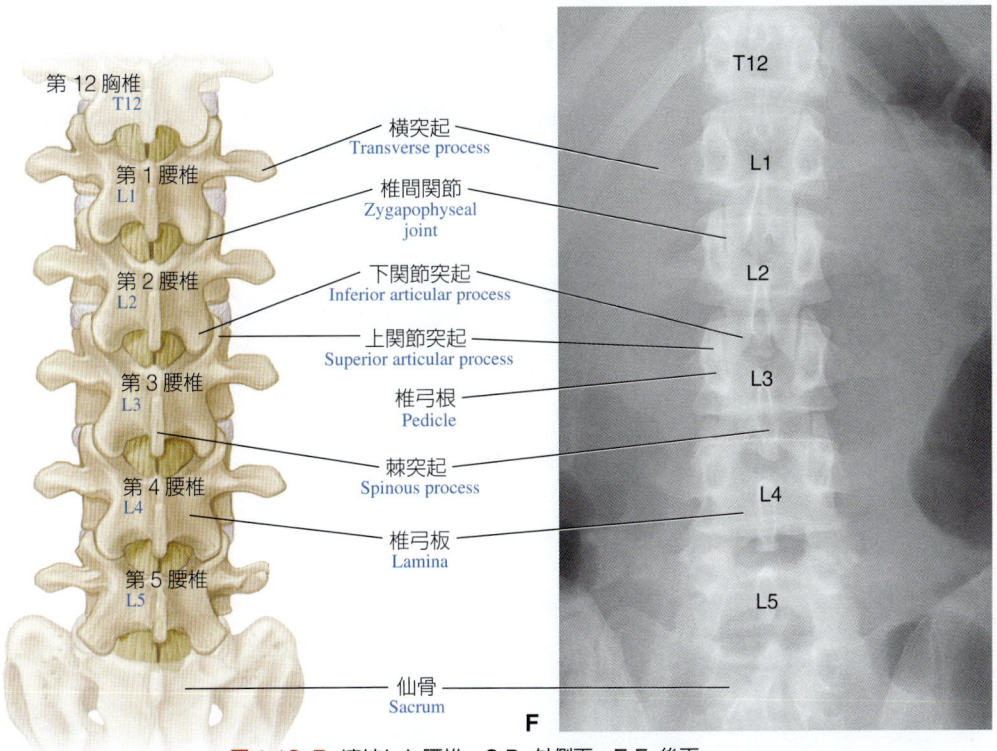

図1.4C-F. 連結した腰椎　C,D. 外側面　E,F. 後面

II. 仙骨（図 1.4G, H）

A. 5個の仙骨が発生の過程で融合してできる
B. 前面
   1. 凹面形
   2. 4つの横線が横切る
   3. **前仙骨孔**：横線のすぐ外側にみられる
C. 後面
   1. 凸面形
   2. **正中仙骨稜**：正中線上の稜
   3. **中間仙骨稜**（2）：仙骨角として終わる
   4. **後仙骨孔**（4）：中間仙骨稜の外側にある
   5. **外側仙骨稜**（2）：後仙骨孔の外側にある
D. 外側面
   1. **耳状面**：外側面の上半部
   2. **仙骨粗面**：耳状面の後方にある
   3. **下外側角**：外側面の下半部
E. 仙骨底
   1. 第1仙骨の椎体と2つの仙骨翼からなる
   2. **腰仙関節面**
   3. **仙骨管**は椎体の後ろに位置する
   4. **仙骨岬角**：第1仙椎の椎体の上面より鋭く前方に突出する部分
   5. 上関節突起は仙骨管を囲む，短く大きい椎弓根と椎弓板によって支えられている
F. 仙骨尖
   1. 細い仙骨下端部
   2. その終末部で尾骨との関節の関節面を有する

III. 尾骨

A. 3～5個の痕跡的な椎体が発生の過程で融合してできる
B. 前面
   1. やや凹面形
   2. 横線を有する
C. 後面
   1. 凸面形
   2. 横線を有する
   3. 正中線上に関節稜を有する
D. 尾骨底
   1. 尾骨の上端面
   2. 関節面：卵形で，仙骨と関節で接合する
   3. **尾骨角**：尾骨底の外側面上の突出部
E. 尾骨尖
   1. 尾骨の下端部
   2. 丸いが，2裂のこともある

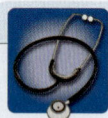

IV. 臨床的考察：尾骨傷害

A. **尾骨痛**：尾骨領域の痛み
B. 殿部の落下などの障害により過酷な痛みや尾骨の骨折をきたす，あるいは仙骨尾骨関節の脱臼骨折。脱臼はよく起こる。難産により母体の尾骨に障害が生じることもある

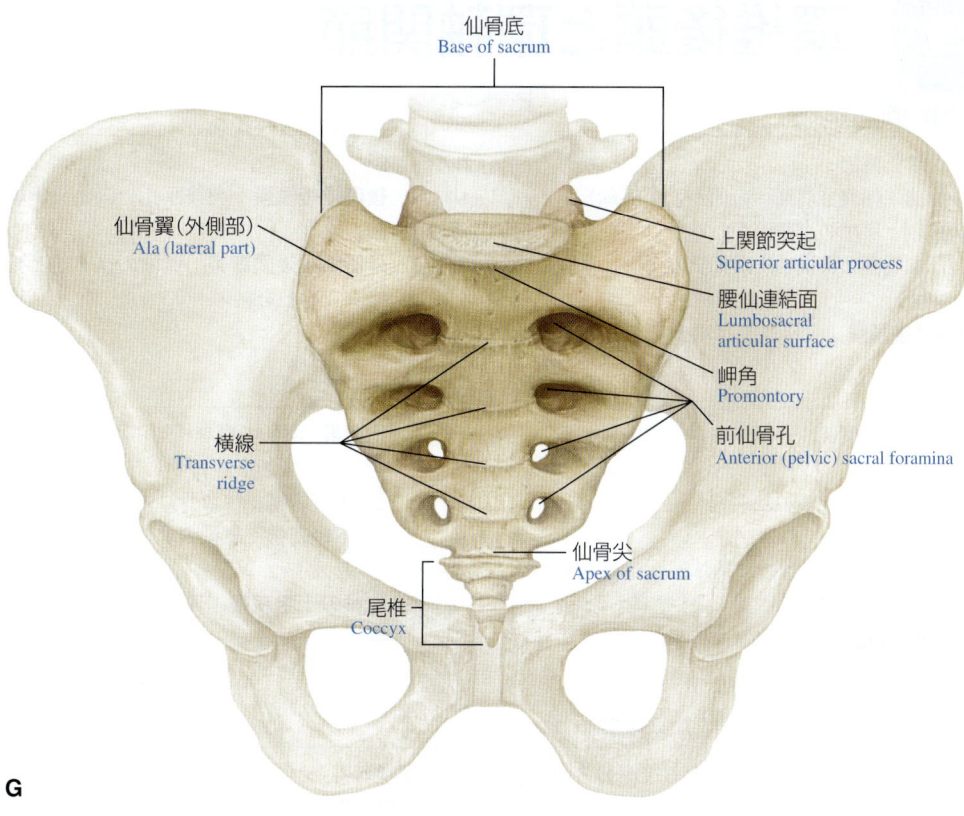

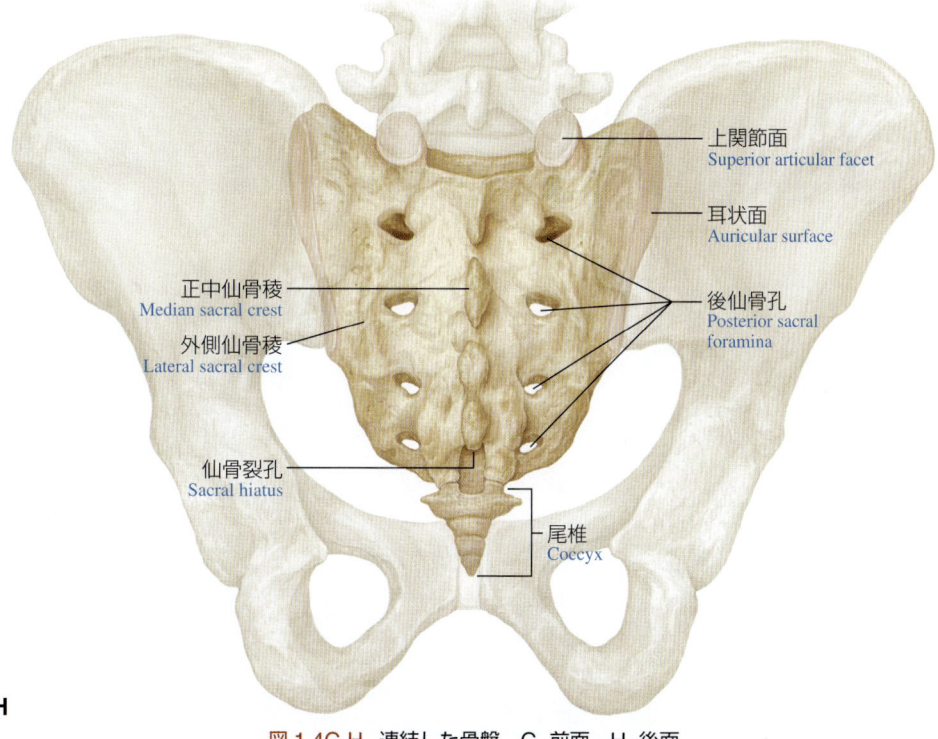

図 1.4G,H. 連結した骨盤　G. 前面　H. 後面

1.5 環椎後頭と環軸関節 (図1.5A-F)

Ⅰ. 環椎後頭関節

- **A.** 型：骨頭滑膜関節
- **B.** 運動：屈曲，伸展と外側への曲がり（外転）
- **C.** 骨：後頭顆と環椎の上関節面
- **D.** 関節包：顆周囲と環椎の上関節突起
- **E.** 靱帯と膜
  1. **前環椎後頭膜**：大後頭孔と環椎の前弓との間の膜
  2. **後環椎後頭膜**：大後頭孔の縁と環椎の後弓との間の膜
  3. **外側環椎後頭靱帯**：環椎の横突起と後頭骨の頸静脈突起とを結ぶ

Ⅱ. 環軸関節

- **A.** 型：軸（滑車）関節
- **B.** 運動：回転
- **C.** 骨：環椎の前弓と軸椎の歯突起
- **D.** 靱帯
  1. **前環椎後頭靱帯**：軸椎の椎体から環椎の前弓の縁に至る
  2. **後環椎後頭靱帯**：軸椎の椎弓板から環椎の後弓に至る
  3. **横靱帯**：環椎の弓を横切る区間で，環椎の前弓に対して歯突起を保持する
     a. **上縦靱帯**：後頭骨に対する上方への延長
     b. **下縦靱帯**：軸椎の椎体後面に対する下方への延長
  4. **環椎の十字靱帯**：環椎横靱帯と上縦靱帯と下縦靱帯からなる

Ⅲ. 軸椎と後頭骨との靱帯による結合

- **A.** 蓋膜：軸椎の椎体から後頭骨へ至る後縦靱帯の頭部への延長
- **B.** 翼状靱帯（2）：歯突起から後頭顆に至る
- **C.** 歯尖靱帯：歯突起の尖端から大後頭前縁に至る

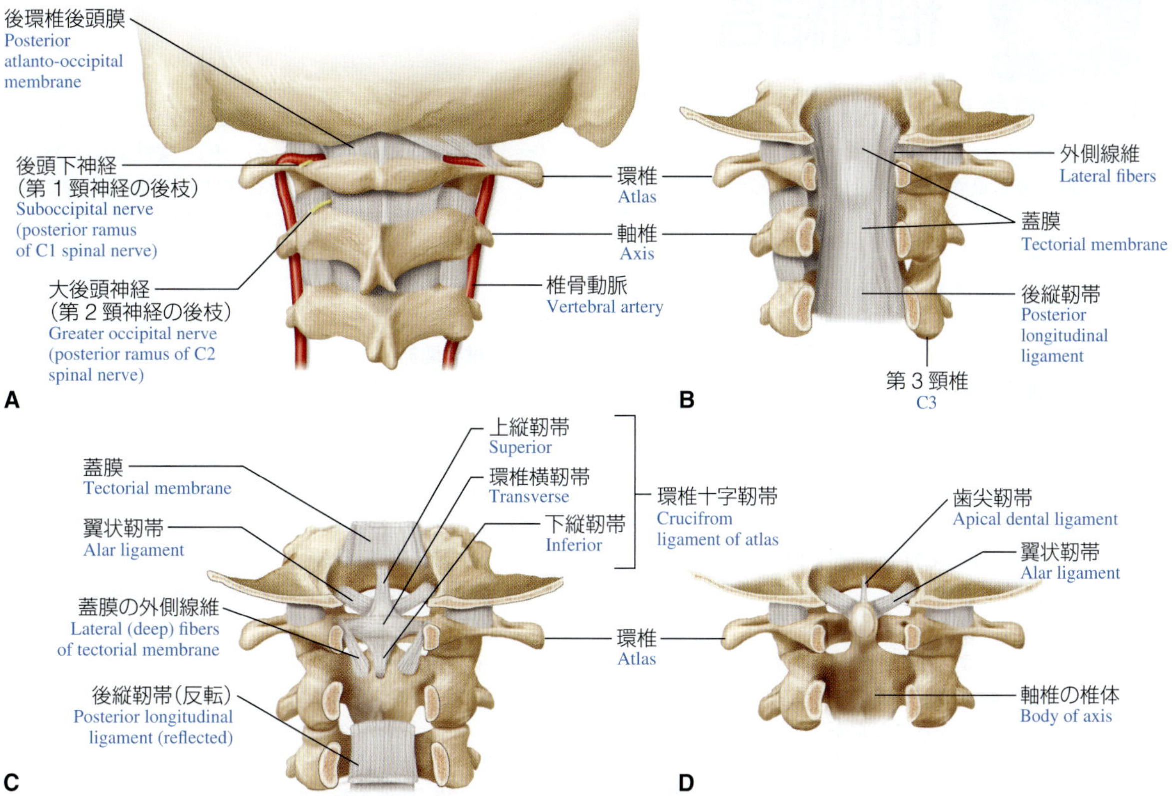

1.5 ・ 環椎後頭と環軸関節　21

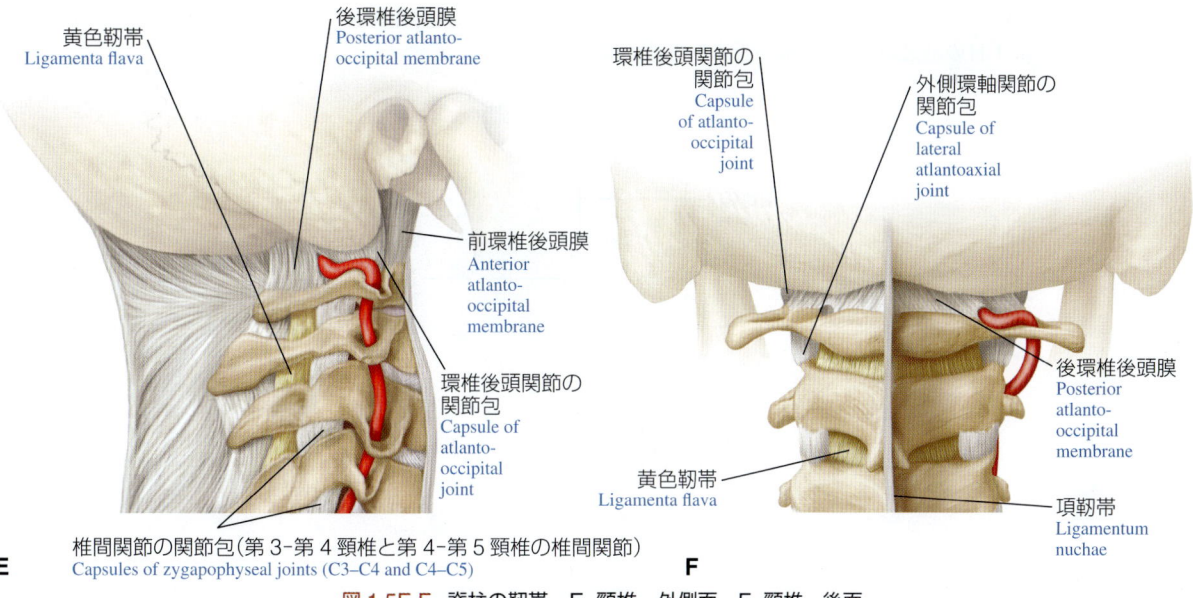

図 1.5A-D. 環椎後頭関節と環軸関節　A. 後面　B-D. 後弓と椎弓板は取り除いてある

図 1.5E,F. 脊柱の靱帯　E. 頸椎, 外側面　F. 頸椎, 後面

1.6 椎間結合

Ⅰ．椎間結合（図1.6A-C）

A. 椎体間の結合
 1. 型：線維軟骨結合
 2. 靭帯
    a. 前縦靭帯
       i. 椎体の前面を後頭骨底部から仙骨まで覆う
       ii. 椎間円板と椎体の縁と結合
    b. 後縦靭帯
       i. 椎体の後面で脊柱管の前壁にあり，軸椎から仙骨までわたる
       ii. 椎間円板と椎体の縁に密着する
 3. 椎間円板
    a. 第2頚椎（C2）から腰仙関節までの隣接する椎体間にある
    b. 髄核：円板の中心部にある柔軟で，果肉状で黄色い弾性物質。脊索の遺残物
    c. 線維輪：線維組織の同心の輪と線維軟骨
    d. 椎体の大きさにしたがってサイズは変化する
    e. 頚部と腰部では，後ろより前が厚いため，それらの領域では前弯の形成を促進する
    f. 円板が骨に接触するところでは軟骨はガラス軟骨である。中心部は線維軟骨である
    g. 衝撃を吸収する
    h. 円板は仙骨より上の脊柱の長さの約25%を占める
       i. 1日の経過の中で，円板の脱水は男性では1.875 cm（0.75インチ），女性では1.25 cm（0.5インチ）身長が低くなる原因となる
       ii. 経年的に円板は徐々に薄くなり，成人から老人までの間に身長が低下する原因となる

B. 椎弓間の結合
 1. 椎間関節
    a. 型：滑膜性の連結
    b. 運動：滑走
    c. 骨：下関節突起と上関節突起
    d. 関節包：関節突起の関節面の周囲に付着する
 2. 線維性の連結
    a. 黄色靭帯：椎弓板を連結する
    b. 棘上靭帯：第7頚椎（C7）から仙骨までの棘突起を連結する
    c. 項靭帯
       i. 頚部の棘上靭帯に一致する
       ii. 後頭骨の外後頭隆起と項部の正中線から第7頚椎の棘突起まで縦に広がる
       iii. 環椎の後結節から第2-第6頚椎の棘突起の前に付く
    d. 棘間靭帯
       i. 棘突起を連結する
       ii. 棘突起の根部から先端に広がる
    e. 横突間靭帯：椎骨の横突起を連結する

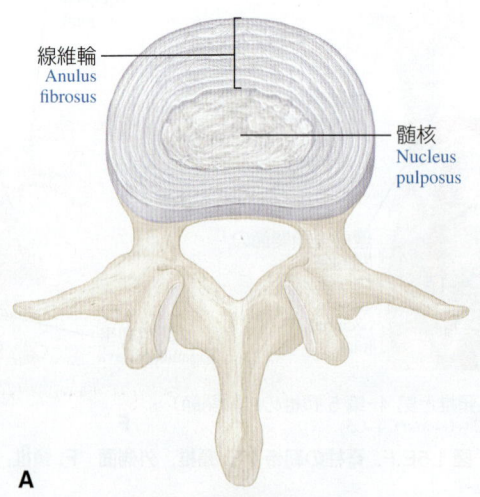

図1.6A．椎間円板，上面

B

C

図 1.6B,C. 椎間円板　B. 脊柱の靭帯，腰椎，外側面　C. 脊柱の靭帯，腰椎，後面

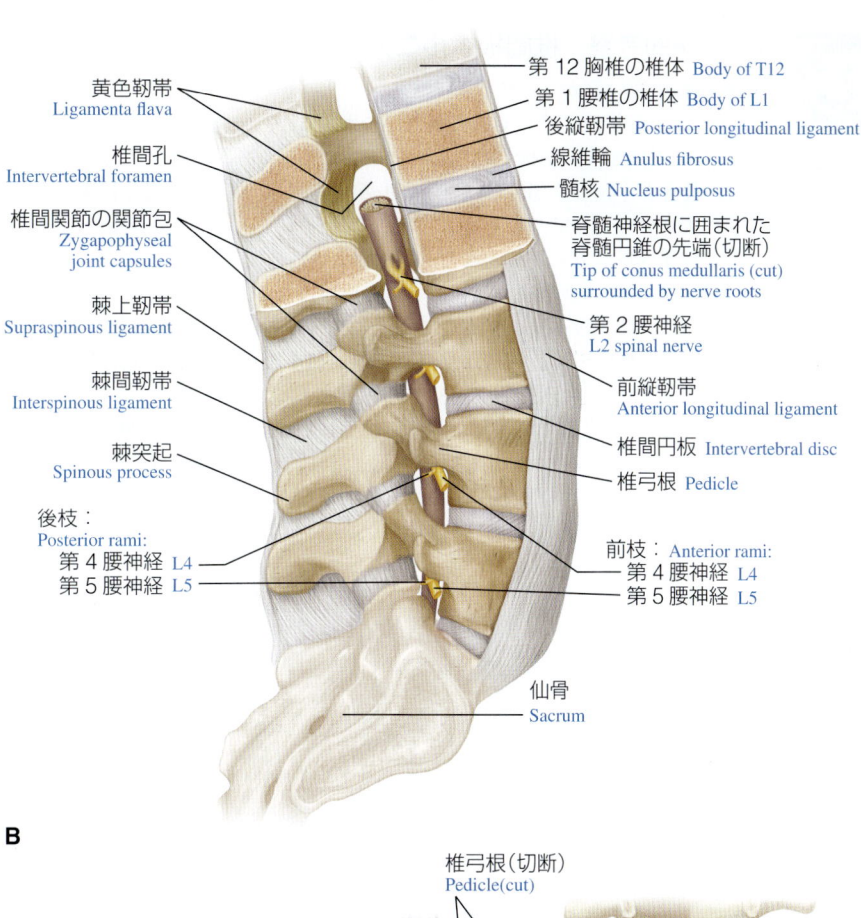

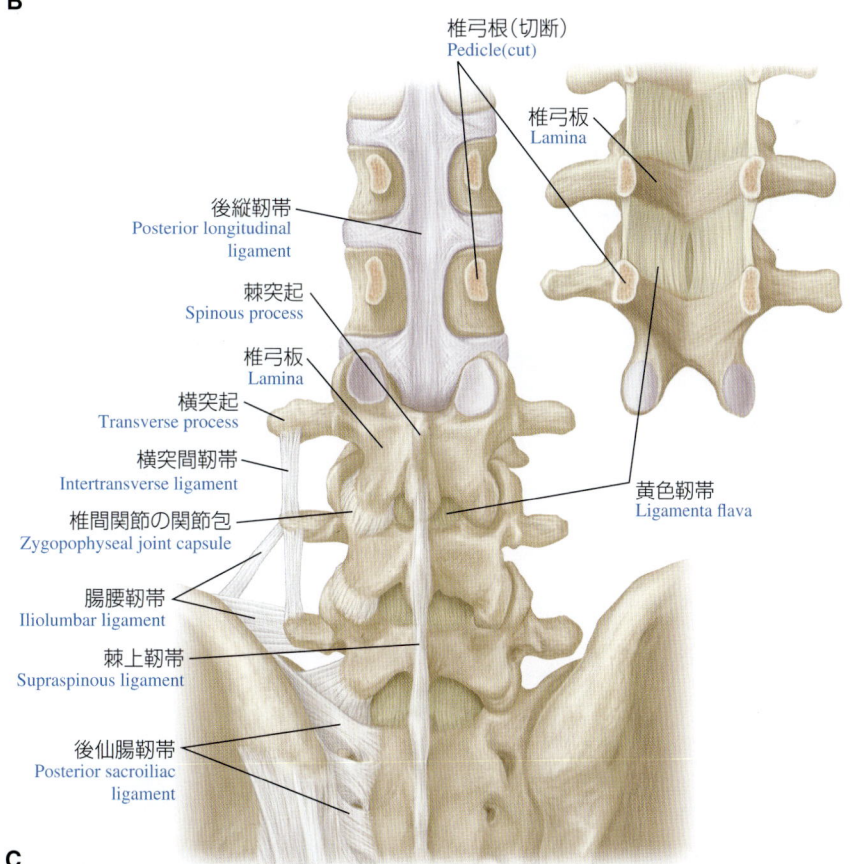

II. 臨床的考察：椎間板ヘルニア

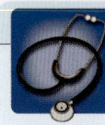

- **A.** 線維輪の裂け目から髄核が押し出る
- **B.** 多くは後縦靭帯に対して後外側方向に生じるが，後方に直接起きることもある
- **C.** ヘルニアは頸椎，胸椎，腰椎レベルで生じる
    1. 最もよく起こる部位は腰部（第4-第5腰椎）。椎間板の老化により血管が減少し水分も減少することで，中年でよく起こる
    2. 頸部ヘルニアもよく起こる
- **D.** 神経根の圧迫による痛みと知覚異常の原因になる
    1. 頸部：椎間板ヘルニアが生じた同じレベルの脊柱管にある背髄神経が障害される
    2. 腰部：椎間板ヘルニアが生じた下のレベルの脊柱管にある脊髄神経が障害される
- **E.** 成人の時期で最も活動的な，30〜40歳代に椎間板ヘルニアは好発する。
- **F.** 殿部や四肢の疼痛に関連した背部痛が生じるが，それは長時間の着座，屈曲，あるいはバルサルバ法（訳注：クモ膜下腔を通して神経根に圧力を伝える運動）などに伴ってよくみられる（重症でもし馬尾が関係すると，背部の虚弱，腸や膀胱の機能や性的な機能の障害につながることがある）

肋椎関節 1.7

Ⅰ. 肋骨と椎骨との関節

A. 肋椎関節（図 1.7A, B）
1. 肋骨頭と椎体間
2. 型：滑膜関節
3. 運動：滑走
4. 骨：肋骨頭と 2 つの隣接する椎体の一側の上，下肋骨窩
   a. 第 1，第 10–第 12 肋骨は 1 つの椎骨としか関節をつくらない。
5. 関節包は靭帯で補強される
   a. **放射状靭帯**：肋骨頭の前面から椎体と椎間円板まで
   b. **関節内靭帯**
      i. 肋骨頭稜から線維軟骨まで
      ii. 関節内にあり，関節腔を 2 分する

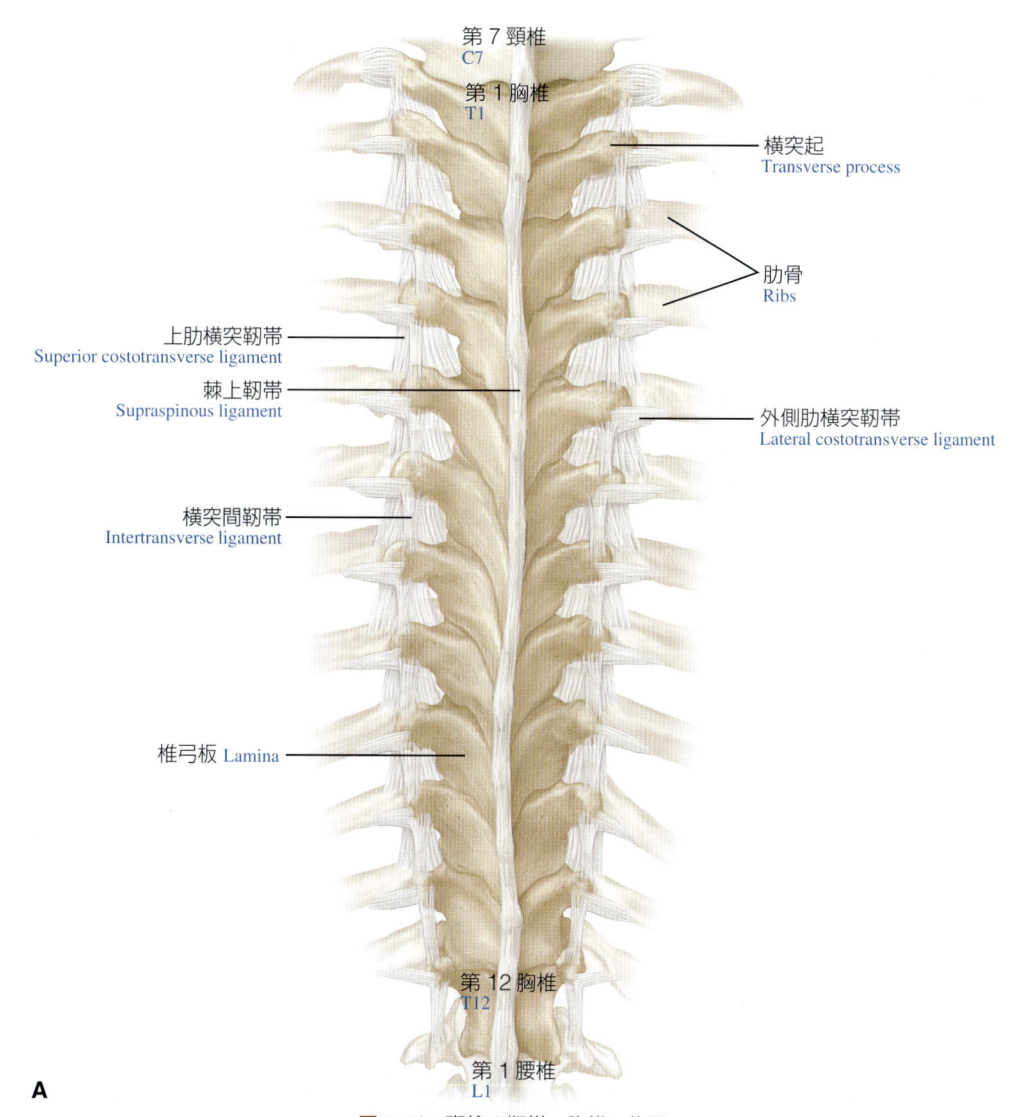

図 1.7A. 脊柱の靭帯，胸椎，後面

- **B.** 肋横突関節（図 1.7C, D）
  1. 肋骨と横突起との間
  2. 型：滑膜関節
  3. 運動：滑走
  4. 骨：肋骨結節と横突起
  5. 関節包は靱帯で補強される

  a. **肋横突靱帯**：肋骨頸の後面から隣接の横突起の前面まで
  b. **上肋横突靱帯**：肋骨頸上縁から1つ上の椎骨の横突起まで
  c. **外側肋横突靱帯**：肋骨結節の非関節部から同じ高さの椎骨の横突起の先端まで

Ⅱ．肋骨の運動

- **A.** さまざまな小さな滑走運動によって肋骨頭が回転し，肋骨の前部が上下することになる
- **B.** 筋肉は呼吸運動に働く

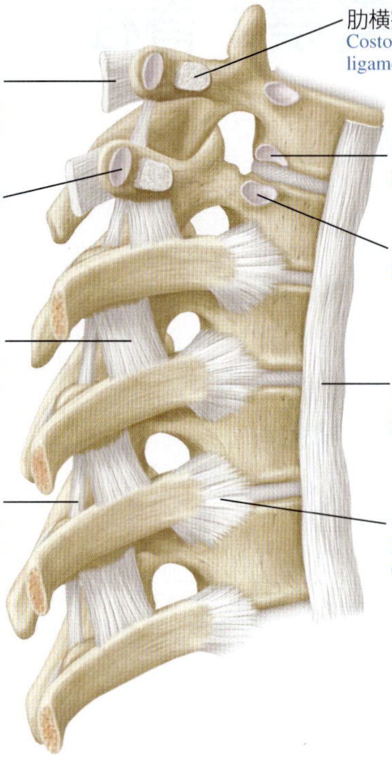

1.7・肋椎関節　27

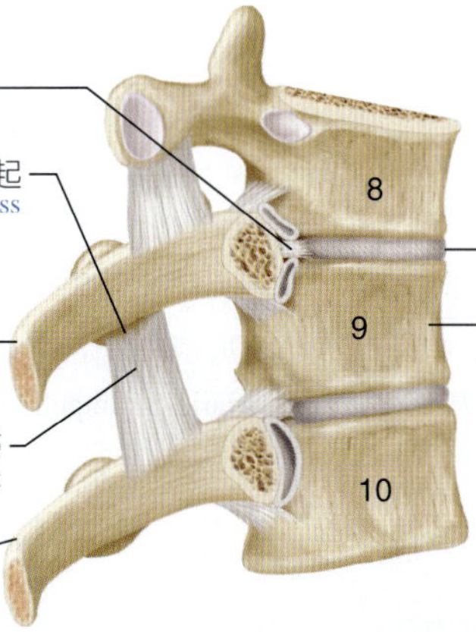

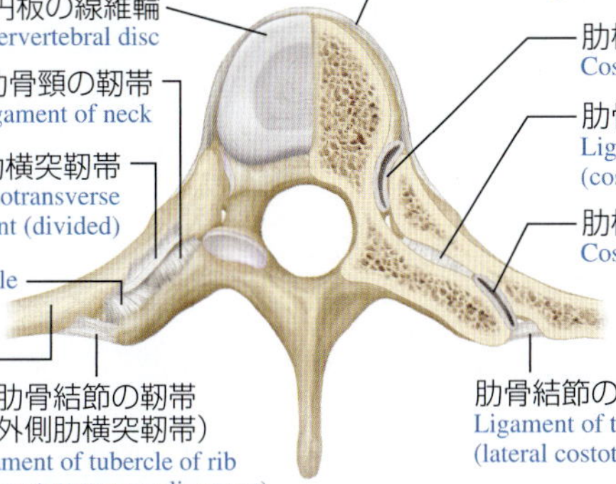

図1.7B-D. 脊柱の靭帯　B.胸椎, 外側面　C.胸椎, 外側面　D.胸椎, 上面

1.8 臨床的考察：脊柱 (図1.8A-E)

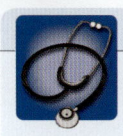

I. 脊柱の骨折
A. 脊髄や神経根に傷害を引き起こすことがある
B. 頸部
  1. 第4頸椎以上は横隔膜の麻痺により突然死の可能性がある
  2. 第4頸椎以下は四肢麻痺となることがある
C. 胸部：対麻痺になることがある
D. 腰部：下肢においてさまざまな感覚および運動機能障害が生じる
E. 椎体の圧迫骨折
  1. **脊椎軟化症**：骨粗鬆症による椎体の軟化により圧迫骨折しやすくなる
  2. **脊柱後弯**：脊椎軟化症による圧迫骨折により生じることがある
F. **脊椎分離症**：椎弓の関節内の部分の骨折で，脊椎すべり症となる場合がある（下記参照）

II. 脊柱の脱臼
A. **亜脱臼**：関節面との正常な関係が乱され部分的に偏位しているが，関節面の一部は接触を保っている
B. **脊椎すべり症**
  1. 1つの椎体が尾側の椎体に対して前方へ偏位すること
  2. 脊椎分離症に続発することがある
  3. 第5腰椎/第1仙椎が脊椎すべり症の好発部位
C. 回旋転位
  1. 頸部に好発
  2. 関節突起の骨折により生じることがある

III. 強直性脊椎炎
A. 脊柱関節の炎症
  1. 椎間関節の癒合を起こすことがある
  2. 腰部から始まり，やがて上方に広がり脊柱が強直する
  3. **マリー-シュトリュンペル病**（Marie-Strümpell disease）としても知られる

IV. むち打ち
A. 後方への急な力による頭の運動に起因する損傷で，自動車事故での後方からの衝突によることが多い
B. 頸部損傷の程度は後方運動の力の度合いによる
C. 傷害には筋挫傷，頸部神経根損傷，椎骨亜脱臼，圧迫骨折，椎間板ヘルニアがある

1.8・臨床的考察：脊柱　29

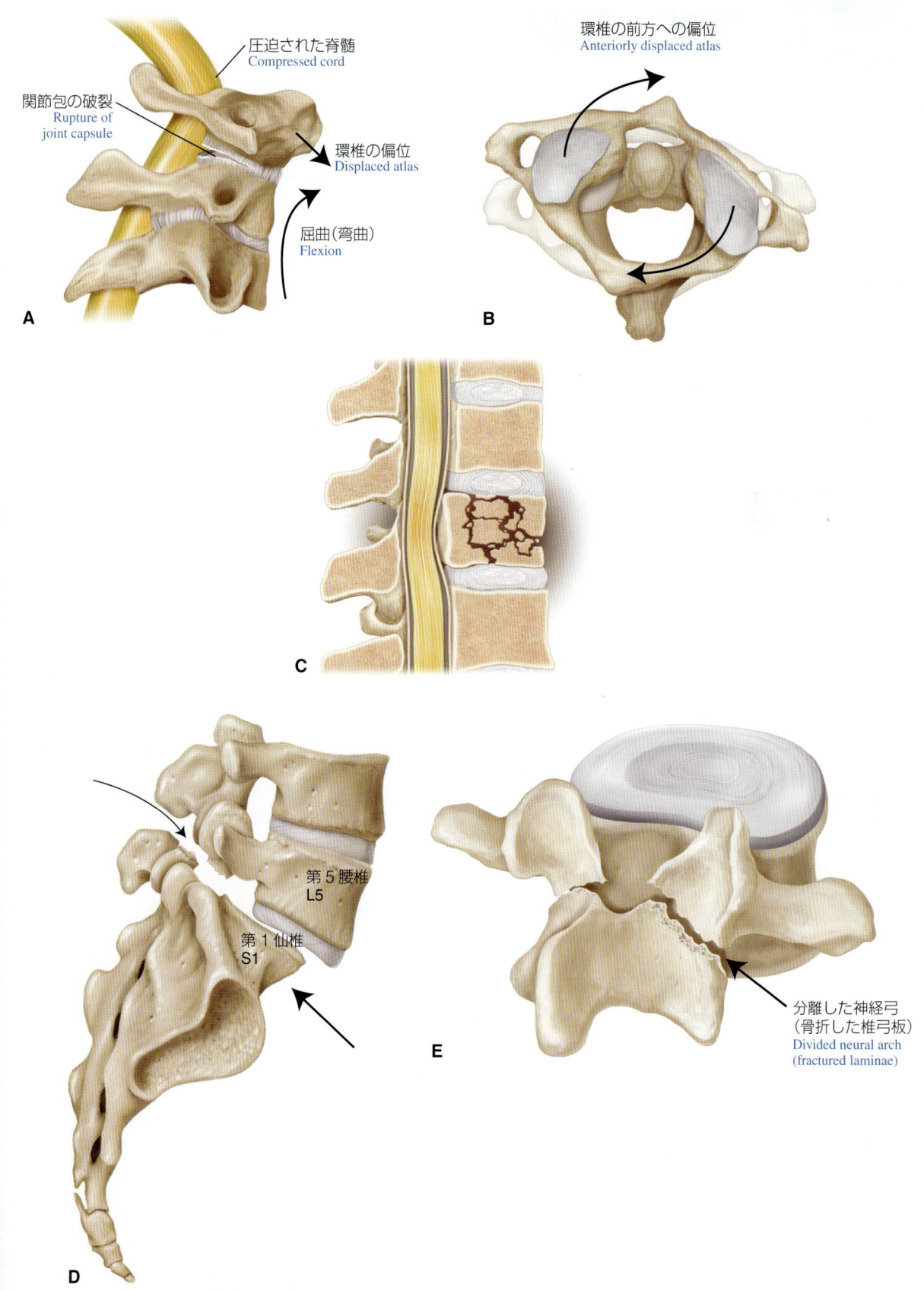

図 1.8A-E. 脊柱の臨床的考察　A. 脊髄圧迫を伴う環椎の前方不全脱臼　B. 軸椎上での環椎の脱臼　C. 骨軟化症　D. 第5腰椎と第1仙椎の脊椎すべり症　E. 脊椎分離症

1.9 背部の筋膜 (図1.9)

Ⅰ．背部の深筋膜

A. 項筋膜
1. 頸の背面の板状筋を包む
2. 頸の椎前筋膜の後部に相当する
3. 正中線上で項靭帯につながる
4. 外側で横突起につながる

B. 胸腰筋膜
1. 胸部
    a. 薄く透明
    b. 脊柱起立筋を覆う
    c. 棘突起の先端と棘上靭帯に付着する
    d. 腸肋筋の外側の肋骨角に付着する
2. 腰部：3葉
    a. 浅葉
        i. 密で強靭
        ii. 棘突起に付着する
        iii. 広背筋へ付着するために**胸腰腱膜**を形成
    b. 中葉
        i. 背部の筋の深部を包む
        ii. 胸腰腱膜からすぐの深部に位置
    c. 深葉
        i. 横突起に付着
        ii. 背部の深筋の深部表層を通る
        iii. 腹横筋と内腹斜筋の起始部になる
        iv. 腰方形筋筋膜ともいわれる
3. 仙骨領域：正中と外側仙骨稜に付着する

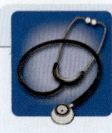

Ⅱ．臨床的考察：結節性腰痛（リウマチ性疾患）

A. 結節形成で特徴づけられるリウマチ性疾患で生じ，胸腰筋膜の後葉（前述した浅葉）が骨（特に腸骨，仙骨稜）に付着する部位でしばしばみられる

B. 激烈で耐えられない痛みを生じることがある

1.9 • 背部の筋膜   31

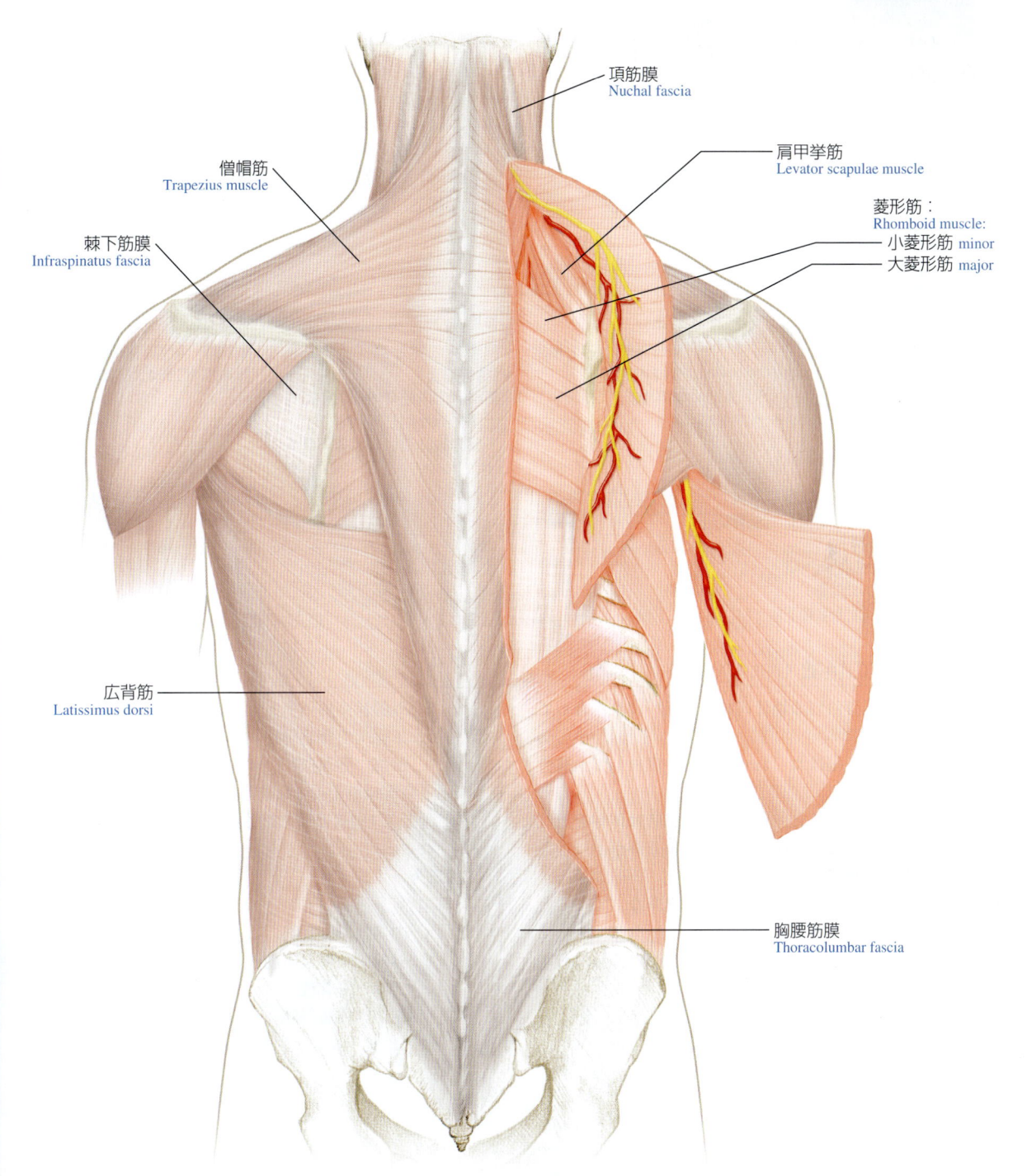

図 1.9. 背部の筋膜

1.10 浅背筋 (図1.10A)

I. 全般的特徴

A. 3層に分類
  1. 第1層：僧帽筋，広背筋
  2. 第2層：肩甲挙筋，大菱形筋，小菱形筋
  3. 第3層：上後鋸筋，下後鋸筋

B. 第1に上肢の運動に関係
  1. 付着部位に応じて頭，脊柱，肋骨を動かす

C. 僧帽筋（副神経）を除き脊髄神経の前枝の支配を受ける

II. 浅背筋

筋名	起始	停止	作用	神経支配
僧帽筋	外後頭隆起 上項線の内側1/3 項靭帯 第7頸椎と第12胸椎の棘突起 棘上靭帯	鎖骨外側1/3の後縁 肩峰内側縁 肩甲棘	肩甲骨の関節窩を上方へ回旋（肩の挙上） 肩甲骨の内転（内側に引く） 上部のみ作用し肩甲骨挙上 下部のみ作用し肩甲骨下制	副神経（第XI脳神経） 頸神経（C3-4）（固有感覚）
広背筋	胸腰腱膜経由で第6胸椎から第5腰椎の棘突起と仙骨の正中仙骨稜 仙骨稜の尾側1/3 下位の4肋骨 しばしば肩甲骨下角	上腕骨小結節間溝	上腕の伸展，内転，内旋	胸背神経（肩甲下中央） 頸神経（C6-8）

III. 各部位の特徴 (図1.10B)

A. 広背筋は外腹斜筋の肋骨起始部と互いにかみ合っている
B. 広背筋の筋線維はねじれているが，収斂して上腕骨に付着する
C. 広背筋が麻痺すると，懸垂の際に患者は体幹を上げることができない。松葉杖も杖により肩が上に押されるため使用できない
D. 広背筋はクロールで泳ぐときや木を斧などで割るときに働く
E. 僧帽筋は肩甲骨を回旋させ，90°以上の外転においては前鋸筋を補助する
F. 聴診三角
  1. 境界
    a. 内側縁：僧帽筋
    b. 外側縁：肩甲骨と大菱形筋
    c. 下縁：広背筋
    d. 深部：胸郭壁
  2. 三角部は肩甲骨を前方に動かすと拡大し，第6肋骨と第7肋骨と肺の聴診のための第6肋間隙が現れる
G. 腰三角
  1. 境界
    a. 内側縁：広背筋
    b. 外側縁：外腹斜筋
    c. 下縁：腸骨稜
    d. 深部：内腹斜筋
  2. まれに腰ヘルニアの発生部位

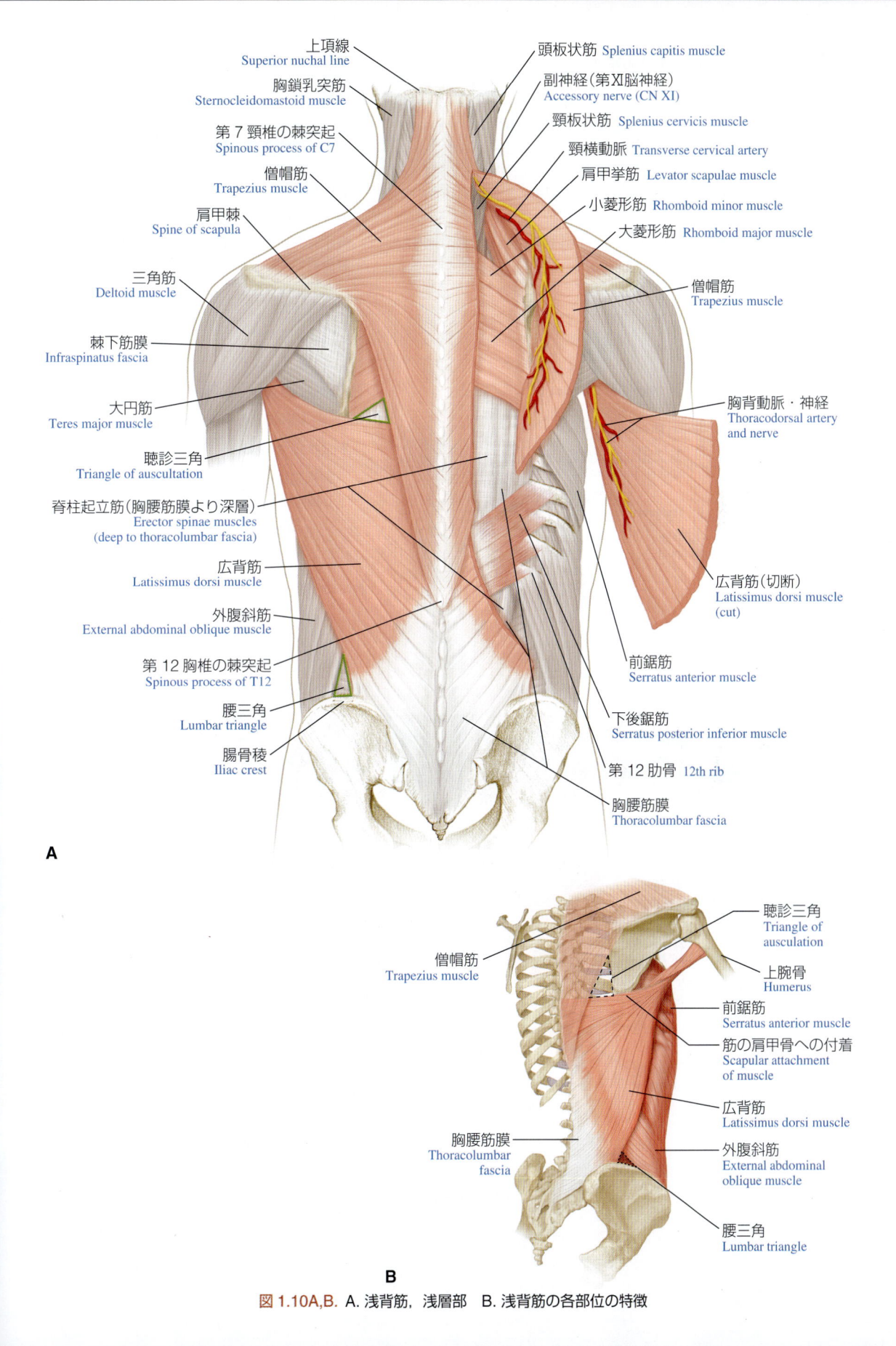

図 1.10A,B．A．浅背筋，浅層部　B．浅背筋の各部位の特徴

IV. 浅背筋，第2層（図1.10C）

筋名	起始	停止	作用	神経支配
肩甲挙筋	第4-第6頸椎の横突起後結節	肩甲骨上角	肩甲骨挙上 肩甲骨の関節窩を下方に回転	C3-4 肩甲背神経（C5）
小菱形筋	項靭帯 第7頸椎-第12胸椎棘突起	肩甲棘の根部の肩甲骨内側縁	肩甲骨内転 肩甲骨の関節窩を下方に回転	肩甲背神経（C5）
大菱形筋	第2-第5胸椎の棘突起	肩甲棘より下の肩甲骨内側縁	肩甲骨内転 肩甲骨の関節窩を下方に回転	肩甲背神経（C5）

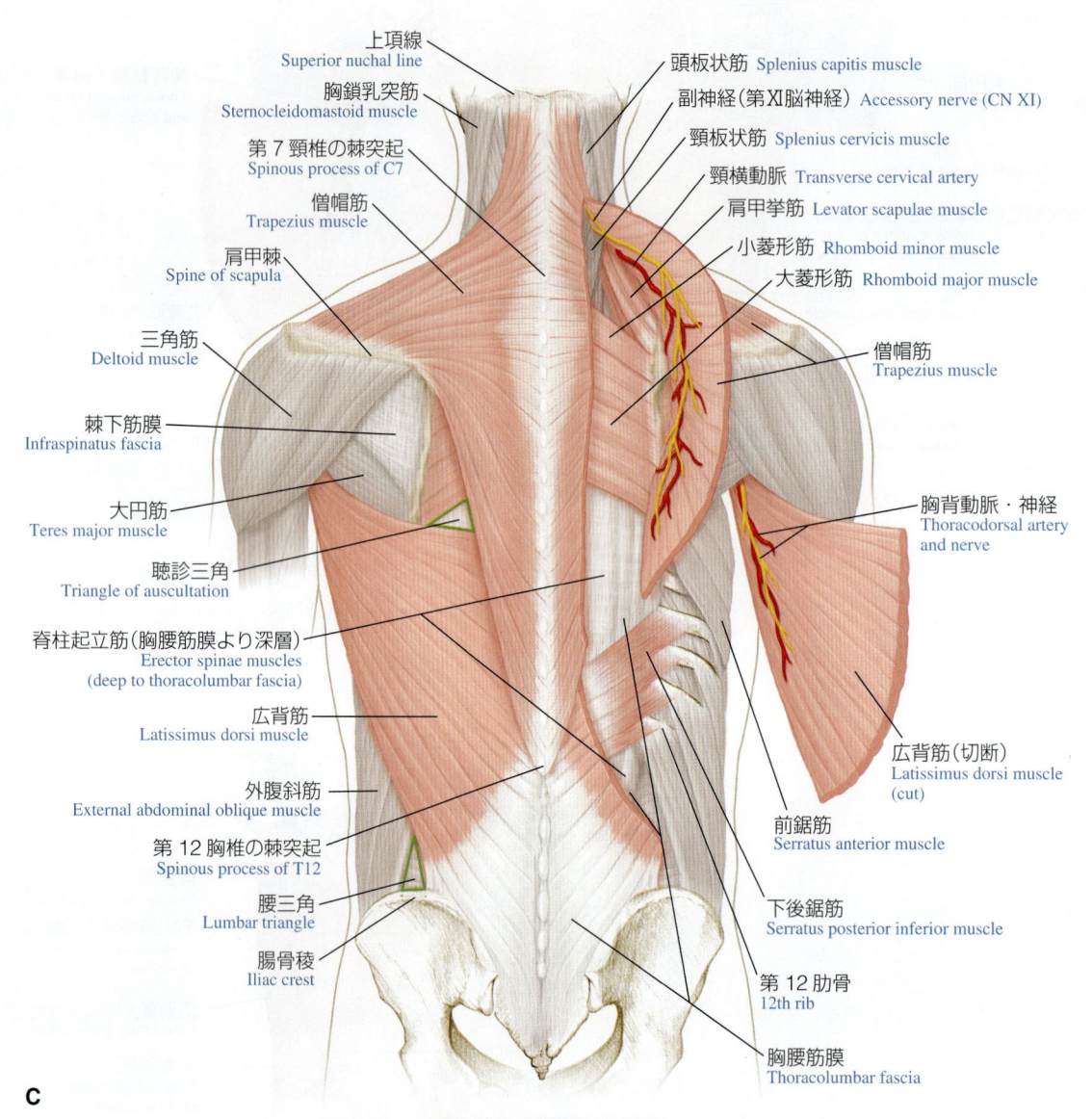

図1.10C．浅背筋，中間部

V. 浅背筋，第3層（図1.10D）

筋名	起始	停止	作用	神経支配
上後鋸筋	項靱帯 第7頸椎と第1-第3胸椎の棘突起	第1-第4肋骨，肋骨角外側	上位肋骨挙上	T1-4 脊髄神経前枝の枝
下後鋸筋	胸腰筋膜 第11-第12胸椎と第1-第2腰椎の棘突起	第1-第4肋骨，肋骨角外側	下位肋骨下制	T9-12 脊髄神経前枝の枝

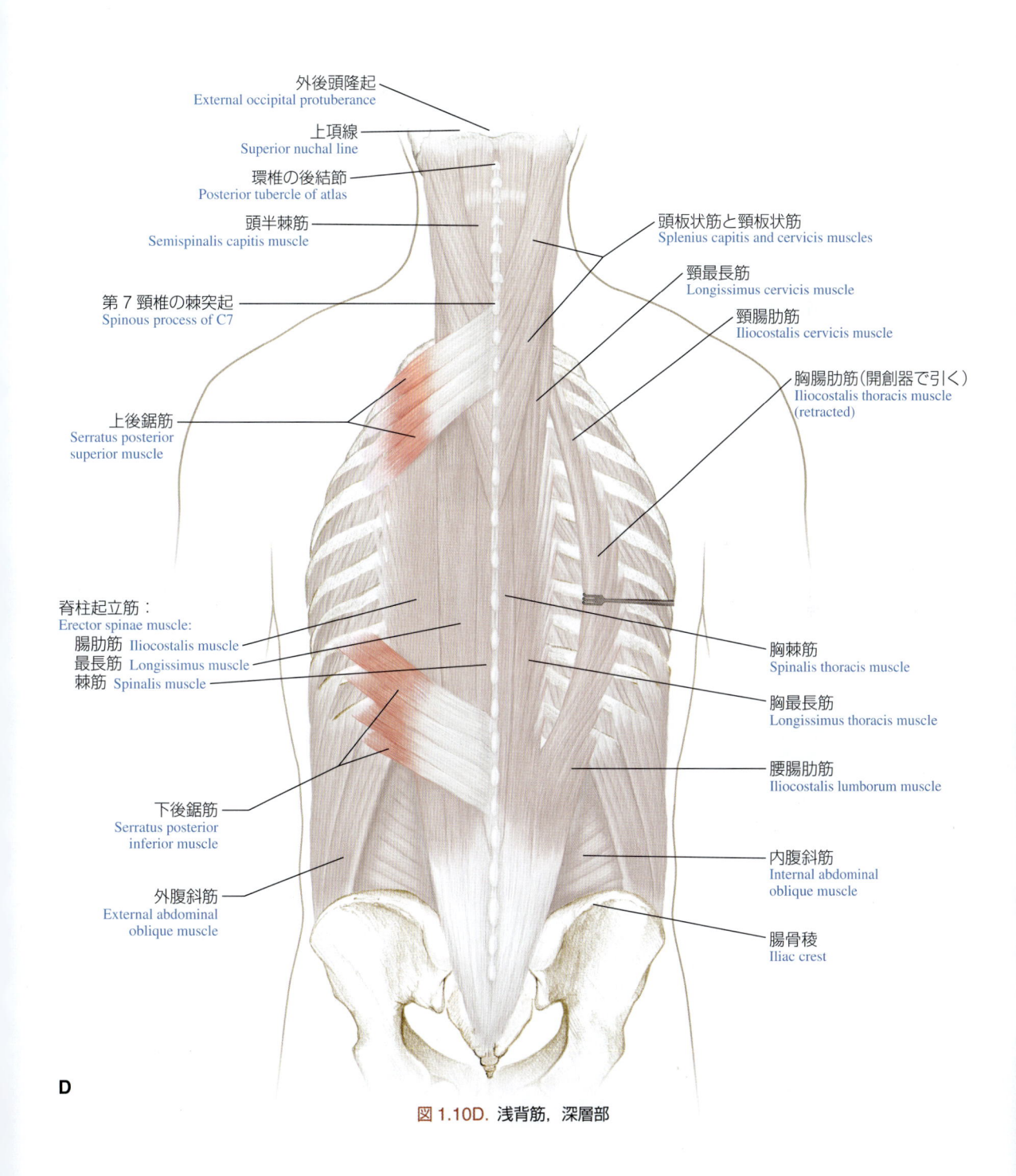

図1.10D. 浅背筋，深層部

1.11 深背筋 その1

Ⅰ．全般的特徴

- **A.** すべて脊髄神経後枝の枝の分布を受ける
- **B.** 脊柱の運動にかかわる（深背筋には肋骨に付き呼吸運動に関与するものもある）

Ⅱ．板状筋（浅層部）（図1.11A）

筋名	起始	停止	作用
頭板状筋	項靭帯 第7頸椎-第3胸椎の棘突起	上項線外側1/3 側頭骨の乳様突起	頭を反らせ外側に曲げる
頸板状筋	第3-第6胸椎の棘突起	第1-第3頸椎の横突起の後結節	頸を反らせ外側に曲げる，頸を外側に回転させる

Ⅲ．脊柱起立筋（中間部）（図1.11B）

筋名	起始	停止	作用
腰腸肋筋	腸骨稜 仙骨後面	第7-第12肋骨角	脊柱を反らせて外側に曲げる
胸腸肋筋	第7-第12肋骨角上縁	第1-第6肋骨角上縁 第7頸椎の横突起	脊柱を反らせて外側に曲げる
頸腸肋筋	第3-第6肋骨角	第4-第6頸椎の横突起の後結節	脊柱を反らせて外側に曲げる
胸最長筋	下部胸椎と全腰椎の横突起	全胸椎の横突起	脊柱を反らせて外側に曲げる
頸最長筋	第1-第5胸椎の横突起	第2-第6頸椎の横突起の後結節	脊柱を反らせて外側に曲げる
頭最長筋	第1-第5胸椎の横突起	側頭骨の乳様突起	頭と脊柱を反らせて外側に曲げ，頭を同側に回す
胸棘筋	第11胸椎-第2腰椎	第1-第8胸椎の棘突起	脊柱を反らせる
頸棘筋	第7頸椎（第1-第2腰椎）の棘突起	第2頸椎（しばしば第3-第4頸椎）の棘突起	脊柱を反らせる

1.11・深背筋 その1   37

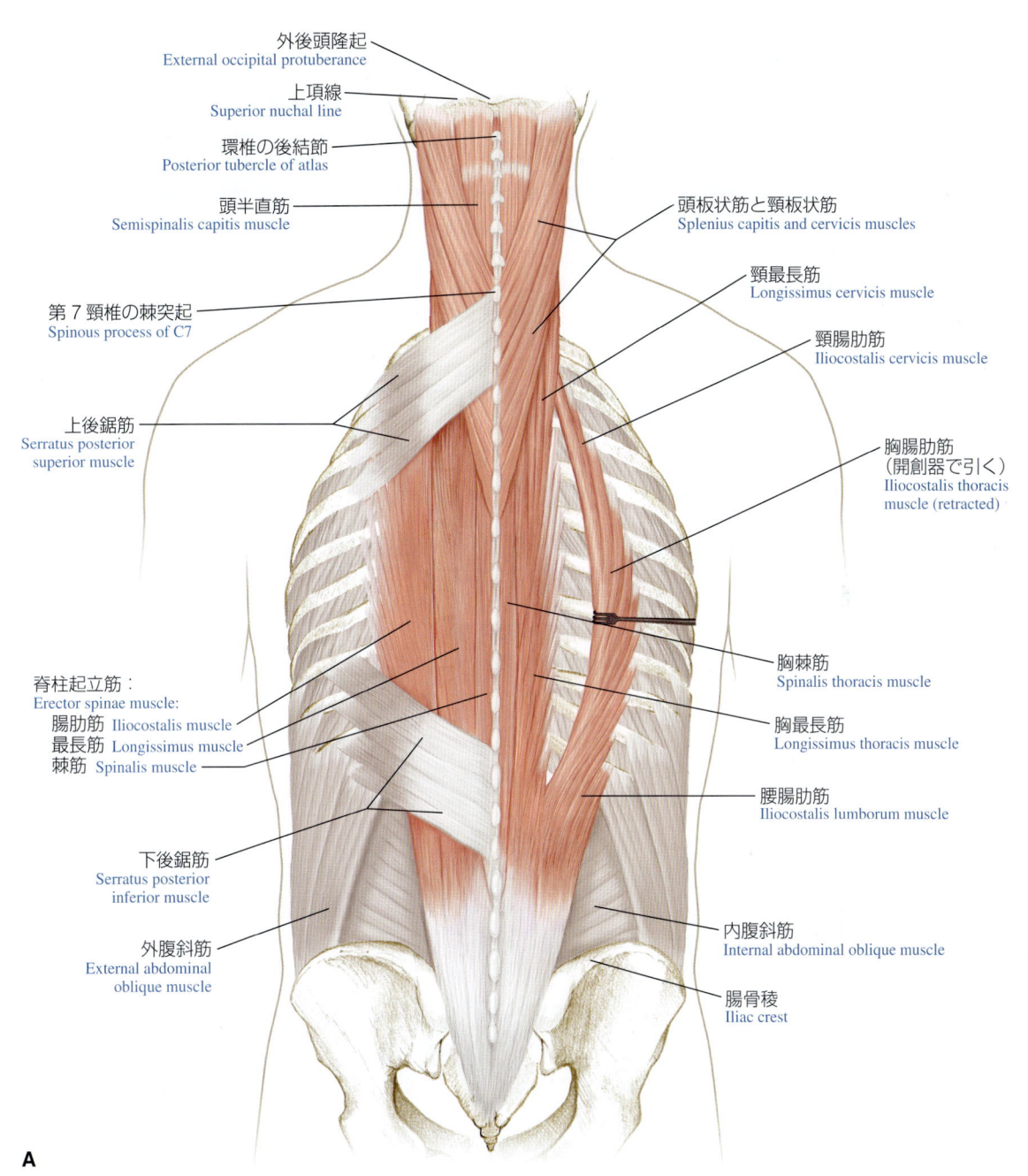

外後頭隆起
External occipital protuberance

上項線
Superior nuchal line

環椎の後結節
Posterior tubercle of atlas

頭半棘筋
Semispinalis capitis muscle

頭板状筋と頸板状筋
Splenius capitis and cervicis muscles

第7頸椎の棘突起
Spinous process of C7

頸最長筋
Longissimus cervicis muscle

頸腸肋筋
Iliocostalis cervicis muscle

上後鋸筋
Serratus posterior superior muscle

胸腸肋筋
（開創器で引く）
Iliocostalis thoracis muscle (retracted)

脊柱起立筋：
Erector spinae muscle:
　腸肋筋 Iliocostalis muscle
　最長筋 Longissimus muscle
　棘筋 Spinalis muscle

胸棘筋
Spinalis thoracis muscle

胸最長筋
Longissimus thoracis muscle

下後鋸筋
Serratus posterior inferior muscle

腰腸肋筋
Iliocostalis lumborum muscle

外腹斜筋
External abdominal oblique muscle

内腹斜筋
Internal abdominal oblique muscle

腸骨稜
Iliac crest

A

図1.11A．深背筋，浅層部

Ⅳ. 横突棘筋（深層部）

筋名	起始	停止	作用
半棘筋群	横突起外側部	通常，停止部は起始部より4～6個上位の椎骨の棘突起	脊柱を対側に回旋する
胸半棘筋	第6-第10胸椎の横突起	第6頸椎-第4胸椎の棘突起	脊柱を対側に回旋する
頸半棘筋	第1-第6胸椎の横突起	第2-第5頸椎の棘突起	脊柱を対側に回旋する
頭半棘筋	第7頸椎-第7胸椎の横突起　第4-第6頸椎の関節突起	後頭骨の上，下項線の間	頭を反らせて対側に回旋する
多裂筋	横突起の正中部	通常，停止部は起始部より2～4個上位の椎骨の棘突起	脊柱を対側に回旋する
仙骨部	仙骨後面　胸腰筋膜　上後腸骨棘　後仙腸靭帯	筋束は2～4個の椎骨を横切り，第2頸椎から第5腰椎の棘突起に付く	
腰部	すべての乳頭突起		
胸部	すべての横突起		
頸部	第4-第7頸椎の関節突起		
回旋筋	横突起	起始部より1～2個上位の椎骨の棘突起	脊柱を対側に回旋する
長回旋筋	横突起	2個上位の椎骨棘突起	
短回旋筋	横突起	直上の椎骨棘突起	

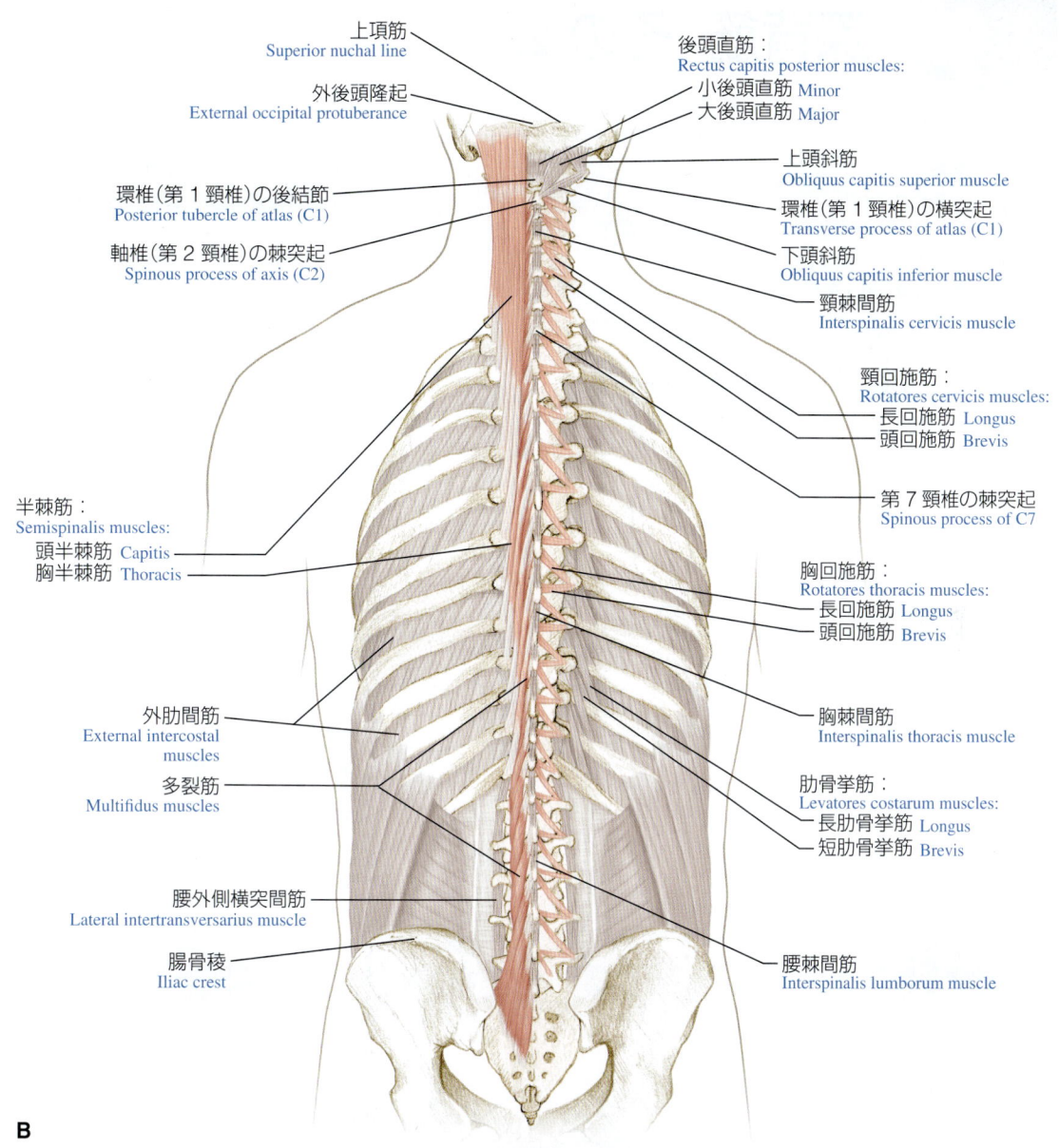

図 1.11B. 深背筋, 中間部

1.12 深背筋 その2

Ⅰ．小深背筋（図1.12A）

筋名	起始	停止	作用
棘間筋	椎骨の棘突起 （第2頸椎-第2胸椎，第11胸椎-第5腰椎。筋は2列）	直上の椎骨棘突起	脊柱を反らせる
横突間筋 　前部 　後部 　外側部 　内側部	頸椎と腰椎の横突起 第1頸椎-第1胸椎，第10胸椎-第1腰椎の横突起の前結節を相互に連結 腰椎の横突起の後結節を相互に連結 腰椎の隣接する横突起の間 腰部の隣接する椎骨の副突起と乳頭突起の間	直上の椎骨横突起	脊柱を同側に曲げる
肋骨挙筋	第7頸椎-第12胸椎までの横突起の外側端	下位の肋骨上縁	肋骨挙上 脊柱を同側に曲げる

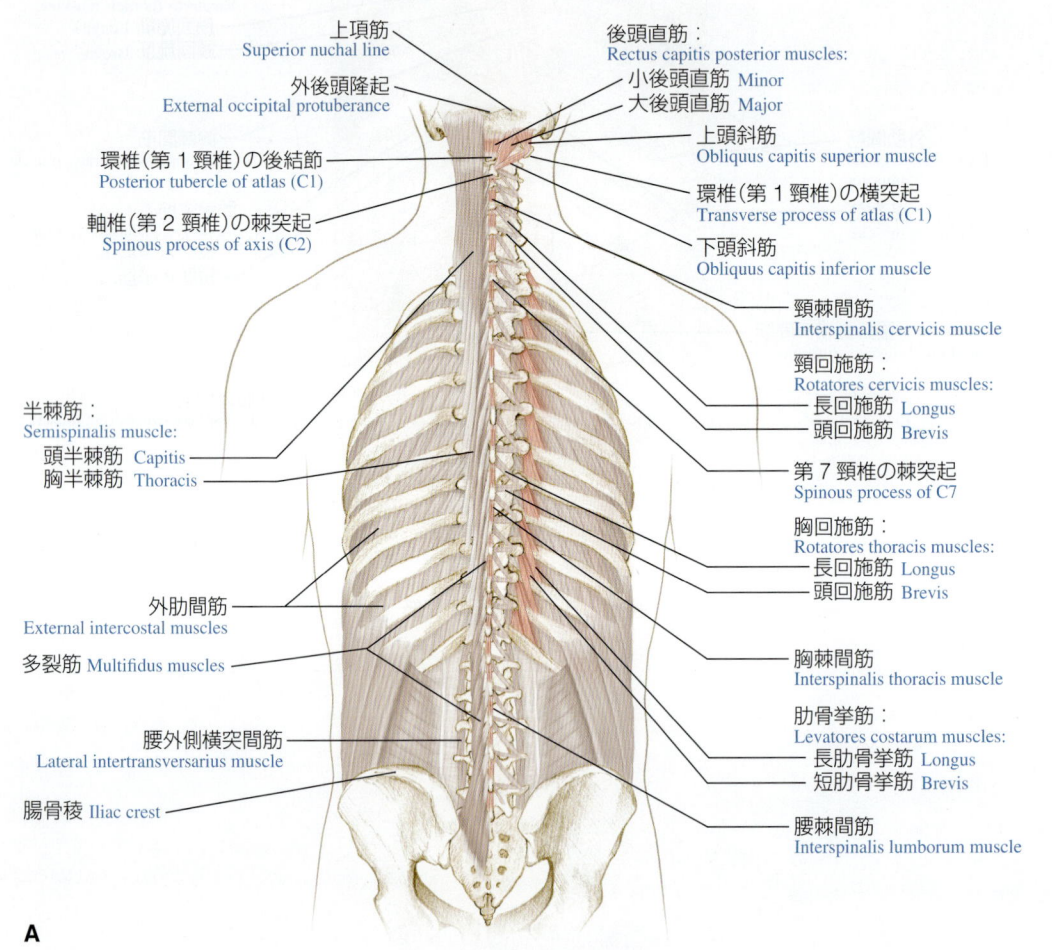

図1.12A．深背筋，深層部

II. 後頭下筋 (図1.12B)

筋名	起始	停止	作用
大後頭直筋	軸椎の棘突起	下項線	頭の後屈, 頭を同側へ回旋
小後頭直筋	環椎の後結節	下項線	頭の後屈
下頭斜筋	軸椎の棘突起先端	環椎の横突起	頭を同側へ回旋
上頭斜筋	環椎の横突起	上項線と下項線の間の後頭骨	頭の後屈, 側屈

A. 後頭下三角：境界
  1. 上内側：大後頭直筋
  2. 上外側：上頭斜筋
  3. 下外側：下頭斜筋
  4. 蓋：頭半棘筋
  5. 床：環椎後頭膜と環椎の後弓

B. 後頭三角：構成
  1. 椎骨動脈：環椎の上面に位置する
  2. 第1頸神経
     a. 椎骨動脈と環椎の椎弓の間を通る
     b. すべての後頭下筋に分布

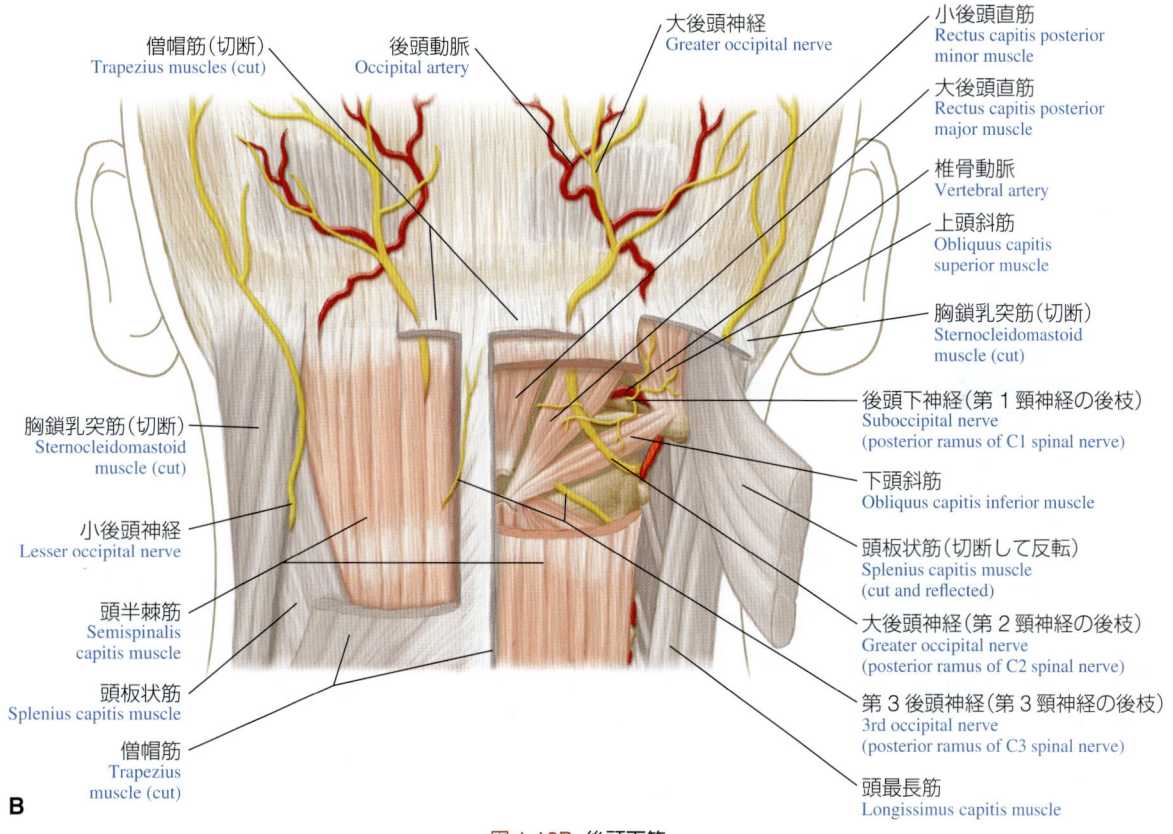

図1.12B. 後頭下筋

1.13 脊柱と頭部の運動

Ⅰ．脊柱の運動の名称

A. 屈曲
1. 前屈
2. 椎間板前部圧縮。後部伸展
3. 黄色靭帯，後縦靭帯，棘上靭帯，棘間靭帯，深背筋によって運動は制限される（筋肉が制限する主な組織である）

B. 伸展
1. 後屈
2. 椎間板前部伸展。後部圧縮
3. 前縦靭帯，棘突起によって運動は制限される

C. 側屈
1. 両側に曲げる
2. 黄色靭帯，横突間靭帯，前縦靭帯の一部，深背筋によって運動は制限される

D. 回旋
1. 回旋は隣接する椎骨間で制限される
2. 多くの椎間結合の回旋の和により相当の回旋運動が生じる

Ⅱ．脊柱の区分による可動域

A. 関節は能動運動，受動運動により調べる
1. 可動域（ROM）は歩行，登攀，階段の降下，着席や椅子からの起立などの基本的な運動において重要である
2. 制限された可動域に気づくことは診断に重要である
    a. 放射線学的な証拠は役に立つ
    b. 両側の可動域を比較する

B. 頸椎
1. 環椎後頭関節と頸椎椎間関節の運動の和が可動域である
2. 屈曲：あご先を胸の上に置くことができる（口を閉じた状態で）
3. 伸展：後頭部と第7頸椎の間に検査者の指をしっかり"はさむ"ことはできないが，つかむことはできる
4. 側屈：肩を固定させて，耳を肩の方へ動かしたときの可動域は 90°以下である
5. 回旋
    a. 回旋により通常，あごの高さは（肩を固定させて）肩と同じになる
    b. この可動域の大部分は環椎後頭関節で生じる
    c. 回旋と伸展との組み合わせは椎間孔を圧迫する（神経圧迫症状を悪化させることがある）

C. 胸腰椎
1. 全般的所見
    a. 胸郭と椎間板の薄さにより上部，中部の胸椎の可動性は制限される
    b. 屈曲，伸展，体幹の側屈は主に腰部で生じる。回旋は胸部でスムーズに生じる
2. 屈曲：ひざをできるだけ伸ばして曲げることで検査する，第7頸椎と仙骨上の固定点との距離の動きを測定する（直立位で始める）
3. 伸展
    a. 通常の腰椎の弯曲は腰仙角を伸展した状態に保つ（直立位であっても）
    b. 伸展範囲はおよそ 15〜30°であり，病的に大きくなると腰椎の"前弯"となる
4. 側屈
    a. 手を大腿の側面上にできるだけ遠位に滑らして測定する
    b. 通常は腰やひざを曲げることなく腓骨頭に届く
    c. 指先と腓骨頭との間の距離を測定する（注：この検査で凹面側に痛みがあった場合，神経根の圧迫が疑われる。凸面側の痛みはたいてい関節炎などによる筋，腱，靭帯の異常と関連がある）
5. 回旋
    a. 体幹の回旋は主に胸椎で起こる
    b. 正確な測定のためには股関節の回旋を除かなければならない，なぜなら腰部の運動制限は股関節の動きで隠されてしまうためである。患者の背後に立ち，検者は腸骨稜で骨盤をしっかり保持し，患者は体幹をねじって検者を振り返るようにする
    c. 患者を座らせて体幹を回旋させることも試みる。肩の位置の変化も評価する

Ⅲ．脊柱の区分による可動域

レベル（領域）	屈曲/伸展（°）各部あたり[a]	屈曲/伸展（°）合計	側屈（°）各部あたり[a]	側屈（°）合計	回旋（°）各部あたり[a]	回旋（°）合計	運動の中心
後頭-第1頸椎	0~13	合算：25	0~5	0	0~5	0	頭蓋骨：歯突起より2cm下
第1-第2頸椎	10	合算：20	0~5	0	40~45	40~45	歯突起の中央部（第2頸椎）
第2頸椎-第1胸椎（頸椎）	10~15	屈曲：40 伸展：0	8~10	40~45	0~10	45	椎体の下
第1胸椎-第1腰椎（胸椎）	5~6	屈曲：60-80 伸展：20-30	6	35	6~8	72	椎体の下の椎体板の中央部
第1-第5腰椎（腰椎）	15~20	屈曲：90 伸展：45	2~5	25	1~6	3~6	椎間円板の線維輪
第5腰椎-第1仙椎（仙椎）	10~20	10-20	2~5	2-5	0~2	0~2	椎間円板の線維輪

[a] 運動部分は3つの主要な部分からなる。2つの椎体（椎間関節）とその間の軟部組織（椎間板）

脊柱全体の動き（解剖学的正位から）：屈曲85~90°。伸展35°（過伸展＋30°）。側屈（屈曲）35°（右と左）。回旋30°

Ⅳ．脊柱の運動を引き起こす筋 （図 1.13）

屈曲[a]	伸展[a]	側屈[b]	回旋[b]
胸鎖乳突筋 頸長筋 斜角筋 大腰筋 外腹斜筋 内腹斜筋 腹直筋	脊柱起立筋 半棘筋 板状筋 多裂筋 回旋筋 棘間筋 横突間筋	腰方形筋の1側が働き，屈曲もしくは伸展	すべての横突棘間が反対側に脊椎を回旋する。外腹斜筋と内腹斜筋は同側に脊椎を回旋する

[a] 屈曲と伸展は両側の筋がともに働いて起きる
[b] 側屈と回旋は一方の筋が収縮することで起きる

V. 頭部の運動を引き起こす筋

屈曲[a]	伸展[a]	側屈[b]	回旋[b]
頭長筋 前頭直筋	大後頭直筋 小後頭直筋 上頭斜筋 頭半棘筋 頭板状筋 胸鎖乳突筋 上部僧帽筋	胸鎖乳突筋 僧帽筋 頭板状筋	反対側へ： 　胸鎖乳突筋 　頭板状筋 同側へ： 　頭半棘筋 　頭長筋 　頭板状筋 　頭最長筋 　大後頭直筋 　上頭斜筋と下頭斜筋

[a] 屈曲と伸展は両側の筋がともに働いて起きる
[b] 側屈と回旋は一方の筋が収縮することで起きる

VI. 背筋の検査

A. 筋を一群で評価する
B. 腹臥位で，患者に頭と肩を台から上げさせる。検者が頭と肩に抵抗を加え，頸部と胸腰部の力を調べる，さらに腰の筋系を運動時の観察と触診により検査する
C. 局所的な麻痺がなければ，脊柱の伸筋が全般的に弱くなっても背部の問題にはほとんど関係しない。より一般的には体幹の屈筋，とりわけ腹直筋や側腹部の筋が弱くなった結果，背部の症状が出現する
D. 背部の筋を評価する検査として，シットアップ（訳注：仰向けの姿勢から上体を起こす腹筋運動）があり，殿部とひざは伸展位のままであるが，この姿勢からシットアップができないことは腹部の筋系が弱っていることを示す。腹部の筋系を強くすれば脊柱に張力が働くため症状が緩和する

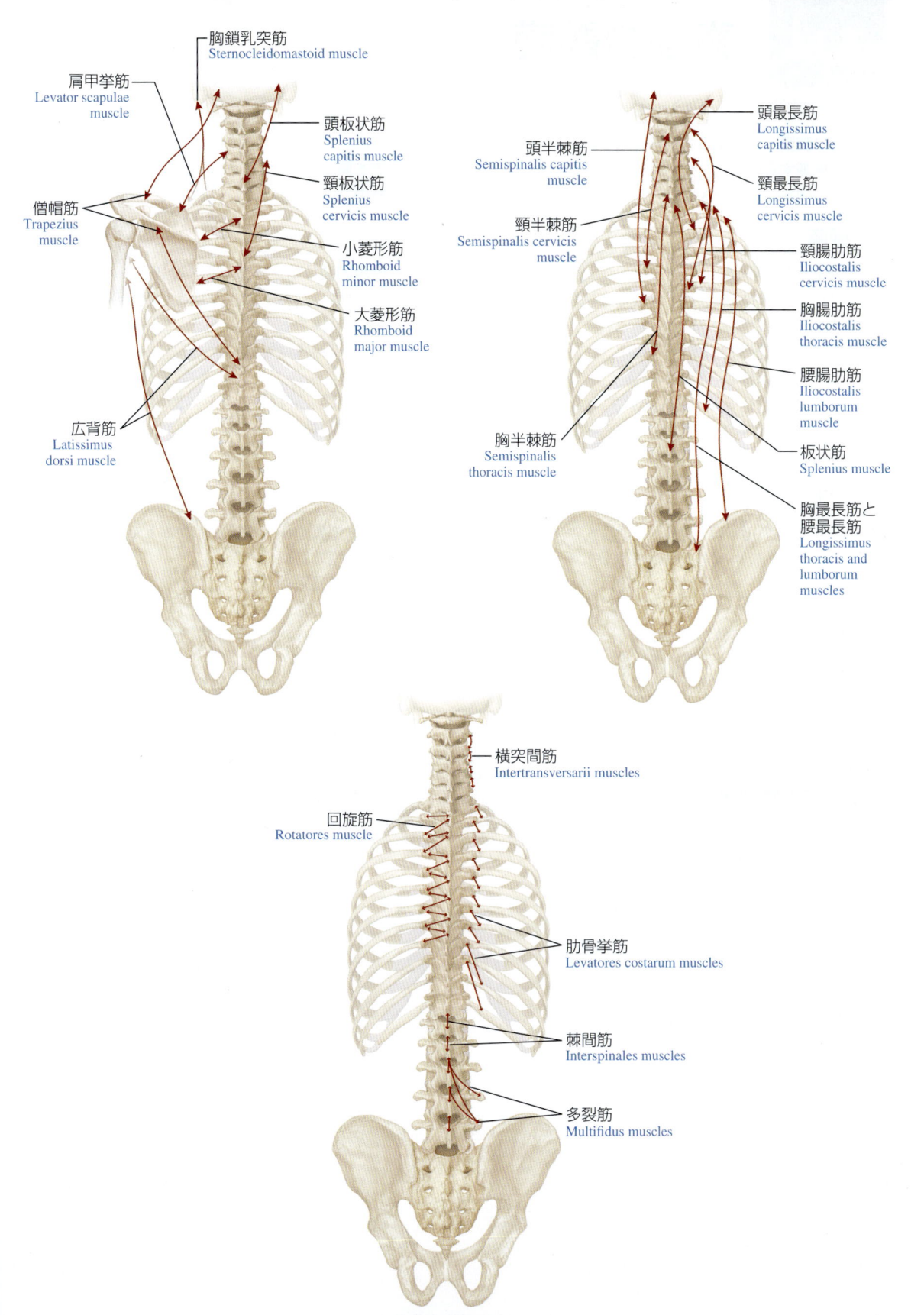

図 1.13. 脊柱の運動を引き起こす筋

1.14 脊髄の髄膜

Ⅰ. 一般的事項（図 1.14A, B）

- **A. 脊髄の髄膜**：脊髄索と脊髄神経根を取り囲み，支持し，保護する膜
- **B.** 脊髄の髄膜は以下の3層からなる
  1. 硬膜
  2. クモ膜
  3. 軟膜

Ⅱ. 硬膜

- **A.** 3つの髄膜の最外層
- **B.** 密で強い線維性の膜（Dura mater〈硬膜〉= Tough mother〈強い母〉）
- **C.** 脳硬膜の層に一致する
  1. 頭蓋骨の大後頭孔の縁に付く
  2. 脊髄と神経根を包む袋を形成する
  3. 側方に伸びて神経根と脊髄神経を包み，神経上膜と融合する
  4. **硬膜の袋**は第2仙骨レベルで終わる
     a. 硬膜は内終糸と融合して，**尾骨靱帯（外終糸）** を形成する
     b. 尾骨靱帯は尾骨に付く
- **D. 硬膜上腔**
  1. 硬膜の袋と脊柱管の骨との間の空間
  2. 脂肪と疎性結合組織を含む
  3. 椎骨静脈叢の静脈を含み，そこには弁はない

Ⅲ. クモ膜

- **A.** 髄膜の中間層
- **B.** 薄く繊細：クモ膜はクモ膜小柱のクモの巣状の外観をいう
- **C.** 硬膜を裏打ちする
- **D.** 頭部のクモ膜と連続している
- **E. 硬膜下腔**：硬膜とクモ膜の間の潜在的な空間
- **F. クモ膜下腔**
  1. クモ膜によって取り囲まれる空間
  2. 頭部のクモ膜下腔と連続している
  3. 構成
     a. 脳脊髄液（20〜35 mL）
     b. クモ膜小柱：クモ膜と軟膜とをつなげる
     c. 脊髄神経根
     d. 椎骨動脈の根枝
     e. 歯状靱帯と内終糸
  4. 第2仙椎の高さで終わる
  5. 腰椎槽
     a. 脊髄円錐（第2腰椎）から第2仙椎まで伸びる
     b. 脊髄神経根（馬尾）を含む
     c. 腰椎穿刺部位

1.14 ▶ 脊髄の髄膜　47

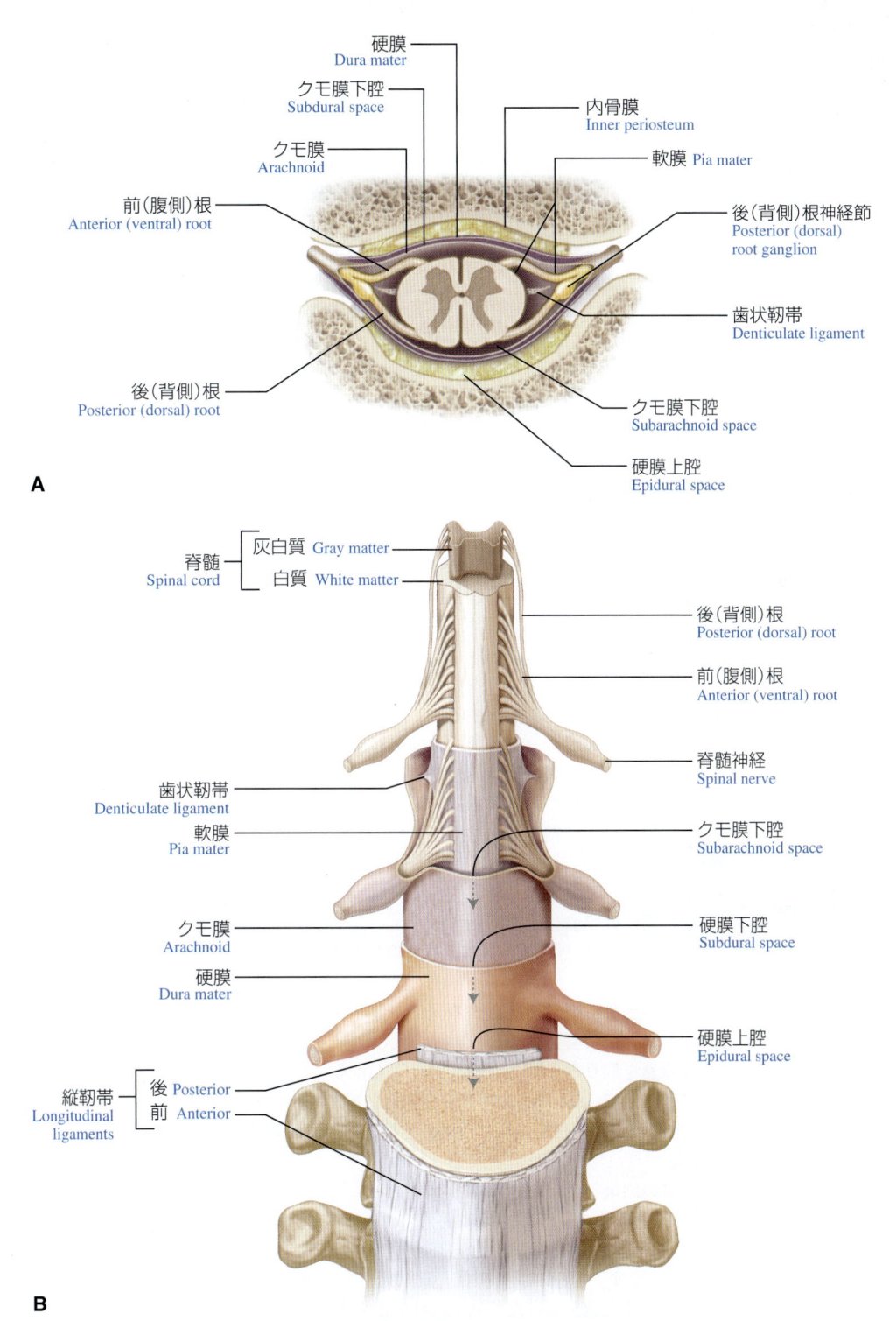

図1.14A,B. 脊髄の髄膜　A. 断面　B. 空間

IV. 軟膜（図 1.14C, D）

- A. 髄膜の最内層
- B. 繊細な結合組織
  1. 脊髄に密着
  2. 血管に富む
- C. 分化した組織
  1. 歯状靭帯（両側）
     a. 脊髄の表面から軟膜の外側に伸展
     b. 脊髄のほぼ全長に広がる
     c. 前根と後根の間に位置
     d. 小歯状突起
     i. 軟膜は硬膜に 21 ヶ所で付着
     ii. 神経根の出口の間で付着
     iii. 脊髄を外側に固定する
  2. 内終糸
     a. 脊髄円錐の先端から下方に伸びる
     b. 第 2 仙椎の高さで硬膜が終わる場所にある尾骨靭帯に囲まれる
     c. 脊髄を下方で固定する
     d. 馬尾で囲まれる

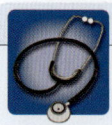

V. 臨床的考察事項

- A. 脊髄や硬膜嚢の画像化
  1. **T2 強調像**では脳脊髄液（Cerebrospinal fluid：CSF）は白く，対照的に脊髄や神経根は暗く描出される。脊柱管狭窄症や椎間板ヘルニアが描出される
  2. **脊髄造影法**は X 線不透過性の造影剤を脳脊髄腔内へ注入後，X 線撮影する
     a. クモ膜下腔の検査の放射線学的な手順に従う
     b. 造影剤は腰椎穿刺を経て注入する
- B. **腰椎穿刺**（図 1.14E-G）
  1. 診断目的に脳脊髄液標本を採取するために行う
  2. 穿刺針をクモ膜腔に挿入する
  3. 腰椎の下位レベル（第 4 腰椎の棘突起の上もしくは下）で通常行う
  4. 脊髄神経根はまれに障害を受ける，なぜなら神経根は CSF の中に浮かんでおり，穿刺部位から出ていくことがあるからである
  5. 新生児では，脊髄は第 3 腰椎の下縁で終わっているため，腰椎穿刺はより危険である
- C. 脊髄麻酔
  1. 麻酔薬をクモ膜下腔に注入する
  2. 腰椎間の硬膜嚢に針を穿刺する
  3. 麻酔薬が CSF と混合し，神経根に麻酔をかける
- D. 硬膜外麻酔
  1. 硬膜外腔に注射針を挿入する
  2. 注射針は硬膜嚢を穿刺しない
  3. 硬膜嚢を取り巻く脂肪に麻酔薬を注入する
  4. 硬膜のそで（sleeve）の中で脊髄神経に麻酔をかける
- E. **馬尾麻酔**：仙骨裂孔を通して注射針を挿入し，硬膜外麻酔をかける
- F. 髄膜炎
  1. 髄膜の感染
     a. **硬髄膜炎**：硬膜の感染
     b. **軟膜炎**：クモ膜や軟膜の感染
  2. 症状：頭痛。発熱。精神錯乱。頸部硬直。頸を曲げた際の足首，ひざ，腰の屈曲。座位もしくは大腿を曲げた背臥位の状態から下肢の完全な伸展ができない

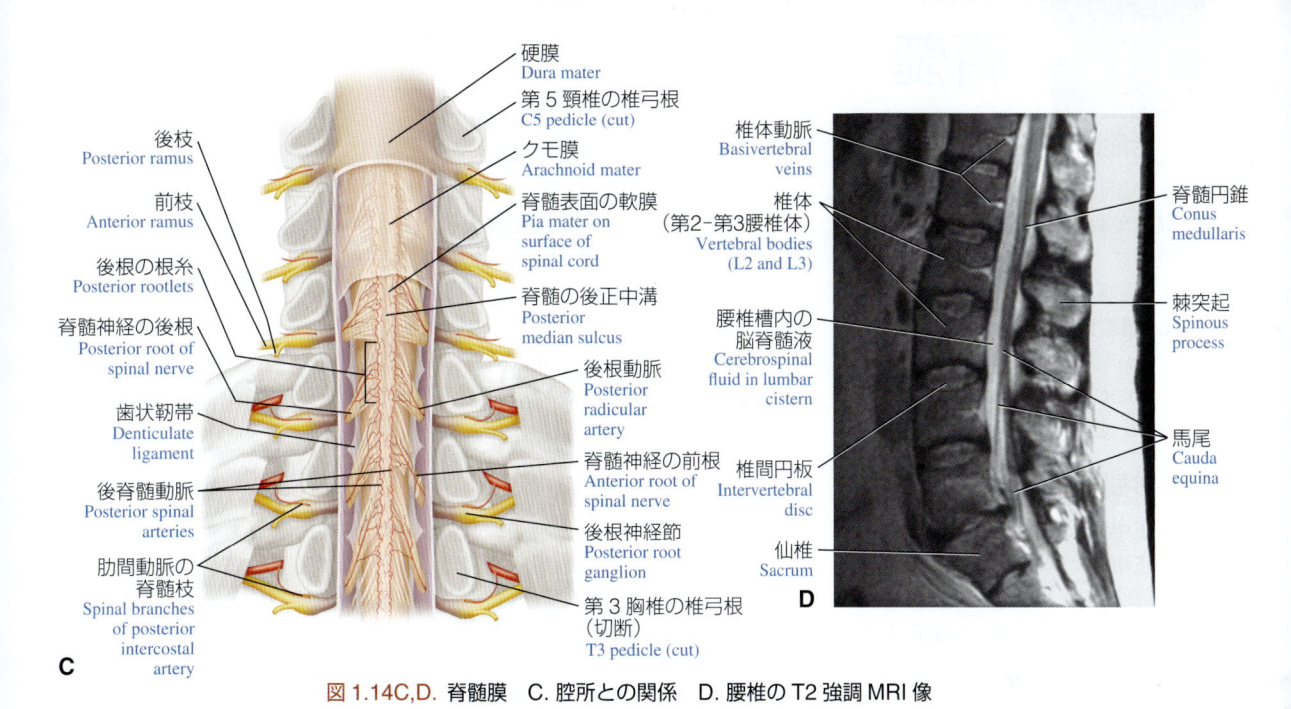

図 1.14C,D. 脊髄膜　C. 腔所との関係　D. 腰椎の T2 強調 MRI 像

図 1.14E-G. 硬膜嚢の臨床的考察　E. 注入部位　F. 腰椎穿刺のための前屈位　G. 腰椎槽

1.15 脊髄

Ⅰ. 全般的説明（図 1.15A）

A. 大後頭孔で延髄髄質の下端と連続している
B. 長さ：43～45 cm
C. 高さによって直径は変化する
  1. 胸部はおよそ幅 1 cm である
  2. 頸膨大
    a. 幅およそ 1.4 cm
    b. C5-T1 の脊髄領域
    c. C5-T1 の椎体レベル
    d. 上枝の神経の源
  3. 腰仙膨大
    a. 幅およそ 1.3 cm
    b. L1-S3 の脊髄領域
    c. T9-L1 の椎体レベル
    d. 下肢の神経の源
D. 第 1/2 腰椎椎間板の高さで**脊髄円錐**として終わる

Ⅱ. 外観：裂溝（図 1.15B）

A. **後正中溝**：後面の正中の溝
B. **前正中裂**
  1. 前面の正中の溝
  2. 前脊髄動脈が前正中裂内を下行する
C. 後外側溝
  1. 後根神経が付着する列のすぐ後ろに溝がある
  2. 後根神経が付着する列が存在する
  3. 後脊髄動脈が後外側溝を下行する
D. **前外側溝**：前根が付着する列が存在する

Ⅲ. 内部構造

A. 灰白質
  1. 中心に位置する蝶（H）形をした暗い色をした神経組織
  2. 神経細胞体を含む
  3. 後角
    a. 幅の狭い後方への突出
    b. 求心性インパルスを伝達する神経細胞が含まれる
  4. 側角
    a. 灰白質の側方への突出
    b. T1-L2 の脊髄の部分
    c. 接合部前の交感性の神経細胞が含まれる
  5. 前角
    a. 広い前方への突出
    b. 運動ニューロンが含まれる
  6. 灰白交連："H" の横棒
  7. 中心管
    a. 灰白交連の中に位置する
    b. 脳室系と連続している
B. 白質
  1. 神経線維とグリアからなる周辺部にある神経組織
  2. 後索
    a. 後正中溝と後外側溝の間に位置する
    b. 上行路が優位に含まれる
  3. 側索
    a. 前根と後根が出る部位の間に位置
    b. 上行路と下行路の両方が含まれる
  4. 前索
    a. 前正中裂と後根が出る部位の間に位置
    b. 下行路が優位に含まれている

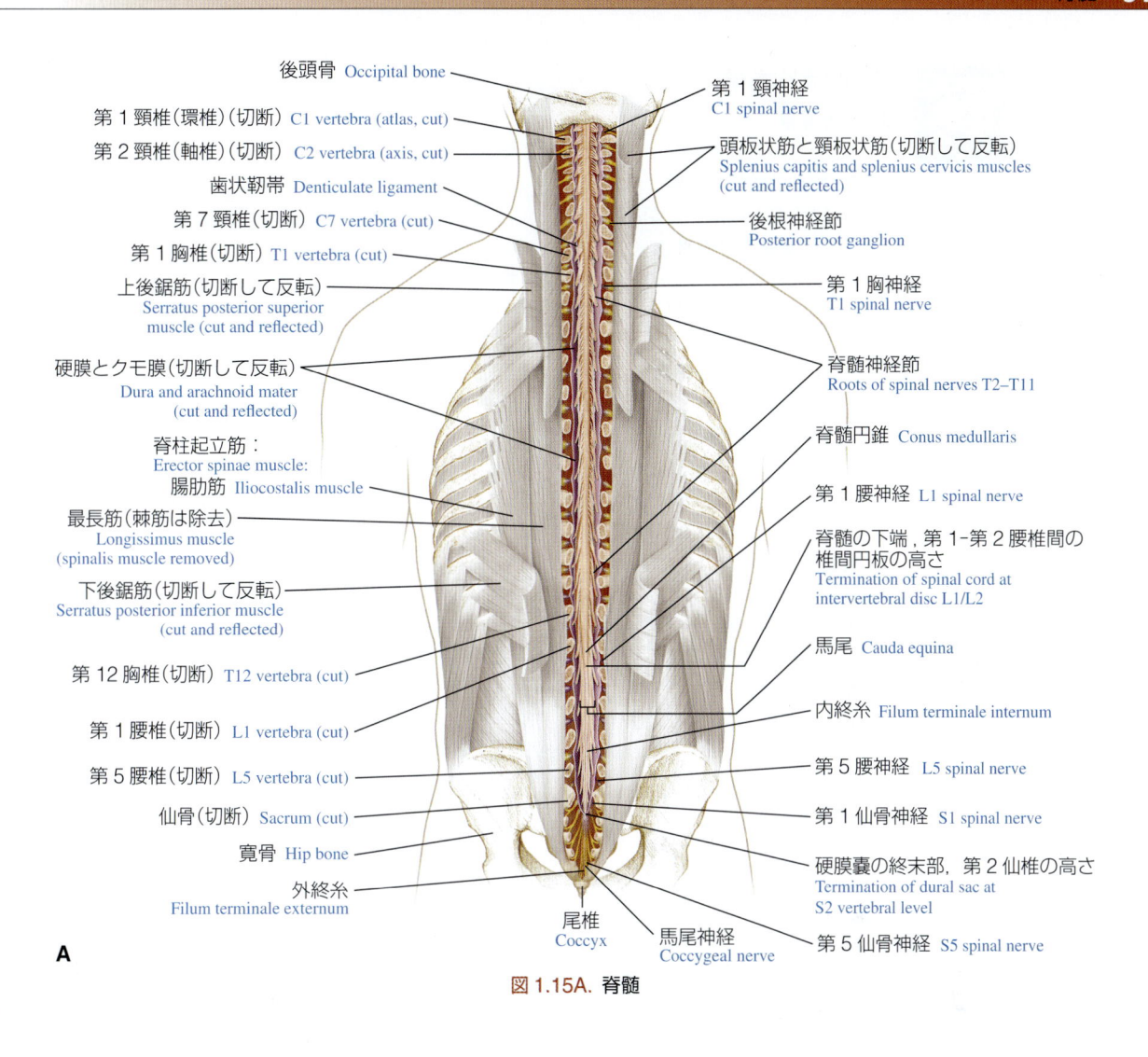

1.15・脊髄 51

図 1.15A. 脊髄

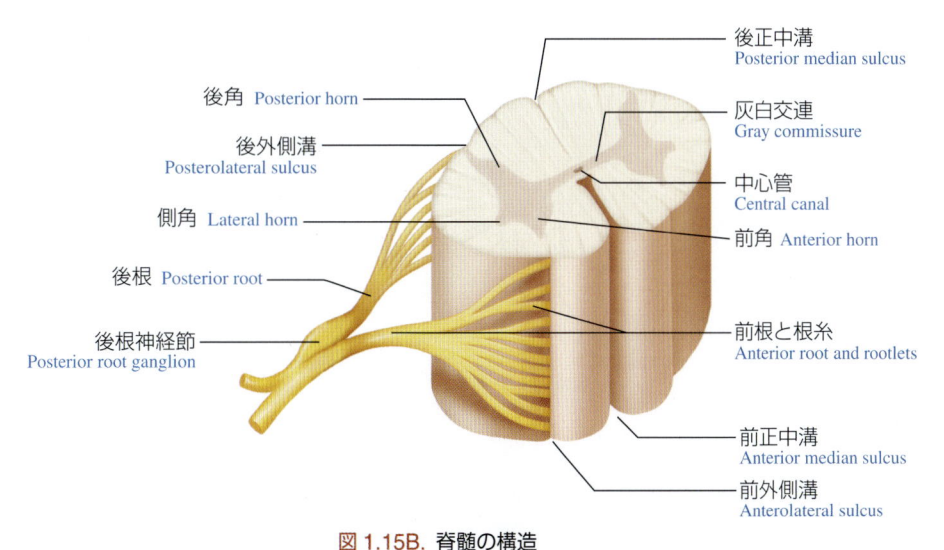

- 後頭骨 Occipital bone
- 第1頸椎（環椎）（切断） C1 vertebra (atlas, cut)
- 第2頸椎（軸椎）（切断） C2 vertebra (axis, cut)
- 歯状靱帯 Denticulate ligament
- 第7頸椎（切断） C7 vertebra (cut)
- 第1胸椎（切断） T1 vertebra (cut)
- 上後鋸筋（切断して反転） Serratus posterior superior muscle (cut and reflected)
- 硬膜とクモ膜（切断して反転） Dura and arachnoid mater (cut and reflected)
- 脊柱起立筋: Erector spinae muscle:
- 腸肋筋 Iliocostalis muscle
- 最長筋（棘筋は除去） Longissimus muscle (spinalis muscle removed)
- 下後鋸筋（切断して反転） Serratus posterior inferior muscle (cut and reflected)
- 第12胸椎（切断） T12 vertebra (cut)
- 第1腰椎（切断） L1 vertebra (cut)
- 第5腰椎（切断） L5 vertebra (cut)
- 仙骨（切断） Sacrum (cut)
- 寛骨 Hip bone
- 外終糸 Filum terminale externum
- 尾椎 Coccyx
- 馬尾神経 Coccygeal nerve
- 第1頸神経 C1 spinal nerve
- 頭板状筋と頸板状筋（切断して反転） Splenius capitis and splenius cervicis muscles (cut and reflected)
- 後根神経節 Posterior root ganglion
- 第1胸神経 T1 spinal nerve
- 脊髄神経節 Roots of spinal nerves T2–T11
- 脊髄円錐 Conus medullaris
- 第1腰神経 L1 spinal nerve
- 脊髄の下端，第1-第2腰椎間の椎間円板の高さ Termination of spinal cord at intervertebral disc L1/L2
- 馬尾 Cauda equina
- 内終糸 Filum terminale internum
- 第5腰神経 L5 spinal nerve
- 第1仙骨神経 S1 spinal nerve
- 硬膜嚢の終末部，第2仙椎の高さ Termination of dural sac at S2 vertebral level
- 第5仙骨神経 S5 spinal nerve

図 1.15B. 脊髄の構造

- 後角 Posterior horn
- 後外側溝 Posterolateral sulcus
- 側角 Lateral horn
- 後根 Posterior root
- 後根神経節 Posterior root ganglion
- 後正中溝 Posterior median sulcus
- 灰白交連 Gray commissure
- 中心管 Central canal
- 前角 Anterior horn
- 前根と根糸 Anterior root and rootlets
- 前正中溝 Anterior median sulcus
- 前外側溝 Anterolateral sulcus

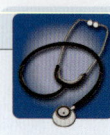

Ⅳ．臨床的考察

A. 二分脊椎
1. 発生の過程で神経弓の癒合が起きない
2. 腰仙骨領域でしばしば生じる
3. いくつかのタイプがある
    a. **潜在二分脊椎**
        i. 神経弓の欠損部が皮膚で覆われる
        ii. 無症状で見つけられない場合がある
        iii. 正常のヒトでも10%に存在する
    b. **嚢胞性二分脊椎**
        i. 神経管の重篤な欠損
        ii. 神経管は嚢胞のような形状である
        iii. 2つのタイプがある
            a）**髄膜瘤**：脊髄は正常に発達するが，髄膜の欠損により突出する
            b）**髄膜脊髄瘤**：髄膜と神経組織の欠損により突出する

B. 脊髄空洞症
1. 中心管の拡大
2. 内側から脊髄を圧迫する
3. 脊髄の機能を障害する

C. 椎弓切除術
1. 椎弓根の外科的な除去
2. 髄核のヘルニアを取り除き，骨の破片，腫瘍や血腫による神経組織への圧迫を除去するために行われる

D. 脊髄切断
1. 脊髄の外科的な切開
2. 度を越えた制御不能な疼痛において，痛覚の神経回路（外側脊髄視床路）を遮断するために行われる

脊髄神経とその枝 （図 1.16A, B） 1.16

I. 脊髄神経

A. 脊髄神経には次の 31 対がある
1. 頸神経　8 対
2. 胸神経　12 対
3. 腰神経　5 対
4. 仙骨神経　5 対
5. 尾骨神経　1 対

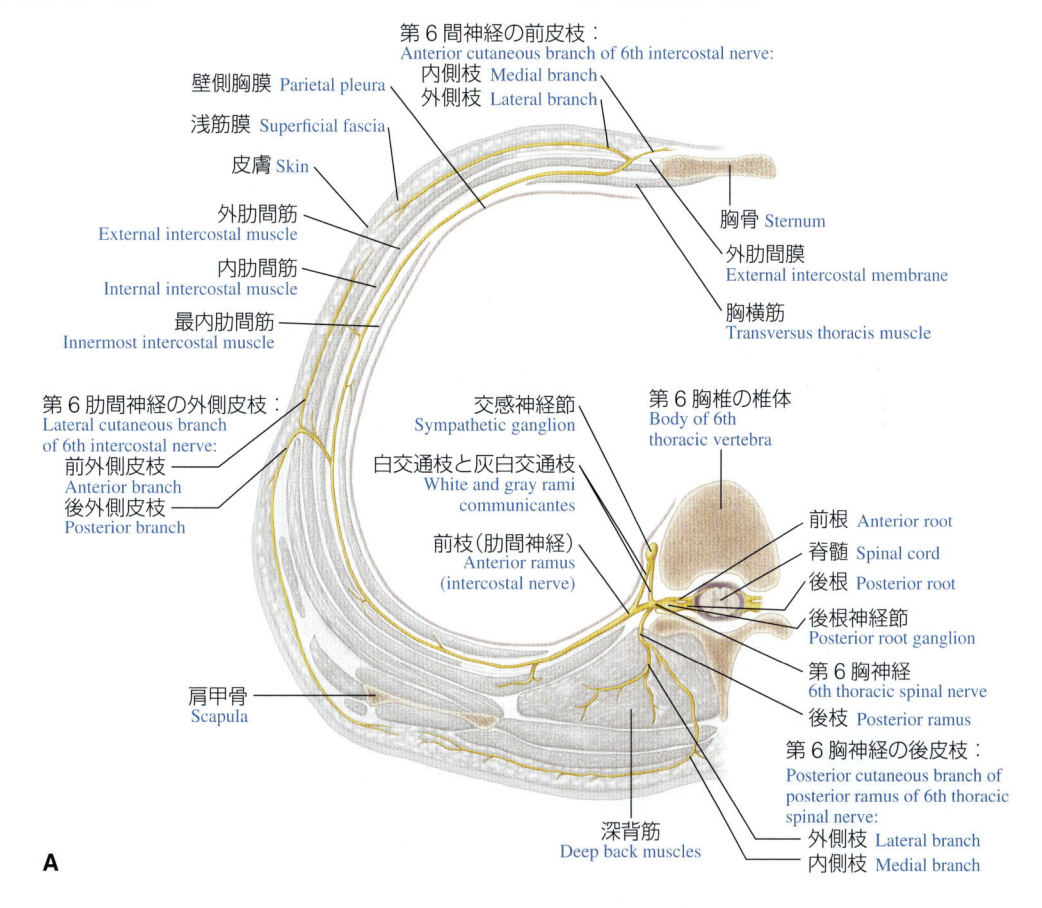

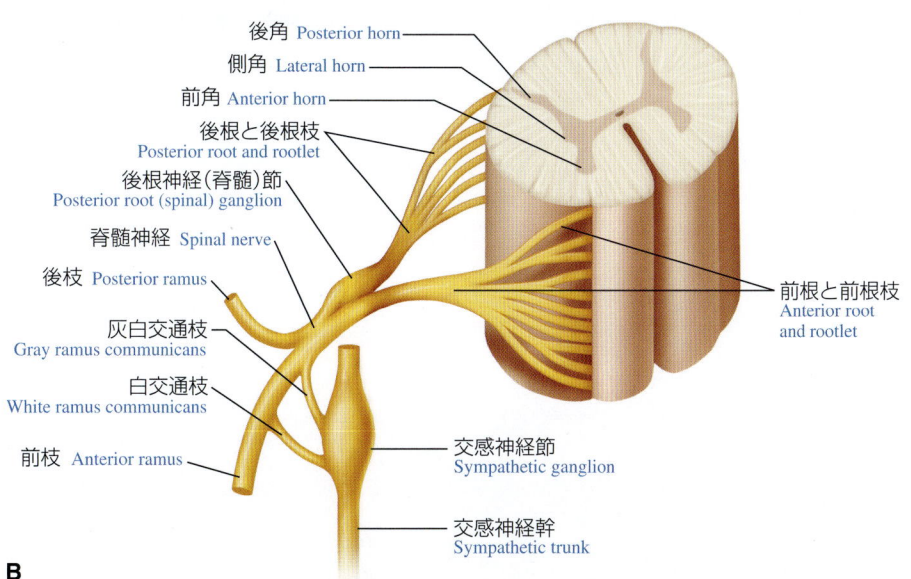

図 1.16A, B.　A. 典型的な脊髄神経枝の例　B. 典型的な脊髄神経の構成

- **B.** 脊髄からの起始
    1. 後根
        - **a.** 感覚（求心性）
        - **b.** 後外側溝に隣接する多くの根から起こる
        - **c. 脊髄（後根）神経節**：感覚性の神経細胞体からなる膨大部
    2. 前根
        - **a.** 運動（遠心性）
        - **b.** 前外側溝に隣接する多くの根から起こる
    3. **脊髄分節**：1つの脊髄神経が形成する根による
- **C.** 脊髄神経
    1. 前根と後根が合流して形成される
        - **a.** 脊髄神経節のすぐ外側から生じる
        - **b.** 運動性と感覚性の線維が混ぜ合わさって混合神経をつくっている
    2. 椎間孔にある
    3. 長さ 1〜2 mm
- **D.** 脊髄神経の枝
    1. 後枝
        - **a.** 後部を走行し，深背筋に分布
        - **b.** 背部の皮膚の皮神経の枝にもつながっている
    2. 前枝
        - **a.** 側方を走行し，頸部，体幹，四肢の筋に分布
        - **b.** 頸部，体幹，四肢の皮膚の皮神経にも分布
        - **c.** 交感神経幹ともつながる
            - **i. 白交通枝**：脊髄神経（T1–L2）の前枝から交感神経幹までを走行する節前交感神経線維
            - **ii. 灰白交通枝**：交感神経幹からすべての脊髄神経（C1–尾骨神経）の前枝までを走行する節後神経線維

Ⅱ. 脊髄神経と脊髄との関係 （図 1.16C, D）

- **A.** 頸神経
    1. 神経根から横に椎間孔に向かって走行
    2. 頸神経は 8 対であるが，頸椎は 7 個
        - **a.** 同番号の椎骨の上にある
        - **b.** C8 は第 7 頸椎の下にある
- **B.** 胸神経
    1. 神経根は椎間孔に向かって斜め（下外側方向へ）に走行する
    2. 12 対の胸神経は同番号の胸椎の下にある
- **C.** 腰・仙骨・尾骨神経
    1. 脊髄は L1–2 の椎間板の高さで終わるため，神経根は椎間孔に向かってほぼ垂直に下行する
    2. 腰神経は同番号の腰椎の下にある
    3. 仙骨神経の枝は同じ番号の仙骨の部分の下の仙骨孔（前と後）を通っていく

脊髄神経	椎体レベルでの脊髄分節の位置	脊髄神経が存在する脊柱管の部位
C1	C1	C1 の上
C8	C7	C7 の下
T1	T1	T1 の下
T12	T8	T12 の下
L2	T10	L2 の下
L5	T12	L5 の下
S3	L1	第 3 仙骨孔（前と後）

1.16 • 脊髄神経とその枝 55

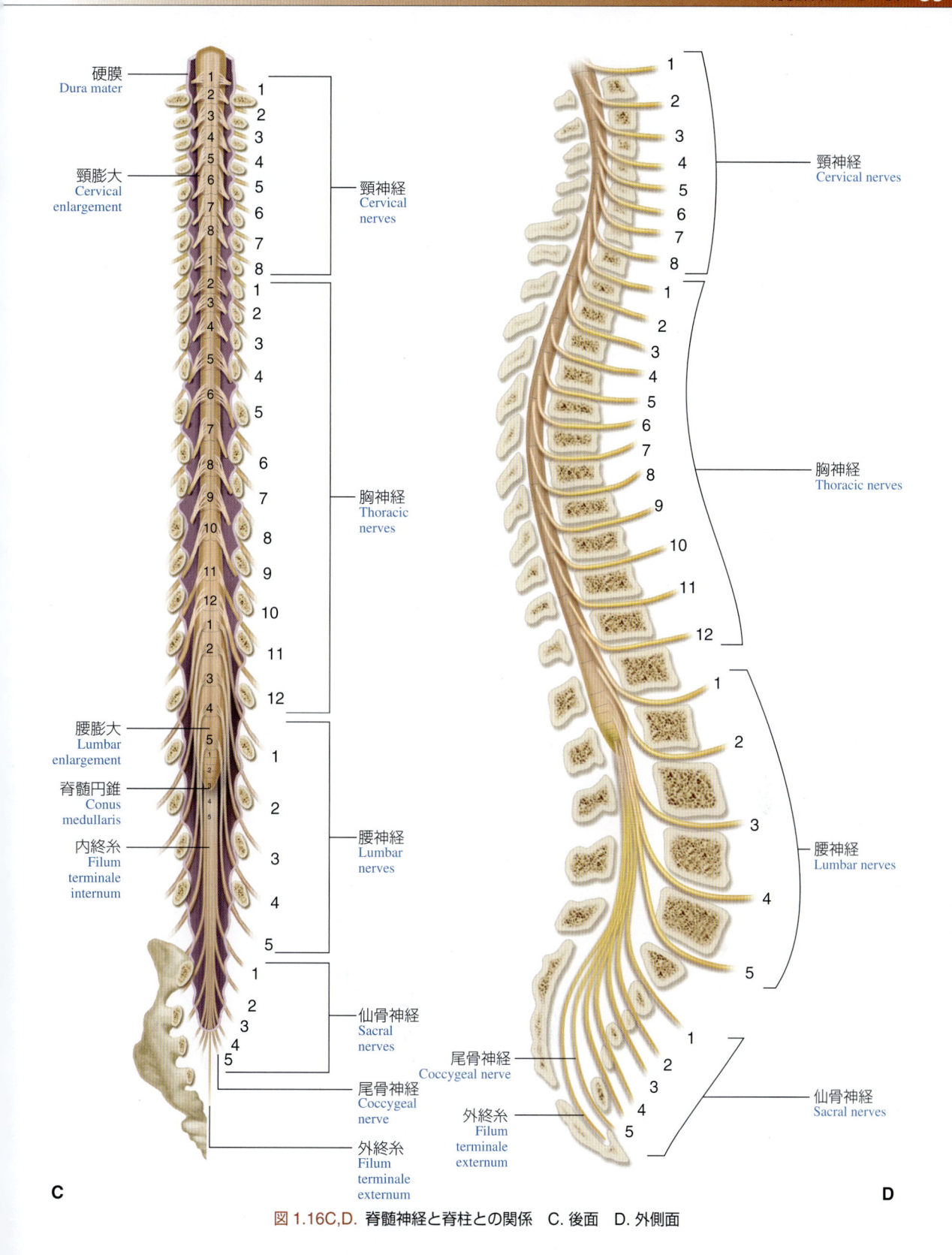

図 1.16C,D. 脊髄神経と脊柱との関係　C. 後面　D. 外側面

III．前枝と後枝の分布（図 1.16E）

A. 後枝
1. C1，S4-5 と尾骨神経以外はすべて外側と内側に枝を出す
2. 頸神経
    a. C1：後枝はすべて後頭下筋の筋枝
    b. C2：内側枝は大きな皮枝（**大後頭神経**）で，外側枝は筋枝
    c. C3：内側枝は後頭の下部への皮枝。外側枝は筋枝
    d. C4-5：内側枝は筋枝と皮枝。外側枝は筋枝
    e. C5-8：内側枝と外側枝とも筋枝
3. 胸神経
    a. T1-6：内側枝は皮枝。外側枝は筋枝
    b. T7-12：内側枝は筋枝。外側枝は皮枝
4. 腰神経
    a. L1-3：内側枝は筋枝。外側枝は**上殿皮神経**として殿部に分布
    b. L4：内側枝と外側枝とも筋枝
    c. L5：筋枝
5. 仙骨神経と尾骨神経
    a. S1-3：内側枝は筋枝。外側枝は殿部の皮膚へ**中殿皮神経**として分布
    b. S4-5 と尾骨神経：尾骨上の皮膚に皮枝

B. 前枝
1. 神経叢を形成
    a. **頸神経叢**：C1-4
    b. **腕神経叢**：C5-T1
    c. **腰神経叢**：L1-4
    d. **仙骨神経叢**：L4-S3
2. 胸神経
    a. **肋間神経**：T1-11
    b. **肋下神経**：T12。第 12 肋骨の下

1.16・脊髄神経とその枝　57

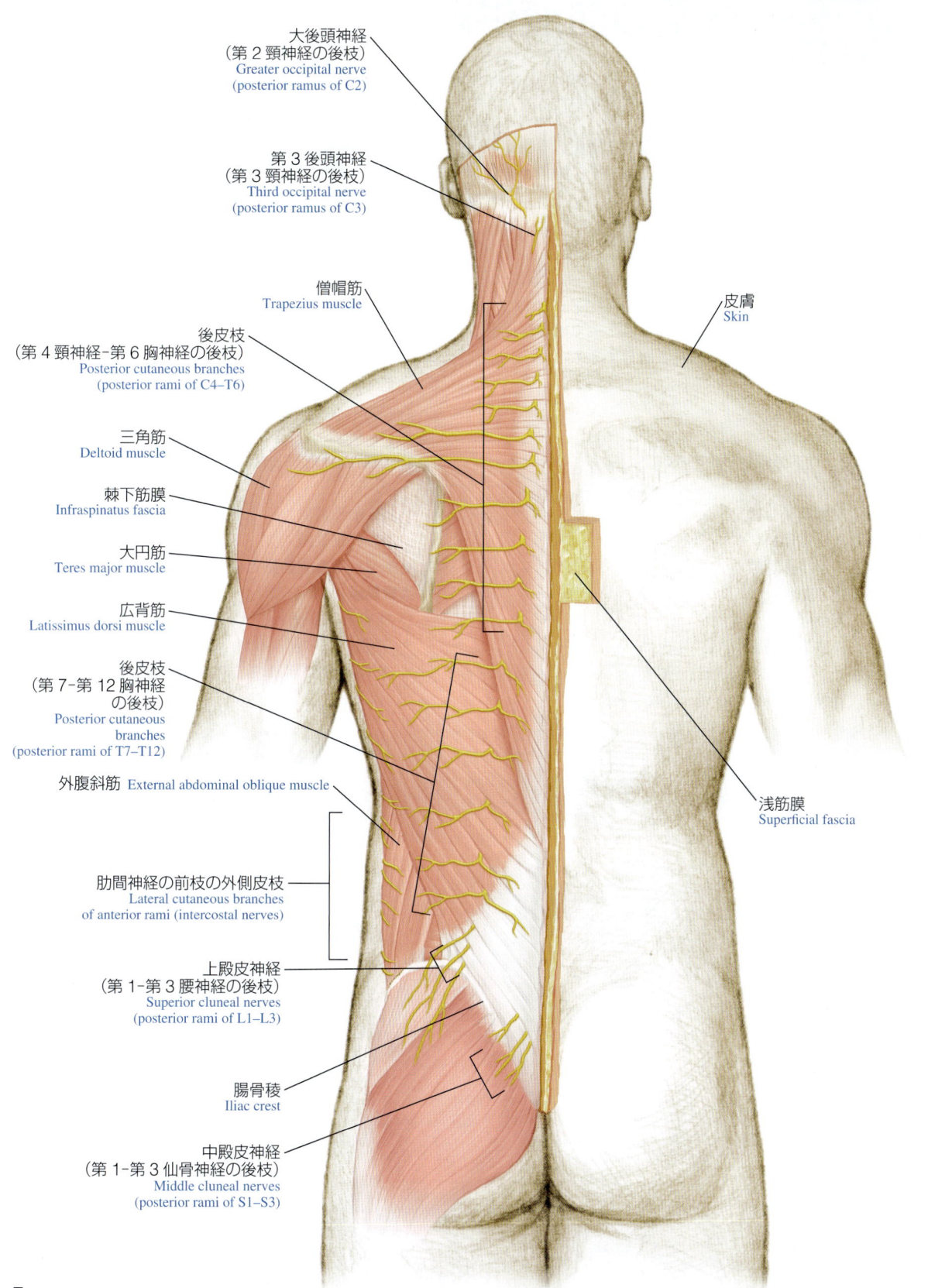

図 1.16E. 前枝と後枝の分布

1.17 脊髄の血液供給 (図1.17)

Ⅰ. 後脊髄動脈

- **A.** 両側に1本ずつ
- **B.** 起始：椎骨動脈と後下小脳動脈から分かれる多くの小枝が融合し，脊髄全長にわたって後根動脈と吻合する
- **C.** 経路
    1. 大後頭孔を通って脊髄を下行
    2. 後外側溝を下行
- **D.** 終末部：脊髄円錐
- **E.** 分布：脊髄の後1/3を栄養

Ⅱ. 前脊髄動脈

- **A.** 脊髄の正中にある1本の動脈
- **B.** 起始：椎骨動脈からの前脊髄枝は正中で融合し，脊髄全長にわたって前根動脈と吻合する
- **C.** 経路
    1. 大後頭孔を下行
    2. 前正中裂に沿う
- **D.** 終末部：内終糸
- **E.** 分布：脊髄の前2/3を栄養

Ⅲ. 根枝

- **A.** 起始：以下の脊髄枝から
    1. 椎骨動脈
    2. 深頸動脈
    3. 上行頸動脈
    4. 下甲状腺動脈
    5. 肋間動脈
    6. 腰動脈
    7. 外側仙骨動脈
- **B.** 経路
    1. 脊髄枝は椎間孔を通って硬膜嚢に入る
    2. 根動脈は前根と後根に沿って進み，脊髄に達する
        a. 前根動脈
        b. 後根動脈
- **C.** 終末部：前脊髄動脈と後脊髄動脈と吻合
- **D.** 大根動脈
    1. 下部の肋間動脈，肋下動脈，上部の腰動脈からの脊髄枝から起きるが，通常左側にある
    2. 脊髄の腰仙部領域に至る吻合へ主に血液を供給する

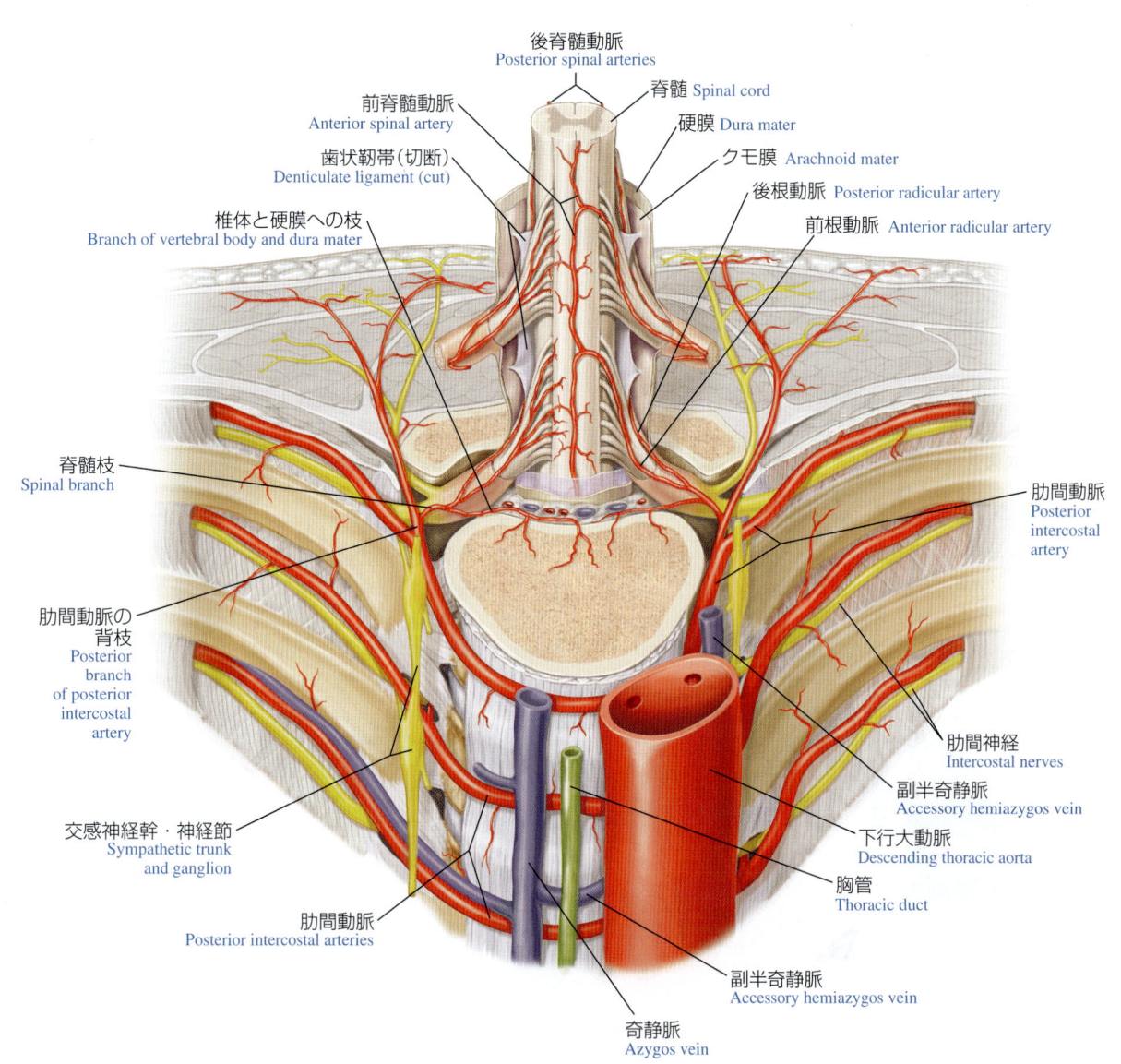

図 1.17. 脊髄の血液供給

1.18 脊髄と脊柱の静脈

Ⅰ. 脊髄の静脈（図1.18A-C）

A. 6本の縦走系の静脈が軟膜に存在する
  1. 後正中脊髄静脈：後正中溝に沿って走行
  2. 前正中脊髄静脈：前正中裂に沿って走行
  3. 後外側脊髄静脈（2）：両側の後根のすぐ後
  4. 前外側脊髄静脈（2）：両側の前根のすぐ前
B. 根静脈
  1. 神経根の外側を走行
  2. 椎間静脈に注ぐ

Ⅱ. 脊柱の静脈

A. 脊柱の全長にわたって静脈叢が存在
B. 2つの静脈叢について以下に述べる
  1. 外椎骨静脈叢
    a. 大きく2つの吻合部がある
      i. 前
        a) 椎体の前面上
        b) 椎体からの枝が注ぐ
      ii. 後：椎弓と突起の後面上
    b. 内椎骨静脈叢および椎間静脈と吻合する
  2. 内椎骨静脈叢
    a. 脊柱管の中で，(硬膜と骨の間の) 硬膜外の脂肪の中に埋まっている
    b. 上から下に走行
    c. 頭蓋の硬膜静脈洞と交通
    d. 骨と脊髄からの流出を受ける
    e. 4つの経路
      i. 前（2）
        a) 椎骨の椎体の後面に位置し，後縦靭帯のそれぞれの側に1つある
        b) **椎体静脈**から血流を受ける横断ルートによって相互に連結する
      ii. 後（2）：椎弓と黄色靭帯の前面で，正中線のどちらか側に1つある
    f. 交通
      i. 後外椎骨静脈叢
      ii. それぞれの椎体レベルの横断ルートが内静脈叢と交通する
      iii. 根静脈は脊髄枝からの枝である
      iv. 椎間静脈
C. 椎間静脈
  1. 椎間孔を通る
  2. 根静脈を経て脊髄に流出する
  3. 内椎骨静脈叢と外椎骨静脈叢の両方に流出する
  4. 終末部
    a. 椎骨静脈
    b. 肋間静脈
    c. 腰静脈
    d. 外側仙骨静脈

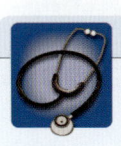

Ⅲ. 臨床的考察

A. 椎骨静脈叢には弁はない：血液は局所の血圧に応じて脊柱を上行したり，下行したりする
B. 骨盤内のがん（すなわち前立腺がん，子宮がん，卵巣がん）は脊柱や頭蓋腔に転移することがある

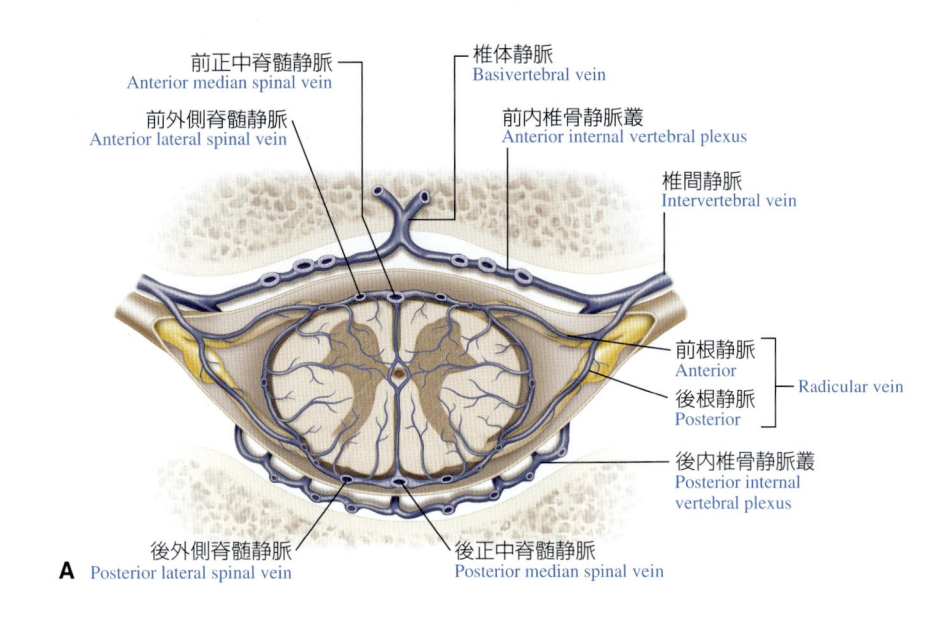

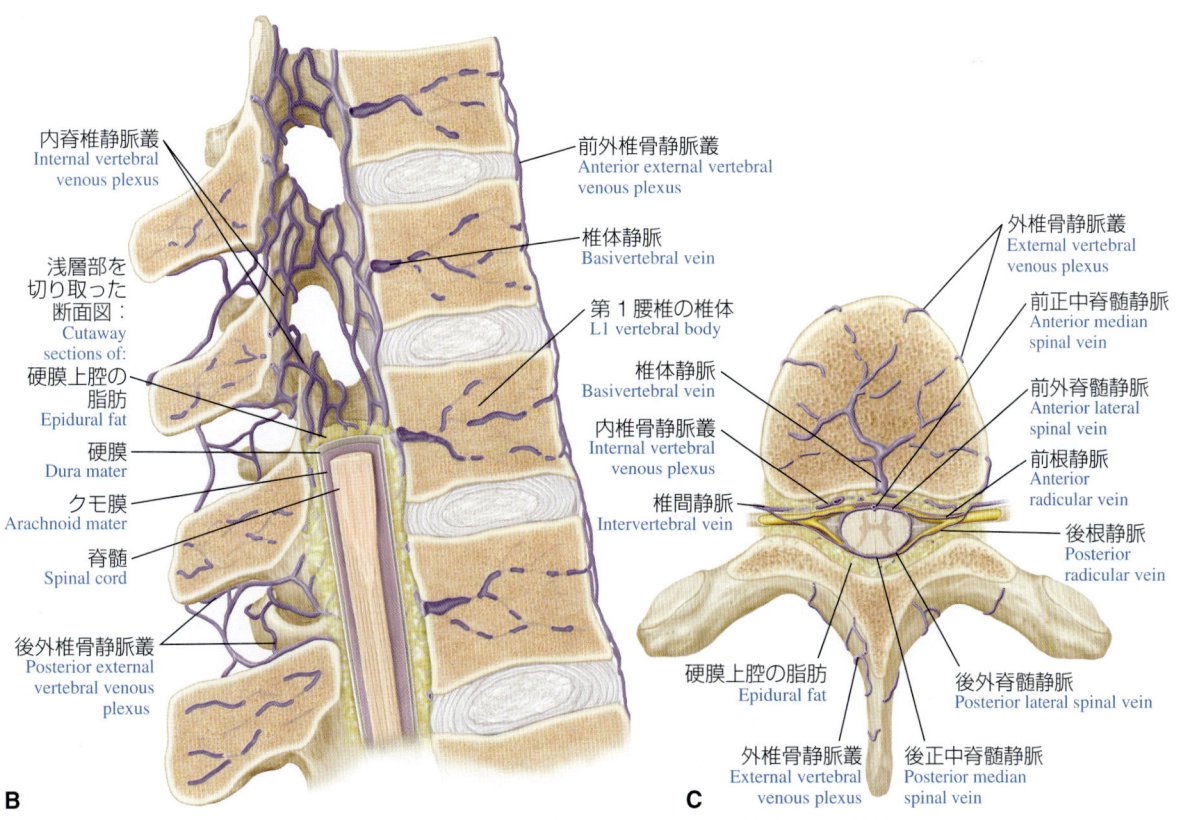

図 1.18A-C. 脊髄と脊柱の静脈　A. 横断面　B. 外側面　C. 横断面

第2章

上肢

2.1	上肢の序論	64
2.2	上肢の皮神経	66
2.3	上肢の皮静脈と深筋膜	68
2.4	上肢のリンパ管	70
2.5	胸（肩）帯の骨	72
2.6	上腕の骨：上腕骨	74
2.7	前腕の骨	76
2.8	手首と手の骨	79
2.9	肩の前方の筋	82
2.10	肩の後方の筋と回施筋	84
2.11	腋窩と腕神経叢	87
2.12	腋窩動脈と肩の血管分布	92
2.13	上腕の筋	95
2.14	上腕の神経血管	98
2.15	前腕前面の筋	100
2.16	前腕前面の神経血管	103
2.17	前腕後面の筋	106
2.18	前腕後面の神経血管	108
2.19	手背	110
2.20	手掌の浅層部	114
2.21	手掌の筋	119
2.22	手の血管	123
2.23	手の神経	126
2.24	肩関節と上肢帯	129
2.25	肘関節	133
2.26	手首と手の関節	136
2.27	特殊な神経障害：正中神経（C5-T1）	141
2.28	特殊な神経障害：尺骨神経（C8, T1）	144
2.29	特殊な神経障害：橈骨神経（C5-T1）	146

2.1 上肢の序論

Ⅰ. 触診（Manipulation）器官（Manus＝手）

A. 関節，特に肩は可動性を重要視

Ⅱ. 全般的な構成（図 2.1A-D）

A. 胸帯（肩帯）
  1. 2個の骨：肩甲骨と鎖骨
  2. 鎖骨によって胸骨柄とつながる
B. 腋窩（腋の下）
  1. 鎖骨から大胸筋と大円筋の下縁に及ぶ
  2. 脂肪，腕神経叢，腋下の血管，リンパ管を含む
C. 上腕
  1. 肩から肘まで及ぶ
  2. 1個の骨：上腕骨
  3. 3区画
      a. 前方：屈側
      b. 後方：伸側
      c. 血管と神経：上腕の血管と正中神経
  4. 三角筋胸筋三角：三角筋と大胸筋との間の溝。橈側皮静脈を含む
D. 前腕
  1. 肘から手首まで及ぶ
  2. 2個の骨：橈骨（外側）と尺骨（内側）
  3. 2区画
      a. 前方：屈側
      b. 後方：伸側
  4. 肘窩
E. 手
  1. 8個の手根骨，5個の中手骨，14個の指節骨
  2. 解剖学的嗅ぎタバコ入れ：母指の背側の手首の基部。長母指伸筋（正中側）と短母指伸筋と長母指外転筋（外側）の腱で縁取られる

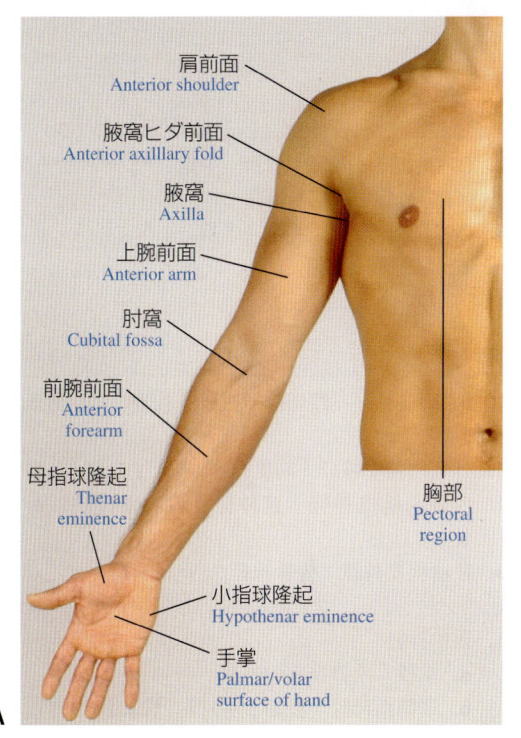

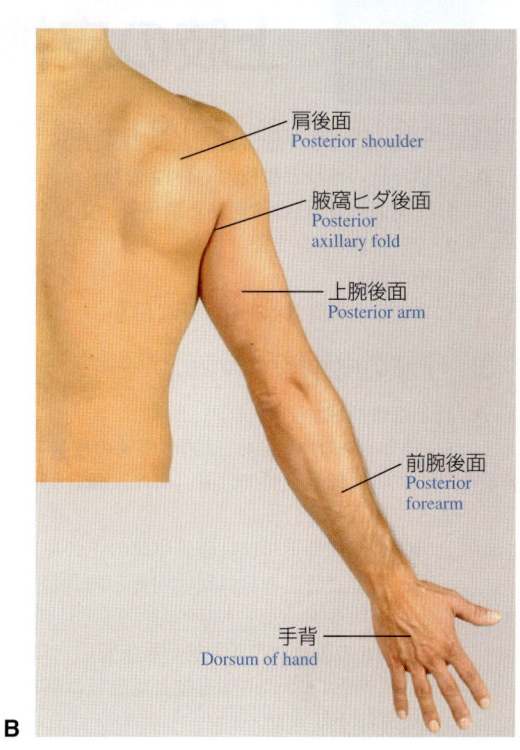

図 2.1A,B. 上肢の体表解剖　A. 前面　B. 後面

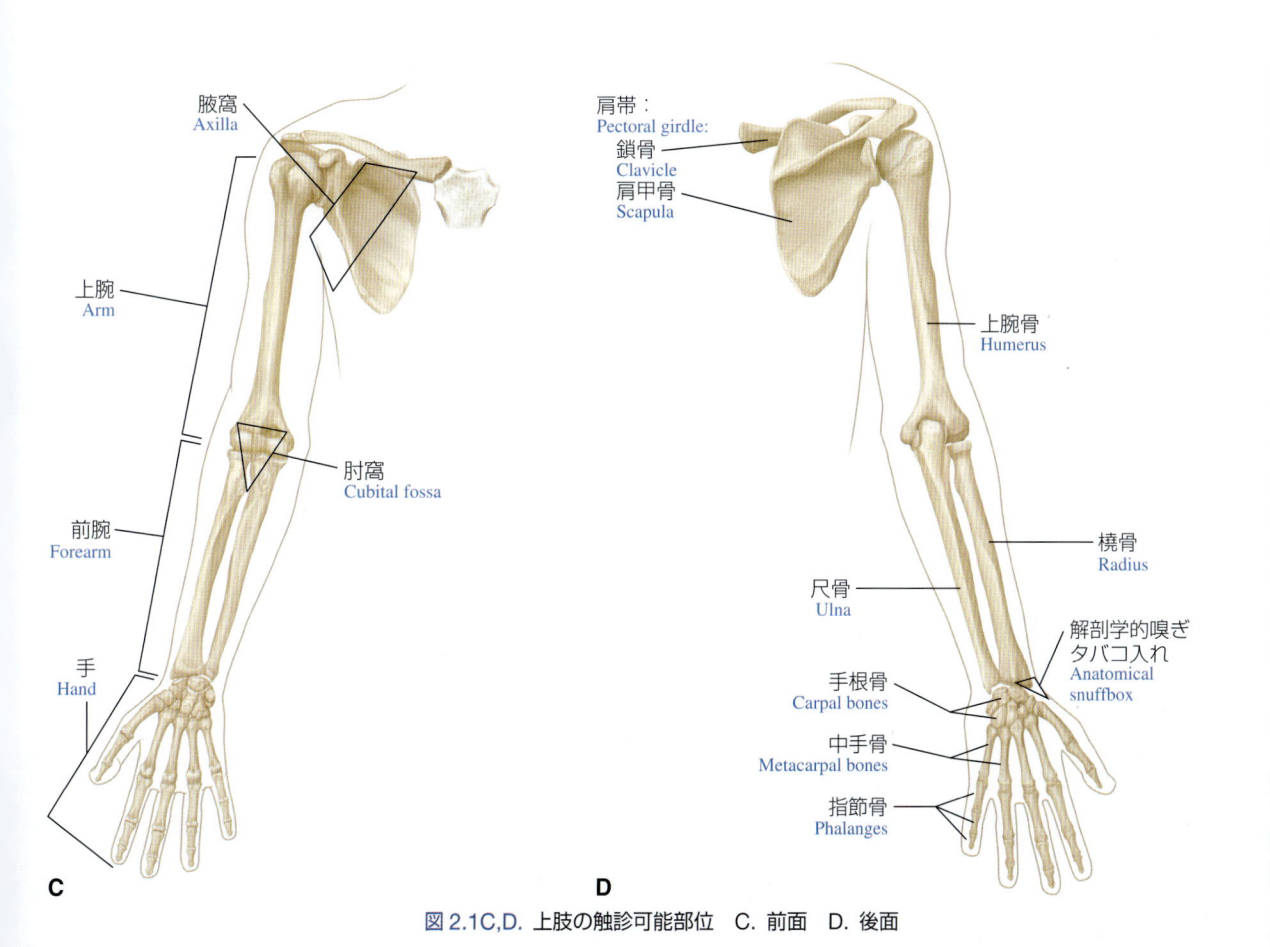

図 2.1C,D. 上肢の触診可能部位　C. 前面　D. 後面

2.2 上肢の皮神経

Ⅰ. 上肢の皮膚分節（デルマトーム）（図2.2A, B）

A. 脊髄神経の前枝と後枝のC4-T2の枝
  1. C4-T6の後枝は僧帽筋と肩甲骨の上に分布
  2. 前枝は残りを支配
B. 有用な指針
  1. C6は上腕外側, 前腕, 手に沿う
  2. C7は上腕, 前腕, 示指, 中指（"ピースサイン"＝C7と覚える）の後面
  3. C8は上腕内側, 前腕, 環指, 小指に沿う
  4. T2は腋窩の近く

Ⅱ. 上肢の皮神経（図2.2C, D）

A. 肩と胸の領域
  1. 鎖骨上神経（C3-4）は頸の根元の皮膚に分布
    a. 外側鎖骨上神経は肩（肩峰, 鎖骨外側）の皮膚に分布
    b. 中間鎖骨上神経は鎖骨中部の上の皮膚に分布
    c. 内側鎖骨上神経は鎖骨内側と胸骨柄上部の皮膚に分布
  2. C4-T6の後枝は大菱形筋と肩甲骨の上に分布
  3. 肋間神経T1-5の外側皮枝と前皮枝は胸筋の上の皮膚に分布
B. 上腕
  1. 上外側上腕皮神経：腋下神経から（C5-6）
  2. 下外側上腕皮神経：橈骨神経から（C5-6）
  3. 後上腕皮神経：橈骨神経から（C5-8）
  4. 内側前腕皮神経：腕神経叢の内側神経束から（C8, T1）
  5. 肋間上腕神経：T2の外側皮枝（第2肋間神経）
    a. 内側上腕皮神経と交通する
    b. 腋窩リンパ節切除で損傷されることがある
C. 前腕
  1. 外側前腕皮神経：筋皮神経から（C5-6）
  2. 内側前腕皮神経：腕神経叢の内側神経束から（C8, T1）
  3. 後前腕皮神経：橈骨神経から（C5-8）
D. 手
  1. 正中神経
    a. 掌枝：手のひらの外側
    b. 掌側指神経：橈側3½の指（爪床を含む）
  2. 尺骨神経
    a. 掌枝：掌側の尺側
    b. 掌側指神経：尺側1½の指に分布（爪床を含む）
    c. 手背枝：背側指神経として尺側2½の指に分布（爪床を除く）
  3. 橈骨神経
    a. 浅枝：背側指神経として橈側2½の指に分布（爪床を除く）

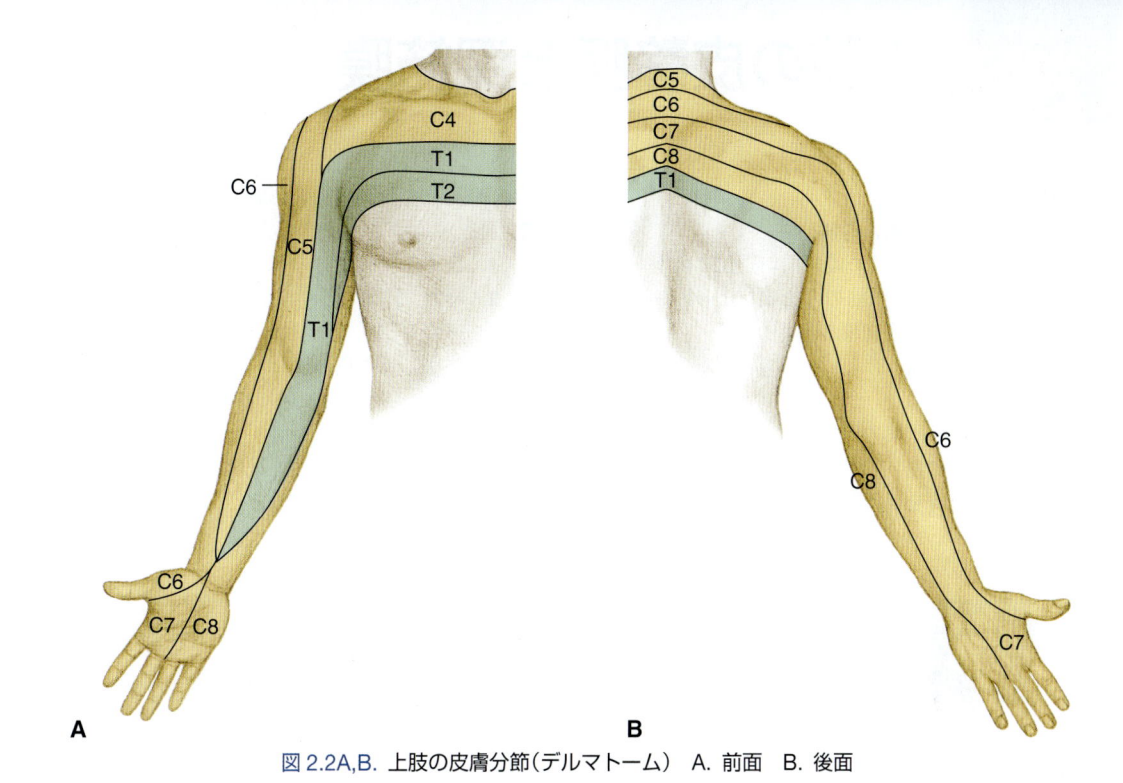

図2.2A,B. 上肢の皮膚分節（デルマトーム）　A. 前面　B. 後面

図2.2C,D. 上肢の皮神経　C. 前面　D. 後面

2.3 上肢の皮静脈と深筋膜

I. 上肢の皮静脈（図2.3A, B）

A. 橈側皮静脈
  1. 起始：手背静脈網の外側
  2. 経路：前腕の前外側の端に沿い近位に向かって，外側上顆の前，二頭筋の上を走行。三角筋胸筋三角内で，鎖骨胸筋筋膜を貫く
  3. 終末：腋窩静脈
B. 尺側皮静脈
  1. 起始：手背静脈網の内側
  2. 経路：上腕の前内側の端に沿い近位に向かって内側上顆の前を走行し，中腕で上腕筋膜を貫く
  3. 終末：大円筋の下縁近くで一対の上腕静脈と合流して腋窩静脈を形成
C. 肘正中皮静脈
  1. 起始：肘窩近くの橈側皮静脈
  2. 経路：肘窩の正中に沿って走行し，上腕静脈と交通する
  3. 終末：尺側皮静脈
D. 前腕正中皮静脈（一定していない）
  1. 起始：掌側静脈網
  2. 経路：前腕の前面の近位を走行
  3. 終末：肘正中皮静脈

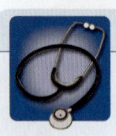

II. 臨床的考察：静脈穿刺

A. 採血や薬剤や輸液の投与のために静脈を利用する
B. 表在しているため肘正中皮静脈がしばしば使われるが，静脈穿刺の範囲は限られる

III. 上肢の深筋膜

A. 胸筋筋膜：大胸筋を覆い，下方では腹部の筋膜の前面に続く。外側では腋窩筋膜に続く
B. 腋窩筋膜：腋窩の床を形成
C. 鎖骨胸筋筋膜
  1. 鎖骨から腋窩まで伸びる深部筋膜
  2. 鎖骨の下縁に沿って肥厚し，肋骨と烏口突起間の靭帯となる
  3. 小胸筋を覆う
  4. 小胸筋の下外側縁から腋窩筋膜と皮膚まで伸びて，腋窩堤靭帯となる
D. 上腕筋膜
  1. 上腕筋群を包む筋膜
  2. 上腕の3区画を包む
E. 前腕筋膜
  1. 前腕筋群を包む筋膜
  2. 前腕の2区画を包む
  3. 手首で肥厚し，伸筋支帯と掌側手根靭帯を形成

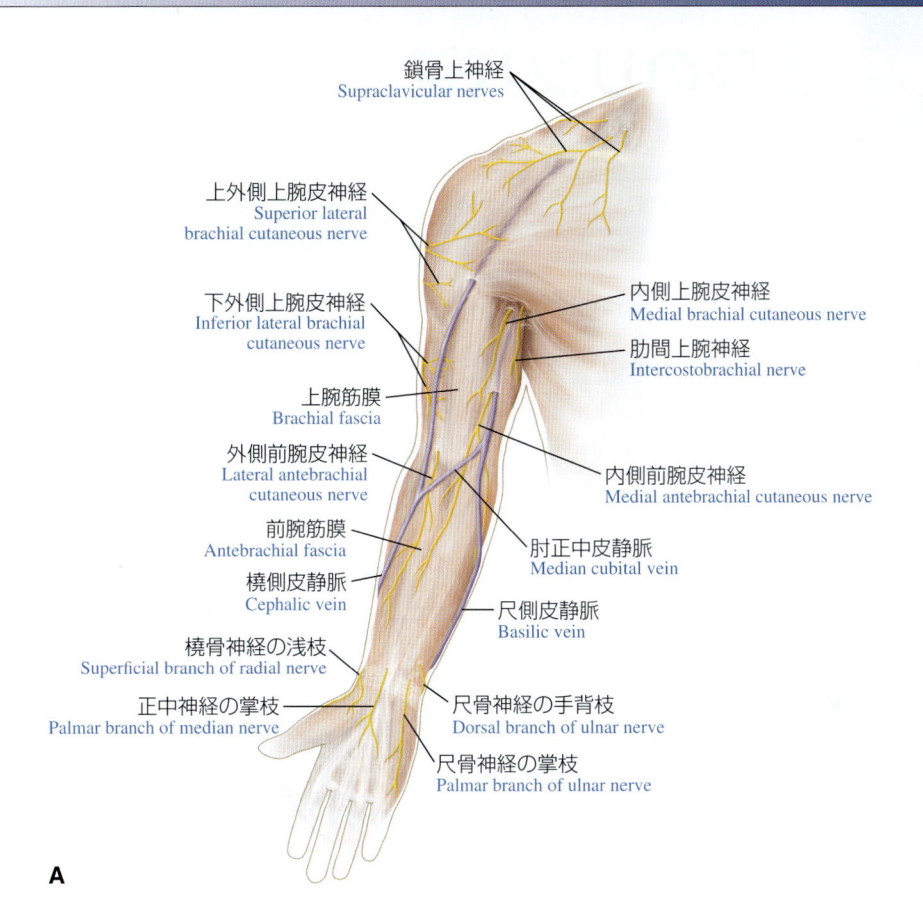

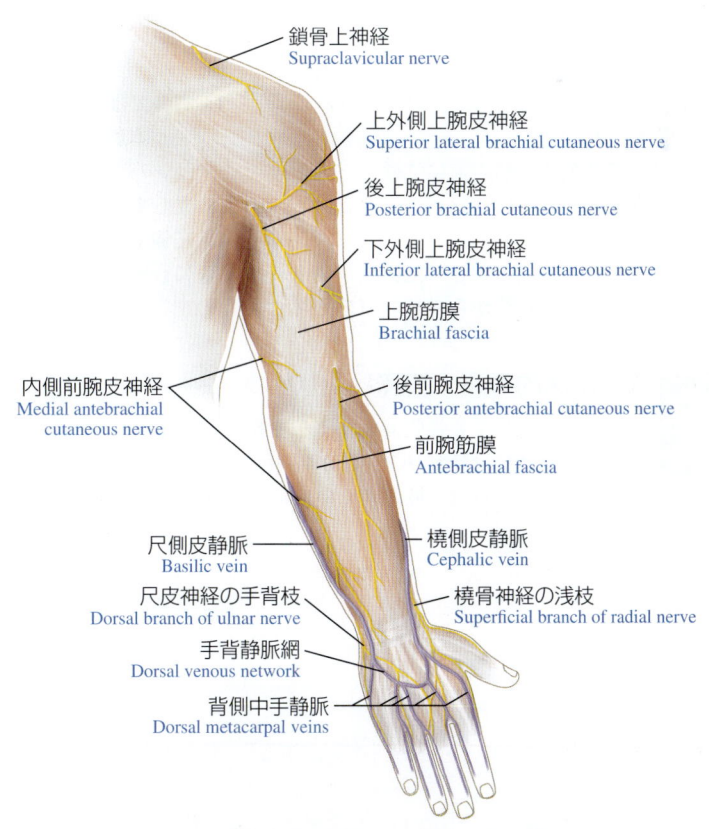

図 2.3A,B. 上肢の皮静脈と深部筋膜　A. 前面　B. 後面

2.4 上肢のリンパ管

Ⅰ. 浅リンパ管（図2.4A）

A. 手の皮膚内に始まり，多くは浅静脈に沿って上行する
B. 毛細リンパ管。手掌が最も密
C. 手掌指リンパ管は指の基部近くの手背の上を主に通る
D. リンパ管は合流して，手首の橈側と尺側縁に沿って2つの主要な排出管を形成する

Ⅱ. 前腕と上腕のリンパ管（図2.4B）

A. 橈側と尺側のリンパ管は前腕の屈側面を走行する
B. 尺側のリンパ管は内側上顆の上にあるいくつかの肘リンパ節に注ぐ
C. 尺側のリンパ管は尺側皮静脈に沿って走行し，腋窩リンパ節に注ぐ
D. 橈側のリンパ管は橈側皮静脈に沿って走行し，そのうち10％は胸筋三角内の三角筋胸筋リンパ節に注ぐ

Ⅲ. 深リンパ管

A. 浅リンパ管よりずっと少ない
B. 関節包，骨膜，腱，神経および割合は低いが筋肉からも排出する
C. 上肢の深静脈に沿って走行し，そこには小さな介在リンパ節があるが，外側および中心腋窩リンパ節に終わる

Ⅳ. 腋窩リンパ節（図2.4B）

A. 5群
  1. 外側腋窩（上腕）リンパ節
     a. 腋窩静脈の終末部の近傍に位置
     b. 尺側のリンパ管と深リンパ管からのリンパを受ける
  2. 前腋窩（胸筋）リンパ節
     a. 腋窩静脈の前で大胸筋の外側縁の深さに位置
     b. 胸部（80％）と前胸壁からのリンパを受ける
  3. 後腋窩（肩甲下）リンパ節
     a. 腋窩静脈の後ろで肩甲下筋の前に位置
     b. 肩後部と後外側胸壁からのリンパを受ける
  4. 中心腋窩リンパ節
     a. 腋窩静脈の近傍の小胸筋の深さに位置
     b. 前，外側，後腋窩リンパ節からのリンパを受ける
  5. 上腋窩リンパ節
     a. 腋窩静脈の近傍の小胸筋の上縁に位置
     b. 中心腋窩リンパ節と三角筋胸筋リンパ節からのリンパを受ける
B. 鎖骨上リンパ節もしくは鎖骨下リンパ本幹からの排出
  1. 右側では，鎖骨下リンパ本幹が多くの場合，頸リンパ本幹と気管支縦隔リンパ本幹と合流し，右リンパ本幹を形成する，もしくは右静脈角に独立して注ぐ
  2. 左側では，鎖骨下リンパ本幹が多くの場合，胸管に合流する

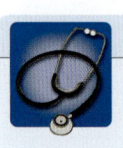

Ⅴ. 臨床的考察：腋窩リンパ節

A. 上肢に感染や悪性腫瘍を有する患者は，腋窩の圧痛や腫張を訴える
B. その症状には腋窩リンパ節が関与し，特に腋窩静脈に沿った外側群のリンパ節による，なぜならそれらは上肢の多くのリンパを濾過しているためである

2.4・上肢のリンパ管　71

手掌の中央から
深リンパ管へ
From center of
palm to deep
lymphatics

手背へ
To dorsum of hand

指の間の皮膚の周囲から手背へ
Around web to
dorsum of hand

指の背面へ
To dorsum
of fingers

A

小胸筋(透過)
Pectoralis minor
muscle (ghosted)

大胸筋(透過)
Pectoralis major
muscle (ghosted)

腋窩リンパ節：
Axillary nodes:
上
Apical
中心
Central
外側(上腕)
Lateral
(humeral)
前(胸筋)
Anterior
(pectoral)
後(肩甲下)
Posterior
(subscapular)

腋窩静脈
Axillary vein

上腕静脈
Brachial veins

橈側皮静脈
Cephalic vein

尺側皮静脈
Basilic vein

肘正中皮静脈
Medial
cubital vein

B

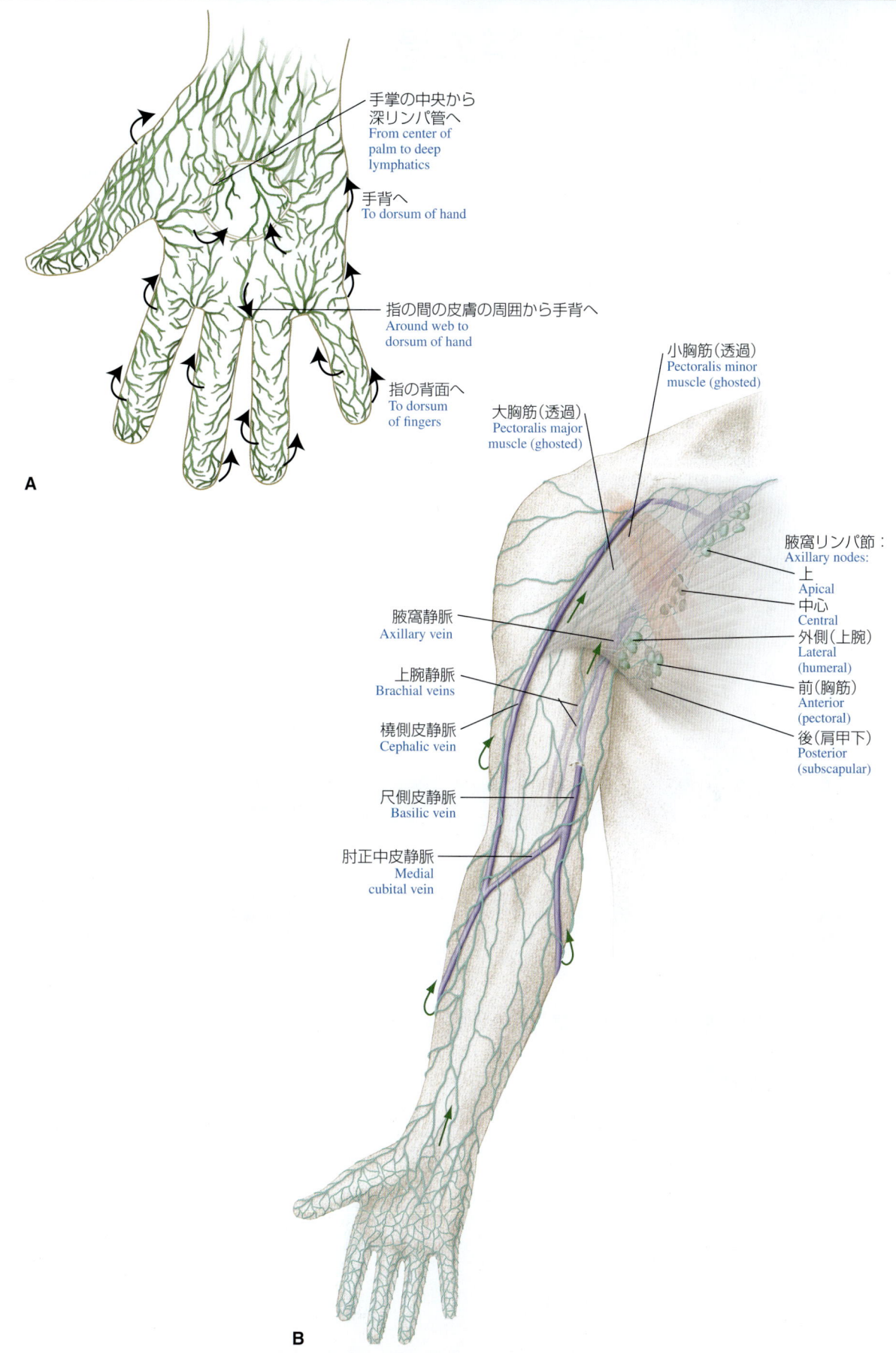

図 2.4A,B.　A．手のリンパ管，前面　B．上肢のリンパ管，前面

2.5 胸（肩）帯の骨

I. 鎖骨（図2.5A）

A. S字形の長骨で，鎖骨体，胸骨端と肩峰端からなる
  1. 鎖骨体
      a. 内側は円柱上で，外側は扁平である
      b. 前内側は凸状で，後外側は凹状である
      c. 外側部の下面には円錐靱帯結節と菱形靱帯線がある
      d. 内側部の下面には肋鎖骨靱帯と鎖骨下筋の付着部がある
  2. 胸骨端は胸骨と第1肋骨と関節で接合する
  3. 肩峰端は肩峰と関節をつくる滑らかな面である

II. 肩甲骨（図2.5B-D）

A. 扁平で三角形をしていて，2面，3角，3縁がある
  1. 面
      a. 前面（肋骨面）：肩甲下窩の凹面
      b. 背側面：肩甲棘により棘上窩と棘下窩に分けられる
  2. 角
      a. 外側角：肩甲頸に位置する関節窩で，関節上結節と関節下結節を伴う
      b. 上角：肩甲挙筋の停止部
      c. 下角：広背筋の停止部（変異がある）
  3. 縁
      a. 外側縁：厚い。肩甲頸は上端より伸びるが，下角は下端に位置する
      b. 内側縁：比較的薄い
      c. 上縁：薄い。烏口突起が上方へ肩甲頸の内側まで伸び，肩甲切痕は烏口突起より内側に位置する

III. 骨化

A. 鎖骨，3点から骨化（最も早く骨化する骨）

位置	出現	癒合
内側（体部）	胎生5〜6週	25歳まで
外側（体部）	胎生5〜6週	25歳まで
胸骨端	18〜20歳	25歳まで

B. 肩甲骨，7点以上

位置	出現	癒合
体	胎生8週	15歳
烏口突起中部	生後15〜18ヶ月	15歳
関節窩上部	10歳	16〜18歳
烏口突起根部	14〜20歳	25歳まで
肩峰基部	14〜20歳	25歳まで
下角	14〜20歳	25歳まで
肩峰末端	14〜20歳	25歳まで
脊椎縁（内側縁）	14〜20歳	25歳まで

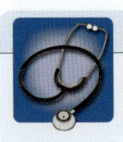

IV. 臨床的考察：鎖骨骨折

A. 最も高頻度の骨折
B. 多くは中央部で折れて，外側の骨片が下方に偏位する

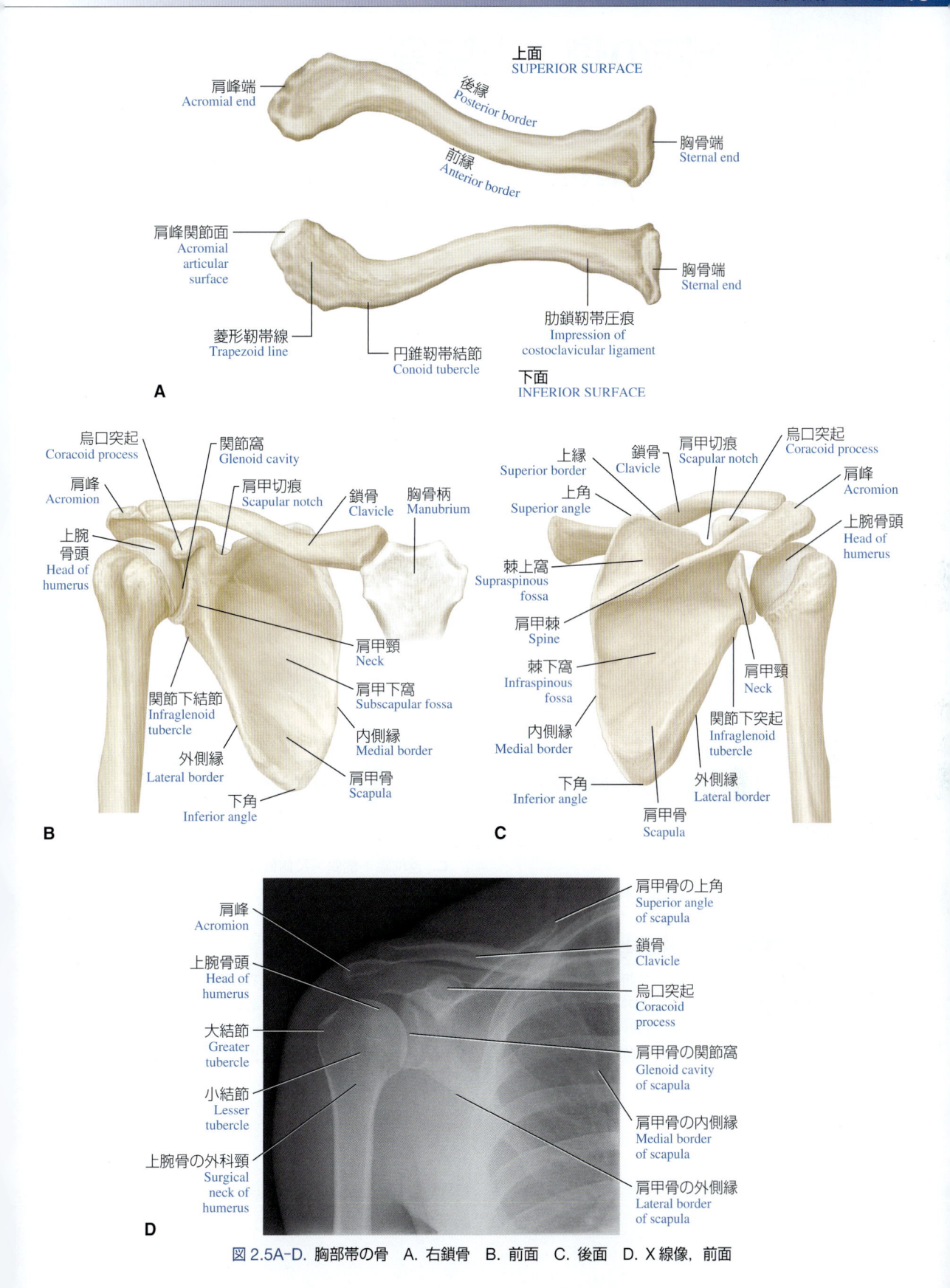

図 2.5A–D. 胸部帯の骨　A. 右鎖骨　B. 前面　C. 後面　D. X線像，前面

2.6 上腕の骨：上腕骨

Ⅰ. 構成（図2.6A, B）

A. 近位端
1. 上腕骨頭：関節窩で肩甲骨と関節をつくる
2. 解剖頸：上腕骨頭の滑らかな関節面が上腕骨体につながる部分
3. 外科頸：円柱状の骨体上部のくびれ
4. 大結節：外側の突起で，棘上筋，棘下筋，小円筋の停止部
5. 小結節：内側の突起で，肩甲下筋の停止部
6. 結節間溝：上腕二頭筋長頭の腱が通る。大結節と小結節の間にあり，遠位側に稜が伸びる

B. 骨体
1. 遠位方向に行くに従って前後に圧平されている
2. 三角筋粗面：骨体のほぼ中央で外側にある粗面。三角筋の付着部
3. 橈骨神経溝：後面を下外側に下行する浅い溝。橈骨神経と上腕深動脈が通る
4. 外側顆上稜：外側に張り出す平らな稜で腕橈骨筋と長橈側手根伸筋の付着部
5. 内側顆上稜：内側上顆の上にある内側に張り出す平らな稜

C. 遠位端
1. 内側上顆：前腕屈筋群の起始部。後方に尺骨神経溝がある
2. 外側上顆：前腕伸筋群の起始部
3. 上腕骨滑車：円筒状の平滑な面で尺骨の滑車切痕と関節する
4. 上腕骨小頭：より小さい円筒状の平滑な面で橈骨頭と関節する
5. 鉤突窩：前方の窪みで尺骨の鉤状突起が入る
6. 肘頭窩：後面の窪みで尺骨の肘頭が入る
7. 橈骨窩：小頭の上方にある浅い窪みで，前腕を強く屈曲したときに橈骨頭が前面に入る

Ⅱ. 骨化（8点から）

位置	出現	癒合
体	胎生8週	16〜17歳
頭部	1歳	16〜17歳
大結節	3歳	16〜17歳
小結節	5歳	16〜17歳
上腕骨小頭	2歳	16〜17歳
上腕骨滑車	12歳	16〜17歳
外側上顆	13歳	16〜17歳
内側上顆	5歳	18歳

Ⅲ. 血液の供給

A. 近位端：前・後上腕回旋動脈
B. 骨体：上腕動脈および上腕深動脈からの栄養血管
C. 遠位端：橈側・尺側側副動脈

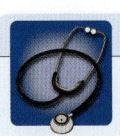

Ⅳ. 臨床的考察

A. 外科頸骨折：好発部位。腋窩神経と後上腕回旋動脈を損傷することがある
B. 上腕骨骨幹部骨折：橈骨神経と上腕深動脈を損傷することがある
C. 内側上顆骨折もしくは外傷：尺骨神経を損傷することがある
D. 上腕骨近位端の外傷性分離：女性では18歳，男性では20歳までに発症することがある

2.6・上腕の骨：上腕骨

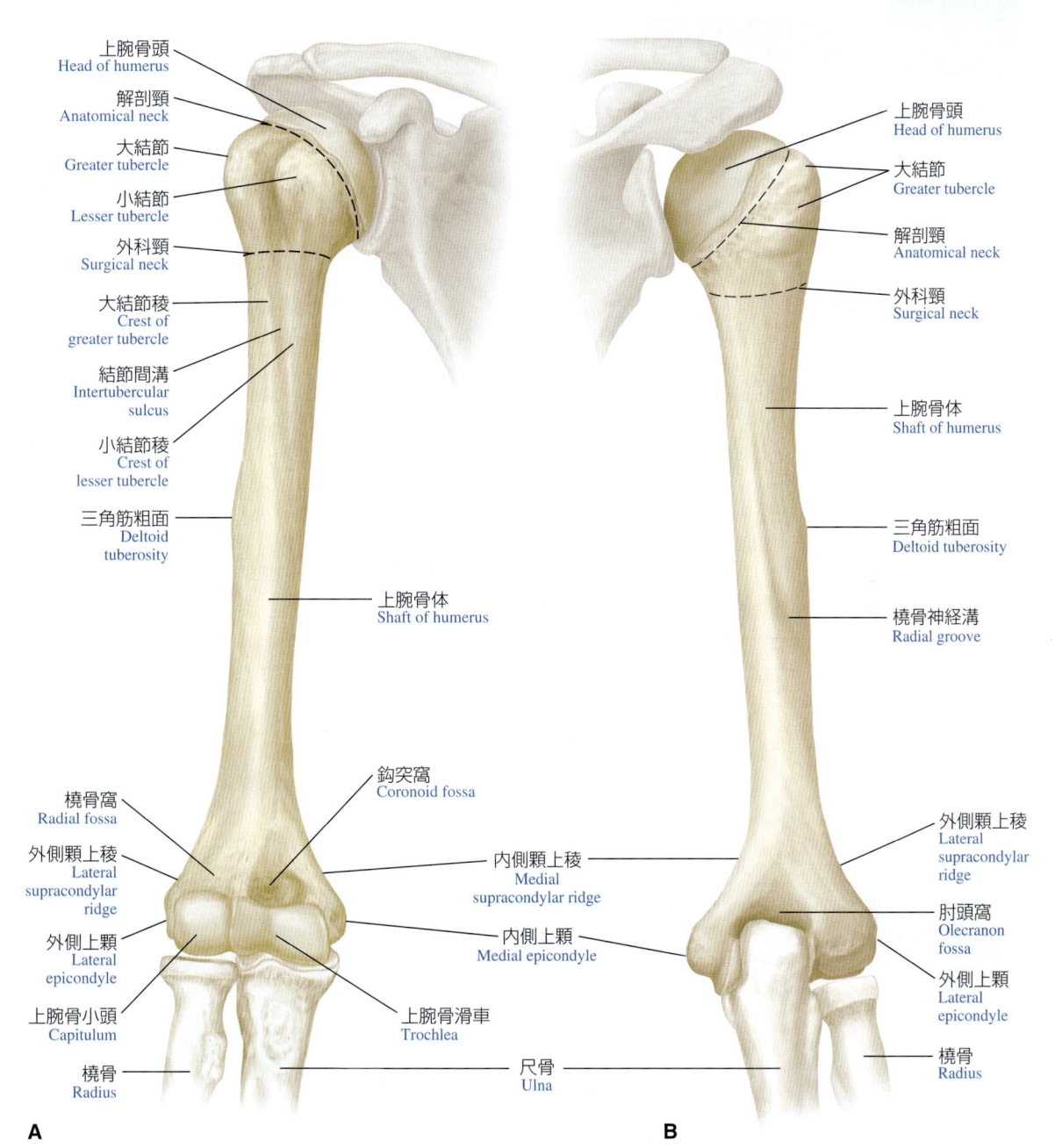

図2.6A,B. 上腕骨　A. 前面　B. 後面

2.7 前腕の骨

Ⅰ. 尺骨：前腕の内側の骨 (図2.7A-C)

A. 近位端
  1. 肘頭：上腕三頭筋の停止部
  2. 滑車切痕：上腕骨滑車にはまる
  3. 鈎状突起：滑車切痕の遠位端にある突起
  4. 橈骨切痕：滑車切痕に対して外側遠位にある浅い窪みで，橈骨頭に向く
  5. 尺骨粗面：鈎状突起の遠位部。上腕筋の停止部

B. 尺骨体
  1. 鋭く平らになっている骨間縁が外側に向く
  2. 前面は少し窪んでいる

C. 遠位端
  1. 尺骨頭：比較的小さく，円柱状。回内/回外運動の際の橈骨の尺骨切痕内における旋回支軸
  2. 茎状突起：細長い突起。橈尺関節円盤に付く

Ⅱ. 橈骨：前腕の外側の骨

A. 近位端
  1. 橈骨頭：円柱状。回内/回外運動の際の尺骨の橈骨切痕内における旋回支軸
  2. 橈骨頸：橈骨頭から遠位側のくびれ
  3. 橈骨粗面：前内側面の突起。上腕二頭筋の停止部

B. 橈骨体
  1. 鋭く平らになっている骨間縁が内側に向く
  2. 前面は少し窪んでいる

C. 遠位端
  1. 尺骨切痕：内側で，尺骨頭に向く
  2. 手根関節面：大菱形骨と月状骨に向く
  3. 背側橈骨結節：背側にある。長母指伸筋が通る
  4. 茎状突起：三角形の遠位の突起。腕橈骨筋の停止部

Ⅲ. 骨化

A. 尺骨

位置	出現	癒合
近位（肘頭）	10歳	16歳
骨幹	胎生8週	
遠位（尺骨頭）	4歳	20歳

B. 橈骨

位置	出現	癒合
近位（橈骨頭）	5歳	17～18歳
骨幹	胎生8週	
遠位端	2歳	20歳

2.7・前腕の骨　77

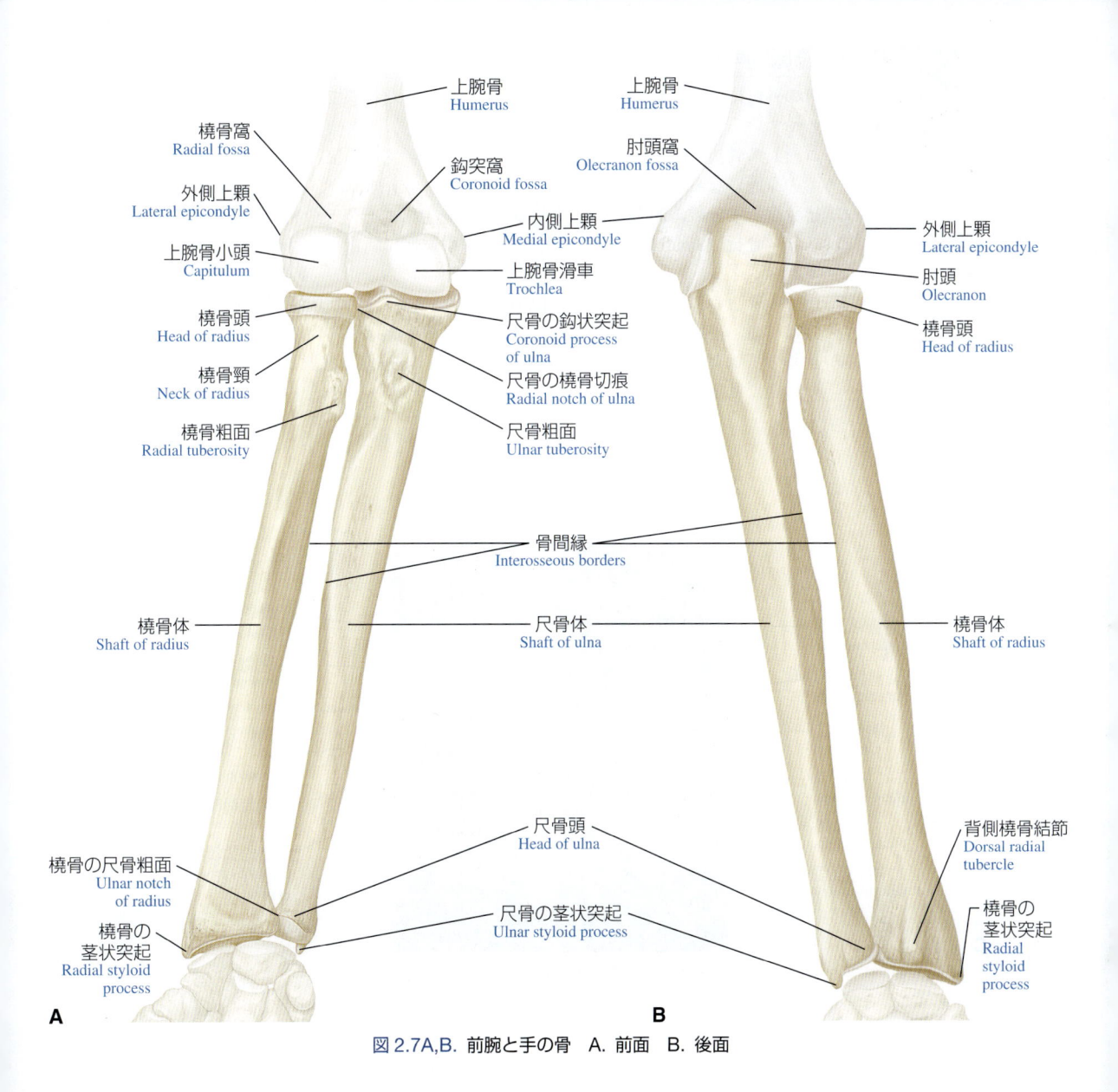

図 2.7A,B. 前腕と手の骨　A. 前面　B. 後面

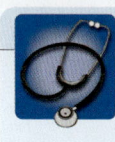

Ⅳ. 臨床的考察

A. 肘の外傷により尺骨は骨折しやすい。手を伸ばした状態での落下により橈骨はさらに骨折しやすい

B. コーレス骨折（Colles fracture）：橈骨遠位端が手背側に転位。ディナーフォークのような変形の原因になる

C. 橈骨遠位端分離：20歳までに生じることがあり，コーレス骨折と間違えることがある

D. スミス骨折（Smith fracture）：橈骨遠位端が手掌側に転位。手首を曲げた状態での落下による

E. 橈骨の骨折の部位によって肘や手の位置が変わる：骨折が円回内筋付着部より近位のとき肘は屈曲し前腕は回外位になり，骨折が遠位のときは回内位になる

F. 橈骨の茎状突起が尺骨の茎状突起よりおよそ1cm遠位に位置していることは，手首の負傷の診断には重要なことである

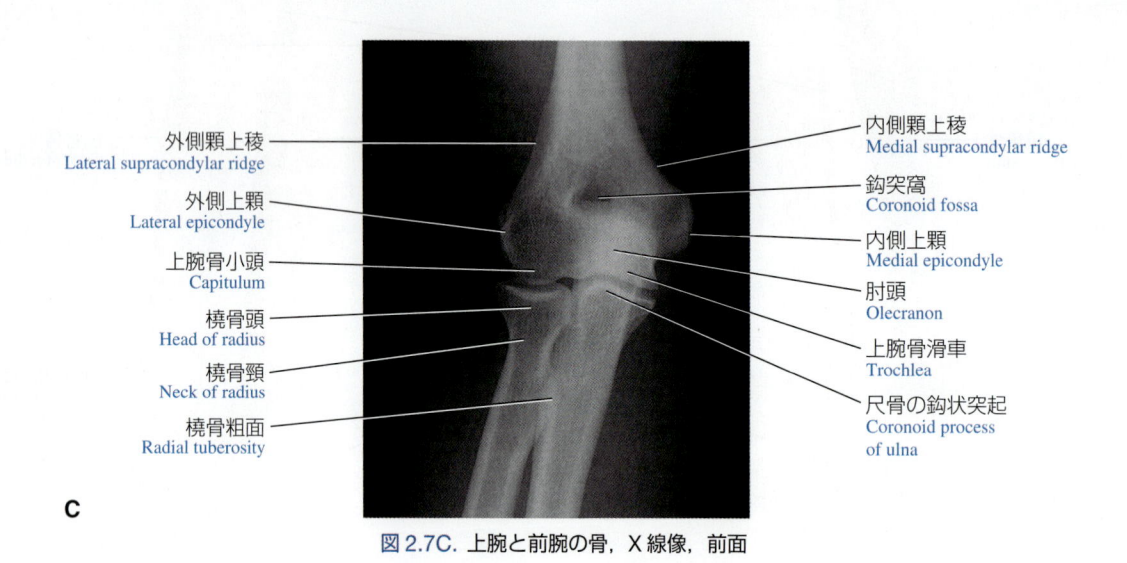

C

図2.7C. 上腕と前腕の骨，X線像，前面

手首と手の骨 2.8

Ⅰ. 手根骨：8個の骨が2列に配列（図2.8A-C）

A. 近位列
1. 舟状骨：舟の形状をしている。手首の骨で最も骨折しやすい。屈筋支帯が付着する結節がある
2. 月状骨：三日月状。最も脱臼しやすい手首の骨
3. 三角骨：錐体状。手掌側の豆状骨に対する卵形の関節面がある
4. 豆状骨：小さいエンドウ豆のような形。尺側手根屈筋腱内にある種子骨

B. 遠位列
1. 大菱形骨：第1中手骨に対する鞍状の関節面と屈筋支帯が付着する結節がある
2. 小菱形骨：くさび形
3. 有頭骨：最も大きい手根骨。最初に骨化する
4. 有鉤骨：手掌側に鉤状の突起

Ⅱ. 中手骨

A. 外側から内側に向かって第1-第5中手骨までの5個の骨

B. 共通した特徴：底にある手根骨との関節面，体，球状の頭

Ⅲ. 指節骨

A. 14個の骨
1. 母指は2個（基節骨と末節骨）
2. 第2-第5指は3個（基節骨，中節骨と末節骨）

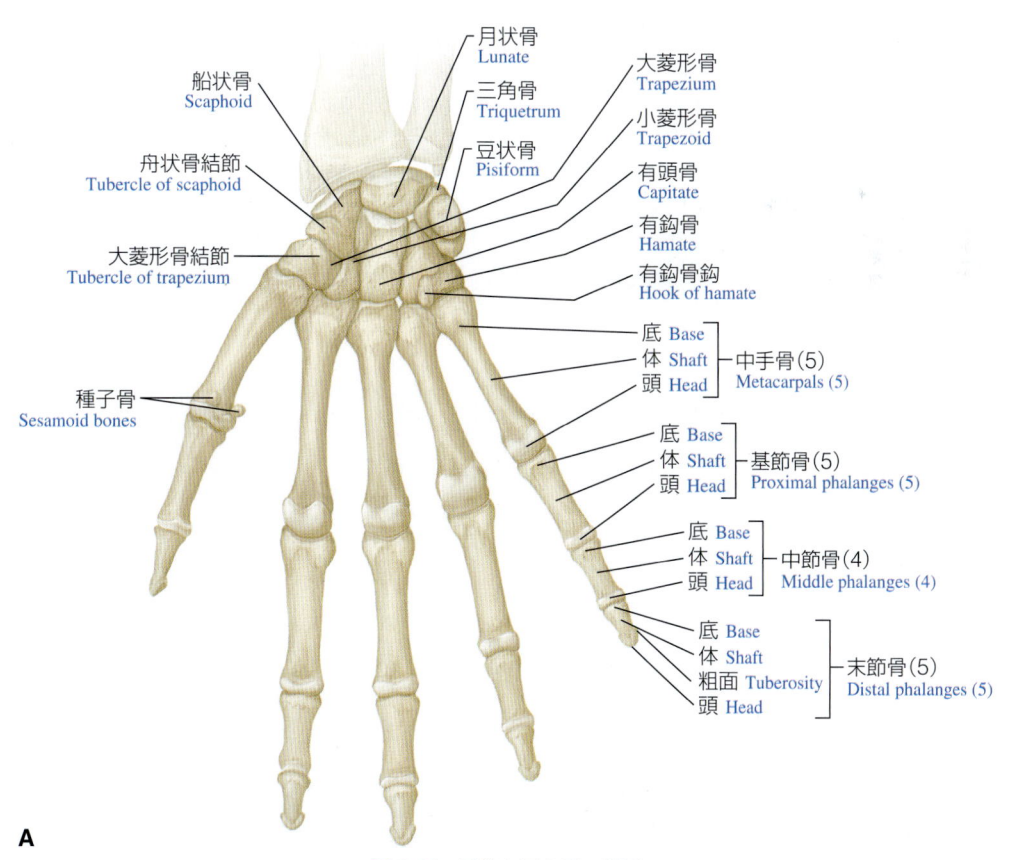

図2.8A. 手首と手の骨，前面

B. 共通した特徴：底，体（背側は丸く，腹側は平ら），頭（遠位端）
  1. 基節骨には窪んだ関節面がある。中節骨と末節骨には関節面の中央に高まりがある
  2. 基節骨と中節骨の遠位端は浅い溝によって2つの隆起に分けられる

IV. 骨化

A. 手根骨：それぞれ1つの骨化中心から骨化するが，出現する時期は以下のとおり
  1. 有頭骨と有鈎骨，1歳
  2. 三角骨，3歳
  3. 月状骨と大菱形骨，5歳
  4. 舟状骨，6歳
  5. 小菱形骨，8歳
  6. 豆状骨，12歳
B. 中手骨：2つの骨化中心は体と遠位端で出現し終了するが，時期は以下のとおり
  1. 体，胎生8～9週に出現
  2. 遠位端，3歳に出現
  3. 上の2つは20歳までに結合する：第1中手骨には体と底に骨化中心があり，体には胎生8～9週までに出現し，底には3歳までに出現し，それらは20歳までに結合する
C. 指節骨：2つの骨化中心は体と底で，出現する時期は以下のとおり
  1. 体，8週
  2. 底，基節骨では3～4歳。末節骨ではそれ以降
  3. これらは20歳までに融合する

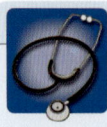

V. 臨床的考察

A. 骨化中心：出現と停止は法医学的に重要で，若年者は放射線学的に検査する
B. 骨折：手首の骨折の70～75％には舟状骨が含まれる。そのうち10～15％で無血管性骨壊死が近位部で生じる
C. 手根骨の近位列では，舟状骨と月状骨だけが橈骨と関節をつくる。従ってその2つの骨によって落下によるすべての力が手から前腕に伝わる
D. 豆状骨を除き，近位列の手根骨に筋は付着しない
E. 有頭骨は手根骨がつくるアーチ（手根管）の「要の石」となる。手の基部からの落下により有頭骨の頭部は上方に押し進められ，舟状骨の凹状のくびれに力が加わる，それが手からの落下による舟状骨の頻繁の骨折の原因となる

2.8 • 手首と手の骨   81

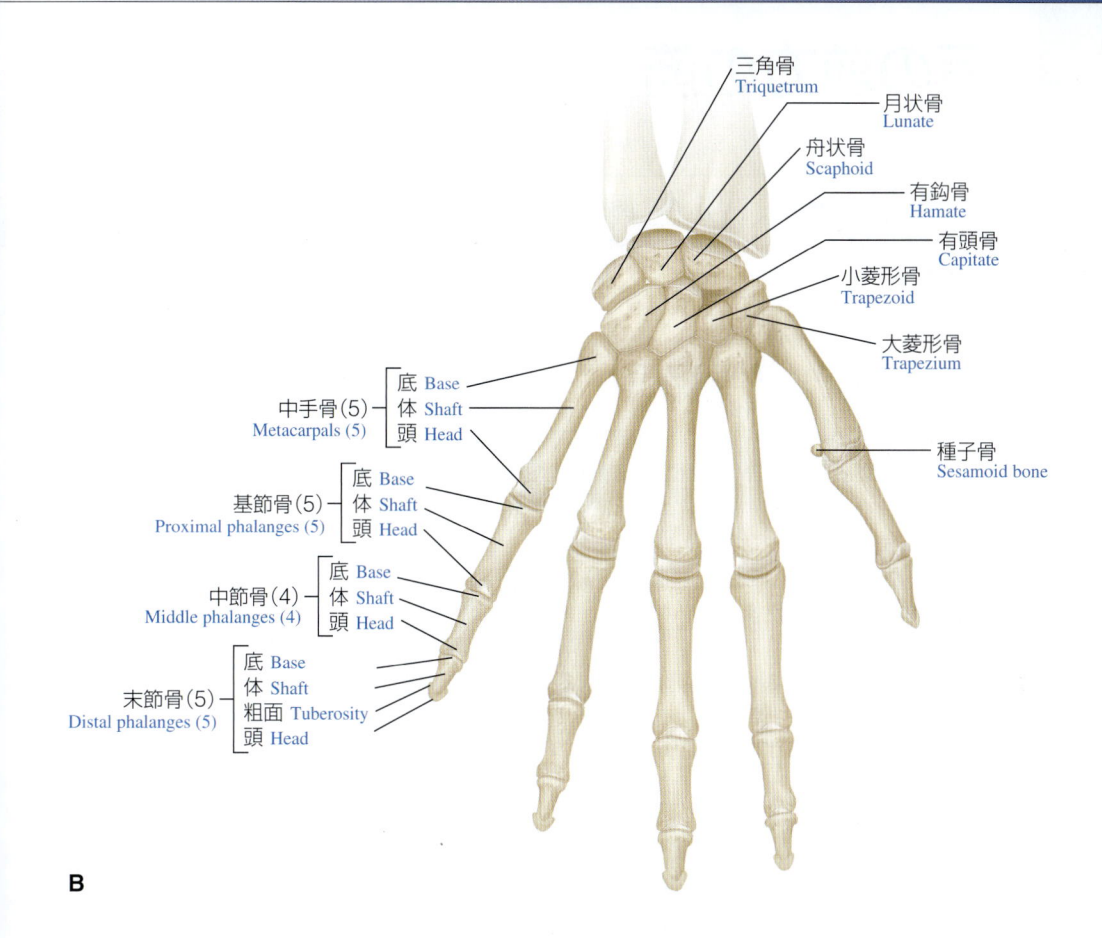

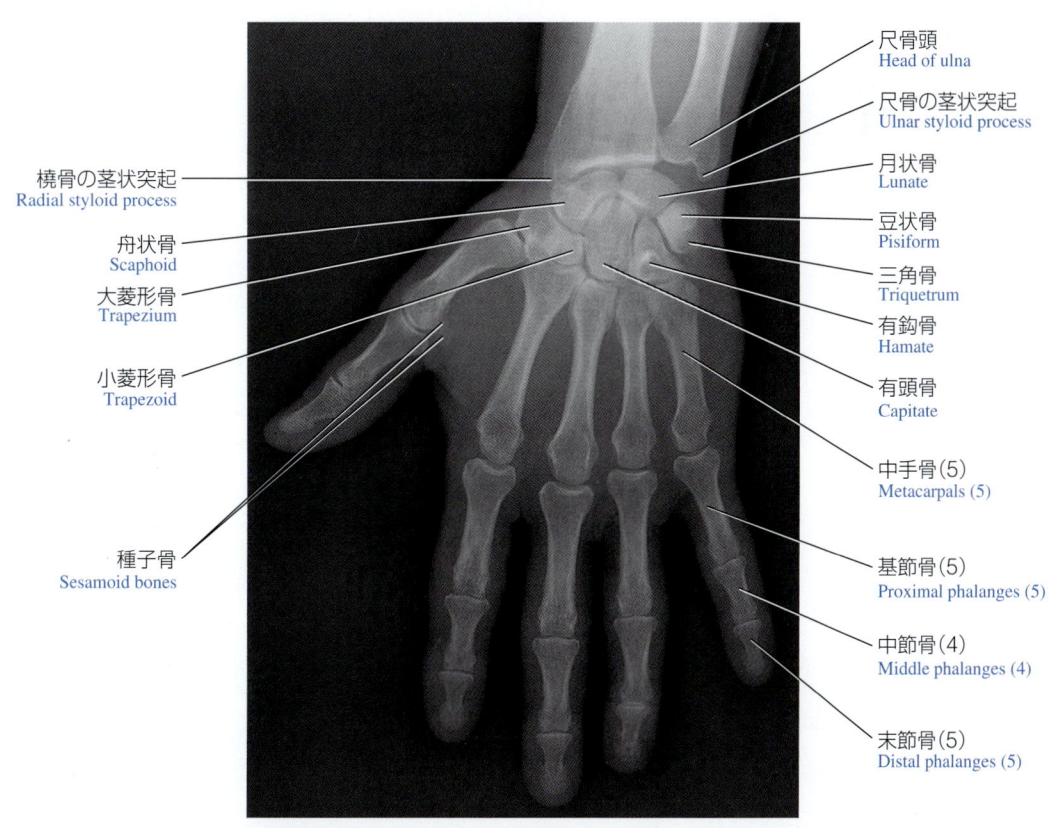

図 2.8B,C. 手首と手の骨　B. 後面　C. X線像, 前面

2.9 肩の前方の筋

I. 肩の前方の筋 （図2.9A, B）

筋	起始	停止	作用	神経支配
大胸筋	鎖骨中央，胸骨前外側から第7肋軟骨，第2-第6肋軟骨，外腹斜筋の腱膜	上腕骨の大結節稜	屈曲，内転，上腕の内旋	内側・外側胸筋神経 鎖骨部（C5-6） 胸肋部（C7-8，T1）
小胸筋	第3-第5肋骨上外側面	肩甲骨烏口突起	肩甲骨下制・前進	内側胸筋神経（C6-8）
鎖骨下筋	第1肋軟骨	鎖骨の鎖骨下筋溝	鎖骨下制・前進	鎖骨下神経（C5-7）
前鋸筋	第1-第8肋骨外側面	肩甲骨内側縁	肩甲骨回旋肩の位置を挙上。肩甲骨を突き出す（肩甲骨前進）	長胸神経（C5-7）
三角筋	鎖骨の外側部1/3，肩峰，肩甲棘の峰の下唇	上腕骨三角筋粗面	腕の外転。前方の筋は上腕を屈曲し内旋。後方の筋は上腕を伸展し外旋	腋窩神経（C5-6）

II. 特徴

A. 肩甲骨の回転に伴う前鋸筋と僧帽筋の動きが，腕の90°以上の外転を可能にする

B. 頭上で物をつかんで手を固定した状態では，大胸筋は体を手の方に引き寄せる動きに関与する

C. 小胸筋は腋窩の構造の指標になる，なぜなら烏口突起とともに深部にアーチを形成し，そこを上肢に行く血管と神経が通るからである

D. 三角筋は腕を外転させる作用はあるが，力の拡大率が不十分なため，その運動を引き起こすことはできない。棘上筋が腕の外転を起こしはじめる

2.9・肩の前方の筋　83

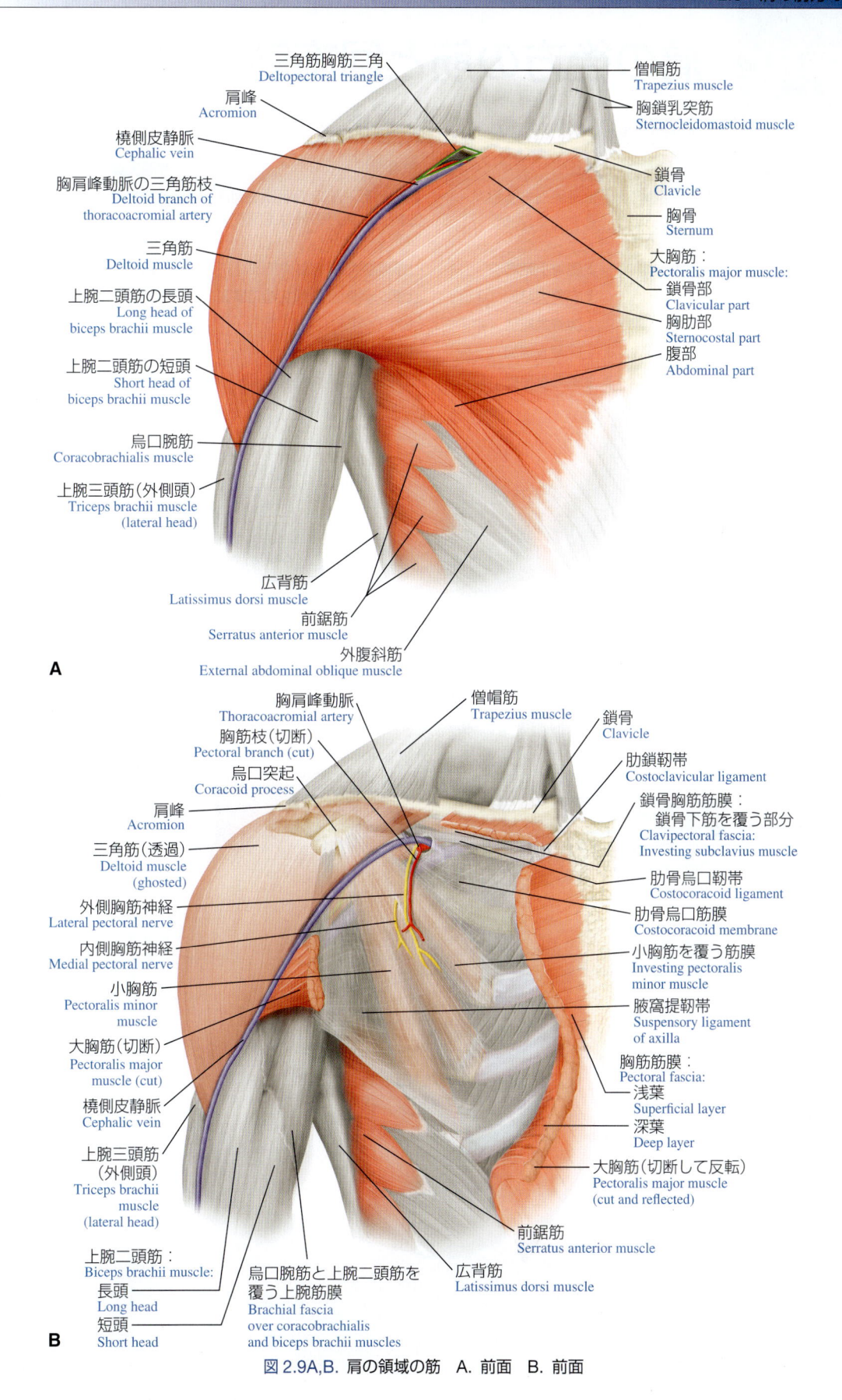

A

- 三角筋胸筋三角 Deltopectoral triangle
- 肩峰 Acromion
- 橈側皮静脈 Cephalic vein
- 胸肩峰動脈の三角筋枝 Deltoid branch of thoracoacromial artery
- 三角筋 Deltoid muscle
- 上腕二頭筋の長頭 Long head of biceps brachii muscle
- 上腕二頭筋の短頭 Short head of biceps brachii muscle
- 烏口腕筋 Coracobrachialis muscle
- 上腕三頭筋(外側頭) Triceps brachii muscle (lateral head)
- 広背筋 Latissimus dorsi muscle
- 前鋸筋 Serratus anterior muscle
- 外腹斜筋 External abdominal oblique muscle
- 僧帽筋 Trapezius muscle
- 胸鎖乳突筋 Sternocleidomastoid muscle
- 鎖骨 Clavicle
- 胸骨 Sternum
- 大胸筋： Pectoralis major muscle:
  - 鎖骨部 Clavicular part
  - 胸肋部 Sternocostal part
  - 腹部 Abdominal part

B

- 胸肩峰動脈 Thoracoacromial artery
- 胸筋枝(切断) Pectoral branch (cut)
- 烏口突起 Coracoid process
- 肩峰 Acromion
- 三角筋(透過) Deltoid muscle (ghosted)
- 外側胸筋神経 Lateral pectoral nerve
- 内側胸筋神経 Medial pectoral nerve
- 小胸筋 Pectoralis minor muscle
- 大胸筋(切断) Pectoralis major muscle (cut)
- 橈側皮静脈 Cephalic vein
- 上腕三頭筋(外側頭) Triceps brachii muscle (lateral head)
- 上腕二頭筋： Biceps brachii muscle:
  - 長頭 Long head
  - 短頭 Short head
- 烏口腕筋と上腕二頭筋を覆う上腕筋膜 Brachial fascia over coracobrachialis and biceps brachii muscles
- 僧帽筋 Trapezius muscle
- 鎖骨 Clavicle
- 肋鎖靱帯 Costoclavicular ligament
- 鎖骨胸筋筋膜：鎖骨下筋を覆う部分 Clavipectoral fascia: Investing subclavius muscle
- 肋骨烏口靱帯 Costocoracoid ligament
- 肋骨烏口筋膜 Costocoracoid membrane
- 小胸筋を覆う筋膜 Investing pectoralis minor muscle
- 腋窩提靱帯 Suspensory ligament of axilla
- 胸筋筋膜： Pectoral fascia:
  - 浅葉 Superficial layer
  - 深葉 Deep layer
- 大胸筋(切断して反転) Pectoralis major muscle (cut and reflected)
- 前鋸筋 Serratus anterior muscle
- 広背筋 Latissimus dorsi muscle

図 2.9A,B. 肩の領域の筋　A. 前面　B. 前面

2.10 肩の後方の筋と回旋筋

I. 肩の後方の筋と回旋筋（図 2.10A-E）

筋	起始	停止	作用	神経支配
三角筋	鎖骨の外側 1/3，肩峰，肩甲棘の峰の下唇	上腕骨三角筋粗面	腕の外転。前方の筋は上腕を屈曲し内旋。後方の筋は上腕を伸展し外旋	腋窩神経（C5-6）
大円筋	肩甲骨下角の背側面	上腕骨小結節稜	上腕の内転，伸展，内旋	下肩甲下神経（C5-6）
棘上筋	棘上窩	上腕骨大結節（上面）	上腕の外転（外転を起こす）	肩甲上神経（C4-6）
棘下筋	棘下窩	上腕骨大結節（中央面）	上腕の外旋	肩甲上神経（C5-6）
小円筋	肩甲骨外側縁上部 2/3	上腕骨大結節（下面）	上腕の外旋	腋窩神経（C5-6）
肩甲下筋	肩甲下窩，中央部	上腕骨小結節	上腕の内旋	上・下肩甲下神経（C5-7）

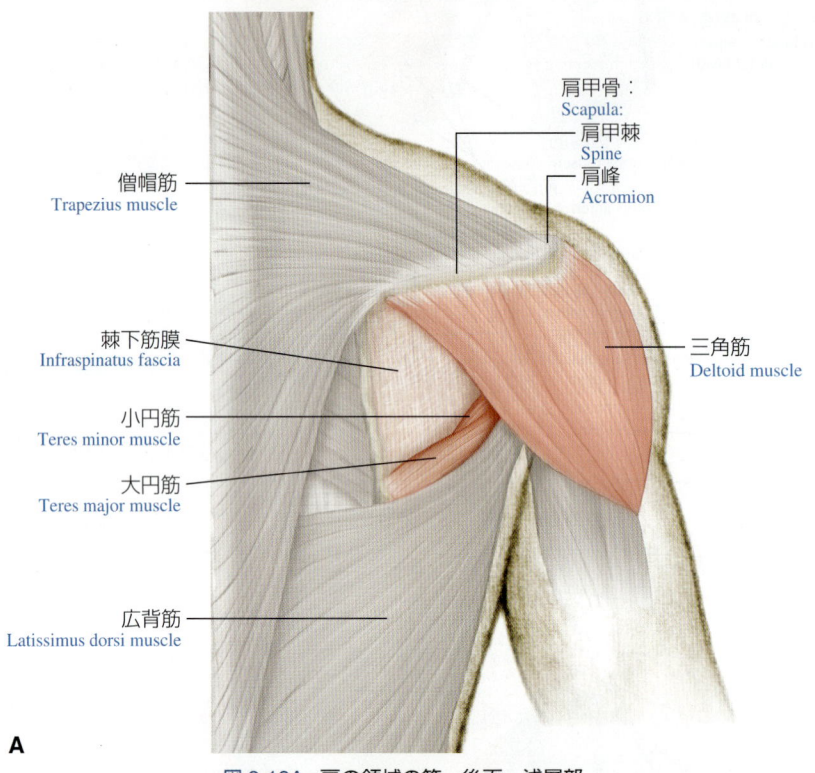

A

図 2.10A. 肩の領域の筋，後面，浅層部

2.10 • 肩の後方の筋と回施筋　85

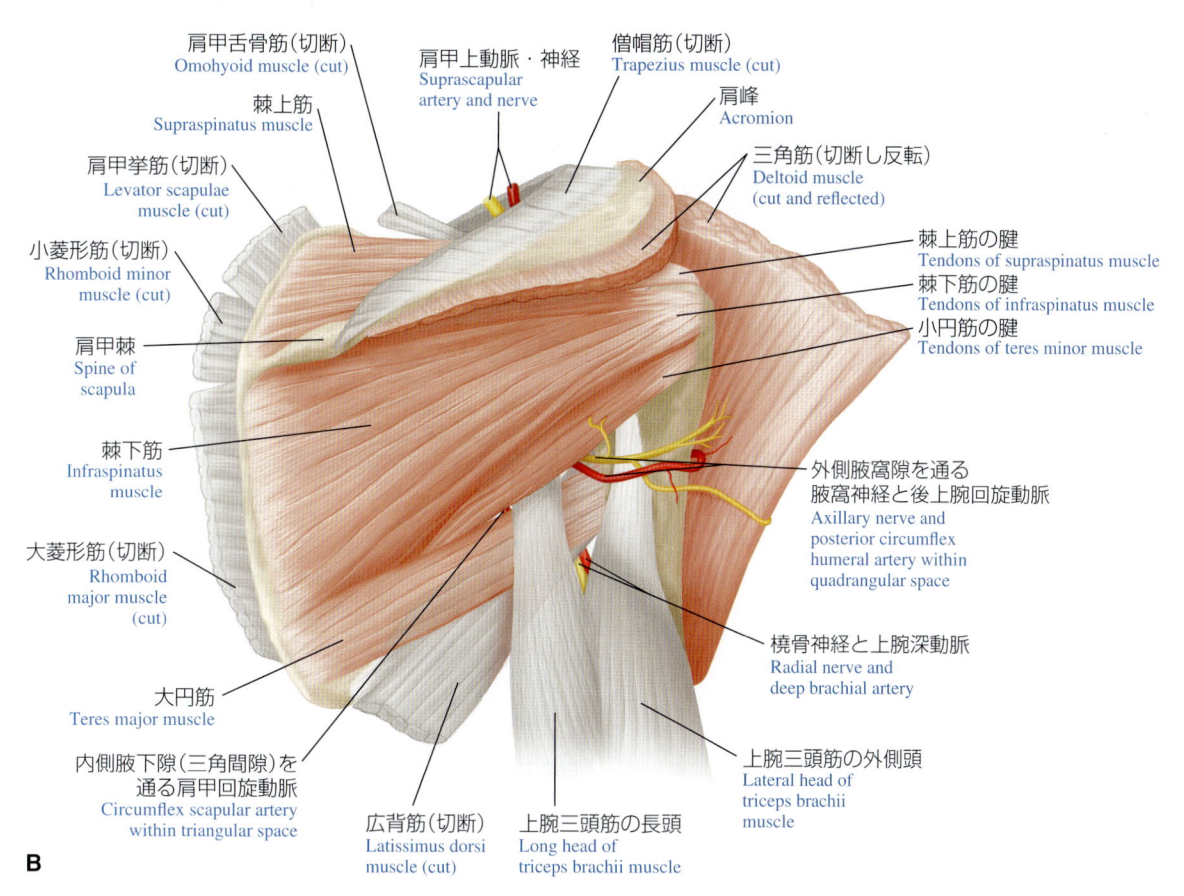

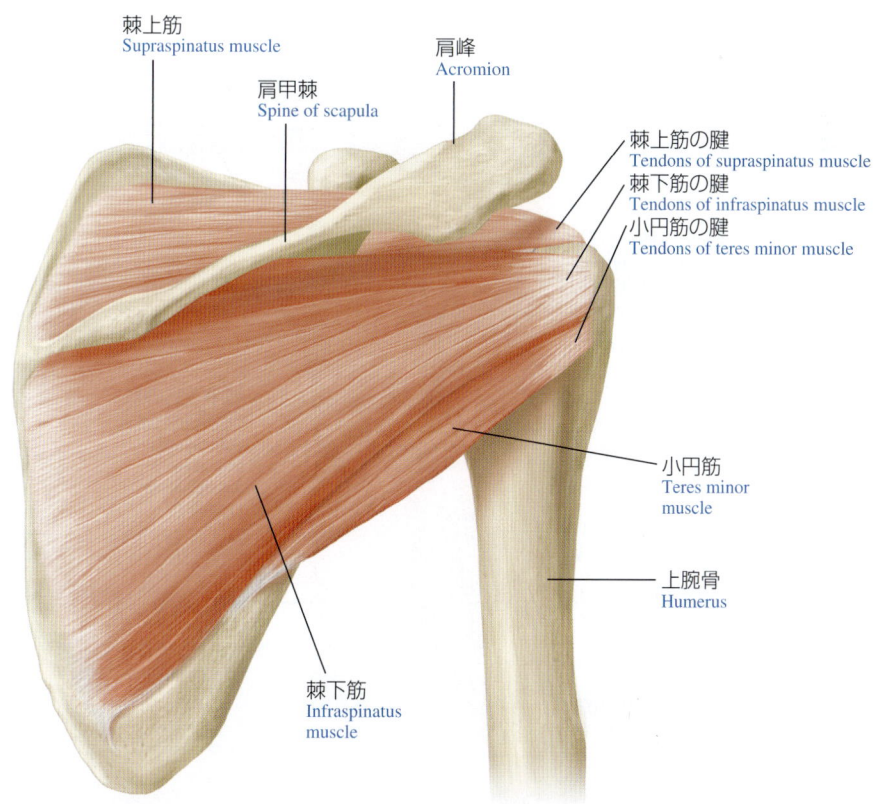

図 2.10B,C.　B. 肩の領域の筋，後面，深層部　C. 回旋腱板の筋，後面

Ⅱ. 特徴

A. 回旋筋（4）：棘上筋，棘下筋，小円筋，肩甲下筋
B. 棘上筋は上腕を回旋させない。その代わり上肢の外転を起こしはじめ，その後三角筋により外転が完了する
C. 上肢の外転と屈曲の間は，回旋筋によって肩関節の関節窩に上腕骨頭が固定される

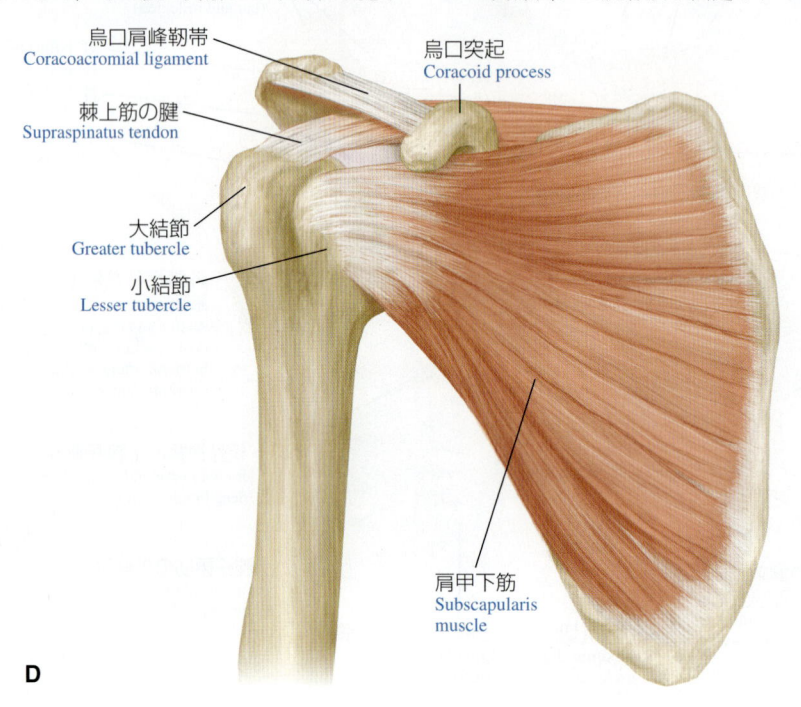

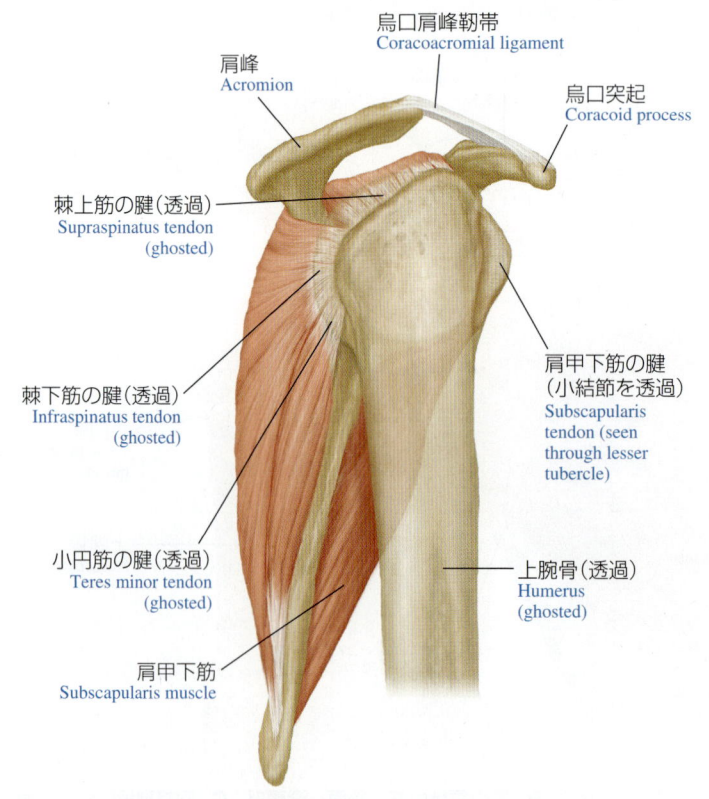

図 2.10D,E. 回旋腱板の筋　D. 前面　E. 外側面

腋窩と腕神経叢 2.11

I. 腋窩
A. 境界
1. 上方は鎖骨，肩甲骨と第1肋骨
2. 下方は小胸筋と大円筋/広背筋の下縁の皮膚
3. 前方は胸筋
4. 後方は肩甲下筋
5. 内側は前鋸筋
6. 外側は上腕骨

B. 構成
1. 腕神経叢
2. 腋窩の脂肪と筋膜
3. 腋窩の血管とその枝
4. 腋窩リンパ節

II. 腕神経叢 (図2.11A, B)
A. 構成要素：根，幹，部，束，枝
B. 構成
1. 根：C5-8とT1の後枝
   a. 枝
      i. C5からの枝は一部横隔神経に合流する
      ii. 肩甲背神経：C5の神経根の後面から起こる。肩甲挙筋下部と大小菱形筋に分布
      iii. 長胸神経：C5-7から起こる
      iv. 斜角筋へ直接分枝（C5-6）
2. 幹：後頸三角の斜角筋の外側縁近くに形成される
   a. 上神経幹：C5とC6が融合したものからなる
      i. 枝を有する唯一の神経幹
      ii. 肩甲上神経：棘上筋と棘下筋を支配
      iii. 鎖骨下筋への神経
   b. 中神経幹：C7からの続き
   c. 下神経幹：C8とT1が融合したものからなる
3. 部：神経幹は短く前部と後部に分かれる
4. 束：
   a. 外側神経束：上・中神経幹の前部が合流して形成
   b. 内側神経束：下神経幹の前部により形成
   c. 後神経束：3神経幹の後部が合流して形成
5. 枝：神経根もしくは神経幹からの枝で上記以外のもの
   a. 外側神経束（3枝）
      i. 外側胸筋神経（C5-7）
      ii. 筋皮神経（C5-7）
      iii. 正中神経の橈側（C6-7）
   b. 内側神経束（5枝）
      i. 内側胸筋神経（C8, T1）
      ii. 内側上腕神経（C8, T1）
      iii. 内側前腕皮神経（C8, T1）
      iv. 尺骨神経（C8, T1）
      v. 正中神経の尺側（C8）
   c. 後神経束（5枝）
      i. 肩甲上神経の上部（C5）
      ii. 胸背神経（肩甲下神経の中部）（C6-8）
      iii. 肩甲下神経の下部（C6）
      iv. 腋窩神経（C5-6）
      v. 橈骨神経（C5-8, T1）

C. 特徴
1. 腕神経叢の2つの神経根（C5-6）は，輪状軟骨より上にあり，別の2根（C8, T1）はそれより下にある
2. 腕神経叢の神経幹は斜角筋隙を経て鎖骨の中央を通る
3. 腕神経叢の神経幹の前部と後部は鎖骨中央の後面を通り，鎖骨下動脈と腋窩動脈の起始部に接する
4. 腕神経叢の神経束は鎖骨の中央から外側に伸びて，肩甲骨の烏口突起の下内側面を通る

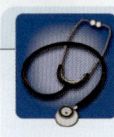

Ⅲ. 臨床的考察

A. 腕神経叢について
1. 腕神経叢は伸展，負傷，頸部と腋窩における疾患などで損傷することがある
2. 損傷は神経根，神経幹，神経部，神経束もしくはその枝に生じることがあり，その結果皮膚の知覚もしくは触覚の消失（知覚消失）に加えて筋の運動性の消失（麻痺）を伴う．麻痺は完全に運動性を失うか，不完全で少し運動性がある場合がある

B. 上部腕神経叢の損傷（**エルプ-デュシェンヌ麻痺**〈Erb-Duchenne palsy〉）
1. 強打や分娩の際に神経を引っ張ることによる出生時の損傷の結果生じた頭と肩の著しい分離に起因するものが多い
2. 脊髄神経 C5-6 前根と後根を脊髄から引き抜くことで，以下のことが結果として生じる
   a. 後主枝に支配される背部領域の後腋窩の筋の機能消失
   b. 前枝に関係した上肢の感覚消失と肩と腕の筋の麻痺，特に三角筋，棘上筋，棘下筋，小円筋，上腕二頭筋，腕橈骨筋と回外筋
      i. 三角筋と棘上筋麻痺：腕の外転ができなくなる
      ii. 肘の屈筋が麻痺する
      iii. 上腕二頭筋と回外筋の消失：前腕の回外が著しく弱くなる
      iv. 大胸筋（外側胸筋神経，C5-7）と広背筋（C6-8）の弱体化と棘下筋（C5-6）の消失は肩関節の内旋につながる
3. 上部神経幹が前斜角筋と中斜角筋の間から出るところで引き裂かれたり，切断された場合は，肩関節の屈曲，外転や外旋が不可能になり，肘関節の屈曲もできなくなる
   a. 前腕を回内し，肩関節を内旋させた側のぶら下がった上肢の肢位を，ウェイターのチップ姿勢（訳注：外国でウェイターがチップをねだるような姿勢）と呼ぶ
   b. 上肢の外側の領域での知覚麻痺も結果として生じる
4. 障害部位が C5 に限られた場合，知覚性の変化は生じない．C5 と C6 ともに障害を受けた場合，上肢外側の知覚が消失する
5. 松葉杖の誤った使用によって腋窩，特に後神経束を圧迫してしまう（**松葉杖麻痺**）．橈骨神経が主に影響を受け，上腕三頭筋，肘筋，手首の伸筋の麻痺が生じ，肘や橈骨手根関節，指の伸展ができなくなり，**下垂手**となる

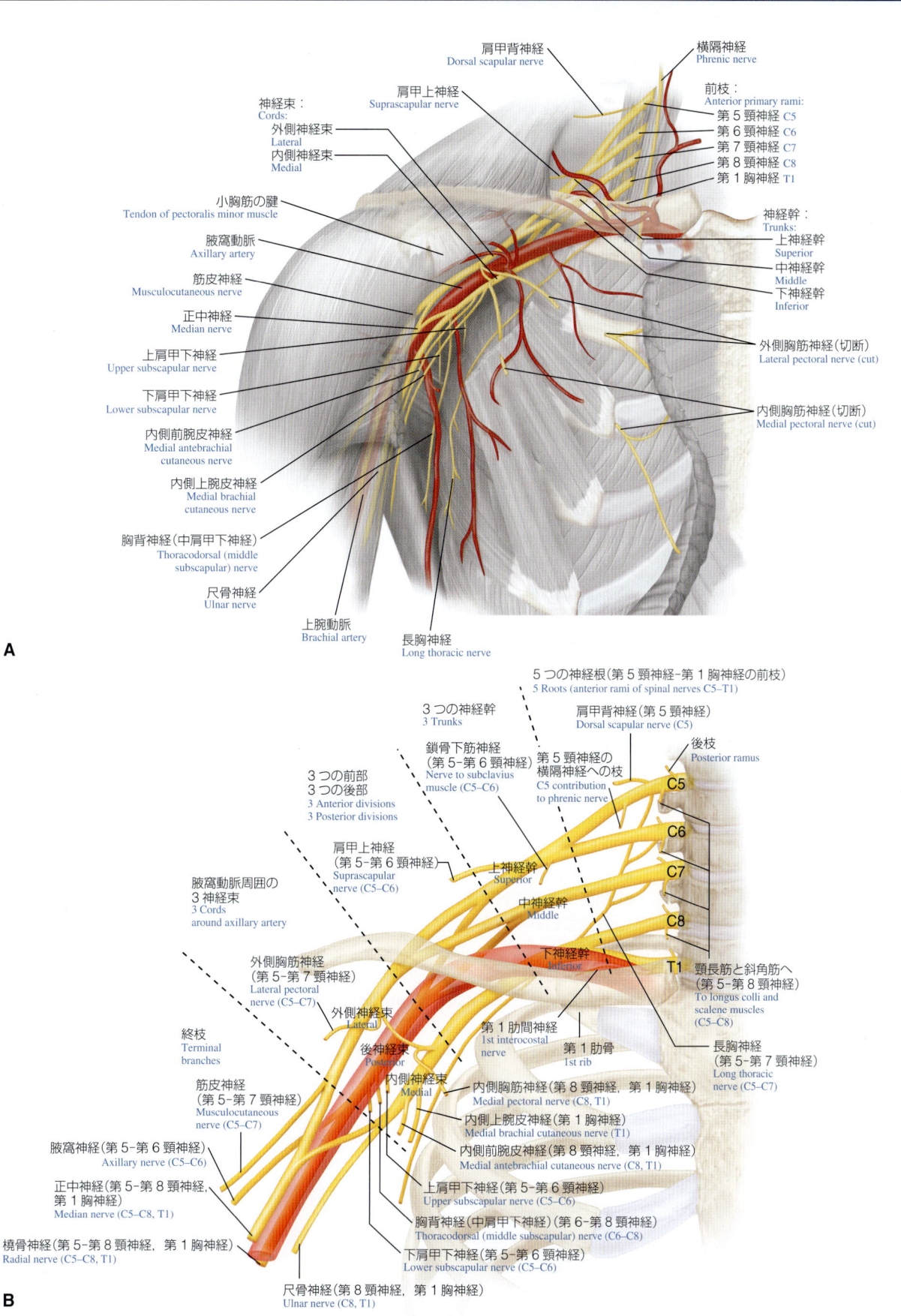

図 2.11A,B. A. 腋窩の神経と腕神経叢　B. 腕神経叢の模式図, 前面

- **C.** 下部腕神経叢の損傷
  1. 上部神経叢の損傷ほど多くはない
  2. 肩の急激な上方への牽引（生下時もしくは成人での障害）により，下部神経幹（C8-T1）が損傷し，尺骨神経の支配領域に麻痺や知覚麻痺が広く生じる
  3. **クルムプケ麻痺**（Klumpke palsy）（知覚消失，デジェリン-クルムプケ症候群〈Dejerine-Klumpke syndrome〉）：前腕や手の小さな筋肉の萎縮性麻痺で，頸部交感神経麻痺を伴うこともある。生下時に上腕が頭上で強制的に外転されることで生じることが多い
     - a. 手の小さな筋が麻痺し，手指と母指の屈筋が弱まるとともに，上腕，前腕と手の尺側の知覚が低下する
     - b. 尺骨神経麻痺と同様の症状に，母指と手指の屈筋の麻痺が加わる
- **D.** 頸肋症候群
  1. 頸肋（訳注：第7頸椎の横突起が異常に発育して，肋骨のように頸部の側面に伸びてきたもの）が神経叢の下神経幹を圧迫して，神経とともにその部位の栄養血管も加圧する（軸索の無酸素症）
  2. 上肢のヒリヒリ感や無感覚が生じるが，圧迫が解除されると和らぐ
- **E.** 頸髄の神経無動作症（一過性の四肢麻痺）：一時的に運動性もしくは知覚性（あるいは両方）の機能の消失に特徴づけられる神経病学な状態で，脊髄中心の坐傷（創傷）に伴う二次的なものであり，虚血と関連していることもある
- **F.** 腕神経叢の障害
  1. 肩甲背神経（C5）
     - a. 菱形筋と肩甲挙筋の下部に神経を分布する
     - b. 損傷により肩甲骨の挙上と下方回旋が損なわれる
  2. 長胸神経（C5-7）
     - a. 前鋸筋に神経を分布する
     - b. 損傷により前鋸筋が麻痺し，**翼状肩甲骨**となり，肩甲骨の内側縁と下角が浮き上がる。これは肩甲骨がしっかり胸壁に保持されないためであり，この状態は患者が両手で壁を押す動作によりいっそう悪化する
     - c. さらに，腕を体から45°以上屈曲（訳注：腕を前方に挙上）させたり，外転（訳注：腕を側方に挙上）させたりすることが困難になる。なぜなら前鋸筋は肩甲骨を前進させたり上方回旋させたりする作用があり，その動きのなかで関節窩を上に向けることができるからである
  3. 肩甲上神経（C5-6）
     - a. 棘上筋，棘下筋と肩関節に神経を分布する
     - b. 損傷によって肩関節の外転の始動が妨げられ（疑問の余地がある），同様に肩関節の外旋も弱められる
  4. 胸筋神経
     - a. 外側胸筋神経は第5-第7頸神経から起こり，大胸筋に分布する
     - b. 内側胸筋神経は第8頸神経-第1胸神経から起こり，小胸筋と大胸筋の一部に分布する
     - c. 損傷によって肩関節の屈曲がきわめて困難となる

5. 鎖骨下筋神経（C5）
    a. 損傷は容易にはわからない
    b. 鎖骨の下の領域の皮膚感覚を失うことがある（知覚麻痺）
6. 肩甲下筋に至る上肩甲下神経（C5-6）と肩甲下筋と大円筋に至る下肩甲下神経（C5-6）
    a. 損傷によって上腕骨頭を関節窩に保持する筋が減弱するため，肩関節の機能が損なわれる
    b. 大円筋の減弱により肩関節の伸展が同様に弱められる
7. 胸背神経（C6-8）
    a. 損傷によって広背筋が麻痺し，肩関節の伸展，内転，内旋の動作が弱くなる
    b. 損傷はとりわけ肩関節の伸展に影響を及ぼす
8. 腋窩神経（C5-6）
    a. 三角筋と小円筋に神経を分布する
    b. 麻痺によって±30°以上の腕の側方への外転（ある程度の外転は棘上筋によって可能だが）ができなくなり，肩関節の屈曲と伸展が弱くなる
    c. 三角筋の萎縮により肩のふくらみがなくなる
    d. 上腕外側（三角筋の領域）の知覚が消失する
9. 筋皮神経（C5-7）
    a. 上腕二頭筋，烏口腕筋と上腕筋に神経を分布する
    b. 損傷によって肘の屈曲が難しくなるが，完全な麻痺ではない。なぜなら腕橈骨筋や（2つの上顆から起きる）前腕の屈筋群は損なわれていないからである。
    c. 橈骨神経からの上腕筋への枝は知覚神経と考えられる。従って，もし筋皮神経を切断したら，筋はたいてい完全麻痺となる。
    d. 上腕二頭筋が損なわれると前腕の回外が弱められ，上腕二頭筋は衰え萎縮していく
    e. 肩関節の屈曲は，烏口腕筋と上腕二頭筋の損傷により若干影響を受ける
    f. 前腕の外側面の知覚（外側前腕皮神経）も障害を受けるが，それは隣接する神経の重なり合いの程度による

2.12 腋窩動脈と肩の血管分布

Ⅰ. 腋窩動脈 (図2.12A, B)

- **A.** 起始：鎖骨下動脈は第1肋骨の外側縁で腋窩動脈となる
- **B.** 終端：腋窩動脈は大円筋の下縁で上腕動脈となる
- **C.** 部位：小胸筋との関係で決められる
  1. 第1部：第1肋骨から小胸筋の上縁まで
  2. 第2部：小胸筋の背側に位置
  3. 第3部：小胸筋の下縁から大円筋の腱の下縁まで
- **D.** 枝
  1. 最上胸動脈：第1部から。胸壁の上外側の小領域に分布する
  2. 胸肩峰動脈：第2部から。4枝で胸筋と肩関節に分布する
     - **a.** 胸筋枝：大胸筋と小胸筋に分布する
     - **b.** 鎖骨枝：鎖骨下筋に至る
     - **c.** 三角筋枝：三角筋胸筋溝へ。三角筋前面と大胸筋上部に分布する
     - **d.** 肩峰枝：肩峰の外側下で，三角筋と肩関節に分布する
  3. 外側胸動脈：第2部から。前鋸筋に至る
  4. 前上腕回旋動脈：第3部から。腕の筋の前面に分布する
  5. 後上腕回旋動脈：第3部から。腕の筋の後面と上腕頭に分布する
  6. 肩甲下動脈：第3部から。2つの主要な枝が広背筋，大円筋，小円筋と棘下筋に分布する
     - **a.** 胸背動脈：神経を伴って広背筋に至る
     - **b.** 肩甲回旋動脈：肩甲骨の外側を包んで小円筋と棘下筋に分布する

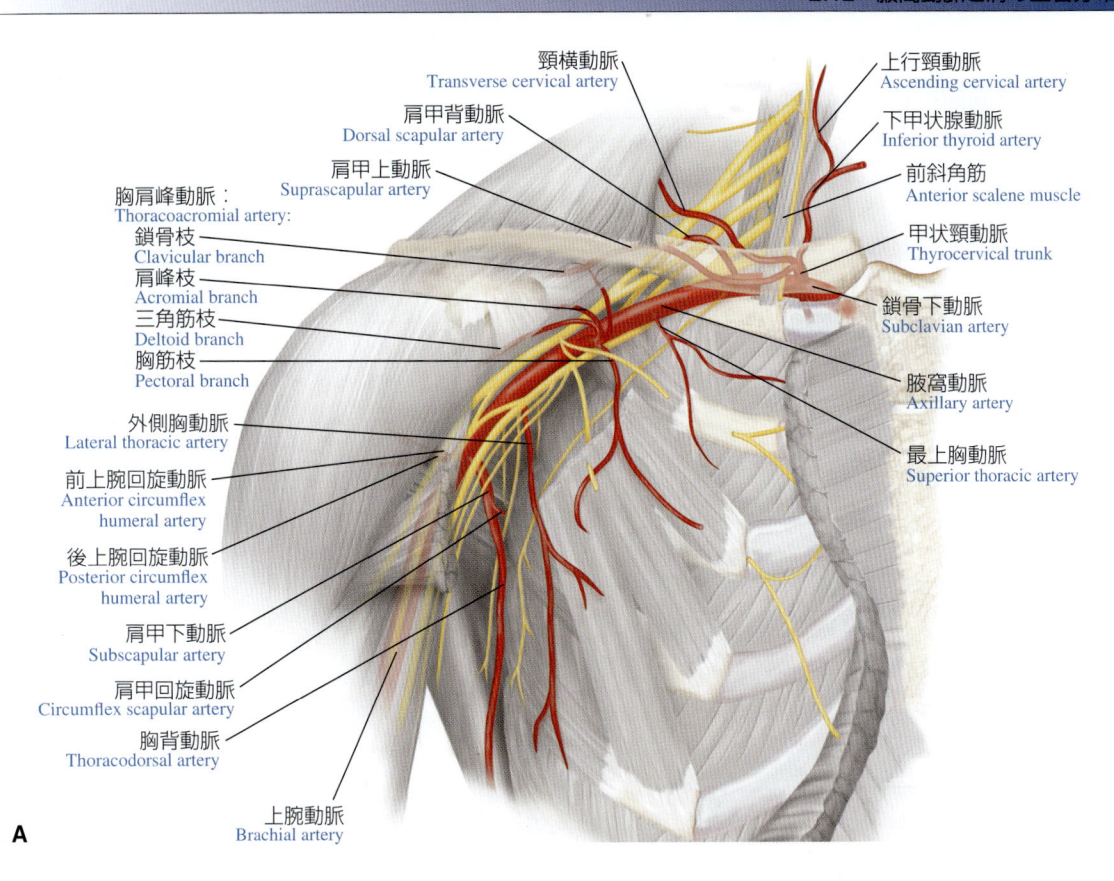

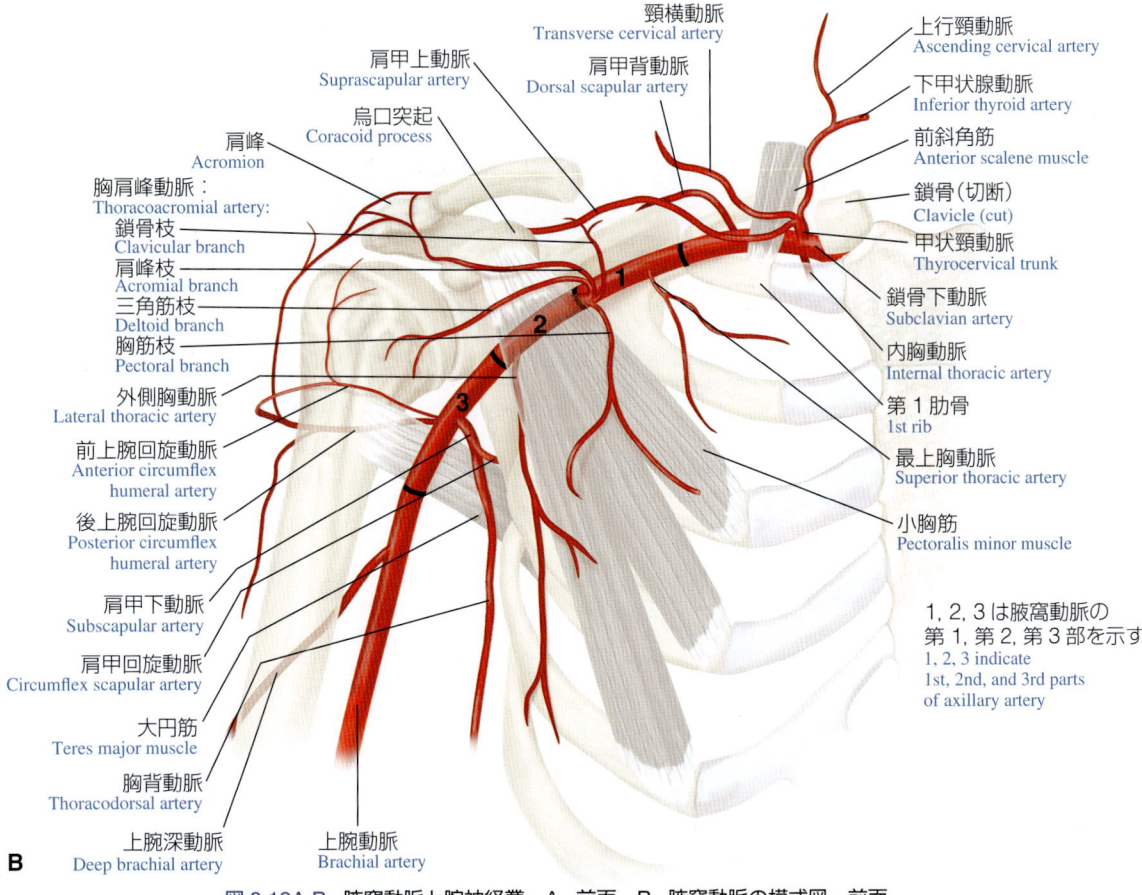

図 2.12A,B. 腋窩動脈と腕神経叢　A. 前面　B. 腋窩動脈の模式図，前面

II. 肩の側副血行路（図2.12C）

A. 可動性を有するすべての関節には，関節の運動に伴う潜在的な血管の収縮を補うための側副血行路がある

B. 肩の側副血行路の起始部は鎖骨下動脈と腋窩動脈である

1. 肩甲上動脈：鎖骨下動脈から出る甲状頸動脈の枝。上肩甲横靱帯の上を走り，肩甲棘に広がり肩甲回旋動脈と吻合する
2. 肩甲背動脈：鎖骨下動脈から出る枝。肩甲骨の内側縁に沿って走行する
3. 肩甲回旋動脈：腋窩動脈から出る肩甲下動脈の枝。肩甲骨の外側縁周囲を走り，肩甲上動脈と吻合し棘下筋の深層部に至る
4. 前・後上腕回旋動脈：腋窩動脈から出る枝。上腕骨の外科頸を取り囲み，お互いに吻合するとともに上腕深動脈とも吻合する

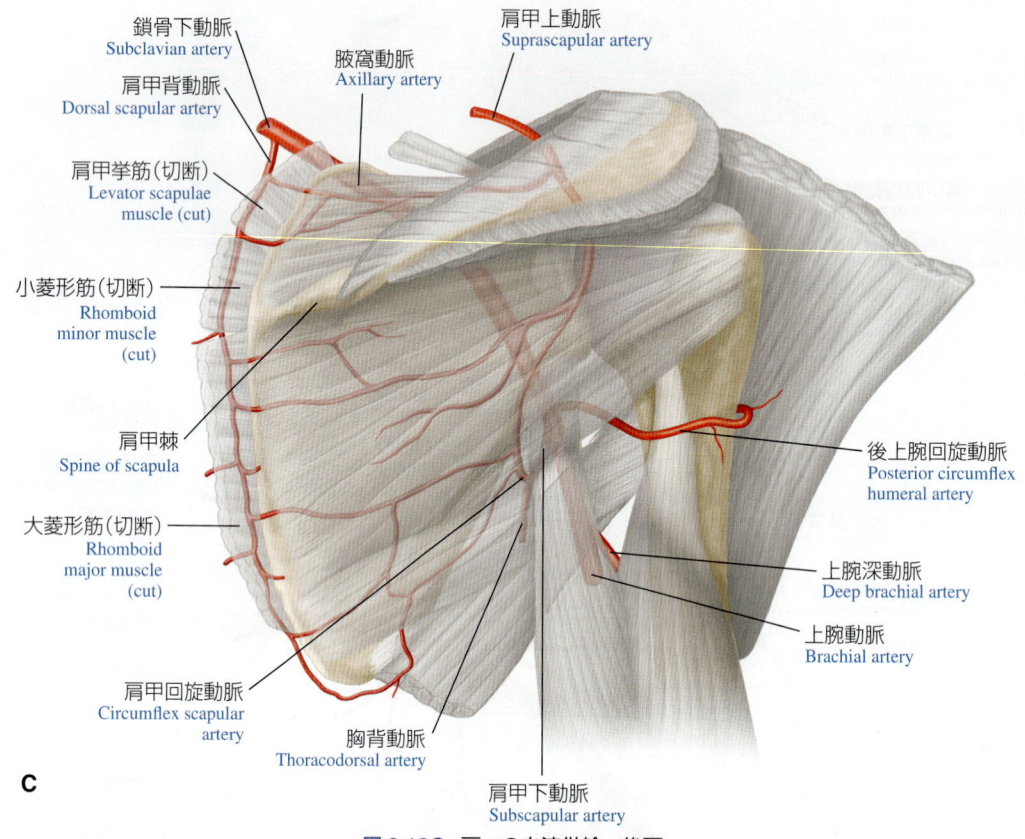

図2.12C. 肩への血液供給，後面

上腕の筋

2.13

I. 上腕の筋（図2.13A-D）

筋	起始	停止	作用	神経支配
烏口腕筋	肩甲骨の烏口突起の先端	上腕骨の骨幹中部	腕の屈曲と内転	筋皮神経（C5-7）
上腕二頭筋				
長頭	関節上結節	橈骨粗面。上腕二頭筋の腱膜から前腕筋膜	腕と前腕の屈曲。手の回外	筋皮神経（C5-7）
短頭	肩甲骨の烏口突起の先端			
上腕筋	上腕骨前面の下半分	尺骨粗面	前腕の屈曲	筋皮神経（C5-7）
上腕三頭筋				
長頭	肩甲骨の関節下結節	肘頭	前腕の伸展。長頭のみ腕の伸展と内転	橈骨神経（C6-8）
外側頭	橈骨神経溝の上方の上腕骨後面			
内側頭	橈骨神経溝の下方の上腕骨後面			

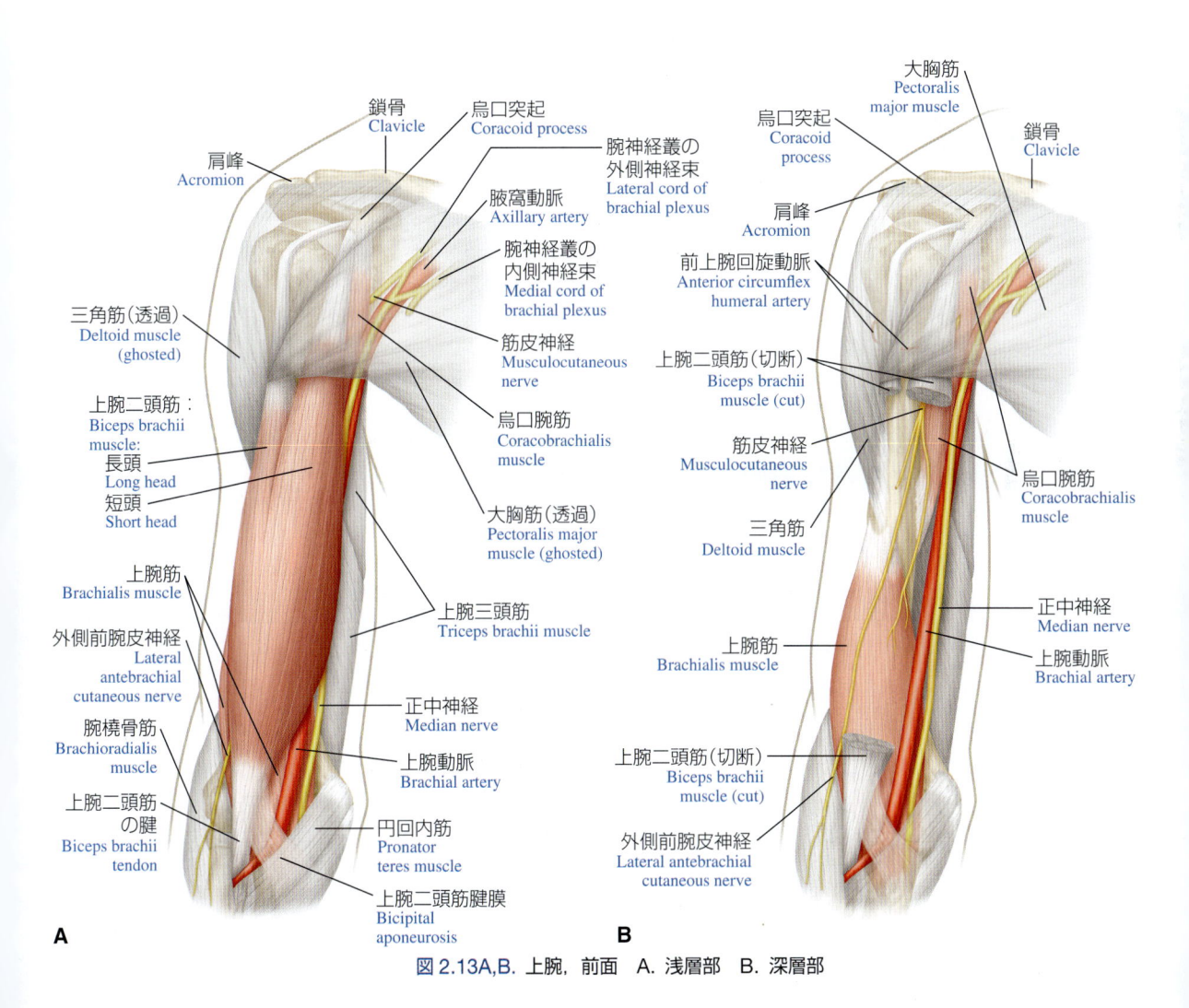

図2.13A,B. 上腕，前面　A. 浅層部　B. 深層部

II. 特徴

A. 上腕二頭筋長頭の起始部の腱は上腕骨頭の上を走行し，滑液鞘によって取り囲まれ，上腕骨の外科頸の腱まで行く。腱は横上腕靭帯と大胸筋の腱によって，結節間溝の中に保持される

B. 上腕二頭筋腱膜は上腕動脈の上にあり，それにより動脈を保護している。さらに肘正中皮静脈を支えており，注射を挿入しやすくしている

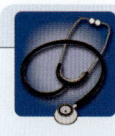

III. 臨床的考察

A. 上腕骨骨折：骨折後の骨片の転位は，筋の付着によってその位置が決められるであろう。例えば，外科頸での骨折では，以下のとおりである
  1. 近位骨片
     a. 内旋筋と外旋筋の両方が近位骨片に付着していれば，バランスがとれるため，近位骨片は回旋することはない。
     b. 棘上筋が近位骨片に付着し，反対側にはない場合。近位骨片は外転する
  2. 遠位骨片
     a. この部位に外旋筋が付着せず，内旋筋が付いていると内旋する
     b. この部位には大きく強い内転筋（広背筋と大胸筋）も付いているが，それにより内転が引き起こされる
  3. さらに，上腕二頭筋，上腕三頭筋と烏口腕筋の引く力により遠位端の2片は互いに重なってしまう

B. 上腕二頭筋反射は，理学的検査で日常的に行われている
  1. 上肢を弛緩させ，受動的に回内させ，肘を部分的に伸ばす
  2. 検者は親指を強く上腕二頭筋の腱の上に置き，打腱器で親指の爪床の基部を叩く
  3. 通常上腕二頭筋がすぐに無意識に収縮するが，それによって筋皮神経と脊髄神経（C5-6）が無傷であることが確かめられる

C. 上腕二頭筋長頭腱の断裂
  1. 上腕骨の結節間溝において炎症を起こした腱が前後に動いて，擦り減って断裂する
  2. 35歳以上の人に突然生じることが多い
  3. 分離した筋腹は上腕前面の遠位部の中心近くにボールのようなものを形成する（**ポパイ奇形**〈Popeye deformity〉）

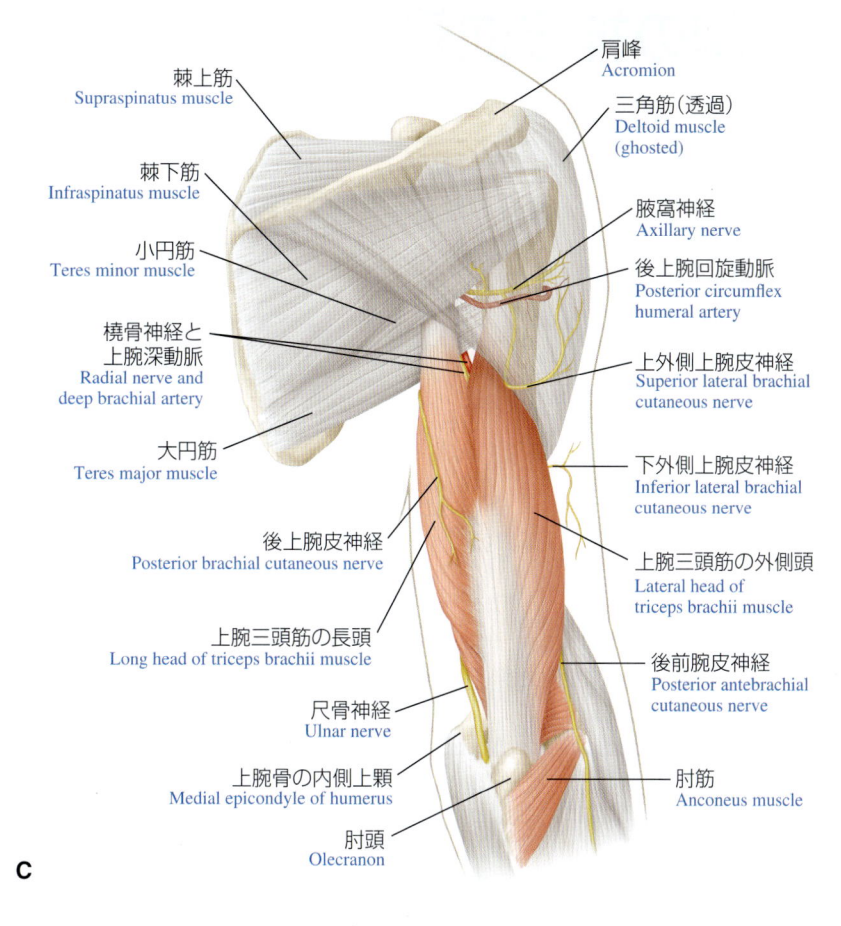

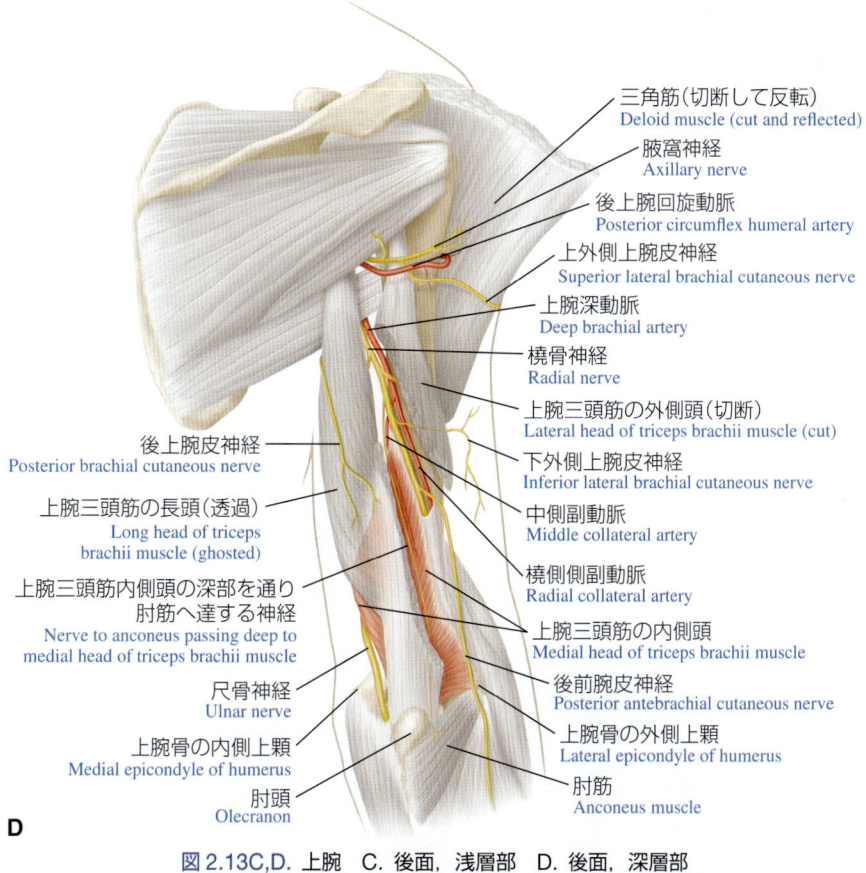

図 2.13C,D．上腕　C．後面，浅層部　D．後面，深層部

2.14 上腕の神経血管

I. 上腕動脈（図2.14A）

A. 大円筋の下縁で腋窩動脈の続き。肘窩で終わるが，橈骨動脈と尺骨動脈に分かれる
B. 上腕の枝
 1. 上腕深動脈：上腕の後面の橈骨神経溝から入り，橈側側副動脈と中側副動脈で終わる
 2. 上尺側側副動脈：内側筋間中隔の後ろを尺骨神経とともに走る
 3. 下尺側側副動脈：肘の背部を下行する

II. 神経（図2.14B）

A. 正中神経
 1. 起始部は上腕動脈の外側にあるが，その後横切って内側に位置する
 2. 上腕には枝を出さない
B. 筋皮神経
 1. 烏口腕筋を貫き，そこに枝を出すが，上腕二頭筋，上腕筋にも筋枝を出す
 2. 外側前腕皮神経に続く
C. 橈骨神経
 1. 上腕骨の後面の橈骨神経溝を上腕深動脈と伴行し，外側上腕筋間中隔を貫き，外側上顆の前面で浅枝と深枝に分かれる
 2. 上腕では上腕三頭筋と皮膚（後上腕皮神経，下外側上腕皮神経，後前腕皮神経）に枝を出す
D. 尺骨神経
 1. 腋窩動脈と上腕動脈の内側に位置し，上腕の中央を経て，内側上腕筋間中隔を貫き，上腕骨の内側上顆の後面の尺骨神経溝を上尺側側副動脈とともに走る
 2. 上腕には枝を出さない

III. 特徴

A. 上腕動脈は3つの筋の上に逐次位置し，3つの主要な枝を出し，3つの重要な神経と接し，3つの静脈と関連している
 1. 3つの筋が動脈の（上から下に向かって）走行する床をつくっている。上腕三頭筋長頭，烏口腕筋，上腕筋
 2. 3つの主要な枝：上腕深動脈，上尺側側副動脈，下尺側側副動脈
 3. 3つの重要な神経が動脈と関係している。橈骨神経，尺骨神経，正中神経
 4. 3つの静脈が動脈と関連している。2つの伴行静脈（上腕静脈）と尺側皮静脈
B. 分岐は一定せず上腕の高い部位で起きることもある
C. 上腕動脈は上腕三頭筋と上腕筋の前に位置する。その脈拍は全経路で触知しうる

2.14・上腕の神経血管

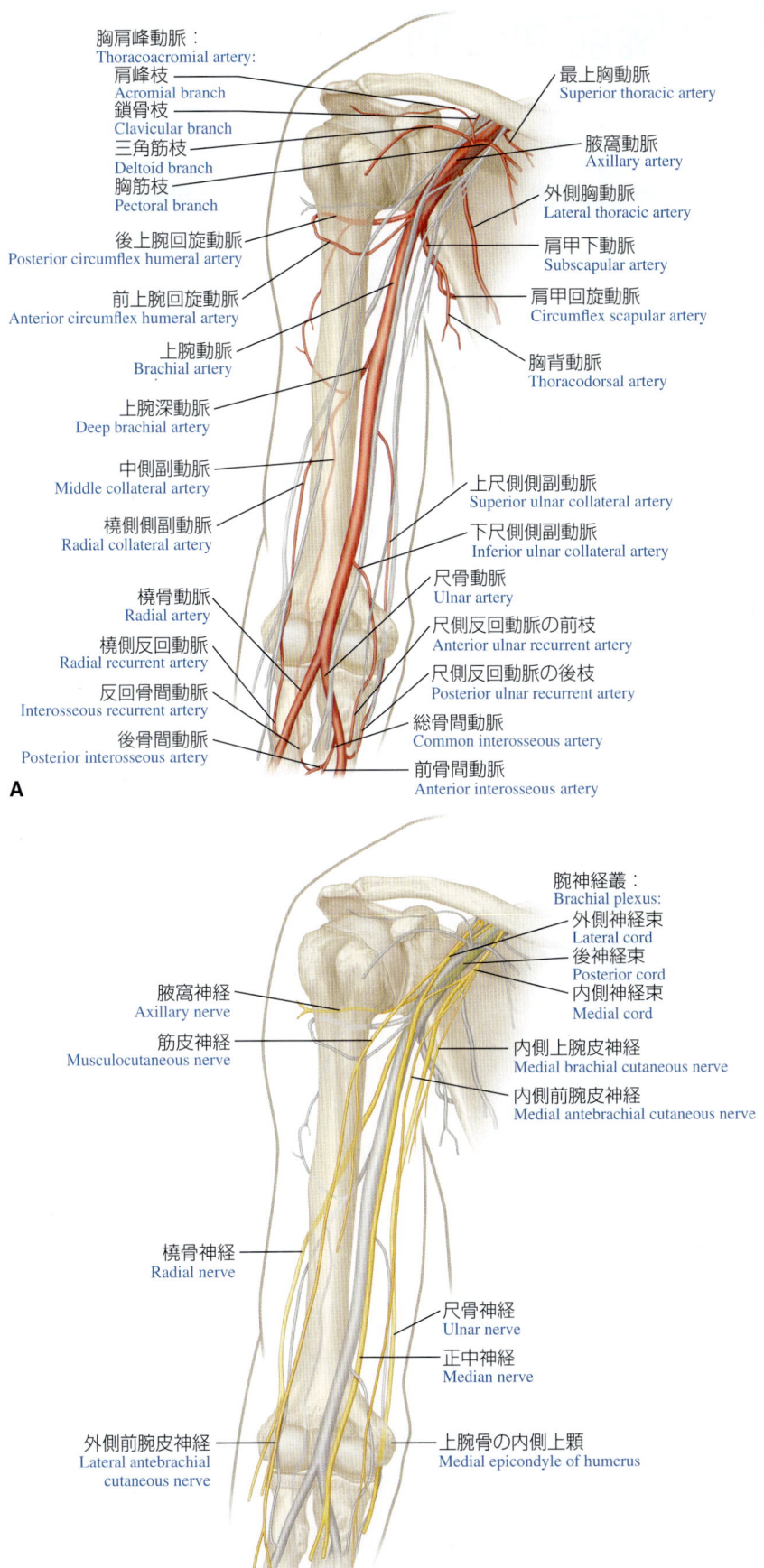

図 2.14. A. 上腕の動脈, 前面　B. 上腕の神経, 前面

2.15 前腕前面の筋

I. 浅層部（図2.15A）

筋	起始	停止	作用	神経支配
円回内筋	前腕屈筋群の共通起始部と尺骨の鉤状突起の内側面（尺骨頭）	橈骨の骨幹の外側面の中央	前腕の回内と屈曲	正中神経（C6-7）
橈側手根屈筋	上腕骨の内側上顆からの前腕屈筋群の共通起始部	第2-第3中手骨底	手根屈曲。手の外転	正中神経（C6-7）
長掌筋	上腕骨内側上顆	屈筋支帯の遠位半分と手掌腱膜	手根屈曲と手掌腱膜の引き締め	正中神経（C8）
尺側手根屈筋	前腕屈筋群の共通起始部と肘頭の内側縁と尺骨後縁の上部2/3	豆状骨，有鉤骨鉤，第5中手骨底	手根屈曲。手の外転	尺骨神経（C7）

II. 中間部（図2.15B）

筋	起始	停止	作用	神経支配
浅指屈筋	上腕尺骨頭：前腕屈筋群の共通起始部。橈骨頭：橈骨の中央1/3	第2-第5中節骨の骨幹	中手指節関節と近位指節間関節の屈曲	正中神経（C7-8, T1）

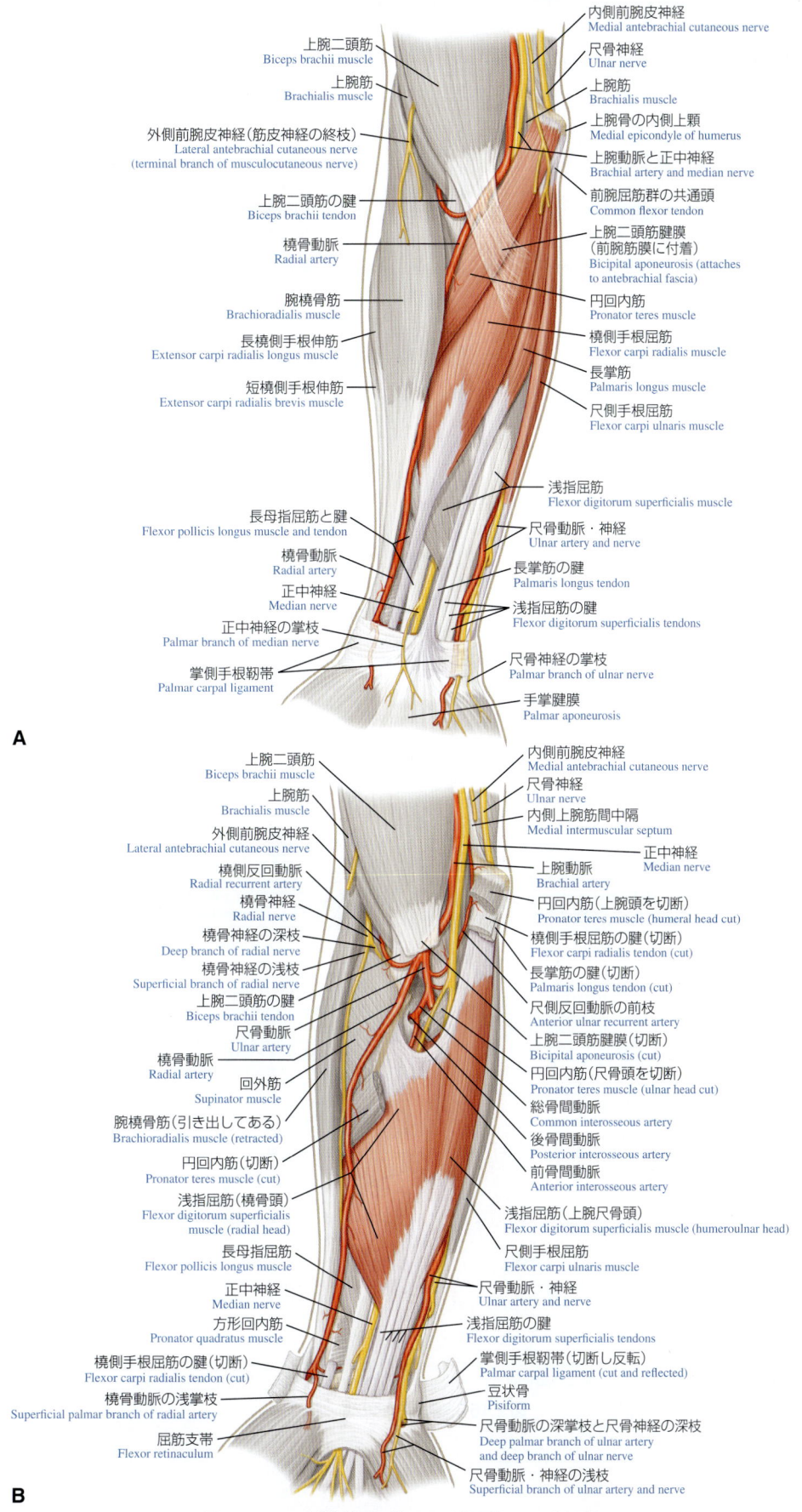

図 2.15A,B．前腕前面の筋　A．浅層部　B．中層部

Ⅲ. 深層部（図2.15C）

筋	起始	停止	作用	神経支配
深指屈筋	尺骨の後縁，尺骨の内側縁の近位側2/3，前腕骨間膜	第2-第5末節骨底	中手指節関節，近位指節間関節と遠位指節間関節の屈曲	正中神経からの前骨間神経。尺骨神経（C8, T1）
長母指屈筋	橈骨の前面と前腕骨間膜	母指の末節骨底	中手指節関節と母指の指節間関節の屈曲	正中神経からの前骨間神経。尺骨神経（C8, T1）
方形回内筋	尺骨遠位側1/4の前面の内側	橈骨の遠位側1/4の前面	前腕の回内	正中神経からの前骨間神経（C8, T1）

Ⅳ. 特徴

A. 前腕前面の筋は前腕の回内，手根の屈曲と外転，手指の屈曲に関係している

B. 最も普通にみられる変異は長掌筋の欠損である（約12％）

C. 握力を強くした状態では，手根は伸展し，さらにやや内転し，手指の長い屈筋群は収縮している

D. 浅層部と中間部の筋群は肘関節を越えるが，深層部の筋群は越えない

E. 腕橈骨筋は前腕を屈曲させるが，前腕の後面（伸筋）の区画にあり，橈骨神経支配である（これは橈骨神経が伸筋群のみを支配し，すべての屈筋は前面〈屈筋〉の区画に位置していることの1つの例外である）

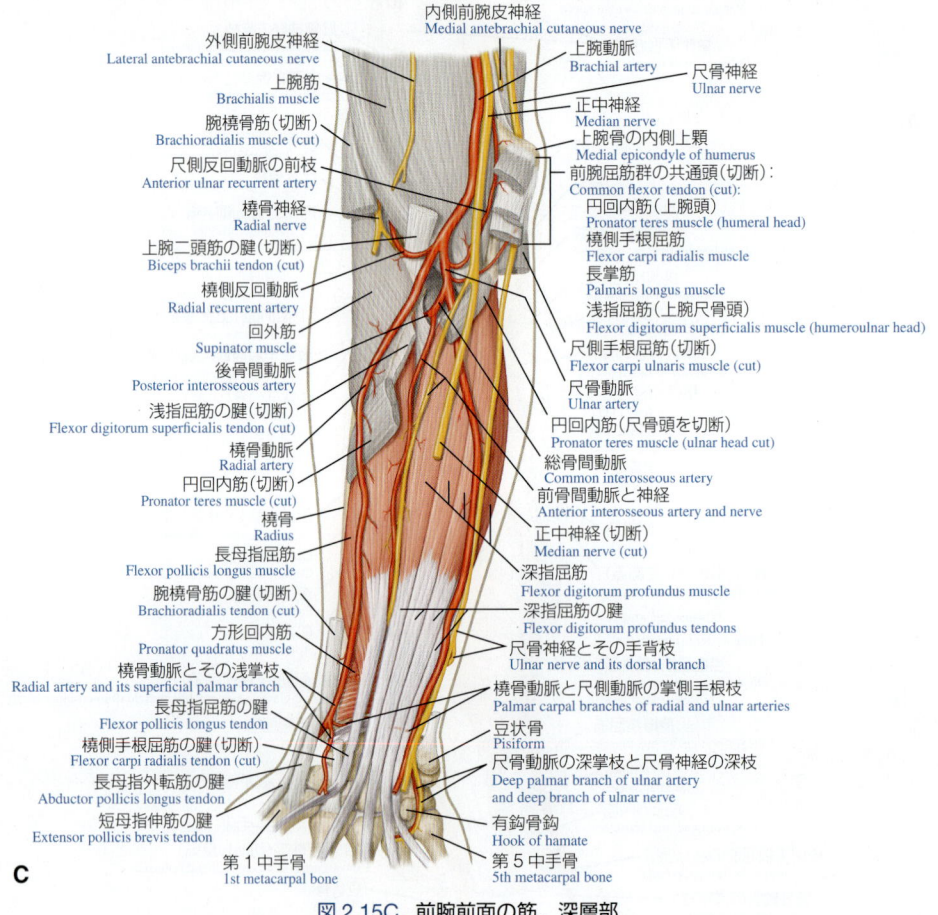

図2.15C. 前腕前面の筋，深層部

前腕前面の神経血管　2.16

Ⅰ. 橈骨動脈（図2.16A, B）

A. 橈骨頸部から橈骨茎状突起の内側まで及ぶ

B. 関係

	前方 皮膚と筋膜，腕橈骨筋	
外側 腕橈骨筋，橈骨神経前枝	橈骨動脈	内側 円回内筋，橈側手根屈筋
	後方 上腕二頭筋腱，回外筋，円回内筋，長母指屈筋と方形回内筋，橈骨	

C. 枝：橈側反回動脈，筋枝，掌側手根枝，浅掌枝

Ⅱ. 尺骨動脈

A. 橈骨頸部から手関節の屈筋支帯まで及ぶ

B. 関係

	前方 皮膚と筋膜，表層の屈筋，正中神経	
外側 浅指屈筋	尺骨動脈	内側 尺骨手根屈筋と尺骨神経
	後方 上腕筋と深指屈筋	

C. 枝：尺側反回動脈の前枝と後枝，総骨間動脈，筋枝

Ⅲ. 総骨間動脈

A. 尺骨動脈から起こる幹で橈骨粗面の下から前腕骨間膜に達する

B. 次の2枝に分かれる
　1. 後骨間動脈：前腕骨間膜を貫いて前腕の後面を栄養する
　2. 前骨間動脈

　a. 骨間膜上を下行するが，方形回内筋の上縁から骨間膜を通って背側に枝を出して後骨間動脈に合流する．さらに方形回内筋の下で掌側手根動脈網に続く小さい枝も出す

　b. 筋枝と栄養枝（橈骨と尺骨）を出すほか，正中神経に沿って正中動脈も出す

IV. 正中神経（図 2.16C, D）

A. 円回内筋の2頭間を通り，浅指屈筋と深指屈筋の間を経て，手首の近くで表層部に近くなり，浅指屈筋と橈側手根屈筋の間から，深層部で長掌筋腱の内側を通る
B. 尺側手根屈筋以外のすべての浅筋に枝を出す
 1. 前骨間神経は前骨間動脈とともに前腕骨間膜上を下行し，長母指屈筋，方形回内筋と深指屈筋橈側半に枝を出す
 2. 手掌の皮膚に掌枝を出す

V. 尺骨神経

A. 内側上顆の後から，尺側手根屈筋を通って前腕に入り，尺側手根屈筋と深指屈筋の間に続き，前腕の下半分においては尺骨動脈が尺骨神経の橈側に位置している。動脈と神経はともに皮膚と筋膜によって覆われ，尺側手根屈筋の橈側に位置する
B. 尺側手根屈筋と深指屈筋の尺側半に枝を出す
 1. 手背と尺側2½の指に手背枝を出す
 2. 手掌の尺側に掌枝を出す

VI. 橈骨神経

A. 上腕筋と腕橈骨筋の間を通って浅枝と深枝に分かれる
B. 浅枝：腕橈骨筋の下で橈骨動脈の外側に沿って走行
 1. 上腕の下1/3で，背側を横切る
 2. 手背と橈側2½の指の皮膚に枝を出す
C. 深枝：回外筋を貫いて前腕後面の伸筋に分布する

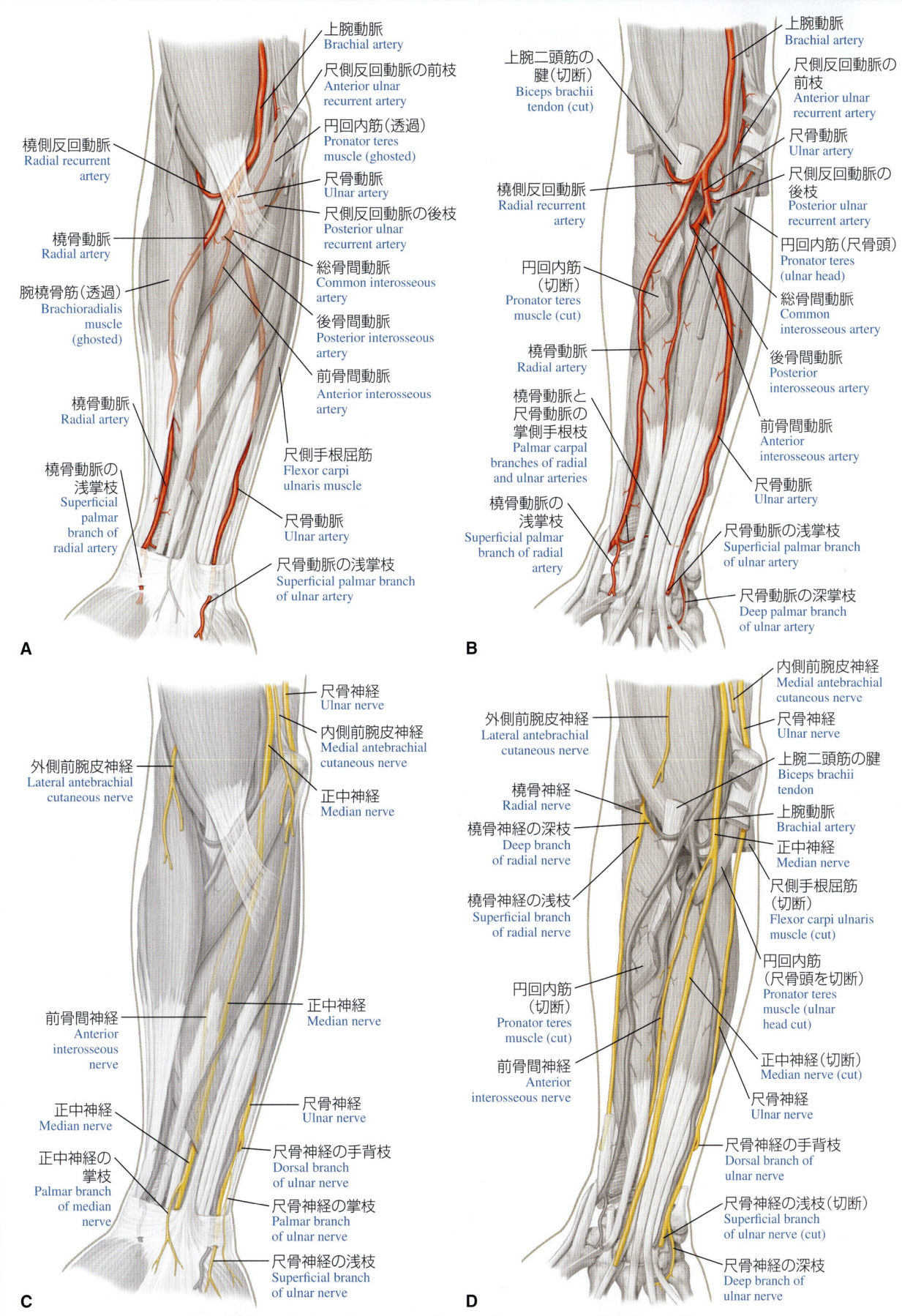

図2.16. 前腕の動脈　A. 動脈，浅層部　B. 動脈，深層部　C. 神経，浅層部　D. 神経，深層部

2.17 前腕後面の筋

I. 前腕後面の筋

A. 浅層部（図 2.17A）

筋	起始	停止	作用	神経支配
腕橈骨筋	上腕骨外側顆上稜の上部 2/3	橈骨茎状突起の底部外側	肘屈曲。回内回外の補助	橈骨神経（C5-7）
長橈側手根伸筋	上腕骨外側顆上稜の下部 1/3	第 2 中手骨底の背側	手根伸展。手の外転	橈骨神経（C6-7）
短橈側手根伸筋	前腕伸筋群の共通起始部の腱（上腕骨外側上顆）	第 3 中手骨底の背側	手根伸展。手の外転	橈骨神経（C7-8）
総指伸筋	前腕伸筋群の共通起始部の腱（上腕骨外側上顆）	第 2-第 5 指の指背腱膜	第 2-第 5 指の中手指節関節，近位指節間関節，遠位指節間関節の伸展，手根伸展	橈骨神経深枝（C7-8）
小指伸筋	前腕伸筋群の共通起始部の腱（上腕骨外側上顆）	第 5 指で総指伸筋の腱とともに指背腱膜をつくる	第 5 指の中手指節間関節，近位指節間関節と遠位指節間関節の伸展	橈骨神経深枝（C7-8）
尺側手根伸筋	前腕伸筋群の共通起始部の腱と尺骨の後縁の中部 1/2	第 5 中手骨底の内側	手根伸展。手の内転	橈骨神経深枝（C7-8）
肘筋	上腕骨外側上顆	肘頭の外側と尺骨の上部 1/4	前腕の伸展	橈骨神経（C7-8, T1）

B. 深層部（図 2.17B）

筋	起始	停止	作用	神経支配
回外筋	上腕骨外側上顆，尺骨の回外筋稜，外側側副靭帯と輪状軟骨	橈骨の近位 1/3 の外側面	前腕の回外	橈骨神経深枝（C5-6）
長母指外転筋	橈骨の後面中部 1/3，骨間膜，尺骨の後外側の中部	第 1 中手骨底の橈側	手根中手関節で母指を外転	橈骨神経深枝（C7-8）
短母指伸筋	骨間膜と遠位橈骨の後面	母指基節骨底	手根中手関節で母指を伸展	橈骨神経深枝（C7-8）
長母指伸筋	骨間膜と尺骨の後外側面の中部	母指末節骨底	指節間関節で母指を伸展	橈骨神経深枝（C7-8）
示指伸筋	骨間膜と遠位尺骨の後外側面	総指伸筋の腱とともに第 2 指へ。両者とも指背腱膜に移行	示指を中手指節関節，近位指節間関節，遠位指節間関節で伸展	橈骨神経深枝（C7-8）

C. 特徴：橈骨神経深枝は回外筋の 2 頭の間を貫く

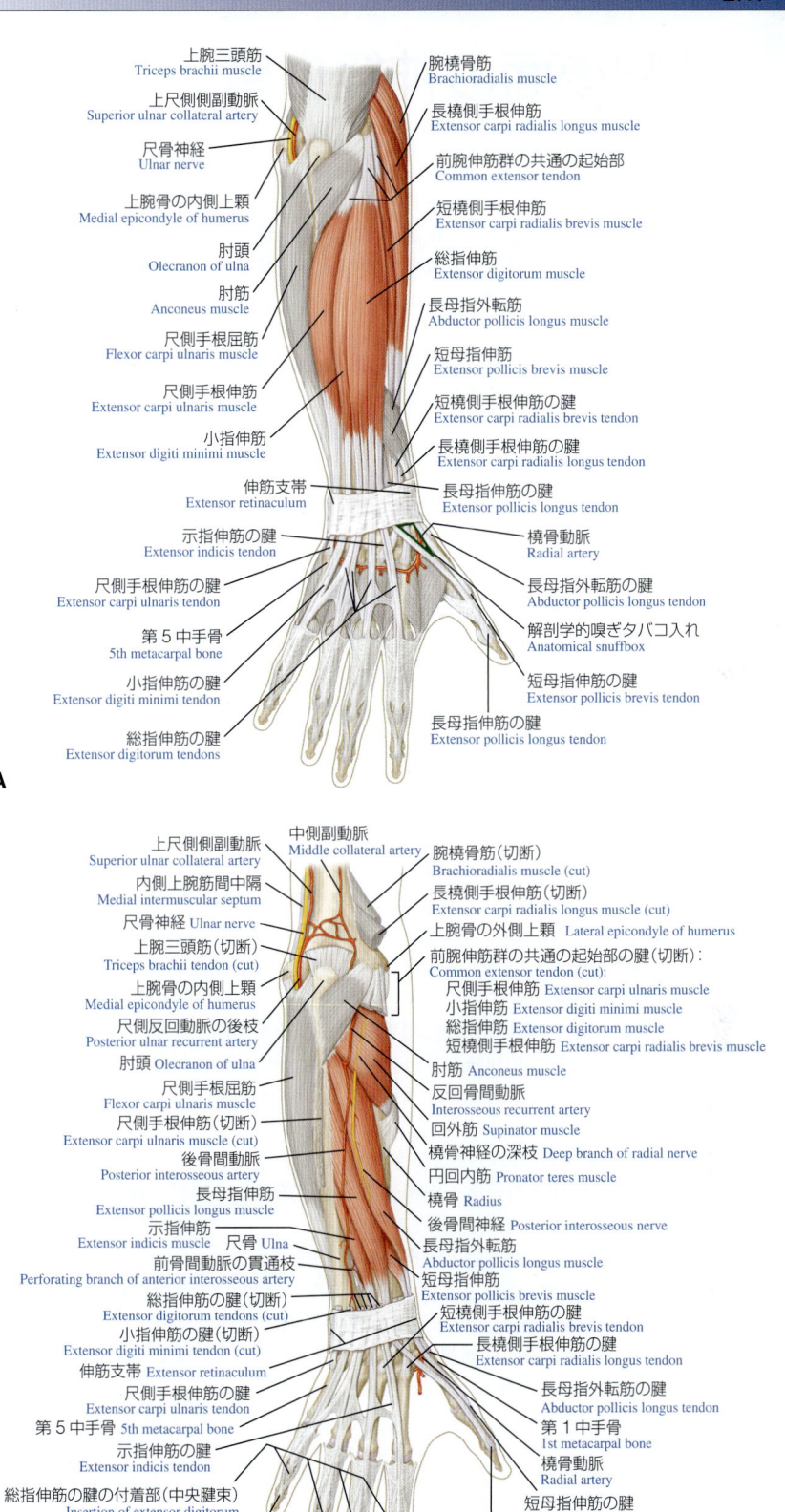

図 2.17A, B. 前腕後面の筋　A. 浅層部　B. 深層部

2.18 前腕後面の神経血管

I. 血管：後骨間動脈（図2.18）

A. 骨間膜の上縁で総骨間動脈から分かれて骨間膜を貫き，回外筋と長母指外転筋の縁の間を通って，前腕の浅層部と深層部の間を下行する。前腕下部では前骨間動脈の終枝に合流し，背側手根動脈網に入る

B. 枝：筋性動脈。反回骨間動脈は肘筋の下で肘頭と外側上顆の間を上行し，中側副動脈，下尺側側副動脈，後尺側反回動脈と吻合する

II. 神経：橈骨神経

A. 外側上腕筋間中隔を貫き，上腕筋と腕橈骨筋の間を走行し，外側上顆の前面で枝を出す
B. 枝
 1. 浅枝：手背と橈側2½の指に皮枝を出す
 2. 深枝：回外筋を貫き橈骨外側縁の周囲をまわって，前腕中央の筋の浅層部と深層部の間を下行する。後骨間神経として，骨間膜と長母指伸筋の間に位置する
  a. 手根の後面に続き，伸筋に枝を出す
  b. 橈骨手根関節に知覚神経を出す

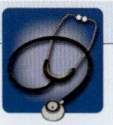

III. 臨床的考察

A. 橈骨神経障害
 1. 肘より上部
  a. **下垂手**となり，手首のところで手を伸展できなくなる
  b. 中手指節関節の伸展もできなくなる
  c. 手背橈側の知覚も消失する
  d. 指の伸筋が短縮するため，下垂手の人は手指をかたく握って受動的に手首を伸展することができる
 2. 橈骨神経の深枝の領域は影響が異なることがあり，完全な消失によって中手指節関節の伸展ができなくなる一方で，橈骨伸筋によって手首の伸展は可能なことがある
 3. すべての伸筋は橈骨神経支配である
  a. 腕橈骨筋と長橈側手根伸筋は分岐する前の橈骨神経の支配を受ける（橈骨神経は外側上顆の前に位置している）
  b. 残り（回外筋，短橈側手根伸筋，総指伸筋，小指伸筋，尺側手根伸筋，長母指外転筋，短母指伸筋，長母指伸筋，示指伸筋）は橈骨神経深枝の支配を受ける
  c. 一般的には腕橈骨筋は第5と第6頸神経からの線維を受け，橈骨の伸筋はC6とC7，総指伸筋と小指伸筋はC6，C7とC8，尺骨の伸筋はC6，C7とC8もしくはC7とC8からだけの線維を受ける
B. 短橈側手根伸筋腱の第3中手骨底への付着点は，腱鞘の嚢胞性腫脹（結節腫，**ガングリオン**）の好発部位である
C. **テニス肘**（上腕骨外側上顆炎）
 1. 上腕骨外側上顆の遠位すぐのところの疼痛と関節の圧痛を特徴とする
 2. 前腕表層部伸筋群の共通起始部の早期の変性により，テニス選手に限らず肘の負傷後や，前腕表層部伸筋群を"使いすぎる"こと（例えばシャベルによる雪かきなど）で発症することがある

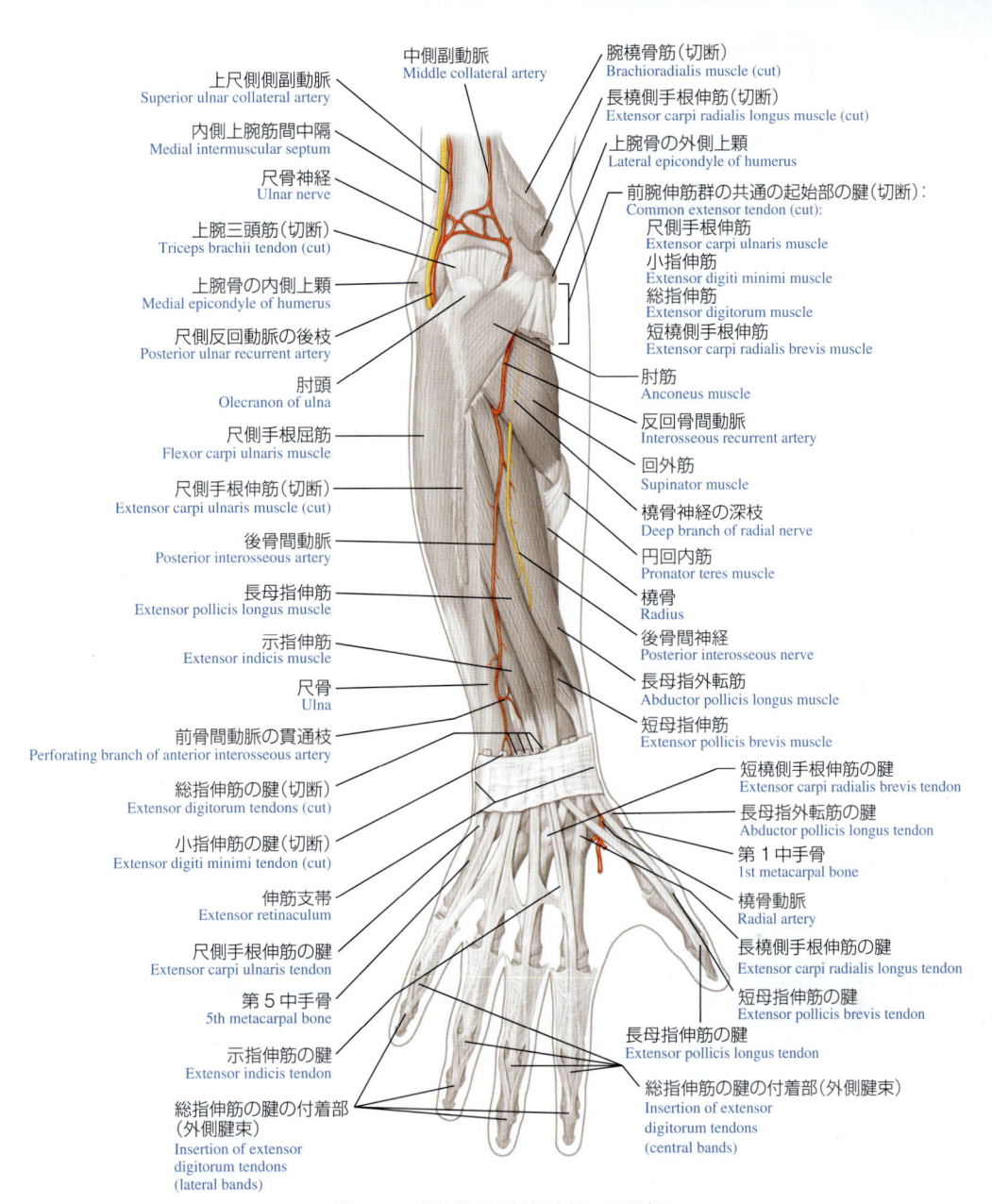

図 2.18 前腕後面の神経血管，深層部

2.19 手背

I. 手背の皮膚（図2.19A, B）

A. 特徴
1. 手掌の皮膚とその下の筋膜と腱膜との強固な関係と比較して，薄く疎である
2. 組織は弛緩しているため，皮膚のヒダをつかんでその下の深筋膜より数cm持ち上げることができる

B. 手背の皮下腔
1. 皮膚と伸筋腱上の深筋膜との間の空間で，網目状組織のゆるみによる
2. 知覚神経，静脈とリンパ管がこの疎な網目状の層を通る

II. 手背の皮神経

A. 橈骨神経の浅枝：その背側指神経は手背橈側と橈側2½の指に分布する

B. 尺骨神経の手背皮枝：その背側指神経は手背尺側と尺側2½の指に分布する

C. 橈骨浅枝および尺骨神経の手背皮枝の背側指神経の分布には変異がある

D. 正中神経と尺骨神経の掌側指神経の枝は末節骨背側の皮膚（爪床）に分布する

III. 手背の血管

A. 橈骨動脈
1. 背側手根動脈網：橈骨動脈骨動脈からの枝と尺側動脈の枝との吻合
   a. 背側中手動脈：背側手根動脈網から背側指動脈へ行く動脈
   b. 第1背側中手動脈：橈骨動脈の本幹から起こる
2. 解剖学的嗅ぎタバコ入れを通って，橈骨動脈は第1骨間筋を通過し深掌動脈弓に続く

B. 手背静脈網：背側指静脈と手背中手静脈から橈側皮静脈と尺側皮静脈へ注ぐ

IV. 手背のリンパ管

A. 指の手掌面，指間，小指球，母指球からのリンパは手背のリンパ管や疎な網目状の層にある間隙に注ぐ

B. 感染が指の手掌面，指間，小指球，母指球領域であっても，手背におけるリンパ浮腫の原因となる

V. 伸筋支帯と指背腱膜（図2.19C-F）

A. 伸筋支帯
1. 手を手根の部分で伸展させたとき，腱が弓のつるのようにならないよう伸筋の腱を手根の部分で保持する
2. 腱の滑液鞘は手根手背の上を腱が通るためにある。伸筋支帯が尺骨および橈骨の遠位部へ付くことで形成される骨線維性のトンネルを伸筋腱は通過するが，腱の滑液鞘は伸筋腱の摩擦を減少させる

B. 指背腱膜
1. 中手指節関節の上で，それぞれの伸筋腱は外側と内側に張り出して指背腱膜を形成する
2. 近位指節間関節の上で，指背腱膜は3束に分かれる。中間索は中節骨底に，2つの側索は末節骨底に停止する

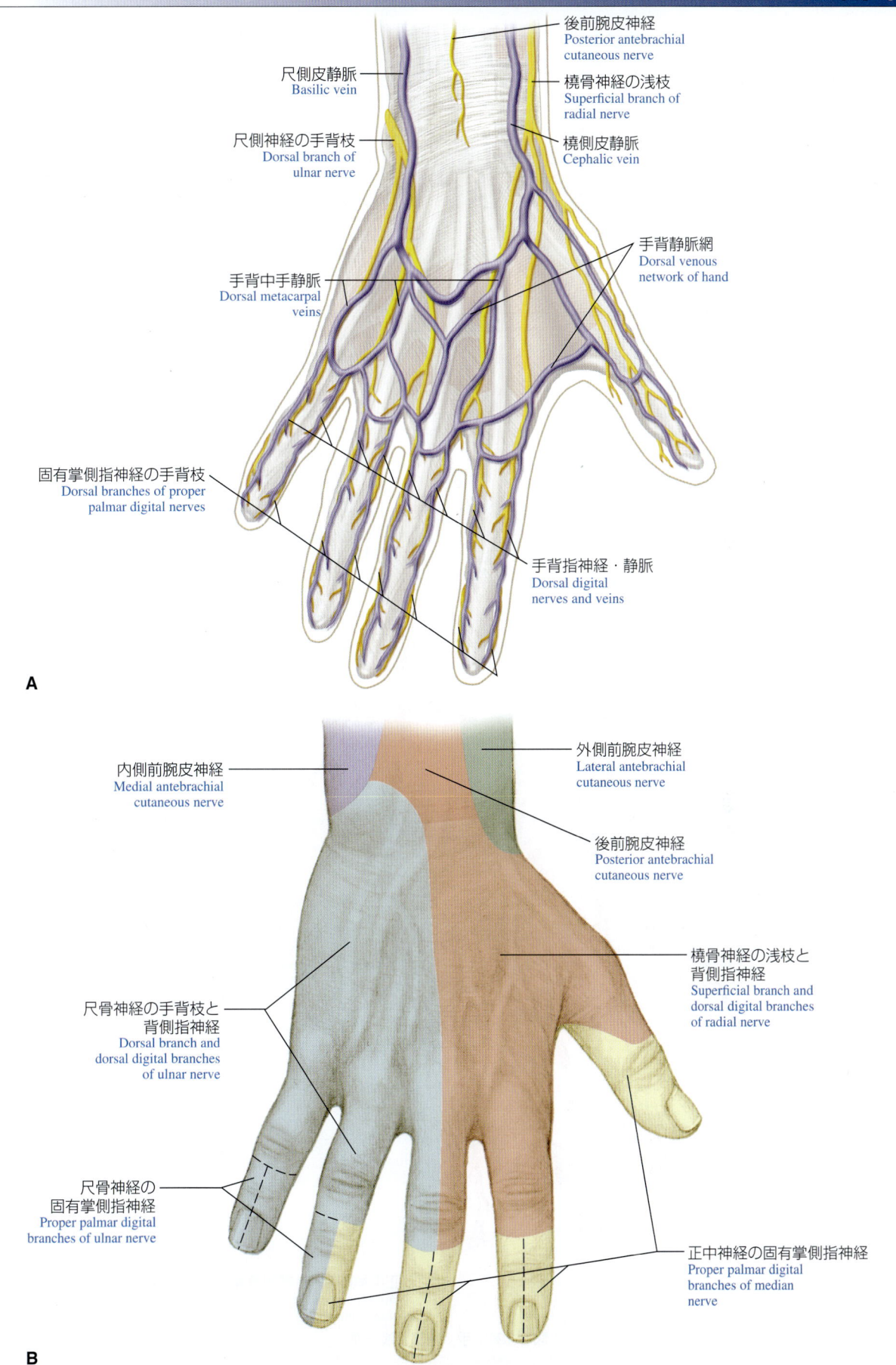

図 2.19A,B. 手の皮神経，前面　A. 解剖　B. 神経の分布域

VI. 特徴

A. 背側腱膜下腔
1. 癒合した深層部手背筋膜と伸筋腱と、骨間筋と中手骨の間にあり、前者がその天井を形成し、後者が床をなす
2. 後者の構造が手掌のバリアーを形成する。そのためこの空間はめったに手の感染にかかわることはない

B. 解剖学的嗅ぎタバコ入れ
1. 長母指外転筋の腱と外側の短母指伸筋、内側の長母指伸筋と境を接している
2. 橈骨神経の浅枝の枝が表層部を横切る
3. 舟状骨の背側に位置する橈骨動脈を含む
4. 舟状骨骨折は解剖学的嗅ぎタバコ入れの部分で触知することができる場合がある

C. 手根を伸展し指を外転させたとき、伸筋腱ははっきりと突き出る（指関節の周囲）

D. 中手指節関節：手を握りこぶしにしたときにはっきりする。中手骨の頭部に相当

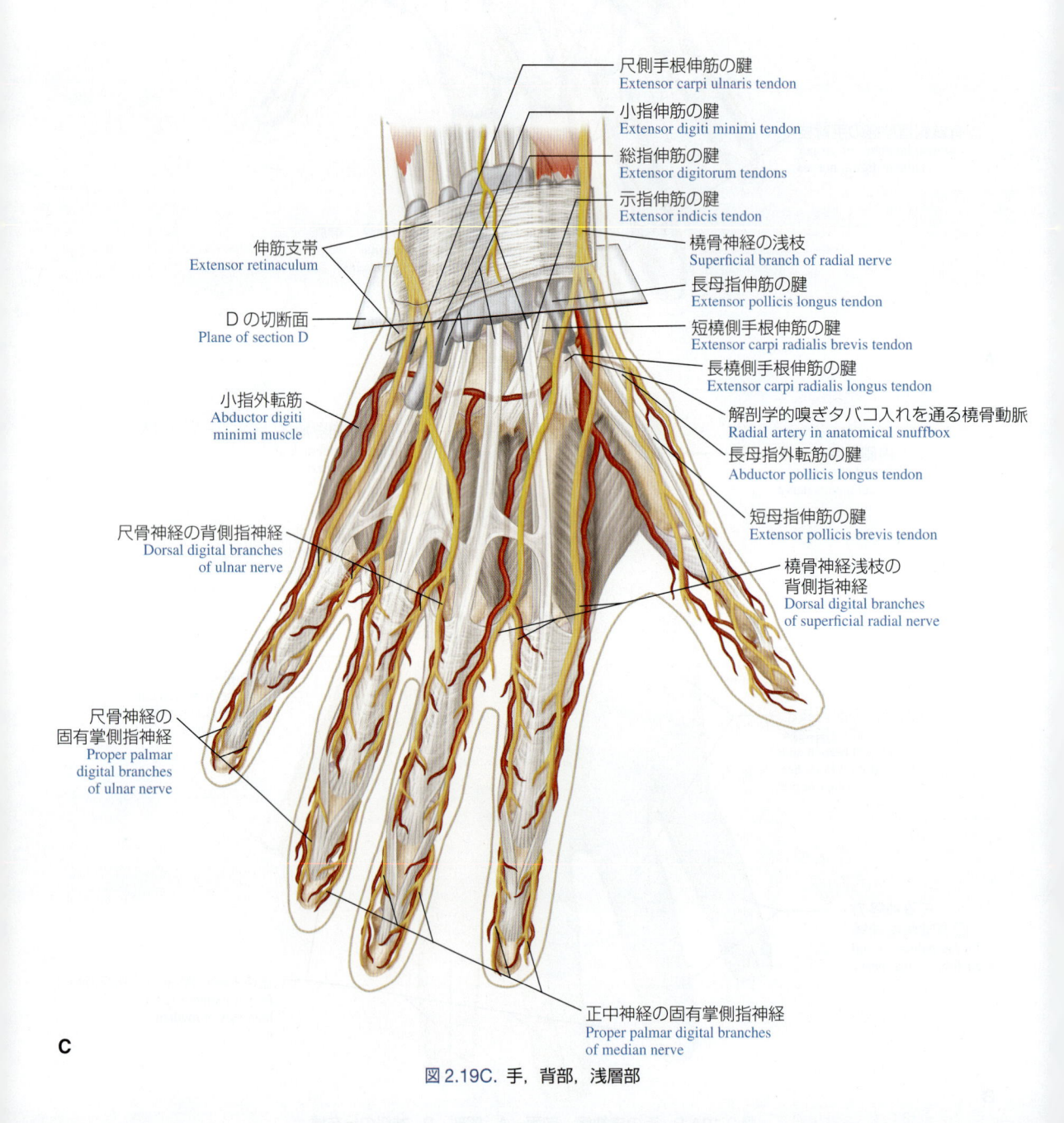

図 2.19C. 手、背部、浅層部

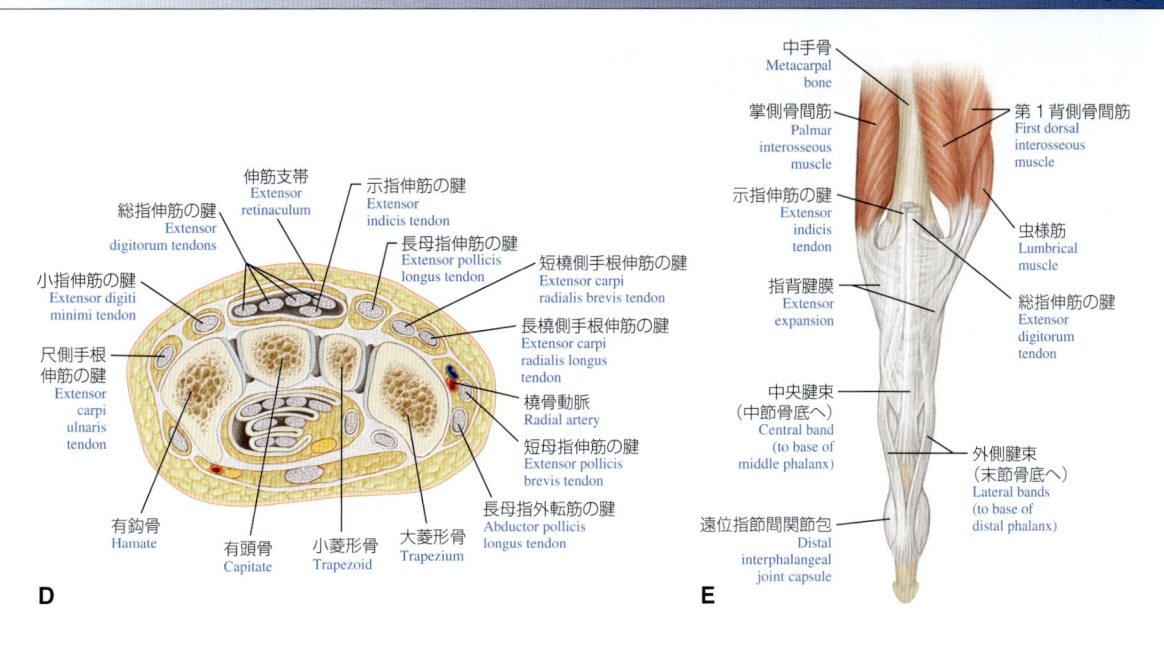

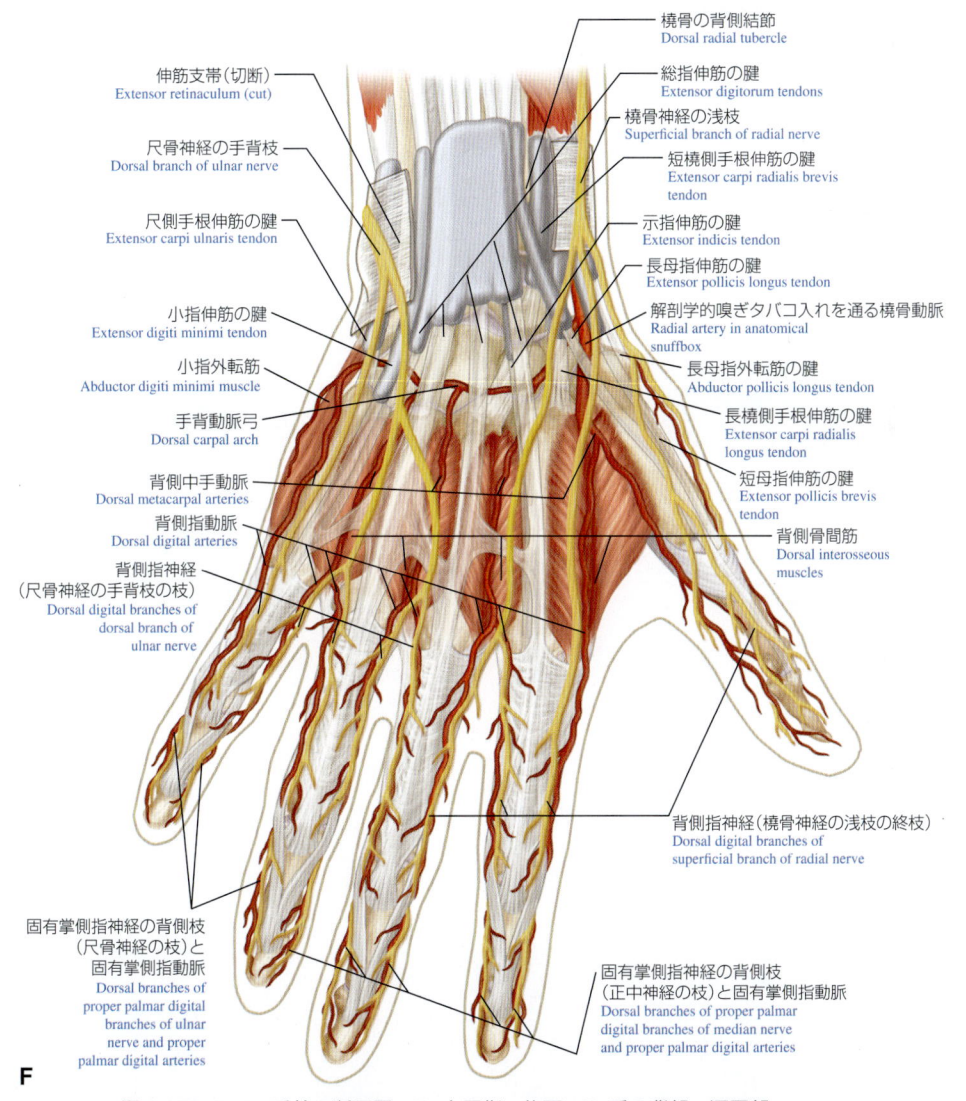

図 2.19D-F.　D. 手首の断面図　E. 右示指，後面　F. 手の背部，深層部

2.20 手掌の浅層部

I. 手掌の皮膚

A. 特徴
1. 厚く，粗く，手背よりも血管が多い
2. 毛や脂腺がないが，汗腺は豊富である

B. 顆粒状の脂肪がみられる線維性中隔や線維束によって手掌腱膜につながっている

II. 手掌の屈曲溝 （図2.20A）

A. 橈側縦皺は母指球を部分的に取り囲む。母指を反対に動かすため（母指の短筋によって形成）
B. 中掌側皺は遠位横皺のところから始まり，小指球の上で終わる（第5指の短筋によって形成）
C. 近位横皺は手掌の橈側縁から始まるが，橈側縦皺と手掌表層部の第2中手骨の骨頭の部分で共通である
   1. 内側，若干近位側へ伸びて手掌表層部の第3-第5中手骨の骨幹の部分を横切る
   2. 示指の運動に有用である
   3. 浅掌動脈弓の凸面を示す
D. 遠位横皺
   1. 示指と中指の間の窪みから始まり，手掌表層部を横切る
   2. 内側の3指の運動に有用である（中手骨の頭を示す）

III. 手指の屈曲溝 （図2.20B）

A. 内側のそれぞれの4指には通常3つの屈曲溝がある。指の屈曲に伴ってすべて深い
   1. 近位：指の根元で，中手指節関節のおよそ2 cm遠位側にある
   2. 遠位：遠位指節間関節の近位側に位置している
   3. 中間位：近位指節間関節の上に位置している

B. 母指には2つの屈曲溝しかない
   1. 近位屈曲溝は母指を斜めに横切っており，第1中手指節関節の近位側にある
   2. 遠位屈曲溝は遠位指節間関節の近位側に位置している

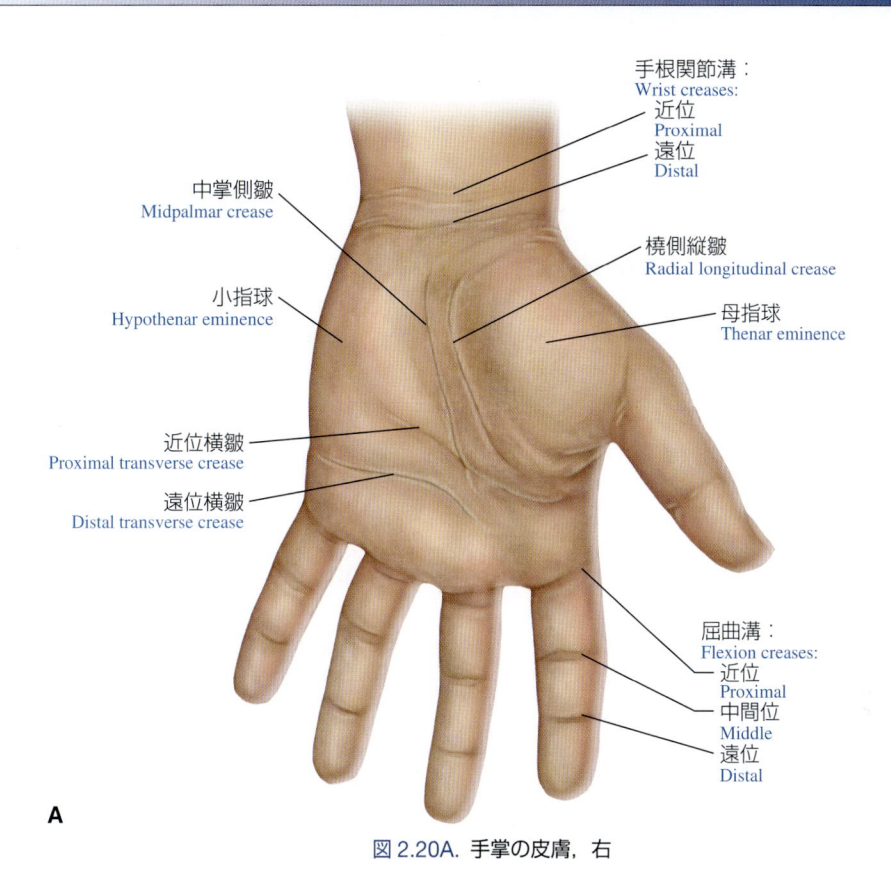

2.20・手掌の浅層部 115

図 2.20A. 手掌の皮膚，右

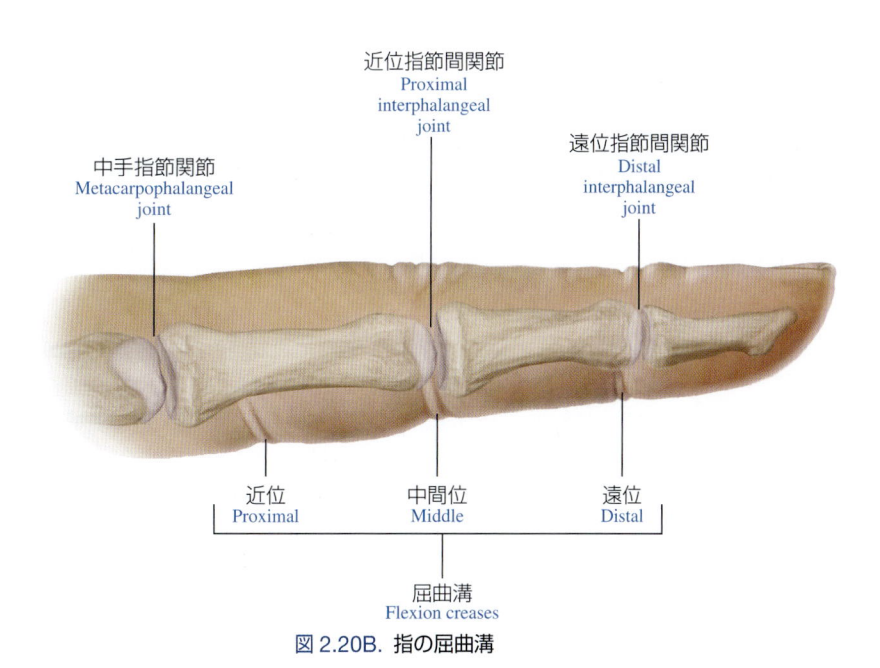

図 2.20B. 指の屈曲溝

Ⅳ. 深部手掌筋膜（図2.20C）

A. 手掌の縁で手背上の筋膜と連続していて，前腕筋膜とは近位側でつながっている
  1. 母指球と小指球の上は薄いが，手掌では厚く，**手掌腱膜**を形成している
  2. 遠位側では指につながっていて，**指の線維鞘**の形成の助けになっている
B. 手掌筋膜は母指球と小指球の筋と密接に接触していて，筋の上に膿がたまるような空間をつくらないようにしている
C. 手掌腱膜
  1. 丈夫で太く密で，うまく輪郭がとられた三角形の手掌中央の深部腱膜である
  2. 先端（近位側）は**屈曲支帯**に固定されて，底部（遠位側）は向かい側の中手指節関節で終わる。指根部で4束に分かれ，指の線維鞘に癒合する
  3. 2層からなる：縦走線維と横走線維
     a. 縦走線維
        i. 表層部にあり長掌筋の腱が指へ延長したもの
        ii. 長い指屈筋の腱の上で遠位側へ束を形成し，指の線維鞘に癒合する
     b. 横走線維
        i. 深層部にあり屈筋支帯に付く
        ii. この線維は縦走線維が分かれる間において特に顕著であり，遠位側は中手骨の骨頭まで伸び**浅横中手靭帯**を形成する
  4. 手を通る指の筋の長い腱を覆っているが，さらに指に行く動脈や神経も覆っている。血管や神経は腱膜を避けて，隣接する2指の一方の側に到達する前に，個々の2指の間の膜へ移行する
  5. 中隔
     a. 手掌の遠位部の手掌腱膜の深層部の面から伸びる
     b. 血管や神経とともに屈筋腱鞘や虫様筋が通るための輪状の線維管の側面を形成する
     c. 深層部の面には付いていないようにみえるが，手掌中央隙の末端もしくは母指球隙の遠位側に付いている。それらは実際に深横中手靭帯に付いている
     d. 腱膜から第3中手骨への中隔は，**手掌中央隙**（滑液包）と**母指球隙**（滑液包）を分けている
  6. 手掌腱膜の外側縁は母指球と小指球の筋を取り囲む深部筋膜に接している

Ⅴ. 手掌の皮神経（図2.20D）

A. 正中神経（C5-8）
  1. 掌枝：手掌の橈側
  2. 掌側指枝：橈側3½の指（爪床を含む）
B. 尺骨神経（C8，T1）
  1. 掌枝：手掌の尺側
  2. 掌側指枝：尺側1½の指（爪床を含む）

2.20・手掌の浅層部　117

長掌筋
Palmaris longus tendon

正中神経の掌枝
Palmar branch of median nerve

橈骨神経の浅枝
Superficial branch of radial nerve

尺骨神経の掌枝
Palmar branch of ulnar nerve

手掌腱膜
Palmar aponeurosis

短掌筋（切断）
Palmaris brevis muscle (cut)

尺骨神経の浅枝の固有掌側指神経
Proper palmar digital branch of superficial branch of ulnar nerve

尺骨神経の固有掌側指神経
Proper palmar digital branches of ulnar nerve

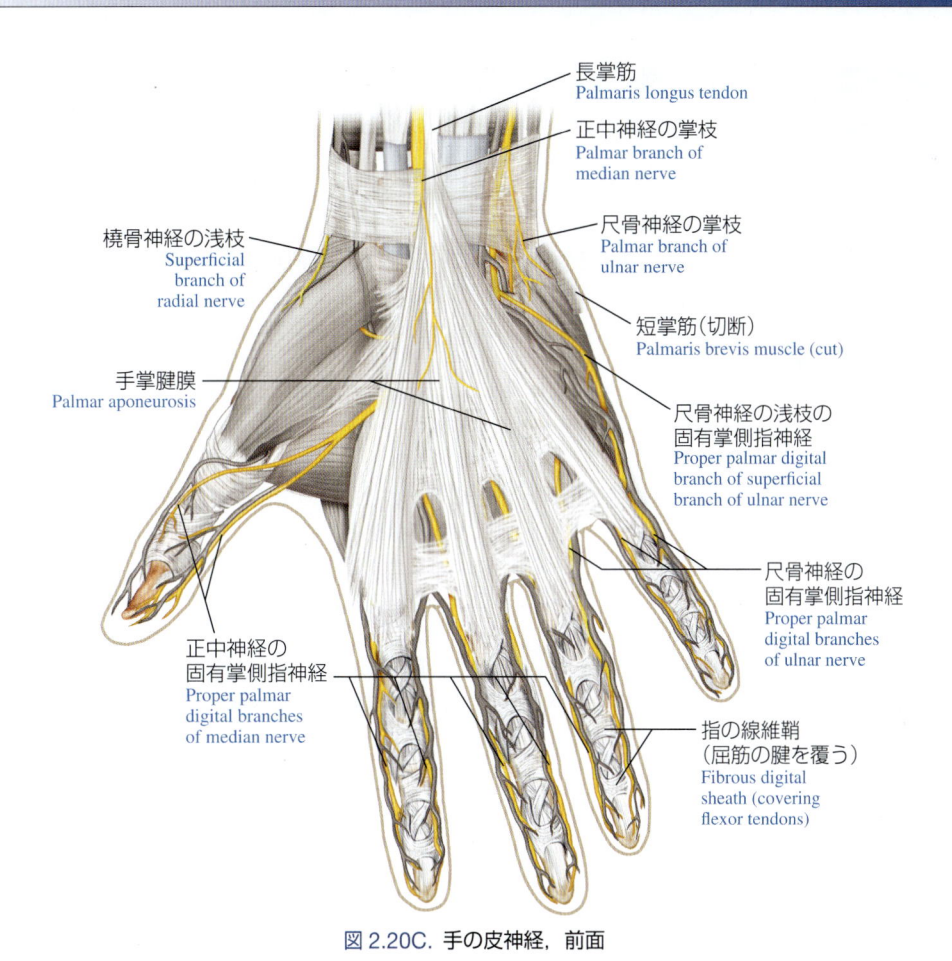

正中神経の固有掌側指神経
Proper palmar digital branches of median nerve

指の線維鞘（屈筋の腱を覆う）
Fibrous digital sheath (covering flexor tendons)

図 2.20C. 手の皮神経，前面

外側前腕皮神経（筋皮神経から）
Lateral antebrachial cutaneous nerve (from musculocutaneous nerve)

内側前腕皮神経
Medial antebrachial cutaneous nerve

正中神経の掌枝
Palmar branch of median nerve

尺骨神経の掌枝
Palmar branch of ulnar nerve

橈骨神経の浅枝
Superficial branch of radial nerve

正中神経の掌側指神経
Palmar digital branches of median nerve

尺骨神経の掌側指神経
Palmar digital branches of ulnar nerve

図 2.20D. 手の皮神経分布域，前面

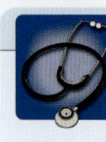

VI. 臨床的考察

A. 手掌単一屈曲線とはダウン症候群（Down syndrome）のヒトの手にみられる単一の横皺である
B. 皮膚は下にある結合組織と強く結び付いていて，皮膚のしわの部分には構造物は深層部まである
   1. そのため，指の手掌面の外科的切開では，皮膚のしわは避けるべきである
   2. さらに，しわの領域での瘢痕組織は関節可動域を制限させてしまうことがある
C. 手の感染の多くは，指を除いて，小指球と母指球の間もしくは遠位側の窪みにみられる
D. 手掌腱膜
   1. **デュピュイトラン拘縮**（Dupuytren contracture）
      a. 原因不明の家族性の疾患であることが多いが，多くの遺伝因子が関与する遺伝的素因を伴う
      b. 進行性の線維形成が現れるが，典型的には腱膜から指節骨底まで異常な線維組織の束が伸びて，1指かそれ以上の指を中手指節関節のところで著しく屈曲させてしまうため，指をまっすぐにすることができなくなる
      c. 障害の原因にはほとんどならないが，中指と示指に影響が及んだ場合，手は使用できなくなる
   2. 手掌腱膜は肥厚しているため，手掌隙が膿で満たされたとき手掌の過度の腫脹は防止できる。その代わり，手背の疎性皮下組織における著しい浮腫がはっきりしてくる

手掌の筋　2.21

I. 手掌の筋（図2.21A, B）

A. 1つの筋は浅手掌隙にある。他のすべては4つの区画にある。母指球，小指球，中央，内転筋-骨間筋

B. 浅手掌隙（区画には含まれない）

筋	起始	停止	作用	神経支配
短掌筋	小指球上の筋膜	手掌尺骨縁の皮膚	手の尺骨縁の皮膚を手掌中央に引く	尺骨神経浅枝（C8, T1）

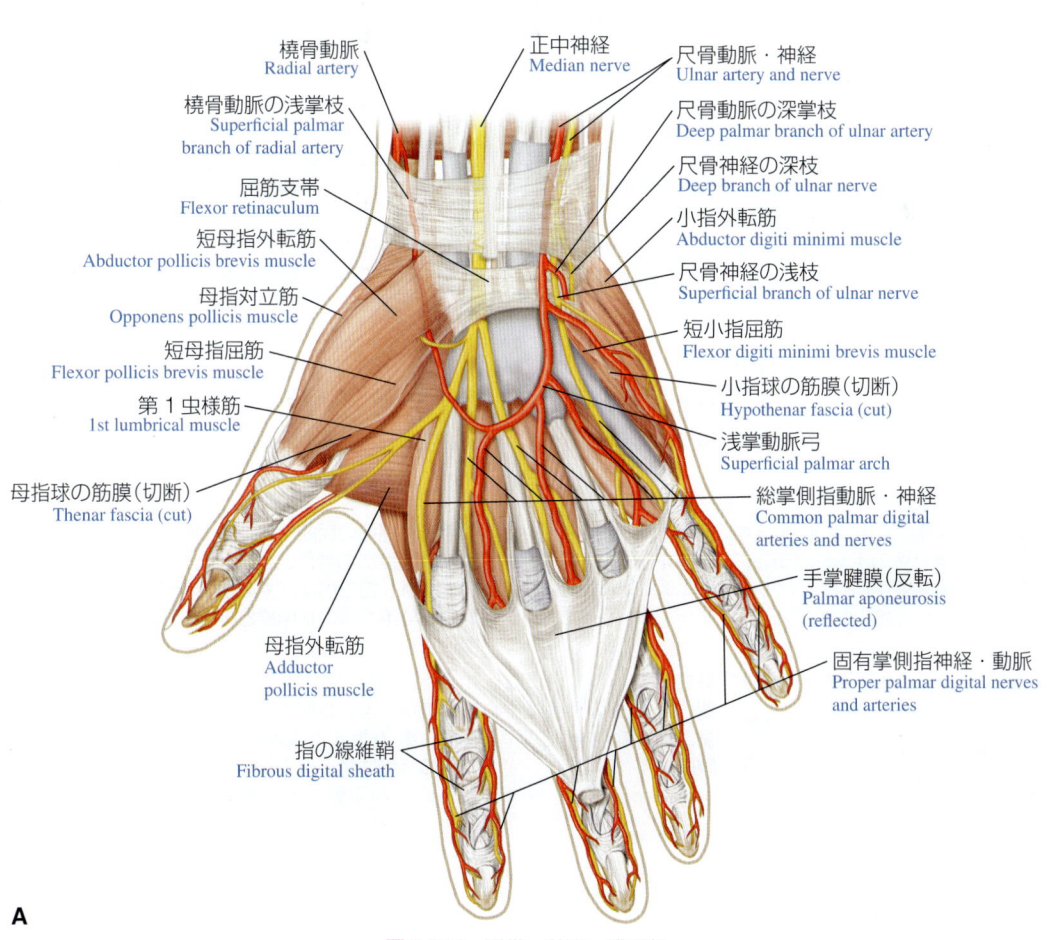

図2.21A. 手掌，前面，浅層部

C. 母指球の区画（母指の筋）

筋	起始	停止	作用	神経支配
短母指外転筋	屈曲支帯，舟状骨，大菱形骨	第1指の基節骨底	母指の外転	正中神経反回枝（C8, T1）
短母指屈筋	屈曲支帯，大菱形骨	第1指の基節骨	母指の手根中手関節と中手指節関節の伸展	正中神経反回枝（C8, T1）
母指対立筋	屈筋支帯，大菱形骨	第1中手骨骨幹	母指の対立	正中神経反回枝（C8, T1）

D. 小指の区画

筋	起始	停止	作用	神経支配
小指外転筋	豆状骨	第5指基節骨底尺側部	第5指の外転	尺骨神経深枝（C8, T1）
短小指屈筋	有鉤骨鉤と屈筋支帯	第5指基節骨	第5指の手根中手関節と中手指節関節の伸展	尺骨神経深枝（C8, T1）
小指対立筋	有鉤骨鉤と屈筋支帯	第5中手骨骨幹	第5指の対立	尺骨神経深枝（C8, T1）

E. 中央の区画

筋	起始	停止	作用	神経支配
虫様筋1と2	第2-第3指の深指屈筋腱の橈側	第2-第3指の基節骨の橈側の指背腱膜	中手指節関節の屈曲。第2-第3指の近位，遠位指節間関節の伸展	正中神経（C8, T1）
虫様筋3と4	第4-第5指の深指屈筋腱の隣接する面	第4-第5指の基節骨の橈側の指背腱膜	中手指節関節の屈曲。第4-第5指の近位・遠位指節間関節の伸展	尺骨神経深枝（C8, T1）

F. 内転筋と骨間筋の区画（図2.21C）

筋	起始	停止	作用	神経支配
母指内転筋	斜頭：有頭骨と第2-第3中手骨底 横頭：第3中手骨体	母指の基節骨底	母指内転	尺骨神経深枝（C8, T1）
掌側骨間筋	3筋，第2，第4，第5中手骨体の手掌面（母指の掌側骨間筋はたいてい母指内転筋と癒合する）	基節骨底と第2指の内側と第4指の外側の指背腱膜	中手指節関節の屈曲近位，遠位指節間関節の伸展と第2，第4，第5指の内転（手の指の内転は第3指の正中線との関係より）	尺骨神経深枝（C8, T1）
背側骨間筋	4筋，2頭それぞれ相対する中手骨体	基節骨底と第2指の外側，第3指の外側と内側，第4指の内側の指背腱膜	中手指節関節の屈曲第2-第4指の近位，遠位指節間関節の伸展。第2-第4指の外転（手の指の外転は第3指の正中線から遠ざかる動きと定義する）	尺骨神経深枝（C8, T1）

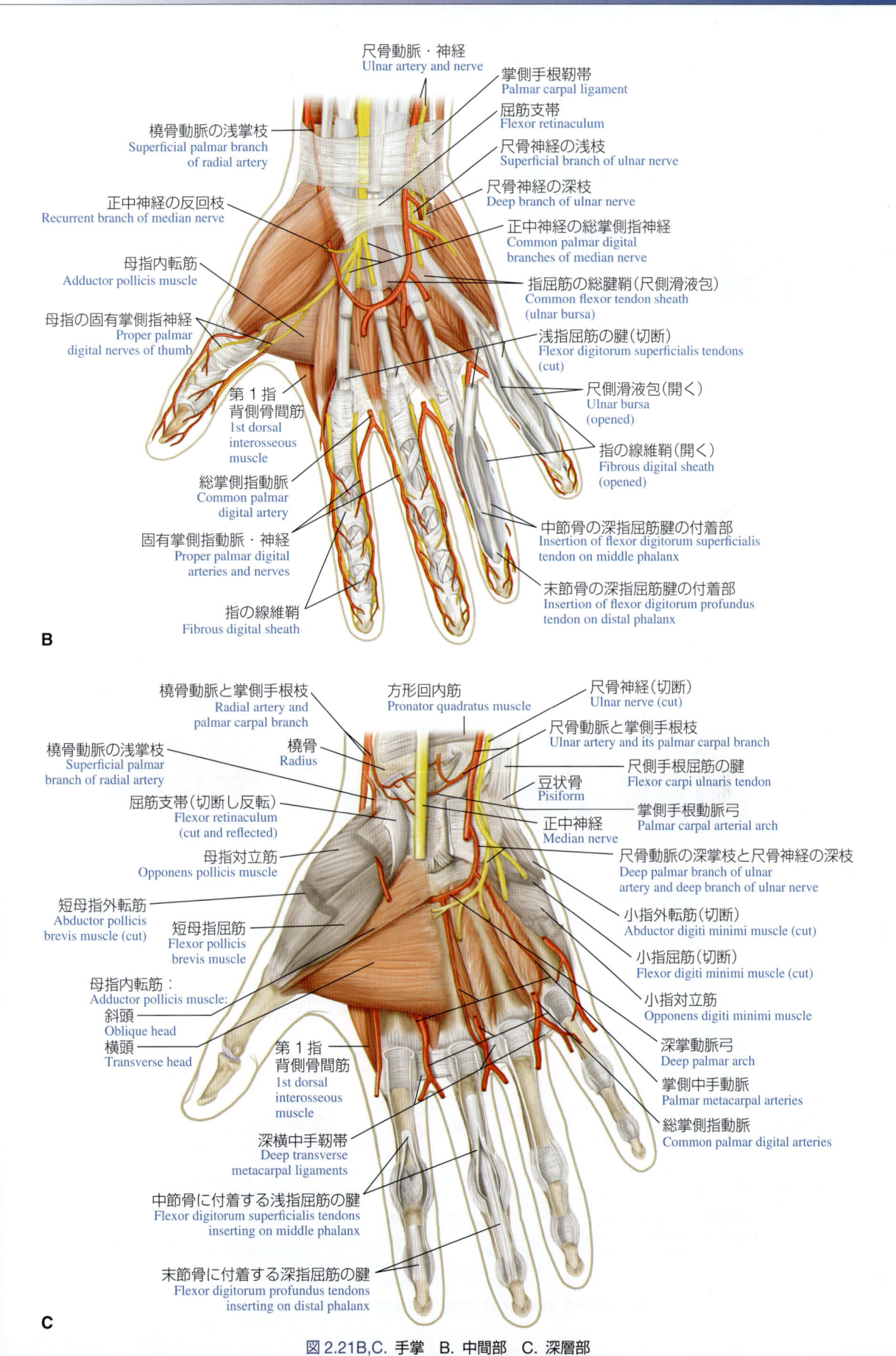

図 2.21B,C. 手掌　B. 中間部　C. 深層部

II. 特徴（図2.21D-F）

A. 掌側骨間筋は指を内転させ（訳注：PAD〈Palmar ADduct〉, 掌側骨間内転）, 背側骨間筋は指を外転させ（訳注：DAB〈Dorsal ABduct〉, 背側骨間外転）, もしくは両者は中手指節関節を屈曲させ, 指節間関節を伸展させるが, 同時にそれらをすることはできない

B. 虫様筋と骨間筋は指の微妙な運動, 例えばタイピング, 書く作業やピアノの演奏などにおいては重要である

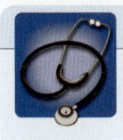

III. 臨床的考察

A. 正中神経の反回枝は母指の筋に行き, 表層部にある。そのため母指球近くの軽度の裂傷によって切断されることがあり, 母指がほとんど使えなくなる

B. 正中神経が手首のところで切断されたら, 無傷の長母指外転筋（訳注：橈骨神経深枝支配）と母指内転筋（訳注：尺骨神経支配）が協力して母指の対立を擬似的に行う

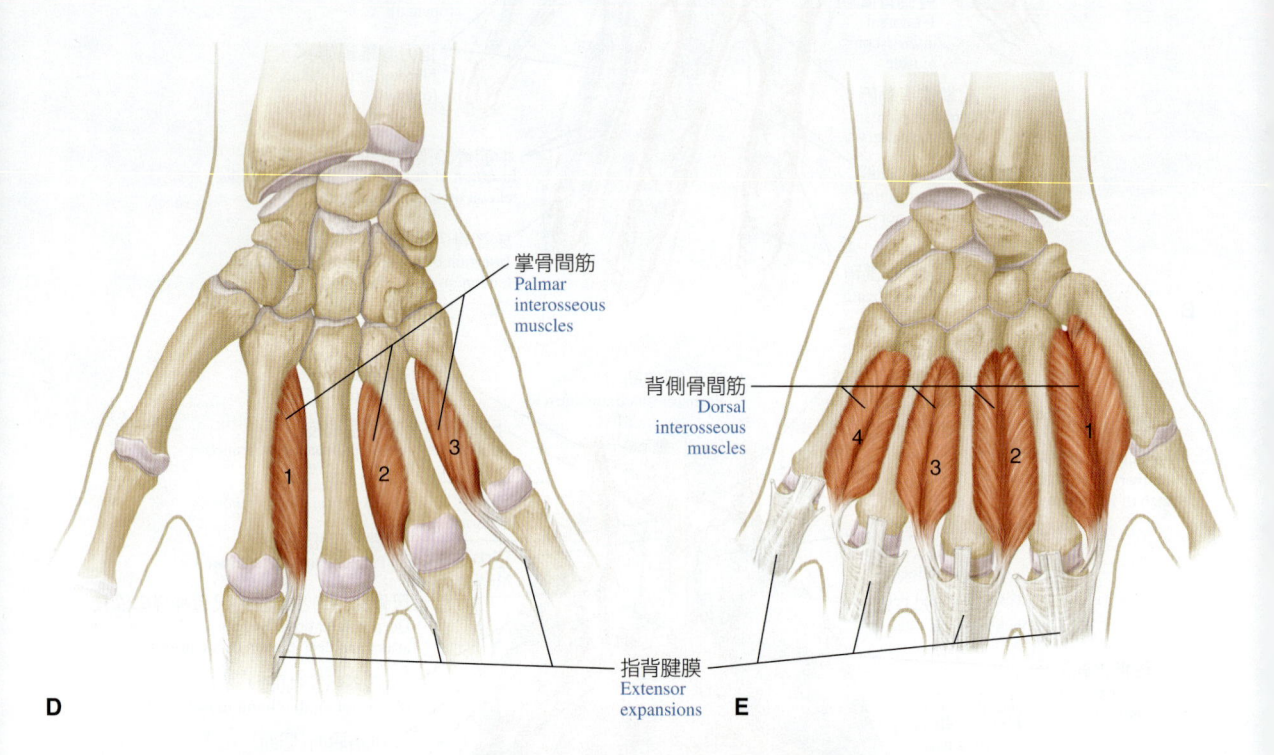

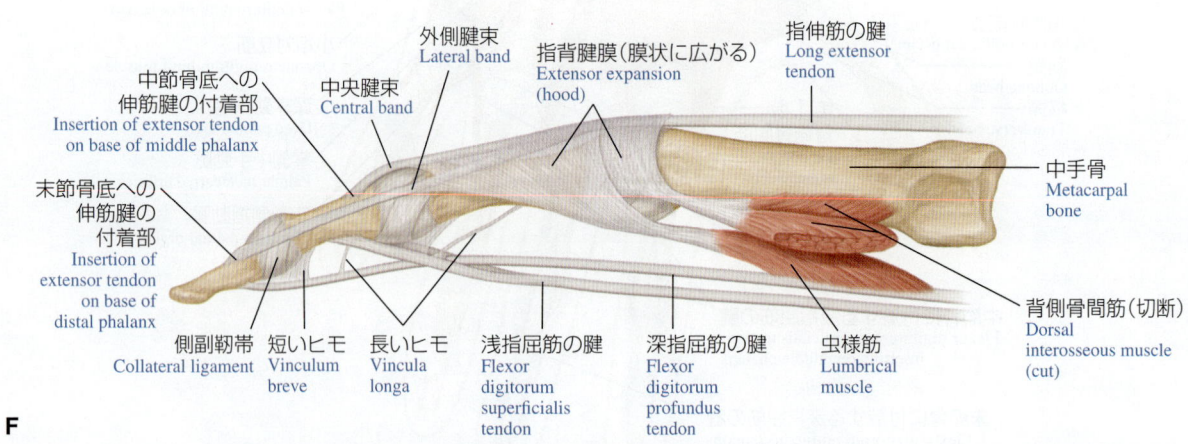

図2.21D-F. 骨間筋　D. 前面　E. 後面　F. 伸筋, 外側面

手の血管 2.22

I. 尺骨動脈（図2.22A-C）

A. 屈筋支帯を通って有鉤骨鉤の近くで深枝と浅枝に分かれて終わる

B. 尺骨動脈の手根の枝
1. 背側手根枝：尺側手根屈筋の深層部を通り，橈骨手根関節の尺側を横切り，尺側手根伸筋の深層部まで続いて，橈骨動脈の同名枝と合流し**背側手根動脈網**をつくる
2. 掌側手根枝：橈骨動脈の掌側手根枝と合流し**掌側手根動脈弓**をつくる
3. 固有掌側指動脈：第5指の内側縁を通る
4. 深掌枝：小指外転筋と小指屈筋の間を通り，小指対立筋の深部をへて深掌動脈弓に合流する
5. 浅掌動脈弓
    a. 尺骨動脈と直接つながる
    b. 虫様筋と同様に手の腱の表層部で，深掌動脈弓の遠位にある
    c. 尺骨神経と正中神経の枝が深層部にある
    d. 枝には3本の**総掌側指動脈**があるが，長屈筋腱の間を通って，指の基節骨底の高さにおいて各々2本の**固有掌側指動脈**に分かれ，指の対向縁に至る

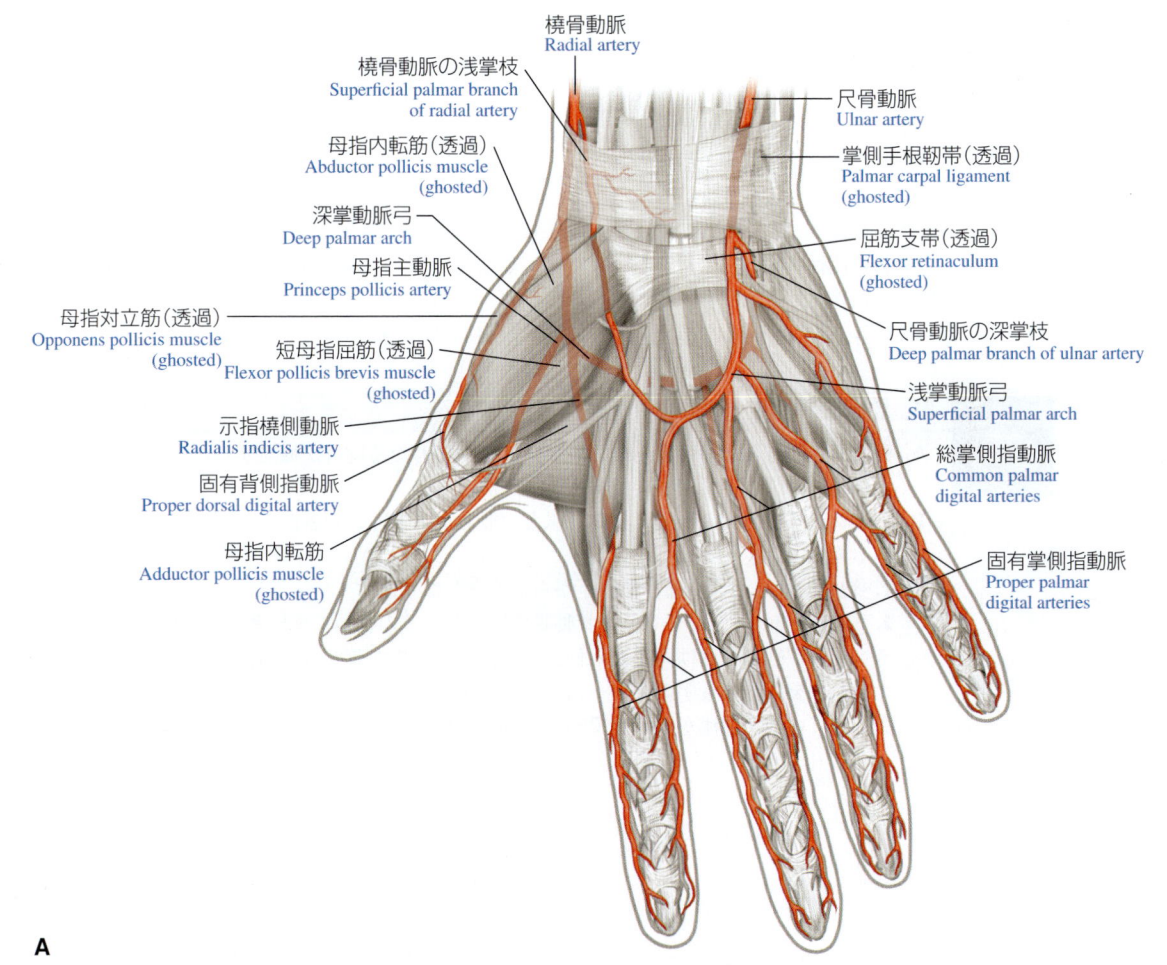

図2.22A. 手の動脈，前面，浅層部

II. 橈骨動脈

A. 手根部で橈骨遠位端を横切り，大菱形骨と第1中手骨を回って手背に至る．そこで第1背側骨間筋を通り抜けて第1中手骨と第2中手骨の間隙に至り，母指内転筋の斜頭と横頭の間から手掌に入り**深掌動脈弓**となり，尺骨動脈の深掌枝と合流する
B. 橈骨動脈の手根と手の枝
  1. 掌側手根枝：屈筋腱の深いところを通り，尺骨動脈の同名枝と合流し掌側手根動脈弓をつくる
  2. 浅掌枝：手根もしくは母指球筋の表層部を通って**浅掌動脈弓**の形成に与って終わる
  3. 背側手根枝：手根を通って，尺骨動脈からの枝と前骨間動脈からの分枝とともに背側手根動脈網をつくる
     a. 3本の背側中手動脈が背側手根動脈弓から起こり，第2–第4骨間筋を下行し，第3–第5指の背側指動脈に分岐する
     b. これらの動脈は浅掌動脈弓の枝である掌側指動脈と交通する
  4. 背側中手動脈
     a. 橈骨動脈が第1骨間筋を貫通する前に起きる
     b. 2本の背側指動脈に分かれ，母指と示指の対向面を栄養する
  5. 母指主動脈
     a. 橈骨動脈が第1骨間筋を貫通した後に起きる
     b. 長母指屈筋腱の両側で2本に分岐する
  6. 示指橈側動脈
     a. 橈骨動脈が第1骨間筋を貫通した後に起きる
     b. 第1骨間筋と母指内転筋の斜頭の間を通って示指の橈側を栄養する
  7. 深掌動脈弓
     a. 手にある橈骨動脈の続きが深掌動脈弓である
     b. 尺骨動脈の深枝と合流する
     c. 2種類の枝
        i. 反回枝：橈骨手根関節の前面を通って掌側手根動脈弓と吻合する
        ii. 掌側中手動脈（3）：骨間筋上で内側の3つの空間に位置する．それぞれ貫通枝があり，中手骨の間を通って，背側中手動脈と交通枝に合流するが，交通枝は固有掌側指動脈に分岐する前の浅掌動脈弓の枝である総掌側指動脈と合流する

III. 静脈

A. 伴行静脈はすべての動脈に伴行する
B. 浅掌動脈弓と深掌動脈弓に伴行する浅掌静脈弓と深掌静脈弓は上肢の深静脈に注ぐ
C. 掌側指静脈と背側指静脈はまず背側中手静脈に注ぎ，背側中手静脈は手背静脈網に開いた後，橈側皮静脈と尺側皮静脈に注ぐ

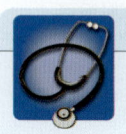

IV. 臨床的考察

A. 動脈を巻き込んだ手の創傷において，広範囲にわたる吻合が機能するためには，切断された血管の両端の結紮が必要である
B. アレンテスト（Allen test）：橈骨動脈と尺骨動脈もしくは両者間の側副血行路の開通性を調べる検査
  1. 被検者は強く手を握って，手から血液をしぼりだす
  2. 検者は橈骨動脈もしくは尺骨動脈を圧迫し，その状態で被検者の手を広げさせる
     a. 手が紅潮すれば両者間の側副血行路と両方の血管とも開通性があることになる
     b. 手を開いても手のひらや指に血液が戻らない場合，圧迫をしていない血管は閉塞しているか血流が不十分であり，両者間に側副血行路もないことになる

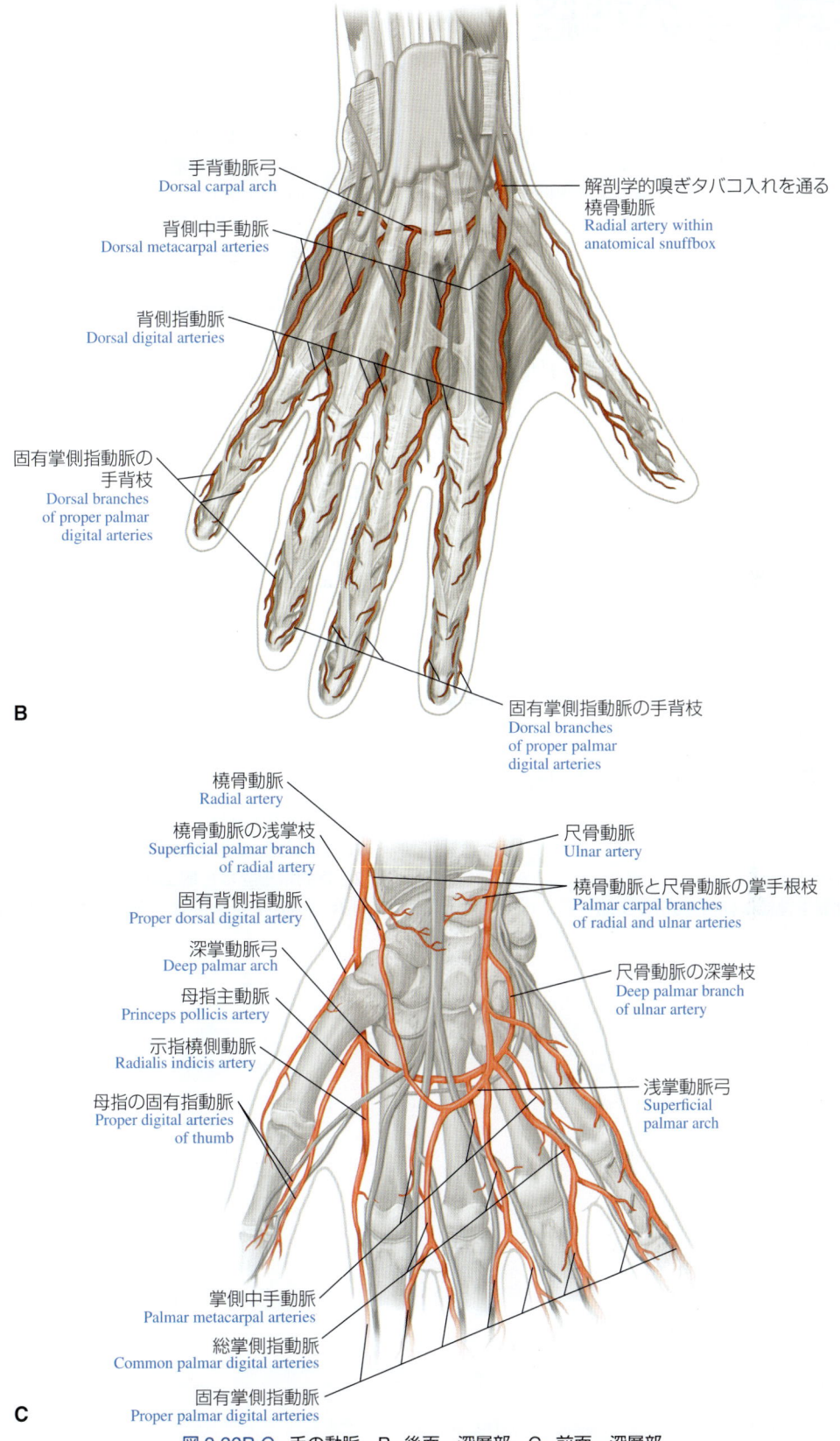

図2.22B,C. 手の動脈　B. 後面，深層部　C. 前面，深層部

2.23 手の神経

Ⅰ．正中神経（C5-T1）（図2.23A）

A. 屈筋支帯の近位：手掌橈側に掌皮枝を出し，屈筋支帯の深層部を手の方へ下行する
B. 屈筋支帯の下：反回枝と3本の総掌側指神経に分かれ，手掌表層部に出て浅掌動脈弓より深層部の腱に分布する
  1. 反回枝：3つの母指球筋（短母指外転筋，短母指屈筋，母指対立筋）へ運動を支配する枝を出す
  2. 総掌側指神経
    a. 第1（最橈側）総掌側指神経は母指内転筋の前面を通り3枝に分かれ，固有掌側指神経となり，示指の橈側と第1虫様筋と母指の掌側の両側に分布する
    b. 第2-第3総掌側指神経は第2-第3虫様筋の表層部を走る
      i. 第2虫様筋を支配
      ii. 総掌側指神経はそれぞれ2本の固有掌側指神経に分かれ，示指と中指および中指と環指の対向面を走る

Ⅱ．尺骨神経（C8, T1）

A. 屈筋支帯の近位：手背尺側に**手背皮枝**を出し，手掌へ**掌皮枝**を出し，屈筋支帯の前面で豆状骨の外側と有鉤骨鉤の内側を経て手掌に至る
B. 屈筋支帯の上：浅枝と深枝に分かれる
  1. 浅枝：短掌筋に枝を出し，遠位に伸びて，固有掌側指神経と総掌側指神経に分かれる
    a. 固有掌側指神経は小指の尺側を支配する
    b. 総掌側指神経は第4虫様筋に沿って進み，環指と小指の基節骨底の高さで分岐し，**固有掌側指神経**となって2指の隣接する面を支配する
  2. 深枝：尺骨動脈の深掌枝に伴行して小指外転筋と短小指屈筋の間を通り，小指対立筋の深層部へ行く
    a. これらの筋に筋枝を出し，深掌動脈弓とともに手のひらを横切る
    b. すべての骨間筋，第3-第4虫様筋と手の関節と骨に枝を出し，母指内転筋の斜頭と横頭に枝を出して終わる

Ⅲ．手背の神経：感覚のみ（図2.23B, C）

A. 橈骨神経の浅枝
  1. 手根と手の手背橈側
  2. 母指球の一部
  3. 背側指神経は橈側2½指を支配
B. 尺骨神経の手背枝
  1. 手根と手の手背尺側
  2. 背側指神経は尺側2½指を支配
C. 爪床（末節骨上の手背）：固有掌側指神経が分布

2.23・手の神経 127

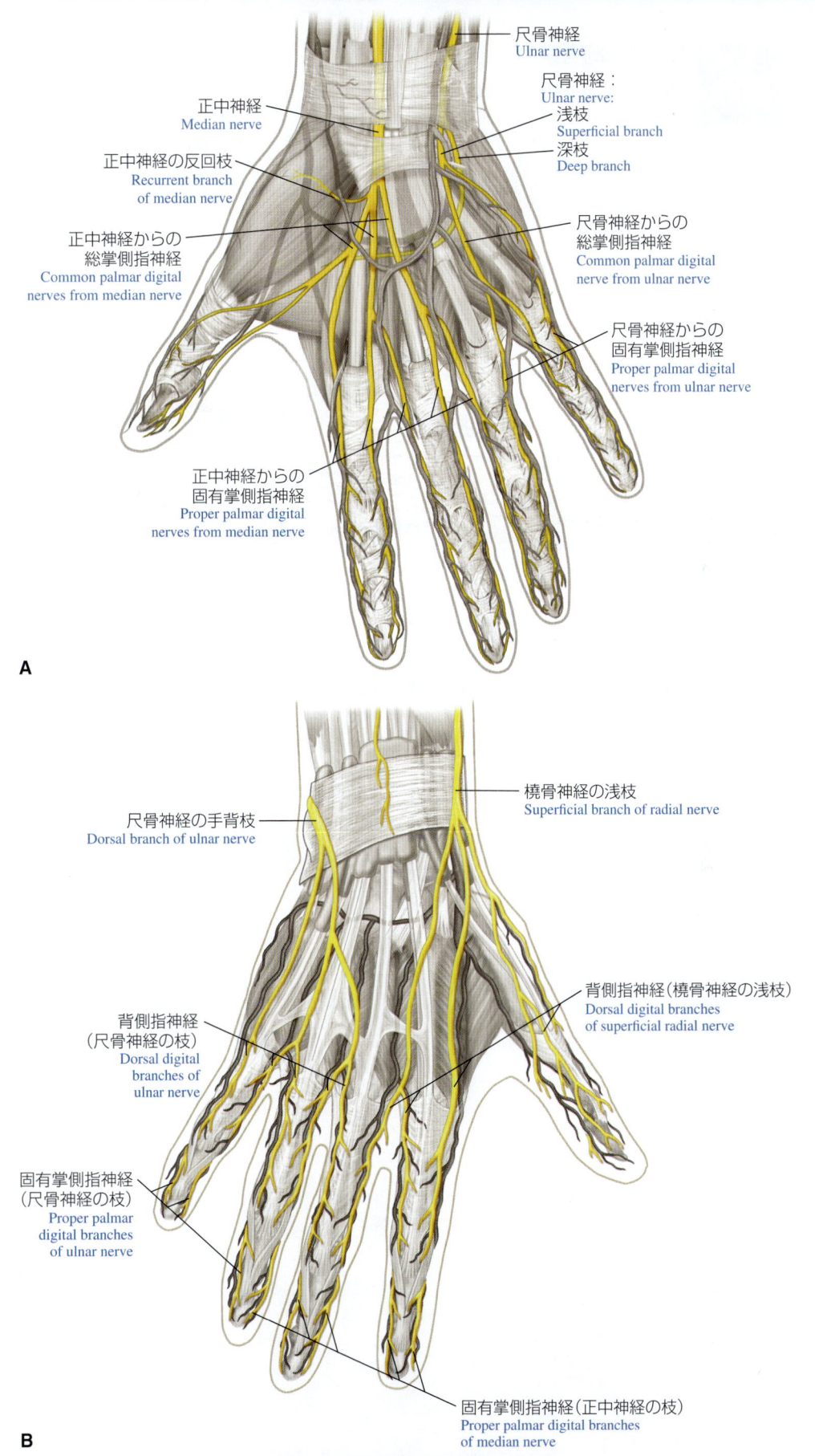

図 2.23A,B. 手の神経　A. 前面　B. 後面

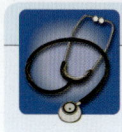

Ⅳ. 臨床的考察

A. 固有掌側指神経の位置の把握により，指の手術のための十分な神経ブロックが可能となる
B. 正中神経の反回枝は屈筋支帯の遠位側から起きるが，そこの靭帯を貫くことがある
C. 正中神経障害はしばしば屈筋支帯の近位側で生じるが，自殺企図での好発部位である

固有掌側指神経の背側枝
（中節骨と末節骨の背部の皮膚へ分布）
Dorsal branches of proper palmar digital nerves to skin over dorsum of middle and distal phalanges

背側指神経
Dorsal digital nerve

固有掌側指神経
Proper palmar digital nerve

C

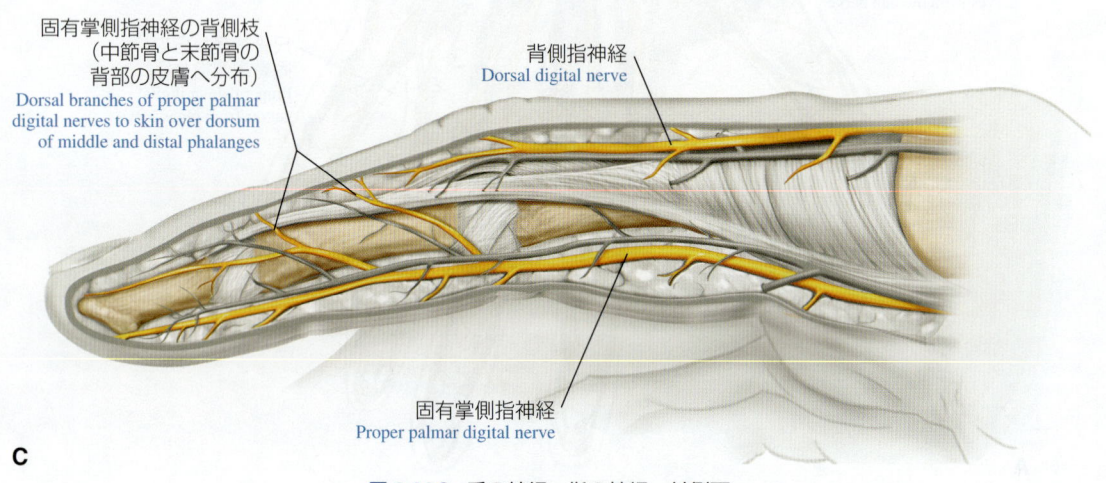

図 2.23C. 手の神経，指の神経，外側面

肩関節と上肢帯 2.24

I. 上肢（肩）帯
A. 上肢が体幹に付く骨である
B. 鎖骨と肩甲骨の2つの骨からなるが，中軸骨格（体幹）に胸鎖関節で付き，互いに肩鎖関節で付く
C. 肩関節は肩甲骨（関節窩）と上腕骨頭との間にある

II. 関節 （図 2.24A-C）

A. 肩鎖関節
  1. 型：平面関節，滑膜関節の平面型
  2. 骨：鎖骨と肩甲骨の肩峰
  3. 運動：滑り運動，鎖骨上での肩甲骨の回旋
  4. 靭帯
     a. 関節包が関節領域を完全に包む
     b. 上肩鎖靭帯は関節の上を覆う
     c. 下肩鎖靭帯は関節の下を覆う
     d. 関節円板はしばしばないか不完全である
     e. 烏口鎖骨靭帯は鎖骨を関節の部分ではなく肩峰に対して固定する
        i. 烏口突起の上面からの菱形靭帯は，鎖骨の下面の菱形靭帯線に付く。肩甲骨の回転を制限する
        ii. 円錐靭帯は烏口突起の基部から出て鎖骨下面の円錐靭帯結節に付く。肩甲骨の回転を制限する

B. 胸鎖関節
  1. 型：平面関節，滑膜関節の鞍関節型
  2. 骨：胸骨柄と鎖骨，第1肋軟骨
  3. 運動：滑り運動，ほとんどすべての方向に可動する
  4. 靭帯
     a. 関節周囲に関節包
     b. 前胸鎖靭帯：鎖骨から胸骨柄前面まで
     c. 後胸鎖靭帯：鎖骨後面と胸骨柄の間
     d. 鎖骨間靭帯：頸切痕を横切って2つの鎖骨の上面をつなぎ，肩の下制を制限する
     e. 肋鎖靭帯：第1肋軟骨から鎖骨の下面の肋骨粗面まで。肩の挙上を制限する
     f. 関節円板：胸骨と鎖骨の間にあって鎖骨と胸骨に付着する。肩の下制の制限の助けとなる

C. 肩関節
  1. 型：球関節（ボールソケット型）
  2. 骨：上腕骨の球状骨頭と肩甲骨の関節窩
  3. 運動：屈曲，伸展，外転，内転，内旋，外旋と分回し運動
  4. 靭帯
     a. 関節包
        i. 関節窩と関節唇の端から上腕骨の解剖頸まで
        ii. 筋の腱と関節上腕靭帯によって補強される。前面は肩甲下筋。後面は棘下筋と小円筋。上面は棘上筋。下面は上腕三頭筋長頭
     b. 烏口上腕靭帯：烏口突起から上腕骨の大結節まで
     c. 関節上腕靭帯：関節窩
        i. 関節窩の内側から上腕骨の小結節下部まで
        ii. 関節窩の下部から解剖頸の下部まで
        iii. 二頭筋腱の内側に沿う烏口突起の根部近くの関節唇の上から上腕骨の小結節上の陥凹まで
     d. 横上腕靭帯：結節間溝を橋渡しする
     e. 関節唇：関節窩の端に付く線維軟骨であり，関節窩を深くして骨性の縁を守る。上には上腕二頭筋腱（長頭）が付く
  5. 滑膜
     a. 関節窩から関節唇まで
     b. 関節包の内側を覆い，解剖頸で折り返して関節軟骨に至る
     c. 管状の鞘，結節間滑液鞘で上腕二頭筋長頭の腱を包む

III. 肩帯に対する筋の作用

挙上	下制	前進[a]	後退[b]	上方回旋	下方回旋
僧帽筋上部，肩甲挙筋，胸鎖乳突筋，菱形筋	鎖骨下筋，小胸筋，僧帽筋下部	前鋸筋前部，小胸筋	菱形筋，僧帽筋中部と下部	僧帽筋上部と下部，前鋸筋	肩甲挙筋，菱形筋，大胸筋と小胸筋広背筋

[a] 前進：肩甲骨前進
[b] 後退：肩甲骨後退

IV. 肩関節に対する筋の作用

屈曲	伸展	外転	内転	内旋	外旋
大胸筋（鎖骨頭）	広背筋，大円筋	三角筋（全体）	大胸筋（全体）	大胸筋（全体）	棘下筋，小円筋
三角筋（鎖骨部），烏口腕筋，上腕二頭筋	三角筋（肩甲棘部），上腕三頭筋（長頭）	棘上筋	広背筋，大円筋，肩甲下筋，上腕三頭筋（長頭）	広背筋，大円筋，肩甲下筋，三角筋（鎖骨部）	三角筋（肩甲棘部）

V. 上肢帯と肩：関節可動域

A. 胸鎖関節
  1. 非常に安定で肩帯と中軸骨格との間の唯一の関節
  2. 2方向にわずか数度の運動が可能
     a. 鎖骨は**動かす**ことができ，外側端を前方へ動かすことで物をとる際に手を伸ばすことができる
     b. 鎖骨の外側端を**挙上する**ことで，肩をすくめることができる

B. 肩鎖関節：小さな関節で，2つの軸での回旋により肩甲骨を鎖骨の外側端上で動かすことができる
  1. **垂直軸**により，関節窩を前方に向けることができる（逆の運動で関節窩を後方に向けることもできる）
  2. **水平軸**により，関節窩を上外側に向けることができる（逆の運動で関節窩を元に戻し，外側やや前方に向けることができる）

C. 肩（関節窩上腕）関節可動域

外転[a]	内転	屈曲[a]	伸展	内旋	外旋	回旋
180°	45〜60°	180°	45〜50°	30〜90°	60〜90°	360°

[a] **外転と屈曲**：前期の関節窩上腕の運動（120°）と後期の肩甲骨の60°の回旋の結果である（2：1の割合）。肩鎖関節の運動は肩甲骨の回旋の前半を担っていて，胸鎖関節の動きはその後半を担っている

D. 可動域の基本：肩
  1. 肩関節の安定性
     a. 上腕骨頭の表面積によって制限されるが，測定すると関節窩が 35×25 mm に対し 48×45 mm であり，骨の安定性は 125°の傾きと頭部の 25°の後傾および関節窩のわずかな後傾に依存している
     b. 関連する靭帯（回旋筋腱板とともに中・下関節上腕靭帯）は肩関節の安定性にきわめて重要である
     c. 肩関節の過度な運動に伴うもの：運動を制限している靭帯は関節の安定性にほとんど寄与しない。それよりもあらゆる位置で筋肉が上腕骨頭を関節窩にしっかり接着させていることで安定性がもたらされている
     d. 回旋筋腱板は肩関節の安定的な機能に特に重要である
  2. 肩の生体力学的な筋肉の作用
     a. 関節窩上腕関節
        i. 外転：三角筋，棘上筋
        ii. 内転：広背筋，大胸筋，大円筋
        iii. 屈曲：大胸筋，三角筋前面，上腕二頭筋
        iv. 伸展：広背筋
        v. 内旋：肩甲下筋，大円筋
        vi. 外旋：棘下筋，小円筋，三角筋後面
     b. 肩甲骨の動き
        i. 回旋：上方：僧帽筋上部と下部，前鋸筋
           下方：肩甲挙筋，菱形筋，小胸筋
        ii. 後退：僧帽筋，菱形筋，広背筋
        iii. 前進：前鋸筋，小胸筋

図 2.24A. 肩関節と上肢帯，前面

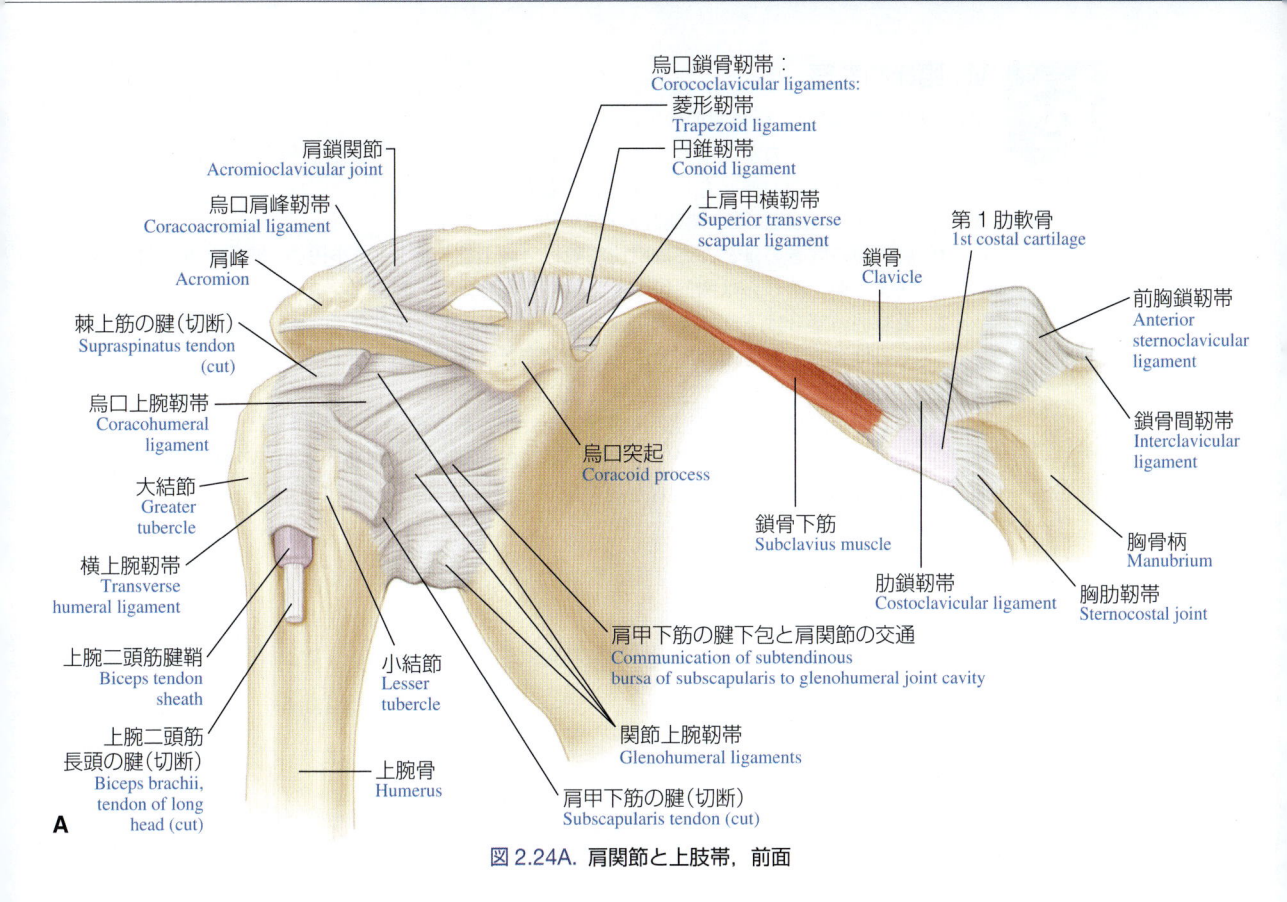

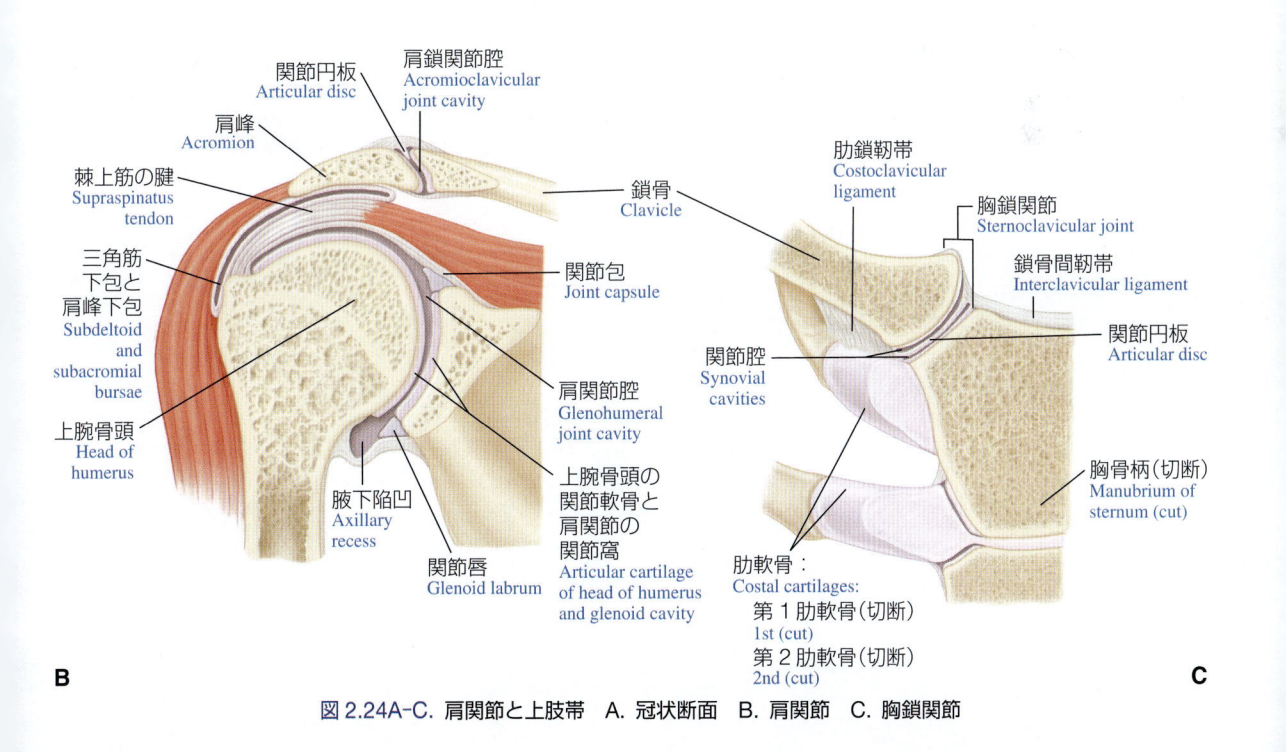

図 2.24A-C. 肩関節と上肢帯　A. 冠状断面　B. 肩関節　C. 胸鎖関節

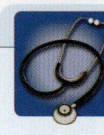

VI. 臨床的考察

A. 肩鎖関節の離開：肩鎖関節の脱臼
  1. 上肢や肩峰に力が加わることで生じる（肩峰はたいてい鎖骨の外側端の下を通る）
  2. 烏口鎖骨靭帯の伸展もしくは断裂でも生じることがある

B. 肩関節脱臼：上腕骨頭の関節窩からの転位
  1. 肩関節の強さのほとんどは回旋筋腱板（棘上筋，棘下筋，小円筋，肩甲下筋）によって決まるが，それらは関節包の上，後ろ，前を走行している
  2. 最も弱い部分は下部であり，そこで脱臼はより起こりやすく，とりわけ外転時である。その位置で上腕骨頭は関節窩の下で関節包を破る

C. 有痛弧症候群
  1. 棘上筋が肩峰下滑液包（三角筋下包が外側にあるが，2つはしばしば交通している）によって，棘上筋が覆っている肩峰，烏口肩峰靭帯と三角筋上部から分離する
  2. 滑液包の腱床での石灰沈着が肩の障害と滑液包炎を引き起こし，それによって運動時痛が生じる

肘関節　2.25

I. 腕尺関節 (図2.25A-C)

A. 型：蝶番関節
B. 骨：尺骨の滑車切痕と上腕骨滑車，橈骨頭と上腕骨小頭
C. 運動：屈曲と伸展
D. 靭帯
   1. 関節包
      a. 前部：内側上顆と，鈎突窩と橈骨窩の上の上腕骨の前面から鈎状突起の前部に至るもの，橈骨輪状靭帯，側副靭帯
      b. 後部：上腕骨小頭の後ろと上腕骨滑車の内側面から肘頭の縁，尺骨後部まで至るもの，橈骨輪状靭帯
   2. 内側側副靭帯は上腕骨内側上顆の前と後ろから鈎状突起の内側面と肘頭まで至る
   3. 外側側副靭帯は上腕骨外側上顆の下から橈骨輪状靭帯と尺骨の外側縁まで至る
E. 滑膜：とても広い
   1. 上腕骨の関節領域の端より広がる
   2. 上腕骨の窩と関節包の中を3つの区画に分ける
      a. 3つの脂肪体が滑膜と関節包の間にある。肘頭窩の上，鈎突窩の上，橈骨窩の上
      b. 肘頭窩の上のものは屈曲で上腕三頭筋により圧迫される
      c. 後者の2つは上腕の伸展で上腕二頭筋により圧迫される
   3. 橈骨頭，橈骨切痕と橈骨輪状靭帯との間で嚢を形成する

F. 筋肉の関節への作用

屈曲	伸展
上腕二頭筋	上腕三頭筋
上腕筋	肘筋
腕橈骨筋	長橈側手根伸筋と短橈側手根伸筋
円回内筋	総指伸筋
橈側手根屈筋と尺側手根屈筋	小指伸筋
長掌筋	尺側手根伸筋
浅指屈筋	回外筋

II. 橈尺関節

A. 近位
   1. 型：滑車関節
   2. 骨：橈骨頭と尺骨の橈骨切痕
   3. 運動：上腕の回内と回外
   4. 靭帯
      a. 橈骨輪状靭帯は橈骨頭を環状に包み，尺骨の橈骨切痕の縁に付く
      b. 橈骨頭から尺骨の橈骨切痕遠位に張る方形靭帯

B. 近位橈尺関節への筋の作用

回外	回内
回外筋	円回内筋
母指伸筋	方形回内筋

III. 肘関節

A. 可動域（上腕骨滑車，上腕骨小頭と滑車切痕，橈骨頭の間）

屈曲	伸展	回内	回外
135°[a]	0～5°[a]	75～90°[b]	80～90°[b]

[a] 過屈曲：150°．過伸展：10°．機能的可動域：30～130°．回転の軸は滑車の中心である．屈曲と伸展は基本的に腕尺関節で起きる．屈曲は前腕と上腕の接触により制限される．伸展は肘頭突起と肘頭窩の床との接触によって制限される
[b] 機能的回内と回外：50°．運動の軸（円錐形と定義する）は上腕骨小頭から橈骨頭を通って尺骨遠位までの線である．回内と回外は基本的には上橈尺関節の上部で起きる

B. 肘関節の可動域の基本
1. **運搬角**：通常は"外反"（角形成は身体の正中線より遠くにいくことで，つまり肘で曲がる），上腕骨滑車の内側縁は上腕骨小頭より遠位側へ伸びているため，前腕は外側に少しそれる
    a. 角度は男性で約7°，女性で約13°（注：運搬角は屈曲とともに減少する）
    b. 橈骨頭により30°の安定した外反がもたらされるが，重要なのは屈曲時と回内時に0～30°になることである．
2. 肘関節は非常に安定である．関節の脱臼は通常隣接骨折に伴って生じる
    a. 大きな安定性は内側側副靱帯の特に前斜線維によって内側からもたらされる．それによって肘の外反と，前腕を約90°屈曲するときに働く関節を引き離す力とに対して，肘を安定化させることができる
    b. 伸展時は，関節包が主に引き離す力を抑制する
    c. 外側においては，肘の安定性は主に外側側副靱帯，肘筋と関節包によってもたらされる
3. 松葉杖の患者では，肘関節は体重負荷がかかる関節となる
4. 肘関節は前腕をてことすると"てこの支点"である．したがって，何かを投げるとき，肩と体幹から前腕と手にエネルギーを移す手段として機能する
5. 肘関節における主要な筋の生体力学的な作用
    a. 屈曲：主に上腕筋と上腕二頭筋（腕橈骨筋と円回内筋も）
    b. 伸展：主に上腕三頭筋（肘筋も）
    c. 回内：円回内筋と方形回内筋
    d. 回外：上腕二頭筋と回外筋（注：上腕二頭筋は関節に近いところで停止しているため，効率は不十分であるが，上腕の重さと手に持っている物を支えるのに回外筋の3倍機能しているであろう）

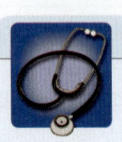

IV. 臨床的考察

A. 尺骨は付随の骨折がなければ前方への脱臼はないため，多くの肘の脱臼は後方である．尺骨神経はたびたび障害される
B. 橈骨頭だけの脱臼は通常前方へのもので，子どもによくある（"肘内障"）
C. 運搬角：伸長した前腕の長軸は腕の長軸とはおよそ170°（男性）もしくは167°（女性）の角度をなす．肘関節を完全に伸ばしたときは消失する

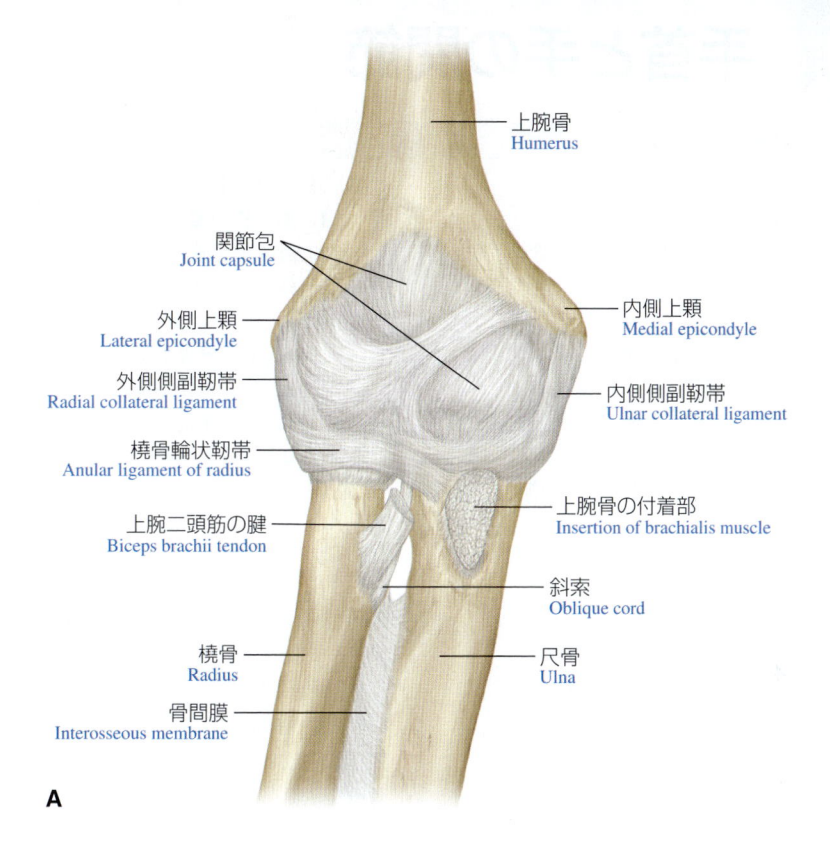

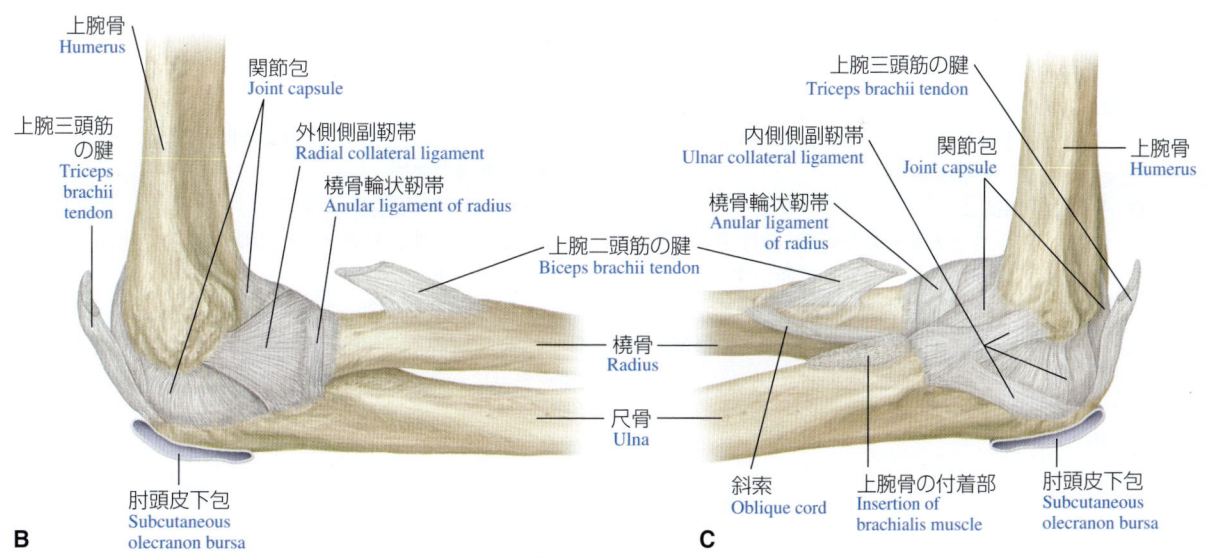

図 2.25A-C. 肘関節　A. 前面　B. 外側面　C. 内側面

2.26 手首と手の関節

I. 関節（図2.26A-E）

A. 橈尺関節
1. 近位：肘関節とみる
2. 中央：靭帯結合とみなす。橈骨と尺骨の骨幹が斜索と骨間膜により結合
3. 遠位
   a. 型：滑車関節（車軸関節）
   b. 骨：尺骨頭と橈骨の尺骨切痕
   c. 運動：回転（回内，回外）
   d. 靭帯
      i. 掌側・背側橈尺靭帯を伴う関節包
      ii. 関節円板
5. 橈骨手根関節への筋の作用

B. 橈骨手根関節
1. 型：楕円関節
2. 骨：橈骨遠位と手根骨の近位列を伴う関節円板
3. 運動：屈曲，伸展，外転，内転
4. 靭帯
   a. 掌側橈骨手根靭帯
   b. 背側橈骨手根靭帯
   c. 内側側副靭帯
   d. 外側側副靭帯

屈曲	伸展	外転	内転
尺側手根屈筋	長橈側手根伸筋	橈側手根屈筋	尺側手根屈筋
橈側手根屈筋	短橈側手根伸筋	長橈側手根伸筋	尺側手根伸筋
長掌筋	尺側手根伸筋	短橈側手根伸筋	示指伸筋
浅指屈筋	総指伸筋	長母指伸筋	
深指屈筋		短母指伸筋	

C. 手根間関節
1. 手根骨どうしの関節：背側手根間靭帯，掌側手根間靭帯，骨間手根間靭帯を伴う平面関節
2. 2列の手根骨の間の関節（手根中央関節）：蝶番関節，手根を動かす。背側手根間靭帯，掌側手根間靭帯，手根側副靭帯

D. 手根中手関節
1. 第1中手骨と大菱形骨との間：鞍関節で，屈曲，伸展，外転，内転，対立を可能にする
2. 中手骨底と手根骨の遠位列の間のほかすべて：平面関節で，背側中手靭帯，掌側中手靭帯，骨間中手靭帯を伴う

E. 中手間関節
1. 中手骨底どうしの間：背側中手靭帯，掌側中手靭帯，骨間中手靭帯
2. 中手骨頭どうしを深横中手靭帯が結合

F. 中手指節関節
1. 型：顆状関節
2. 1つの掌側靭帯と2つの側副靭帯で結合

G. 指節間関節
1. 型：蝶番関節
2. 1つの掌側靭帯と2つの側副靭帯で結合

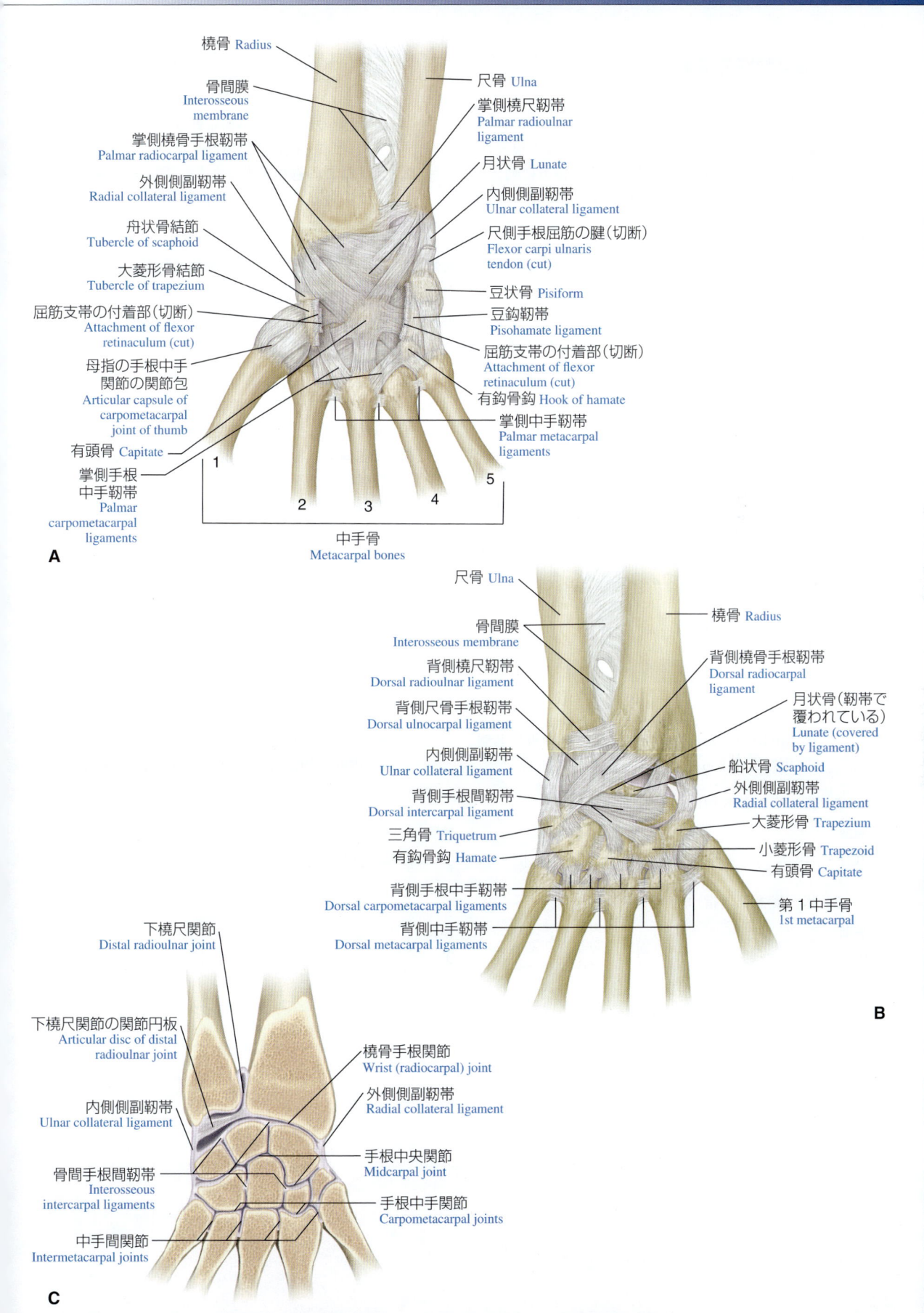

図 2.26A–C. 手首の関節　A. 前面　B. 後面　C. 冠状断面（後方より）

Ⅱ. 関節可動域の基本

A. 下橈尺関節
  1. 回内
      a. 橈骨頭は輪状靭帯内で回転する（上橈尺関節），一方で橈骨の遠位端と手は前方に動き，橈骨の尺骨切痕は尺骨頭の環状面の回りを動く
      b. 尺骨の遠位端は外側に動き，手は上肢の線にとどまり内側には移動しない
  2. 回外はこの過程の逆であり，手はその解剖学的正位に戻る（手掌は前方に向く）

B. 橈骨手根関節

屈曲	伸展	橈側偏位（外転）	尺側偏位（内転）
65〜80°	55〜70°	15〜20°	30〜35°
機能的：10°	機能的：35°	機能的：10°	機能的：15°

尺骨は手首の関節からは除外される。そのため橈骨が手首と手を回内および回外させる

注：運動は橈尺，橈骨手根，手根間関節が一緒になって起こる。主要な動きは屈曲，伸展，外転と内転である。有頭骨の頸部が軸となってその回りで運動が起きると考えられる
  1. 尺骨頭と手根骨とは線維軟骨の関節円板によって分けられるが，関節円板により橈骨と尺骨は連結している
  2. 手首の手根骨は，外側から内側に向かって，舟状骨，月状骨と三角骨である
  3. 屈曲と伸展は主に橈骨手根関節(2/3)によるが，手根間関節の動きも重要である（1/3）
  4. 橈側偏位は主に手根間関節の動きによる
  5. 尺側偏位は橈骨手根関節と手根間関節の動きに依存している
  6. 手首の運動の瞬間的な中心は有頭骨頭である（ただし，これは変わることがある）
  7. 遠位橈骨は通常橈尺関節にかかる負荷の80％を支え，遠位尺骨は20％を支える

C. 手の関節
  1. 中手指節関節

屈曲	伸展	外転-内転
100°	0°（過伸展：0〜30〜40°）	20〜60°

      a. MP関節の安定性：掌側靭帯（掌側板）と側副靭帯によってもたらされる
      b. 外転：中指を通る中軸線から離れる
      c. 内転：指が外転した状態から近づき接触する
  2. 指（第2–第5指）：近位指節間関節

屈曲	伸展
100〜110°	0°（過伸展：20°）

  3. 指（第2–第5指）：遠位指節間関節

屈曲	伸展
80〜90°	0°

2.26・手首と手の関節 139

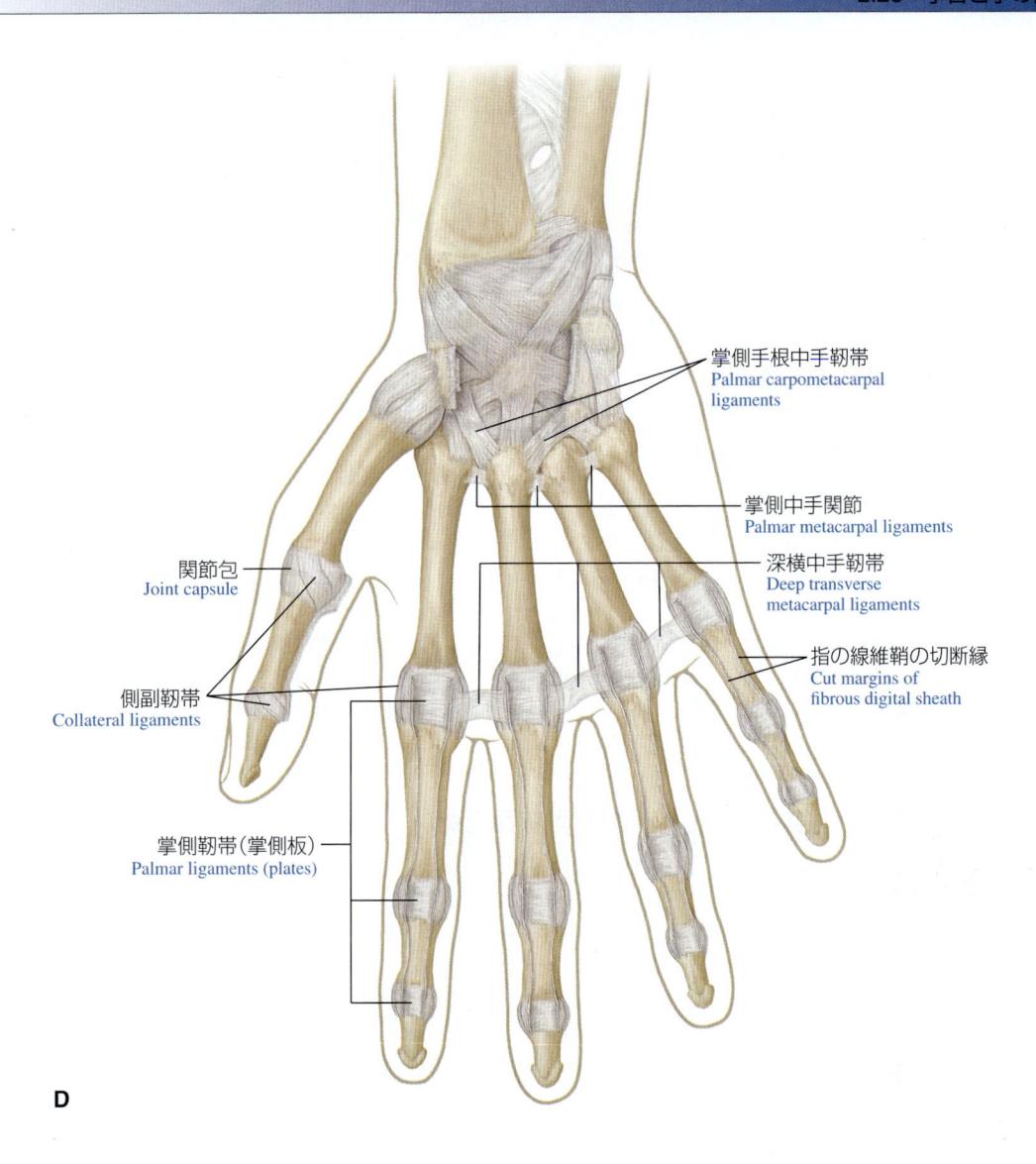

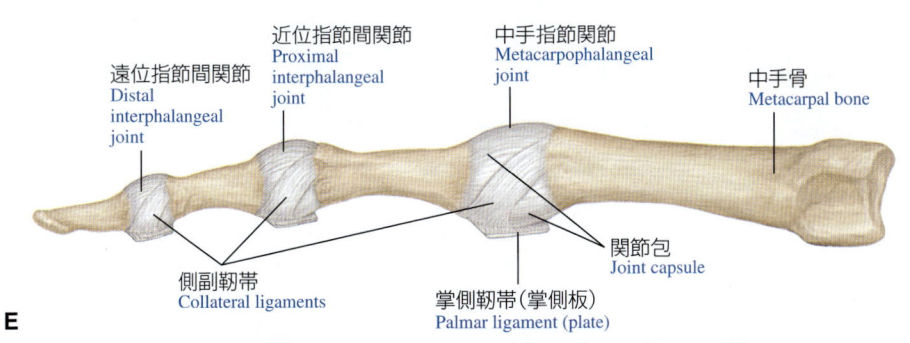

図 2.26D,E. D. 手と指の関節, 前面　E. 指の関節, 外側面

4. 母指

関節	屈曲	伸展	外転-内転
手根中手関節	50°	50°	70°
中手指節関節	90°	0° 過伸展：30°	—
指節間関節	90°	0°	—

5. 手の指節骨の滑車（屈筋腱を覆う屈筋腱鞘は5つの滑車を形成するが，十字形の付着は3つある）は腱のバウストリング（訳注：弓の弦のように腱が浮き上がること）を防ぎ，腱の可動域を減少させる
6. 指を物のまわりでしっかり曲げて手で"握り"，母指を対立させることで，握力は増大する
   a. 通常の握力は男性は50 kgで，女性は25 kgである（注：日常生活ではおよそ4 kgほどの握力が必要である）
   b. 通常のつまむ力は男性は8 kgで，女性は4 kgである（日常の使用においては約1 kgが必要である）
   c. つまむことによる母指での加圧は，指節間関節で3 kg，中手指節関節で5 kg，手根中手関節の母指の部位で12 kgであるが，これらの圧力によって不安定な関節は変性しやすい
7. 手は形，大きさ，温度変化に加えて感触などを識別することができる重要な感覚器官である
8. 手は正確な運動が可能で，母指と他の指との間（または他の指どうしの間）にはさんで物を持ち上げることができ，また精細に段階的な運動を速く行うことができる
9. 手は体重を支えることができる（逆立ちや腕立て伏せ，鉄棒を握って体を上方へ引き上げるなど）。さらに手は全体重を働かせて，軽い物も重い物も"押す"ことができる

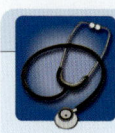

III. 臨床的考察：手首の関節固定術

A. 外科的な関節固定は関節面の固定である
B. 一側だけの固定は関節の位置を10～20%背屈にする
C. 両側の固定は避けるが，必要な場合は，一方の手首を0～10°掌側に屈曲した位置で固定させる

特殊な神経障害：正中神経（C5-T1） 2.27

I. 肘より上での障害（図2.27A-C）

A. 上腕の筋は含まれず，前腕と手が関係してくる。なぜなら正中神経は前腕の筋を支配するからである
B. 尺側手根屈筋と内側の2つの深指屈筋を除くすべての手首の屈筋が麻痺する
   1. 手首の屈曲と外転がかなり弱くなるが，まったくできなくなるわけではない
   2. 母指の状態は手首の部分の神経障害の場合と同様であるが，長母指屈筋も麻痺し，母指の屈曲ができない（そのため，実際は使えない）。ロブスターの手（猿手）のようにして使うことができ，物をその内側面と示指の間にはさむことができる（内転筋と第1背側骨間筋は損われない）
   3. 示指と中指への屈筋腱は麻痺する
      a. 示指と中指のIP関節での屈曲はできなくなるが，MP関節での屈曲は，（尺骨神経支配の）骨間筋が損われないのでまだ可能である
      b. しかしながら，虫様筋1と2の消失により動きはとても弱くなる
   4. 環指と小指への浅指屈筋腱は使えないが，深指屈筋腱は損われないので，環指と小指のすべての関節の屈曲は可能である
   5. 前腕の回内は不可能である（回内筋使用不能）
   6. 感覚消失は手首で神経が中断されたときにみられる症状と同様である
   7. 手の握りはかなり不完全だが，小さい物は内側の2指と手掌の間で持つことが可能である
      a. 重いものは運べない
      b. 母指が機能しないため，正確につかむことが不可能
      c. 手仕事や着付けができない
      d. ペンで書く作業は，母指と示指の間もしくは他の2指の間にはさみ，肩の筋肉も使って可能となる

II. 手首での障害

A. 屈筋支帯のすぐ近位を神経が通っているため，最も神経が傷つきやすい（自殺企図，窓に手を通すなど）。長掌筋の機能消失は重要ではない
B. 母指内転筋（尺骨神経支配）を除き，母指の短筋はたいてい動かなくなる
C. 母指は，短母指外転筋の機能を失い，手掌に対して正しい角度で外転できず，母指対立筋も損われるので，手指と対立させることができない。無傷の内転筋と第1背側骨間筋によって母指は手掌面の方に引っ張られがちになる
D. 母指球はひどく痩せる（隆起が平坦になって萎縮，**猿手**といわれる）
E. 長母指屈筋は機能する（前腕の正中神経の支配を受ける）
F. 外側（橈側）の2つの虫様筋はたいてい麻痺し，示指と中指の独立した運動能に影響を及ぼすが，その力はそれほど影響を受けない，なぜなら長母指屈筋と骨間筋は損われていないからである
G. 感覚麻痺
   1. 領域は通常手掌の外側，母指，示指，環指1/2の手掌面と，これらの指の中節骨と末節骨の上の爪床も含まれる
   2. 母指，示指，中指のIP関節の運動の感覚は失われるものの，屈筋と伸筋の伸展受容器の働きにより一部は補われる

III. 手根管症候群

A. 正中神経の圧迫（屈筋支帯の炎症，関節炎，腱滑膜炎による）が原因である。なぜなら正中神経は長指屈筋腱とともに骨線維性結合組織の手根管を通るからである

B. 母指，示指，中指と小指の外側 1/2 の皮膚において感覚異常（ヒリヒリする），知覚麻痺（触覚の消失）もしくは触覚減退（感覚減退）などが生じる

C. 手掌は正中神経の掌枝（皮枝）が屈筋支帯の表層から起きるので保護される

D. 神経が圧迫されているため母指，示指，中指の使用が減少し，母指の力と筋肉運動の協調性が進行性に消失する

E. 屈筋支帯の一部もしくは全区画を開放させる

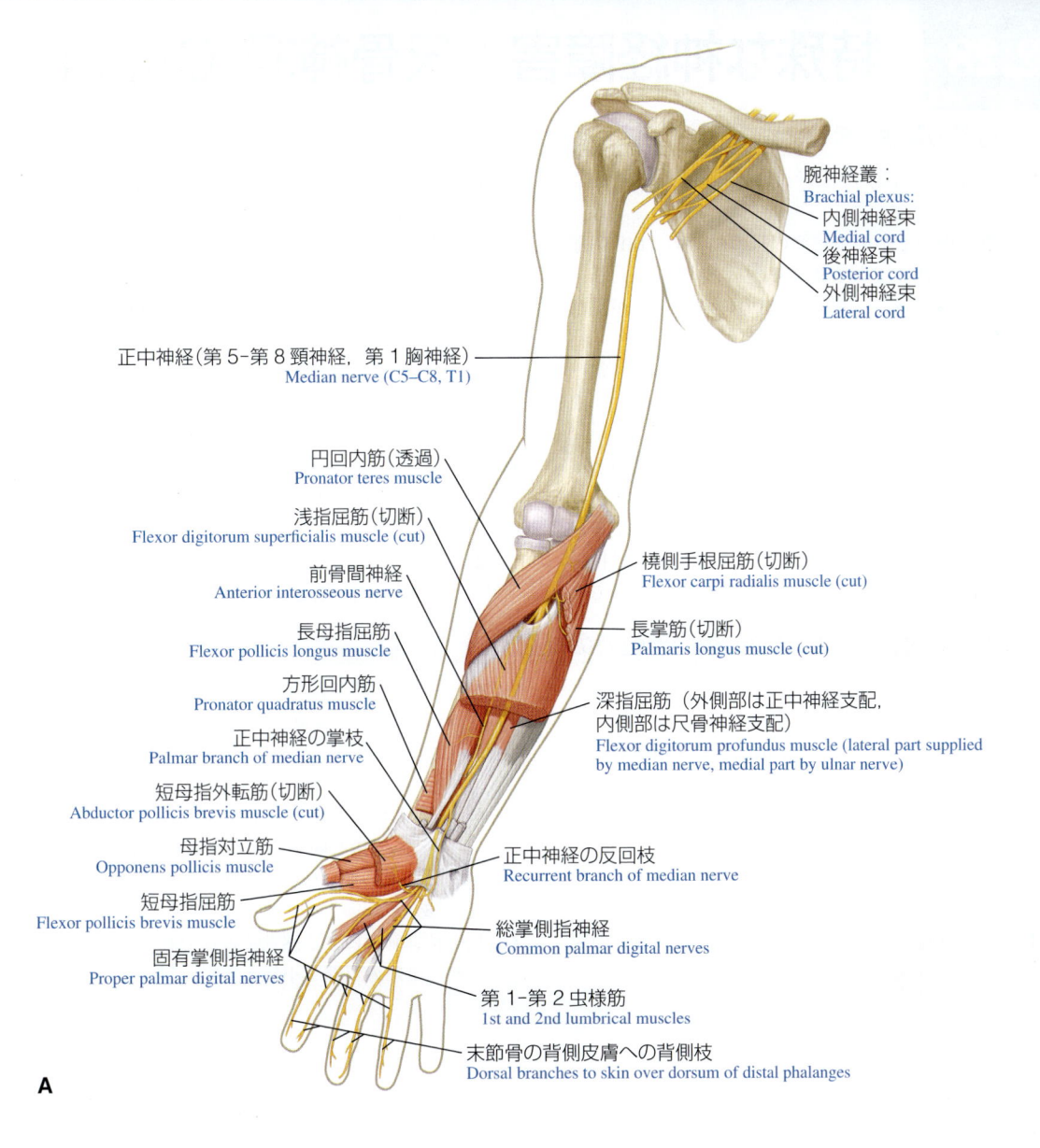

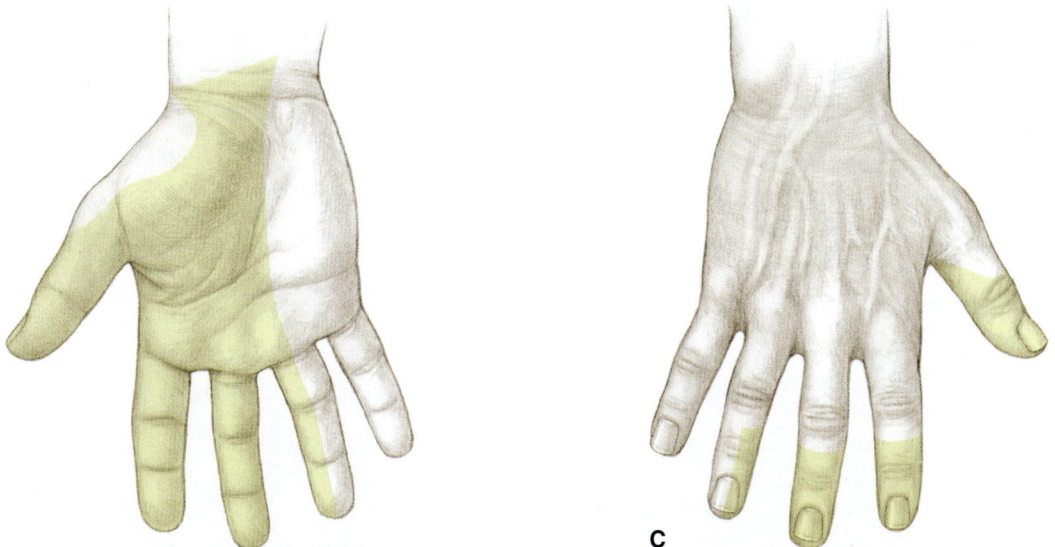

2.27・特殊な神経障害：正中神経（C5-T1）　143

図 2.27A-C．正中神経の分布域　A．前面，正中神経の皮膚分布域　B．前面　C．後面

2.28 特殊な神経障害：尺骨神経(C8, T1)

I. 手首での障害 (図2.28A-C)

A. 手が"鈎爪手（鷲手）"と呼ばれる印象的で特徴的な状態になる

B. 骨間筋と内側2つの虫様筋の麻痺のため，MP関節は過伸展しIP関節は屈曲する
  1. そのためこれらの関節での力のバランスが乱れる
  2. 橈側の虫様筋は正中神経支配であるため通常損傷はなく，橈側の2指のIP関節は尺側ほど屈曲しない

C. 尺側の2指の深指屈筋腱は麻痺するため，環指と小指のDIP関節の屈曲は不可能であるが，浅指屈筋は使えるため（正中神経支配），PIP関節は屈曲できる

D. 小指の筋はすべて麻痺し衰弱するが，母指の母指外転筋以外の筋は損われない（総数の10％はすべての筋が麻痺する，なぜならその場合，尺骨神経が母指の筋を支配しているからである）

E. 指の内転と外転は骨間筋の麻痺のために障害を受ける
  1. 母指の内転はできないが，他の運動は正常である
  2. 萎縮のため骨間筋の空間は空いていて，中手骨は皮下に突き出てくる

F. 手の尺側と，環指と小指に感覚障害が生じる

G. 尺骨神経の減弱をみる検査
  1. 患者に抵抗に抗して小指を外転させる（小指外転筋）
  2. 指先を曲げないで指と母指の間でカードをつかむ（母指内転筋と第1背側骨間筋の検査）

II. 肘での障害，あるいは肘に近い部位での障害

A. 肩と肘は影響を受けない，なぜなら尺骨神経は上腕の筋は支配しないからである

B. 上記部位での障害では尺側手根屈筋と深指屈筋の内側（尺側1/2）が麻痺する
  1. 手首の尺側偏位は弱まり（手関節尺屈力の低下），手はやや伸展し外転位となる
  2. 前述したように手首での障害では，主に指の細かな運動ができなくなる（巧緻運動障害）。
  3. 母指，環指と小指の運動障害とともに手首の屈曲と内転が正常にできなくなる
  4. 骨間筋の筋力低下のため内側の4指の外転と内転ができなくなる
  5. 指は屈曲でき，内側の2指を除き握力は低下しない
  6. 重い工具などを運んで使うことはできるが，母指を他の指と向かいあわせることはできても，裁縫，編み物，ピアノ演奏や書くことなどは困難である

C. 尺骨神経麻痺による感覚障害はそれほど重要ではないが，手掌の尺側と小指と環指に起きる

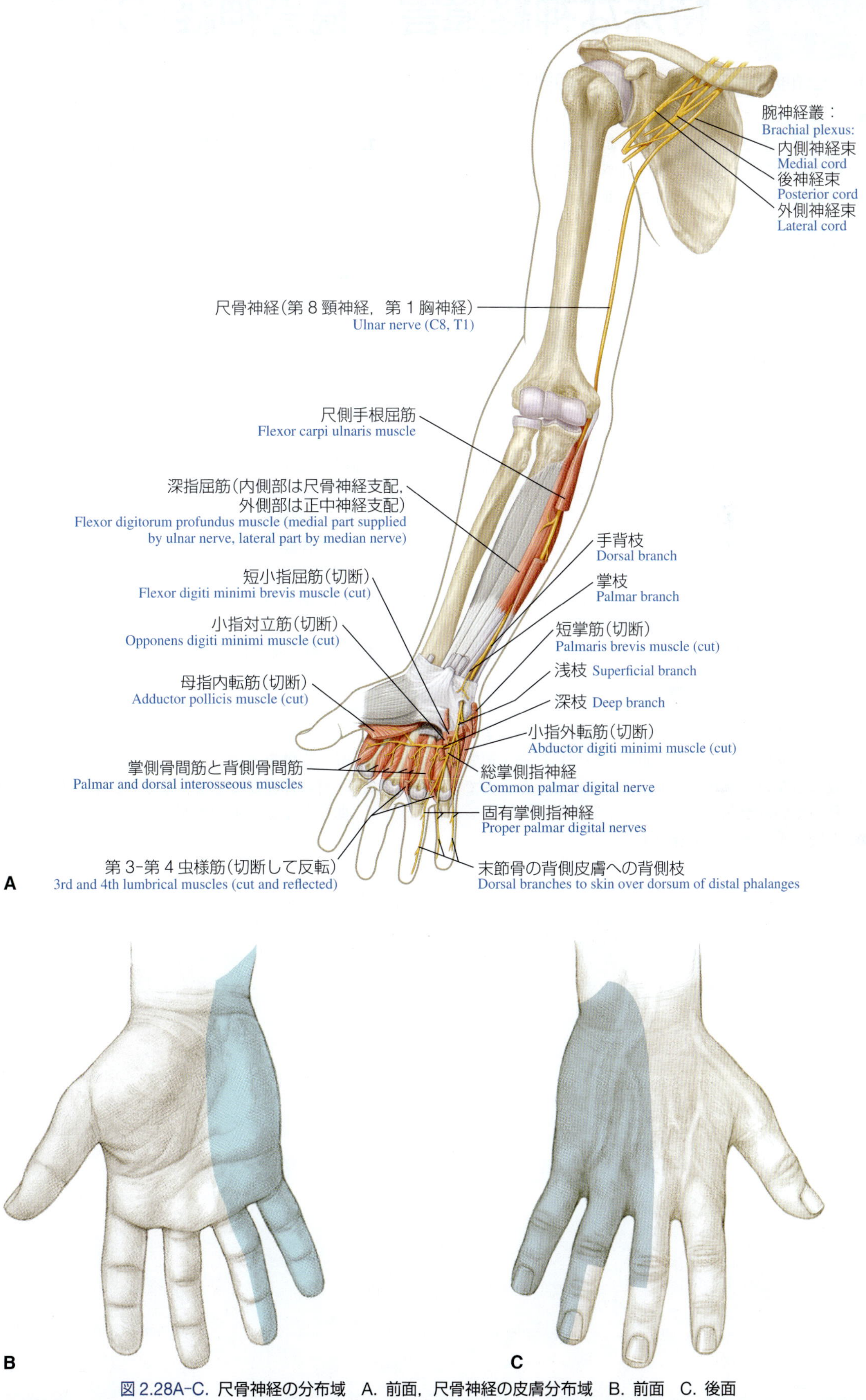

2.28・特殊な神経障害：尺骨神経（C8，T1） 145

腕神経叢：
Brachial plexus:
内側神経束
Medial cord
後神経束
Posterior cord
外側神経束
Lateral cord

尺骨神経（第8頸神経，第1胸神経）
Ulnar nerve (C8, T1)

尺側手根屈筋
Flexor carpi ulnaris muscle

深指屈筋（内側部は尺骨神経支配，外側部は正中神経支配）
Flexor digitorum profundus muscle (medial part supplied by ulnar nerve, lateral part by median nerve)

手背枝
Dorsal branch

短小指屈筋（切断）
Flexor digiti minimi brevis muscle (cut)

掌枝
Palmar branch

小指対立筋（切断）
Opponens digiti minimi muscle (cut)

短掌筋（切断）
Palmaris brevis muscle (cut)

母指内転筋（切断）
Adductor pollicis muscle (cut)

浅枝 Superficial branch
深枝 Deep branch

小指外転筋（切断）
Abductor digiti minimi muscle (cut)

掌側骨間筋と背側骨間筋
Palmar and dorsal interosseous muscles

総掌側指神経
Common palmar digital nerve

固有掌側指神経
Proper palmar digital nerves

第3-第4虫様筋（切断して反転）
3rd and 4th lumbrical muscles (cut and reflected)

末節骨の背側皮膚への背側枝
Dorsal branches to skin over dorsum of distal phalanges

A

B

C

図2.28A-C．尺骨神経の分布域　A．前面，尺骨神経の皮膚分布域　B．前面　C．後面

2.29 特殊な神経障害：橈骨神経（C5-T1）

Ⅰ．三頭筋の起始部より近位での障害（図2.29A, B）

A. 上腕三頭筋の麻痺（肘は曲がり抵抗に抗して伸ばすことができないが，屈筋の力より強い重力により手は下に垂れた状態になる）。上腕三頭筋反射の消失。腕橈骨筋の麻痺，回外筋の麻痺（回外位となるが，上腕二頭筋はまだ機能しているので，弱くなっているだけで完全に機能を失うわけではない），手首，母指と他の指の伸筋（手首は屈曲，前腕は回内，母指は伸展内転，他の指は総指伸筋の機能が失われるため，ひどくはないが伸展する傾向にある）

B. 特徴的な臨床症状は**下垂手**で，手は手首が屈曲し，手首を伸展できず手指もMP関節で伸展できず無力な状態となる。さらに，尺側と橈側の伸筋群が麻痺するため手の外側への運動が困難になる

C. 母指の内転位と手の屈曲位により指の伸展が困難になる。長母指外転筋と短・長母指伸筋の麻痺のため母指の外転と伸展ができなくなる

D. IP関節は虫様筋と骨間筋（正中神経と尺骨神経支配）の作用によりやや伸展する

E. 手は下垂手の状態となり，MP関節は屈曲できないが，手首の屈曲による伸筋腱の受動的な伸展により，当然MP関節は伸展する

1. その結果握力は弱くなる
2. 手首を受動的に背屈させると，MP関節は屈筋に引っ張られて屈曲し，手は母指が手掌側に来て巻き上がるようになる
   a. この位置で，屈筋で物をつかむことが可能であり，手は役に立つ
   b. 従って手関節背屈装具により，手の背屈は維持できるが，手は完全には機能しない。なぜなら，指を開いて適切に物をつかむことはできず，半分閉じた指と手の間に物を置かざるをえないからである。

F. 前腕の後面の筋（伸筋-回外筋群）のふくらみは平らになるか，もしくは窪む

G. 橈骨骨膜反射の消失

H. 上腕の遠位端の背外側面，前腕の後面，手背，橈側の近位指節骨において知覚が消失する

1. 橈骨神経の手の皮枝はごく狭い領域にしかなく，知覚消失の範囲は重い神経障害の場合でも限定的である（手の外側背面の小さな領域に限られる）
2. 注：橈骨神経による手そのものの筋の支配はない

Ⅱ．橈骨神経溝での障害

A. 障害の好発部位では，神経が上腕骨の骨折によって影響を受けるが，上腕三頭筋への枝には通常影響を及ぼさない。なぜなら神経はその部位より手前で分枝しているからである。

B. 前腕と手の伸筋が全麻痺する

1. 手首の伸展ができないことは肘より近位での神経の損傷を示す
2. 手首の伸展ができなくなり（Ⅰ.B参照），手は屈曲位となる（上記参照）

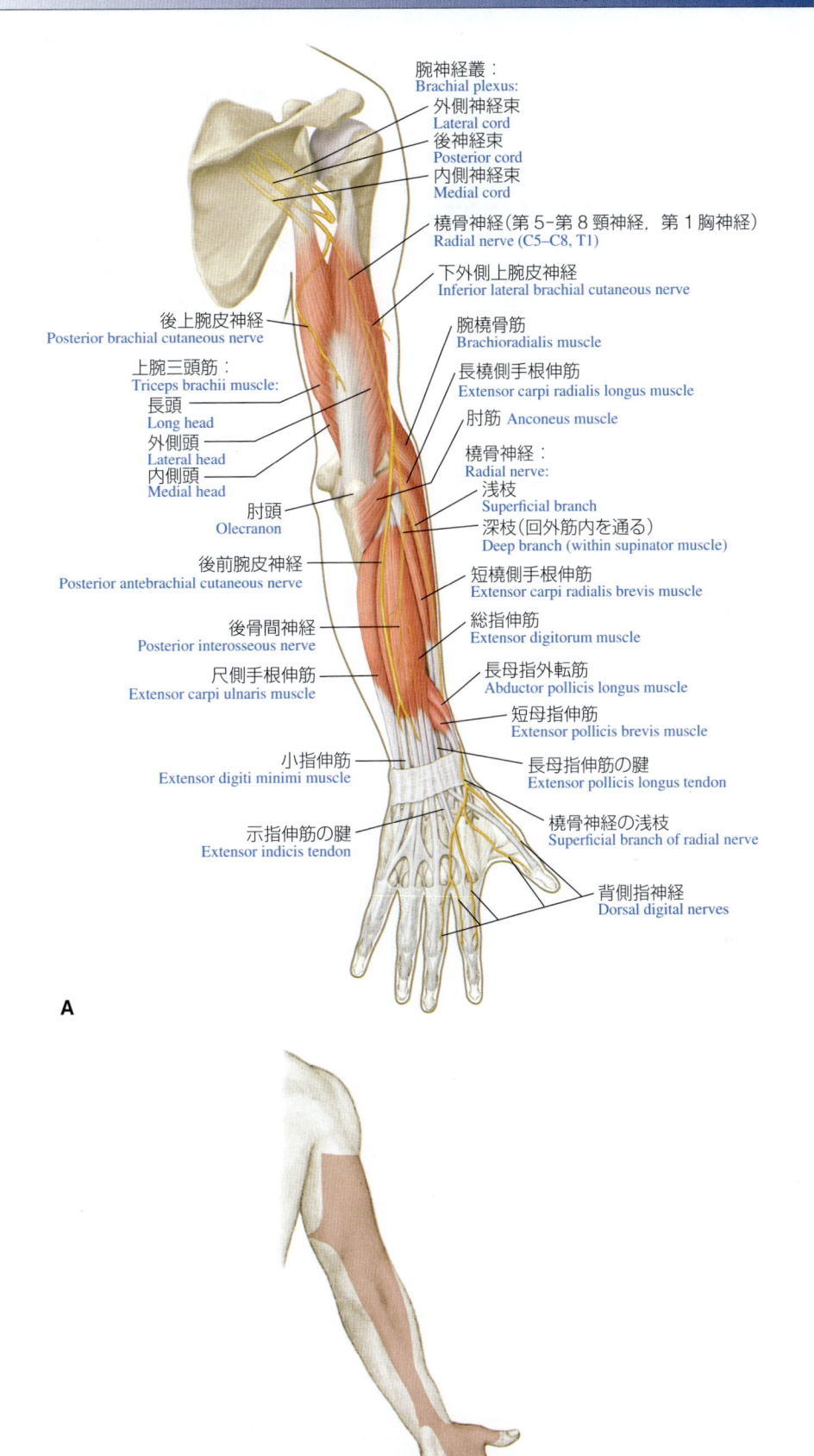

2.29 • 特殊な神経障害：橈骨神経（C5-T1）　147

図 2.29A,B.　A. 橈骨神経の分布域，後面　B. 橈骨神経の皮膚分布域，後面

3. 感覚麻痺
    a. 重複する神経支配のため橈骨神経の支配領域は限られていて，感覚麻痺はおそらく軽度である
    b. 上腕と前腕の背側面での感覚消失は致命的なものではない

III. 前腕での負傷

A. 橈骨神経の深枝は回外筋を貫くため，深い外傷では損傷することがある
B. 手指のMP関節と母指の伸展ができなくなる
C. 橈骨神経の深枝は筋と関節に関する運動性の枝であるため，感覚麻痺は生じない
D. 長橈側手根伸筋を支配する神経（橈骨神経が浅枝と深枝に分かれる前の枝）が損われなければ，回外筋と伸筋群を支配する神経も損われない

第3章

下肢

3.1	下肢の序論	150
3.2	下肢の皮神経	152
3.3	下肢の表層静脈と深筋膜	155
3.4	下肢のリンパ排液	158
3.5	下肢帯	160
3.6	下肢帯の関節	164
3.7	大腿の骨	166
3.8	下肢の骨	169
3.9	足関節と足の骨	172
3.10	大腿の区画	176
3.11	大腿前面の筋	178
3.12	大腿三角と大腿鞘	180
3.13	大腿中央の筋	182
3.14	大腿と閉鎖孔の筋	184
3.15	殿部の筋	188
3.16	殿部の血管と神経	190
3.17	大腿後面の筋	194
3.18	膝窩部と膝周囲の血管吻合	196
3.19	下肢の区画	198
3.20	下肢後面の筋	200
3.21	下肢外側と前面の筋	204
3.22	下肢の血管と神経	207
3.23	足背	211
3.24	足底腱膜と足底の皮神経	214
3.25	足底の筋	216
3.26	足底の血管と神経	220
3.27	股関節	222
3.28	膝関節	226
3.29	膝関節と脛腓関節の滑液包	233
3.30	距腿関節と足関節	236
3.31	足弓	242
3.32	足の疾患	244
3.33	歩行（二足歩行）その1	246
3.34	歩行（二足歩行）その2	248
3.35	歩行（二足歩行）その3	250
3.36	下肢の神経障害	254

3.1 下肢の序論

I．運動器官
A. 関節，特に腰については可動性よりも安定性が重要である

II．全体の構成（図3.1A-D）
A. 骨盤帯
  1. 1対の骨（寛骨）が仙骨と後ろで関節をつくり，前方では恥骨結合をつくっている
  2. 腸骨，坐骨，恥骨という3つの骨の融合によってそれぞれの寛骨はつくられている
B. 腰
  1. 腸骨稜から大転子まで及ぶ
  2. 腰の運動にかかわる筋肉も含める
C. 大腿
  1. 腰から膝まで及ぶ
  2. 1つの骨：大腿骨
  3. 3つの区画
     a. 前方：屈筋側
     b. 後方：伸筋側
     c. 内側：内転筋
  4. 大腿三角
     a. 縫工筋，鼡径靱帯と長内転筋によって境される
     b. 大腿神経，大腿動静脈を含む
D. 膝
  1. 主に大腿骨と脛骨顆との間の関節である
  2. 膝蓋骨と腓骨も含まれる
E. 下肢
  1. 膝から足関節まで及ぶ
  2. 2つの骨：腓骨（外側）と脛骨（内側）
  3. 4つの区画
     a. 前方：背屈筋
     b. 外側：回外筋
     c. 後方（表層部と深層部に分けられる）：足底屈筋
  4. 膝窩：膝の後方の空間
F. 足関節
  1. 内踝と外踝が距骨と平面関節をつくる
G. 足
  1. 足の骨には7つの足根骨，5つの中足骨，14個の趾節骨がある
  2. アーチ（足弓）が足底の表面の神経や血管の構造を保護する

III．全体の関係
A. 直立位では尾骨，腸骨稜，寛骨中部，大腿骨頭と大転子がすべて同じ水平面上にある
B. 大腿動脈は鼡径部中央の後方を直接押すことで圧迫できる
C. 膝関節の最下端は脛骨の両顆の縁の高さである（膝蓋骨尖の約1cm下）
D. 足関節の最上端は内踝の頂点の約1cm上である
E. 載距突起の内側端は内踝の頂点の約2〜3cm下である
F. 横足根関節は舟状骨粗面の後ろから外踝と第5中足骨粗面の中間点までの線によって示される
G. ネラトン線（Nélaton line）は上前腸骨棘と坐骨結節の最も突出した部位を結んだ線である
  1. 大転子の先端はこの線の直下に位置する
  2. 先端が上に位置する場合は，大転子の上方への転位の徴候であり，股関節脱臼もしくは大腿骨頸部骨折による（老人によく起こる）

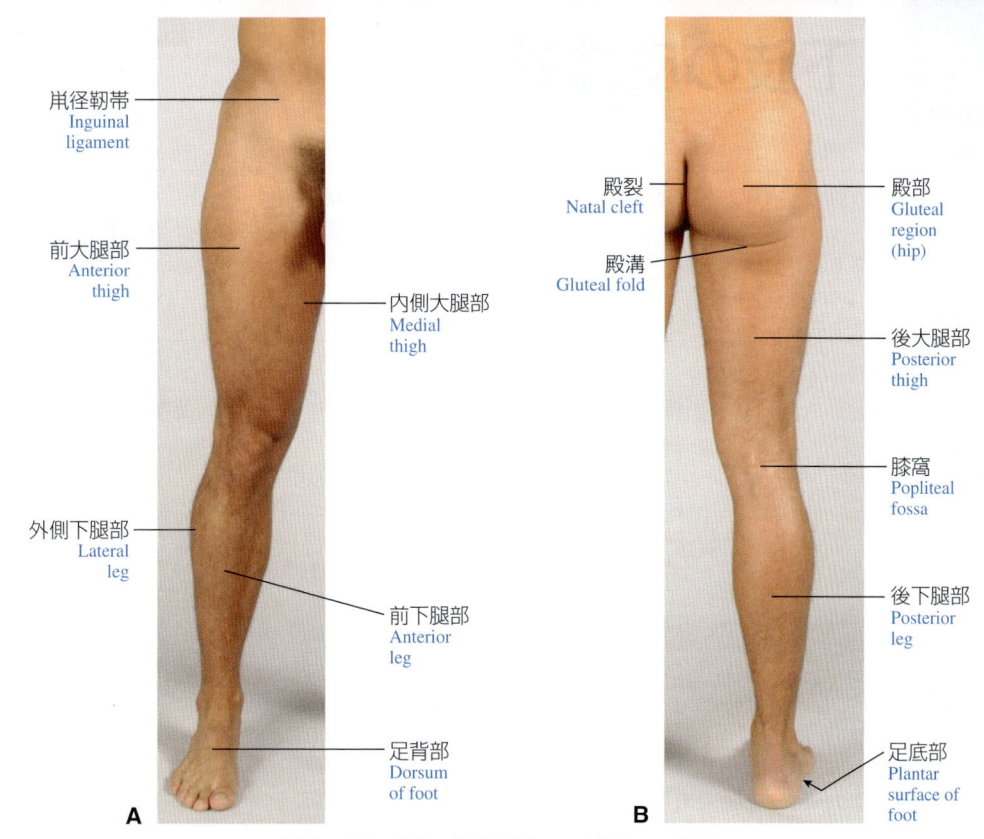

図 3.1A,B. 下肢の体表解剖　A. 前面　B. 後面

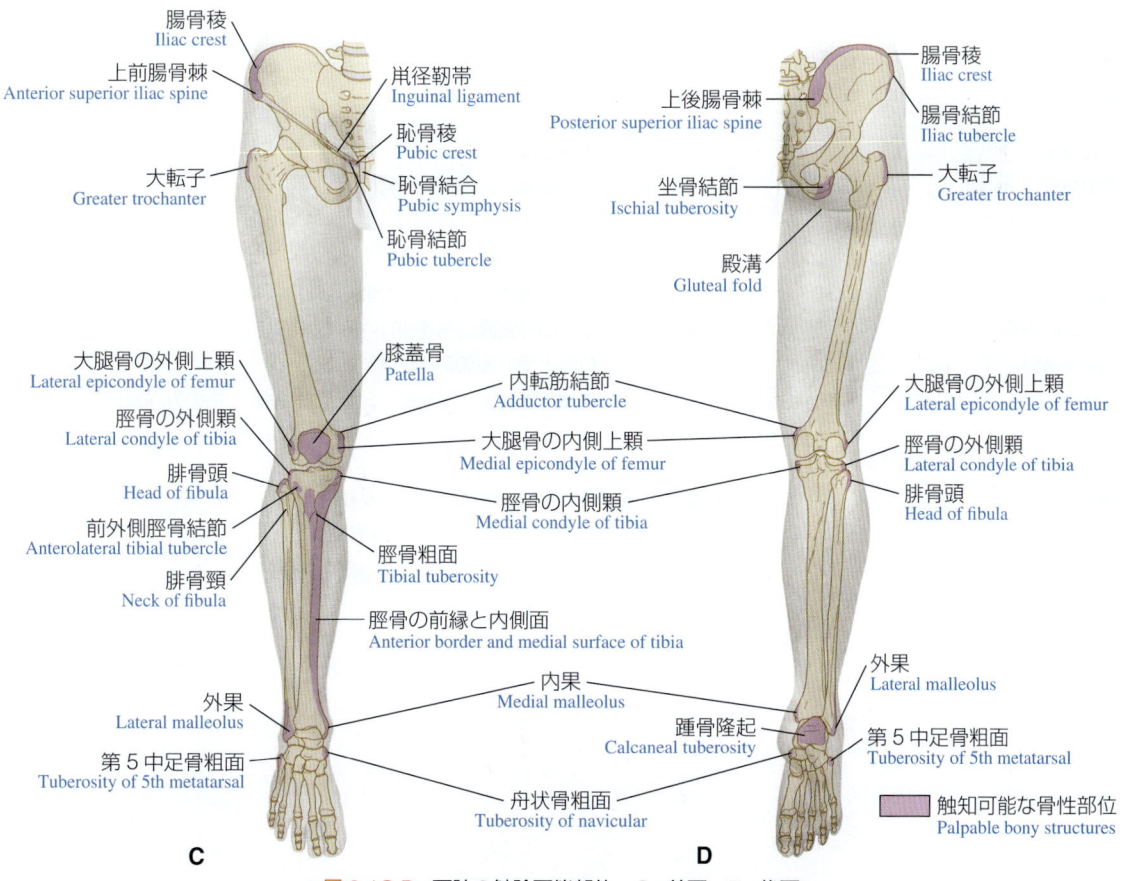

図 3.1C,D. 下肢の触診可能部位　C. 前面　D. 後面

3.2 下肢の皮神経

Ⅰ. 皮神経の根

A. 腰神経叢：大腿の前面と内側，下腿の上前面，下腿の内側
B. 仙骨神経叢：殿部下部，大腿と下腿の後面，下腿の下前面と足
C. 腰神経と仙骨神経の後枝：殿部上部

Ⅱ. 起始と枝（図 3.2A, B）

A. 腰神経叢（L1-4）

神経	髄節	皮枝
腸骨下腹神経	L1	
外側皮枝		殿部の外側部
腸骨鼡径神経	L1	大腿上部の内側面
陰部大腿神経	L1-2	
陰部枝		大腿上部の内側面
大腿枝		大腿上部の前面
外側大腿皮神経*	L2-3	大腿外側面と前外側面
閉鎖神経	L2-4	大腿の内側面，膝の真上
大腿神経		
前皮枝	L2-3	大腿の前面と前内側面
伏在神経	L3-4	膝，下腿，足関節の外側面

*知覚異常性大腿神経痛は一般的な疾患であるが，外側大腿皮神経が鼡径靭帯の深層部を通っているため，その圧迫によって生じる。肥満，体重減少，締め付けるような衣服，重い工具用ベルト，ベルトで運ぶ物などが原因となる。症状：灼熱感，ひりひり感，もしくは大腿近位外側面の知覚消失

B. 仙骨神経叢（L4-S3）

神経	髄節	皮枝
後大腿皮神経	S1-3	殿部下部，大腿後面
下殿皮神経		殿部下部
会陰枝		大腿上部内側面
腓腹神経	S1-2	下腿後面，足の外側と背面
外側腓腹皮神経	S1-2	下腿外側面
内側踵骨枝	S1-2	踵
内側足底神経	L4-5	足底，第1-第4指の対向縁
外側足底神経	S1-2	足底の外側部，第4-第5指の対向縁
深腓骨神経	L4-5	母指と第2指の背面の対向縁
浅腓骨神経	L4-5, S1	下腿下部前面，足関節，足背，第1-第4指の対向縁

C. 腰神経と仙骨神経の後枝

神経	髄節	皮枝
上殿皮神経	L1-3	殿部上部
中殿皮神経	S1-3	殿部中央部

3.2 下肢の皮神経

図 3.2A,B. 下肢の皮神経　A. 前面　B. 後面

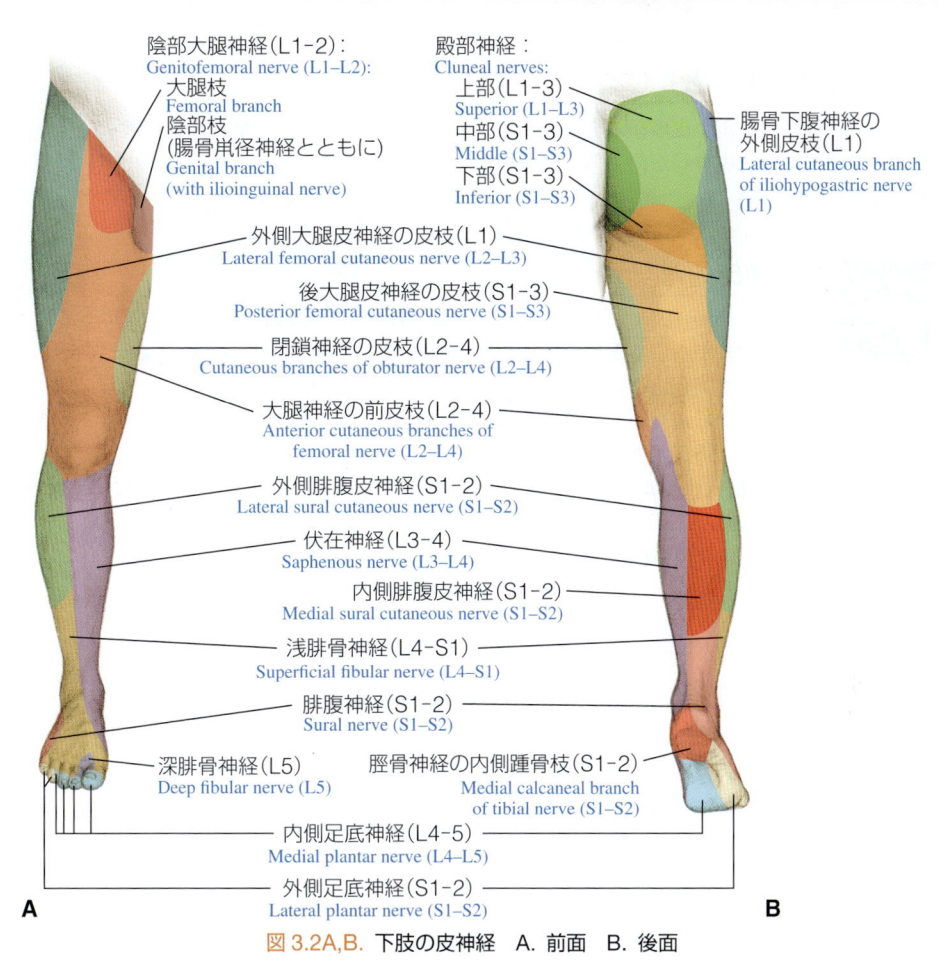

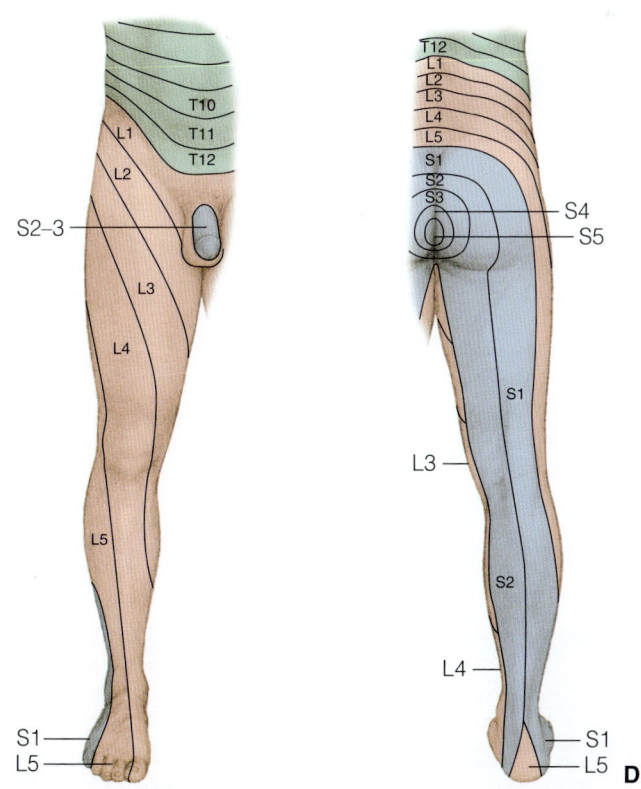

図 3.2C,D. 下肢の皮膚分節（デルマトーム）　A. 前面　B. 後面

Ⅲ. 皮膚分節（デルマトーム）（図 3.2C, D）

A. 定義：特定の脊髄神経が特定の皮膚領域を支配することであり，名前のついた皮神経が同じ領域に分布していることとは関係ない

B. 配置：下肢の皮膚分節は下肢の発生と関連がある。その下肢におけるらせん様の走行は直立位に適応するために下肢が回転していることをあらわしている

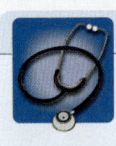

Ⅳ. 臨床的考察

A. 皮膚分節（デルマトーム）：ある皮膚分節のしびれは特定の脊髄神経のレベルと関連がある可能性がある。そのため，容易に中枢神経系（Central nervous system：CNS）の部位を原因として突き止めることが可能である

B. 髄節：母趾と第 2 指の間と下肢の前外側にしびれのある患者は第 5 腰脊髄神経もしくは神経根に損傷があるかもしれない
   1. 椎間板ヘルニアが最もよく起きる部位は L4-5 であるが，それにより L5 脊髄神経に影響が及ぶことが多い
   2. L5 脊髄神経節は第 11 胸椎の高さにあることを想起せよ

下肢の表層静脈と深筋膜 3.3

I. 一般的特徴

A. 浅静脈は浅筋膜の間にある。弁は下肢の静脈の方が上肢よりも多い

B. 背側趾静脈はそれぞれの足趾の両縁を走行し、足趾の水かき部分で合流し**背側中足静脈**を形成するが、それは**足背静脈弓**（中足骨の上で皮下組織の中を走行）に注ぐ
  1. 静脈弓は足底静脈弓からの交通枝を受ける
  2. 近位では、足背静脈網とつながっている

II. 特定の静脈（図 3.3A, B）

A. 大伏在静脈：人体で最も長い静脈
  1. 起始：足背静脈弓の内側部（膝より下の伏在神経に伴う）
  2. 走行：内果の前から始まり、下肢の内側に沿って、脛骨と大腿骨の内側果の後ろを経て、大腿の内側に沿い伏在裂孔に至る。そこで、篩状筋膜と大腿鞘を貫く
  3. 終末：鼠径靱帯より約 3.75 cm 遠位側の大腿静脈
  4. 支流
     a. 生殖器領域からの浅外陰部静脈
     b. 大腿外側上部からの浅腸骨回旋静脈
     c. 腹部からの浅腹壁静脈は胸腹壁静脈を介して外側胸静脈と交通する
     d. 足、下肢と大腿からの一定しない数の無名の支流

B. 小伏在静脈
  1. 起始：足背静脈弓の外側部
  2. 走行：外果の後ろから踵骨腱（アキレス腱）の外側に沿って走行し、下肢背面の中央の終わりの方を横切り、上方に直行し膝窩の深層部の深筋膜を貫く
  3. 終末：腓腹筋頭の間の膝窩静脈
  4. 支流：足と下肢の外側から上方に向かって大伏在静脈に吻合する交通枝を出す

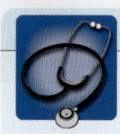

III．臨床的考察

A. 静脈瘤：下肢の表在静脈，特に大副在静脈系において，異常に膨張し血管として働かなくなる
  1. 長い円柱（心臓から足まで）状の血液の重さにより下肢に広く行きわたる
     a. 静脈血流は筋肉の動きに依存するため，長期にわたって増加していく殿部への圧力（妊娠時など）は静脈血流の停滞の原因となる
     b. それにより，次々と多くの弁の部分で血管壁が拡張する
  2. この状態を取り除くには，表在静脈を結紮するか，抜去し，深静脈との多くの交通枝からの静脈還流による干渉をなくす
B. 静脈穿刺：大伏在静脈の特に下端は，静脈への緊急の進入路としてよく使われる
  1. "大伏在静脈の切開" は内果の前方約 1.25 cm で行う（脂肪に埋まっているかもしれないが，必要なら橈側皮静脈を使う）
  2. 近位部は 2 横指内側で，恥骨結節より 1 横指下といわれる
  3. 静脈の他の見つけ方は，大腿動脈の拍動触知部位のすぐ内側で鼡径靭帯より 1 横指下である
C. 静脈移植：大伏在静脈は冠状動脈バイパス手術に使われる
D. 伏在神経は大伏在静脈に伴行し内果の前方へ行く。大伏在静脈の切開に伴って結紮された場合，患者は足の内側に沿った痛みを訴える
E. 血栓性静脈炎：二次的血栓を伴う炎症
  1. 深静脈の弁が損われて，静脈瘤となることがある
  2. 血栓が移動し，最終的に肺塞栓症になることがある
F. 静脈血栓症：炎症は軽度で，血栓は凝血塊がゆるく付着した形となって，末梢から中心に広がっていく

IV．下肢の筋膜

A. 浅筋膜
  1. 腹部の筋膜と連続している。腹部の深筋膜と浅筋膜は鼡径靭帯直下の大腿筋膜に付いている
  2. 篩状筋膜：伏在裂孔に位置する浅筋膜の深層部
B. 大腿筋膜：大腿を覆う管状の深筋膜。上は寛骨と鼡径靭帯に付き，下は下腿の筋膜につながる
  1. 腸脛靭帯：外側広筋を覆う大腿筋膜の肥厚部
     a. 大腿筋膜張筋の包被を形成
     b. 大部分の大殿筋線維に付着
     c. 脛骨の外側顆に付着
  2. 伏在裂孔：大伏在静脈と浅リンパ管のための大腿の上中部を通る狭い通路であり，それらは伏在裂孔を覆う篩状筋膜を貫通する
C. 下腿筋膜：下腿の深筋膜で，管状の外被をつくる
  1. 膝窩筋膜：上は大腿筋膜と，下は下腿筋膜とつながっている。膝窩を覆う
  2. 膝蓋支帯：下腿筋膜は広筋腱膜と混合し，内側および外側膝蓋支帯を形成する
  3. 伸筋支帯，屈筋支帯，腓骨筋支帯：下腿筋膜が足首で肥厚し，腱が弓の弦（バウストリング）のようになることを防ぐ

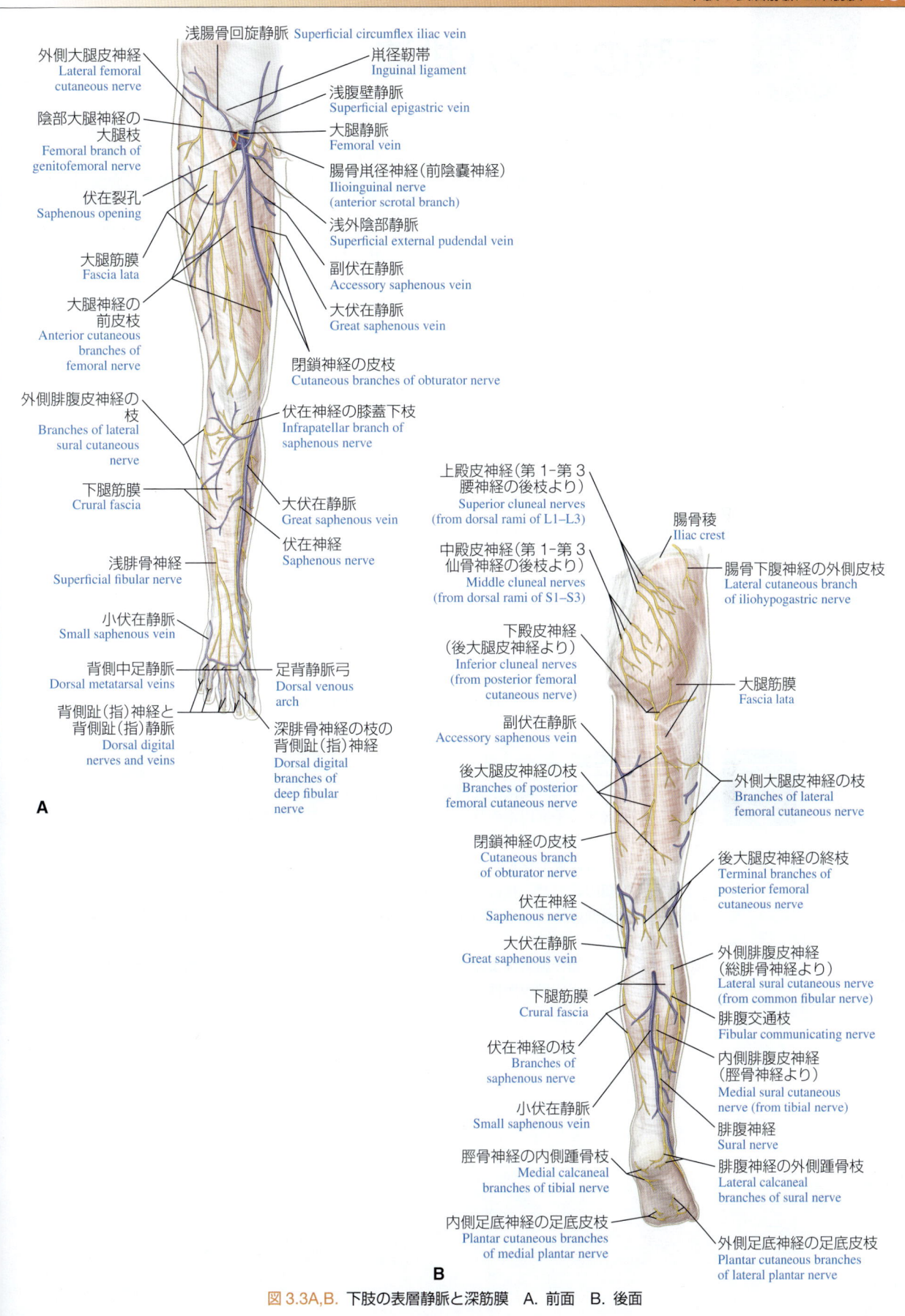

3.3 • 下肢の表層静脈と深筋膜 157

図 3.3A,B. 下肢の表層静脈と深筋膜　A. 前面　B. 後面

3.4 下肢のリンパ排液

Ⅰ．浅筋膜にある浅リンパ管（図3.4A, B）

- **A.** 内側群は大伏在静脈に沿う（3〜7つの幹）
  1. 起始と走行：足背の内側，内果の両側を通り，脛骨内顆の後ろを走行
  2. 終末：浅鼠径リンパ節
- **B.** 外側群（1〜2つの本幹）
  1. 起始と走行：足の外側から下腿の前面と後面の両側を上行。前面のものは内側群に合流（上記参照）
  2. 終末：前面のリンパ管は上記のA.2参照。後面のリンパ管は膝窩リンパ節に入る

Ⅱ．深リンパ管は深在血管に沿って走行

- **A.** 脛骨，腓骨の前面と後面と大腿群は2〜3つのリンパ管で，それぞれ動脈に沿って走行
- **B.** 膝窩と深鼠径リンパ節に入る
- **C.** 殿部領域の深リンパ管は殿部の血管に沿って走行し内腸骨リンパ節に入る

Ⅲ．リンパ節：2群

- **A.** 膝窩リンパ節：膝窩の脂肪組織に6〜7個散在している（図3.4B）
  1. 輸入リンパ管：リンパ管は小伏在静脈に沿って走行し，膝関節からのリンパ管は膝動脈に沿って走行し，さらに前・後脛骨動脈に伴行する
  2. 輸出リンパ管：あるものは大伏在静脈に伴行し浅鼠径リンパ節に至る。多くは大腿静脈に沿って深鼠径リンパ節に至る
- **B.** 鼠径リンパ節：12〜20個で，大腿三角の近位部に位置する（図3.4A）
  1. 浅鼠径リンパ節：多くの大きなリンパ節が斜めになった"T"のように配列し，鼠径靭帯の遠位に沿って，下は大伏在静脈の近位部に沿う
     - a. 輸入：下肢の浅在血管，特に大伏在静脈に伴行する。陰茎，陰囊，殿部，腹壁からも
     - b. 輸出：外腸骨リンパ節と深鼠径リンパ節へ
  2. 深鼠径リンパ節：大腿静脈の内側面の深筋膜の下。数は1〜3個。そのうちの1つは大腿管の中にある（クロケーリンパ節〈Node of Cloquet〉）
     - a. 輸入：下肢の深リンパ管。浅鼠径リンパ節から
     - b. 輸出：外腸骨リンパ節へ

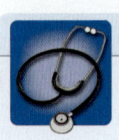

Ⅳ．臨床的考察

- **A.** 外生殖器，会陰部，殿部，肛門管下部は鼠径リンパ節へ注ぐ
- **B.** 子宮と隣接する子宮円索のリンパ管は靭帯に沿って浅鼠径リンパ節へ注ぐ
- **C.** 大腿のリンパ管は上行するため，外側の浅リンパ管は前面を走行してから内側へ行き，内側のリンパ管は前面を走行してから外側へ行き，大伏在静脈の経路へ集まってくる。そのため，大腿の後面は一種の"リンパ管の分割"がつくられている
- **D.** X線不透過性の物質を下肢のリンパ管に注入することでリンパ節とリンパ管を証明することができる
- **E.** 浅鼠径リンパ節の腫大はよくみられるが，多くの場合は小さな表在性の炎症によるものである。大きさと組織が悪性の疾患を示唆する場合，原発巣の注意深い検査が必要である

3.4 下肢のリンパ排液

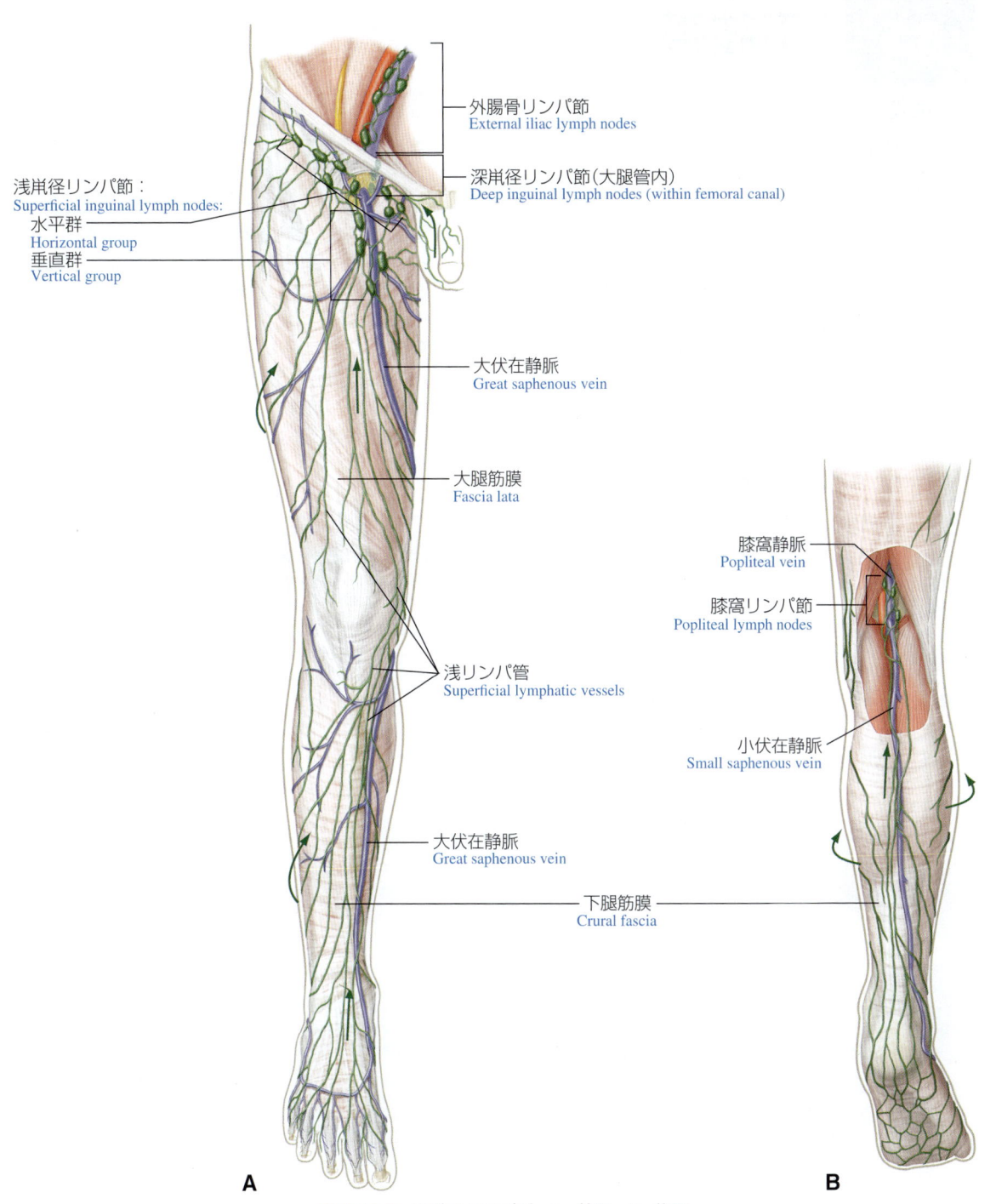

図 3.4A,B. 下肢のリンパ系　A. 前面　B. 後面

3.5 下肢帯

Ⅰ. 定義
A. 下肢が体幹に付く部位の骨
B. 仙骨と一対の寛骨

Ⅱ. 寛骨（図3.5A-D）
A. 構成要素：腸骨，坐骨，恥骨
  1. 腸骨：腸骨翼には腸骨結節に接する弓形の腸骨稜がある．外側面には前殿筋線，後殿筋線，下殿筋線がある．上前腸骨棘，下前腸骨棘が腹側に突き出ている．上後腸骨棘，下後腸骨棘が背側に突き出ている．腸骨窩，弓状線，耳状面と腸骨粗面が内側面にある
  2. 坐骨：坐骨棘，坐骨結節と坐骨枝がある．坐骨枝は恥骨下枝に接し坐骨恥骨枝を形成する
  3. 恥骨：上枝と下枝，恥骨稜，恥骨結節，恥骨櫛と腸恥隆起がある．恥骨結合によって1対の恥骨は連結する
B. 特徴
  1. 寛骨臼：腸骨，坐骨，恥骨からなる
  2. 閉鎖孔と閉鎖溝
  3. 大坐骨切痕と小坐骨切痕

Ⅲ. 骨化：8つの部位から

部位	出現時期	融合時期
腸骨下部	胎生8～9週齢	18歳
坐骨枝	胎生3ヶ月	18歳
恥骨枝上部	胎生4～5ヶ月	18歳
寛骨臼（1つもしくはそれ以上）	12歳	18歳
腸骨稜	思春期	20～25歳
坐骨結節	思春期	20～25歳
恥骨体	思春期	20～25歳

3.5 下肢帯 161

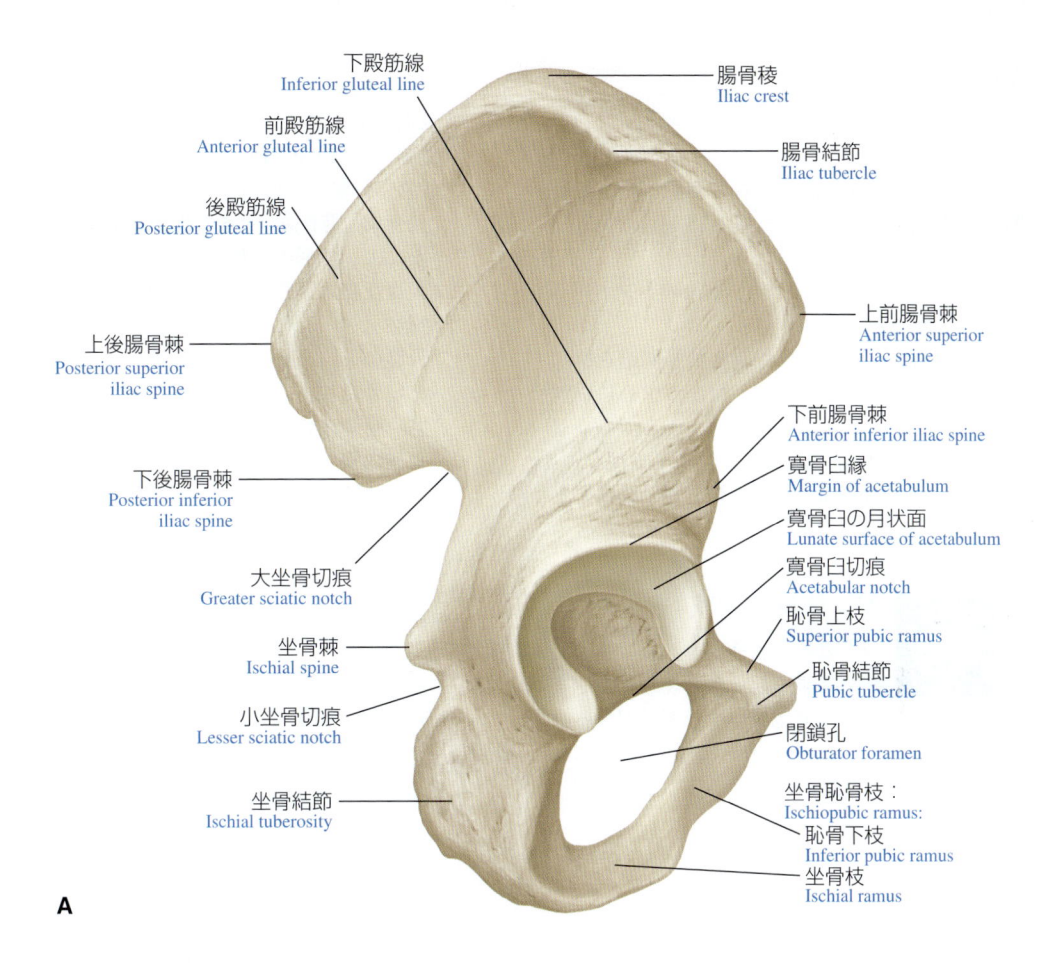

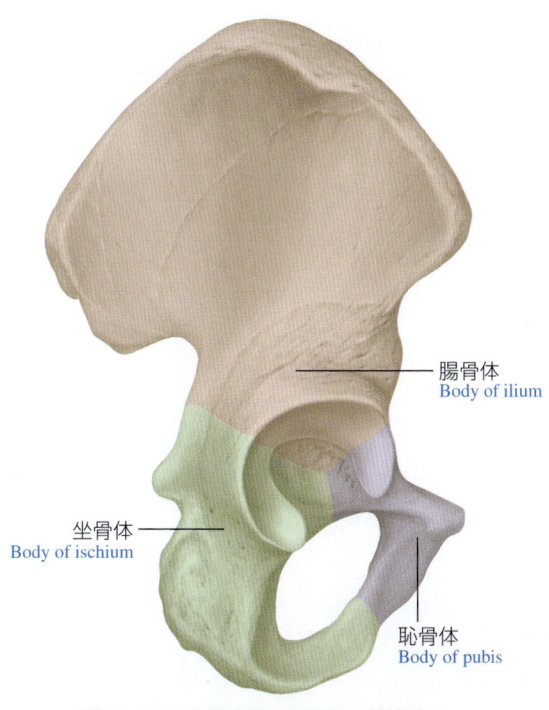

図 3.5A,B. 骨盤の骨，右寛骨，外側面

IV．特徴

A. 骨盤には 2 つの目的がある
1. 体重を下肢に伝える
2. 腹骨盤腔の下部を形成し，腹骨盤臓器の一部を収容する

B. 骨盤の入口
1. 骨盤を"開いた"上前領域と，下後のトンネル部分の**小骨盤**に分ける
2. 仙骨の岬角から両側の仙骨翼と仙腸関節を横切り，腸恥線に沿って恥骨の上面から中心に位置する恥骨結合近くまで及ぶ

C. 骨盤の出口：第 5 仙骨の先端（尾骨先端ではない）から，両側の仙結節靭帯（仙骨と坐骨結節の間）を経て，坐骨結節，最後は前方へ行って，恥骨結合の下前面（ダイアモンド形の領域）に至る

D. 骨盤腔は入口と出口の間にある

E. 大骨盤：骨盤の入口の上
1. 仙骨翼，腸骨窩，第 5 腰椎と第 1 仙椎，および腹壁によって形成される
2. 大骨盤腔は腹腔の一部で腹部内臓を含む

F. 小骨盤
1. 骨盤の入口（上）と骨盤の出口（下）の間。仙骨と尾骨は後方。恥骨結合，恥骨体，恥骨枝は前方。腸骨の骨盤面と坐骨は外側
2. 骨盤内臓（膀胱，直腸，泌尿生殖器），血管，神経，リンパ管を含む

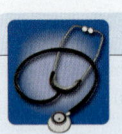

V．臨床的考察

A. 骨折：腸骨翼もしくは坐骨恥骨枝などの最も薄い部位において押しつぶすような力によってよく起こる。多くは小さな転位骨折

B. 滑液包炎：滑液包で起きる炎症で，長時間の着席やかたい椅子が原因で坐骨結節の上で生じる。"仕立て屋の"あるいは"織工の"とも呼ばれる

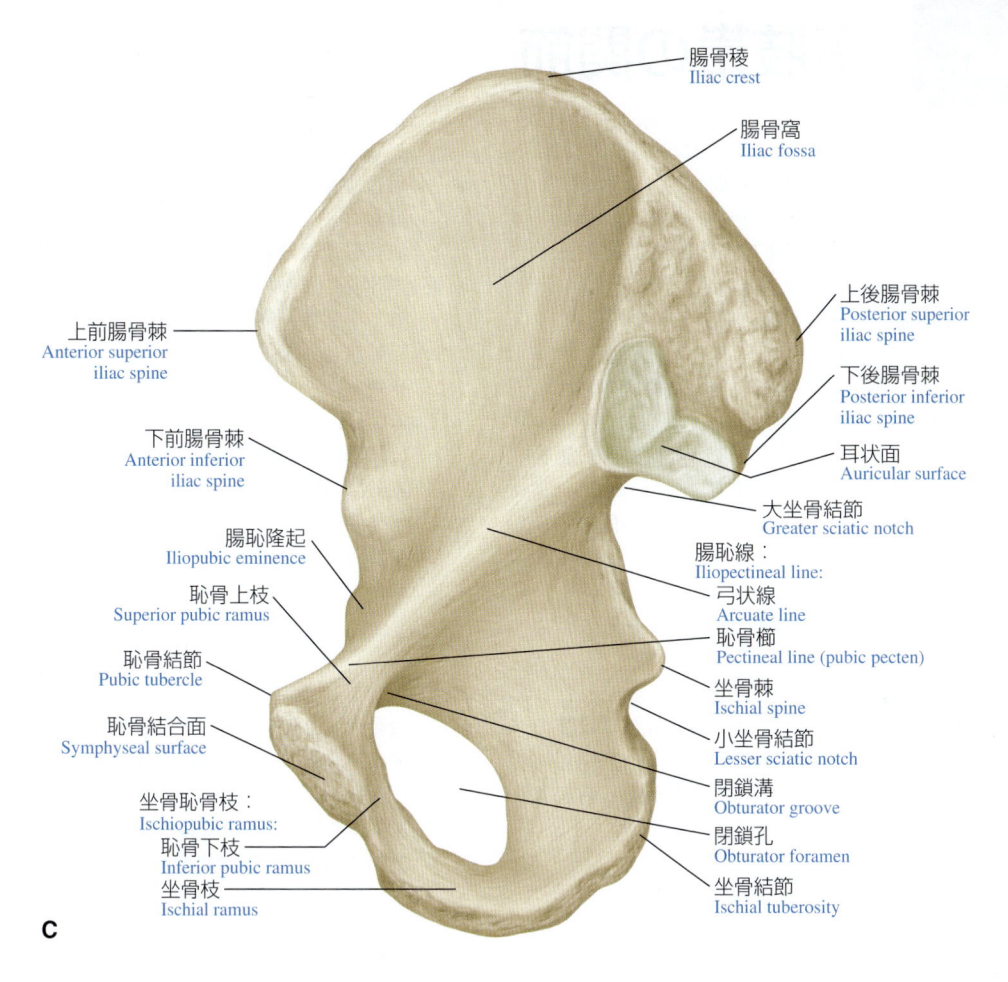

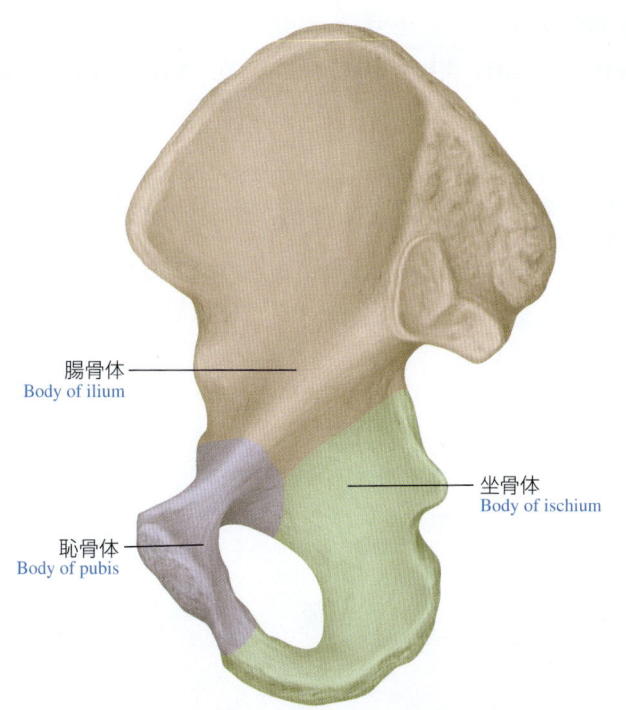

図 3.5C,D. 骨盤の骨，右寛骨，内側面

3.6 下肢帯の関節

I. 関節 (図3.6A, B)

A. 腸腰関節：第5腰椎と腸骨稜の間
 1. 型：半関節（靭帯結合）
 2. 腸腰靭帯：第5腰椎横突起から腸骨稜まで
B. 仙腸関節：仙骨の耳状面と腸骨の間
 1. 型：半関節（靭帯結合）
 2. 靭帯
    a. 前仙腸靭帯：仙骨の前外側から腸骨の耳状面と耳状面前溝まで張る
    b. 後仙腸靭帯：仙骨の第1−第3横突起から腸骨粗面と上後坐骨棘まで張る
    c. 骨間仙腸靭帯：仙骨粗面と腸骨との間に張る短い線維
C. 仙骨と腸骨の間の靭帯
 1. 仙結節靭帯は下後坐骨棘，仙骨の第4−第5横突起と側面，および尾骨の側面から坐骨結節まで張る
 2. 仙棘靭帯は仙骨と尾骨から坐骨棘へ張る
D. 恥骨間関節：対側の恥骨間
 1. 型：半関節（靭帯結合）
 2. 恥骨結合：線維軟骨板
 3. 靭帯
    a. 上恥骨靭帯：恥骨上縁を連結
    b. 下恥骨靭帯：恥骨下縁を連結
E. 仙尾関節：仙骨尖と尾骨底の間
 1. 型：半関節（靭帯結合）
 2. 椎間円板：線維軟骨板
 3. 靭帯：前方，後方，外側と仙骨角の間

II. 特徴

A. 閉鎖膜：閉鎖孔の骨縁につくが，閉鎖孔はほぼ膜で塞がれ，閉鎖管が残り神経と血管が通る。内閉鎖筋と外閉鎖筋はそれぞれ閉鎖膜の内面と外面から起きる
B. 大坐骨孔
 1. 境界：腸骨の坐骨切痕。仙結節靭帯。仙棘靭帯
 2. 通過する，もしくはそこにあるもの：梨状筋，上殿動静脈，上殿神経，下殿動静脈，内陰部神経，後大腿皮神経，閉鎖筋と大腿方形筋の支配神経
C. 小坐骨孔
 1. 境界：坐骨結節，坐骨棘と仙棘靭帯，仙結節靭帯
 2. 通過するもの：内閉鎖筋の腱，内閉鎖筋の支配神経，内陰部動静脈，陰部神経

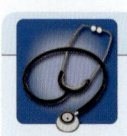

III. 臨床的考察

A. 仙腸靭帯の挫傷は，支持する靭帯が強いため，きわめてまれである。しかし，以前はしばしば誤診された
B. 妊娠期
 1. 骨盤の靭帯は次第に弛緩し，脊柱と骨盤の間の動きがより自由になる
 2. 恥骨結合は（レラキシンというホルモンにより）弛緩し，恥骨間の距離はかなり増大する
 3. これにより分娩時の胎児の産道の通過が容易になる

3.6 下肢帯の関節

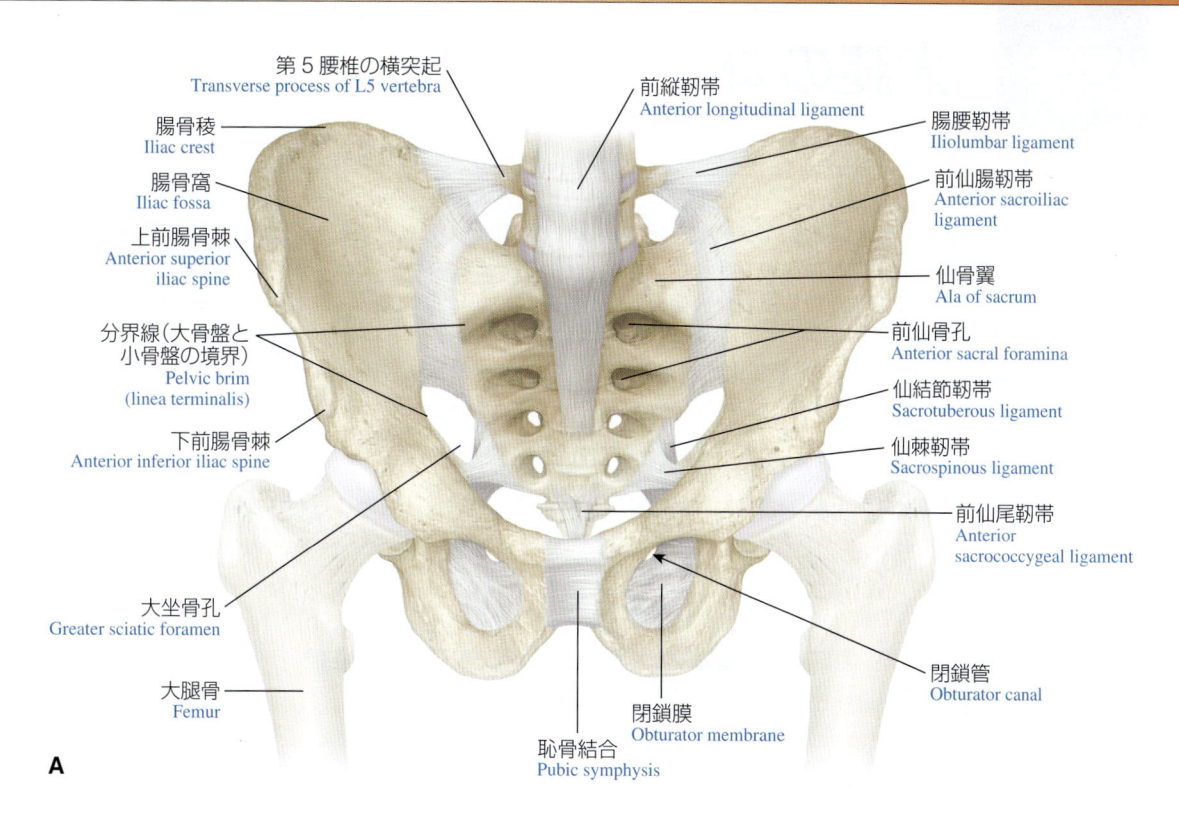

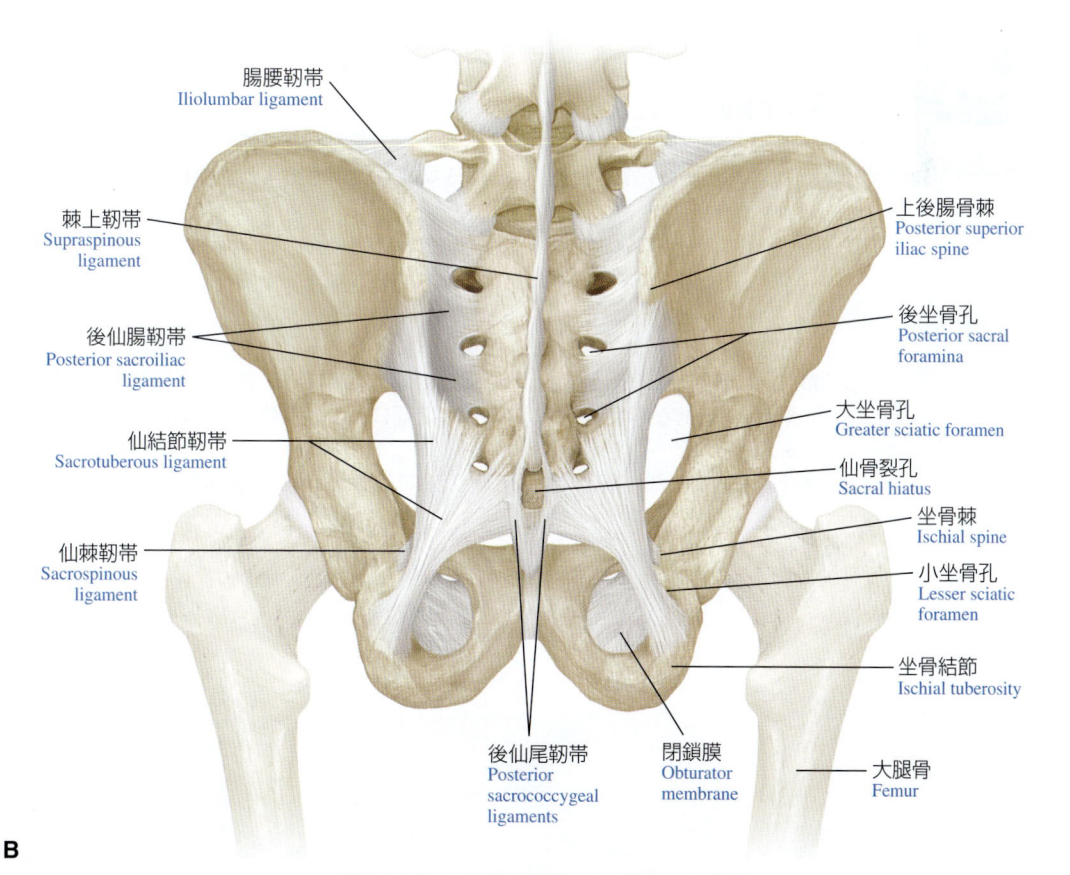

図3.6A,B. 下肢帯の関節　A. 前面　B. 後面

3.7 大腿の骨

I. 大腿骨（図3.7A-C）

A. 部位：近位端，骨幹，遠位端
  1. 近位端：大腿骨頭窩と大腿骨頭，大腿骨頸（大腿骨頭と転子間稜と転子間線の間のくびれ）。小転子，方形結節と転子間稜，殿筋粗面，大転子
  2. 骨幹：内側唇と外側唇と粗線。恥骨筋線（内側唇の上方へ続く）。外側唇から殿筋粗面への続き。顆上線としての粗線で，両側唇の下方への続き。栄養孔
  3. 遠位端：膝窩面（顆上線の間の平面）。内側顆と外側顆，内側上顆と外側上顆。顆間窩。内転筋結節
B. 特徴
C. 骨化，5つの部位から

1. 人体の骨の中で最も長く，大きく，重い
2. 大腿骨幹と大腿骨頸の角度：120〜125°。女性はこれより小さく，子どもはこれより大きい
3. 直立位では，骨幹は斜めになる。大腿骨の内側遠位端どうしは接している
4. 解剖頸：大腿骨頭と大腿骨頸の間の骨端線
5. 外科頸：骨幹と小転子下の近位端との接合線
6. 立位では，大腿骨は寛骨から脛骨へ荷重を伝える
7. 大腿骨は筋肉に覆われているため，上端と下端のみ触知可能である

部位	出現時期	癒合時期
大腿骨体	胎生7週	―
遠位端	胎生9週	20歳
大体骨頭	1歳	思春期後
大転子	4歳	思春期後
小転子	13〜14歳	思春期後

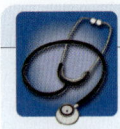

II. 臨床的考察

A. 骨折
  1. **転子下骨折**：小転子直下での骨折
      a. 腸腰筋の作用により，近位骨片は動き，内転したり外転したりする
      b. 遠位部は膝腱，大腿直筋，内転筋と縫工筋に引っ張られて縮む
  2. 下1/3の骨折
      a. 近位部はかなり安定であるが，遠位部は大腿後面の筋，大腿直筋，縫工筋，大内転筋に引っ張られて他の骨に重なり，腓腹筋と足底筋が付いているため後方へ引っ張られる
      b. 膝窩動脈は，骨に近いので，損傷することがある
  3. 頸部，転子間や転子貫通骨折は60歳以上でよく発症し，男性より高齢の女性により起きやすい。なぜなら女性の骨は，高齢と閉経による骨粗鬆症のため弱くなっているからである
  4. 通常の"股関節部の損傷"で最も頻度が高いのは，大腿骨頸部骨折である

3.7 大腿の骨 167

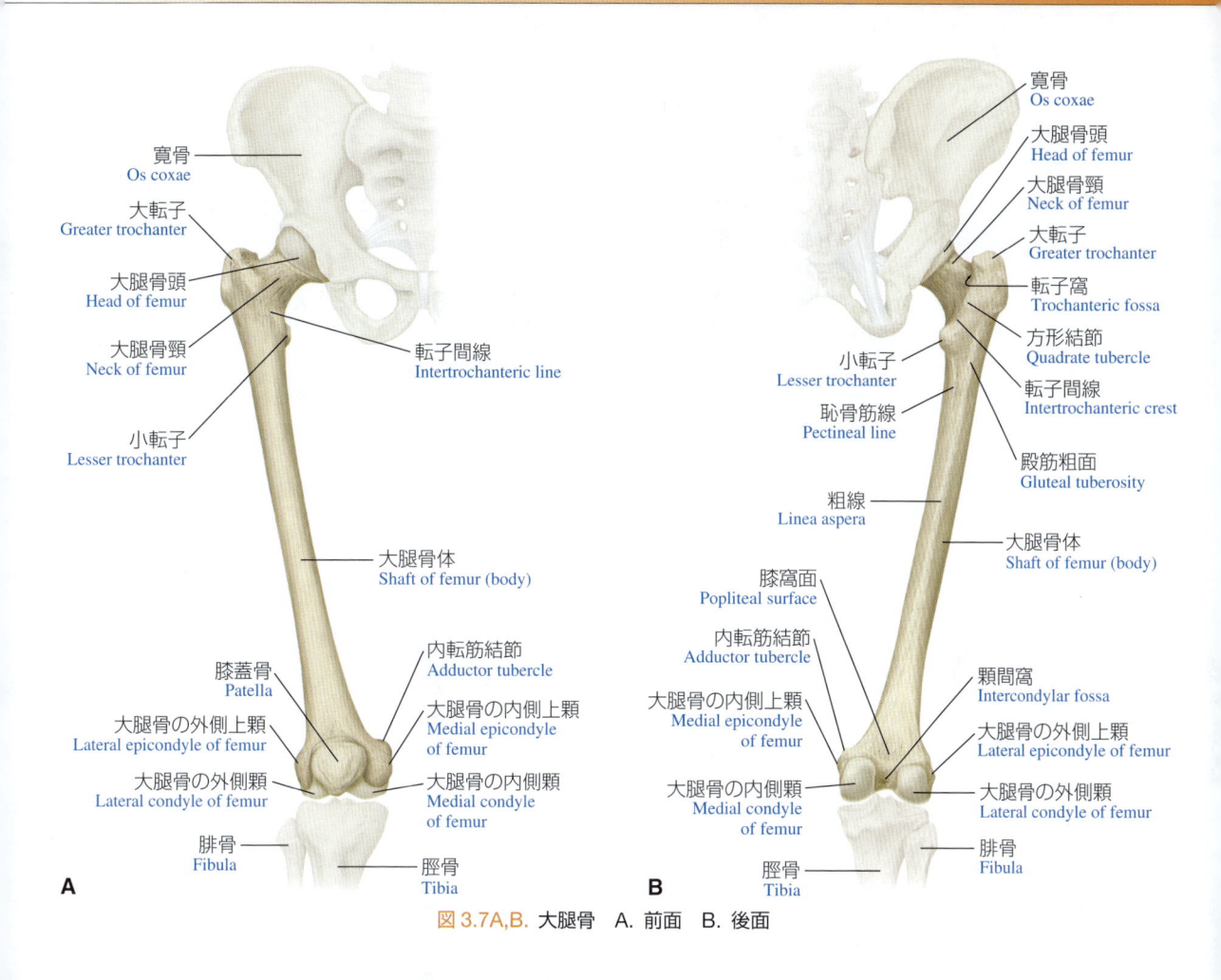

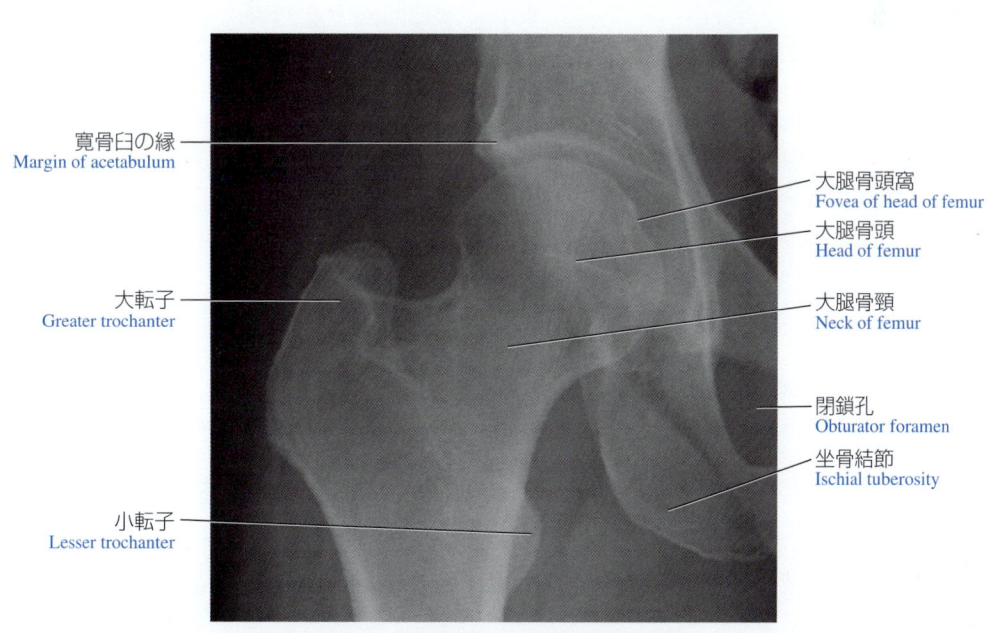

図 3.7A,B. 大腿骨　A. 前面　B. 後面

図 3.7C. 股関節，X線像，前方より

B. 大腿骨頸部と大腿骨体の間の**傾斜角**の増減
　1. **内反股**：傾斜角の著明な減少（頸部の方向がより横になる）
　　a. 骨が体重を支えきれなくなることにより生じる
　　b. くる病が原因として多いが，骨疾患や頸部骨折による異常な傾斜により生じることもある
　2. **外反股**：傾斜角の増加
C. 大腿骨の血液の供給は，両端から入る多くの動脈と大腿骨体に入る 1 つあるいは 2 つの栄養動脈からなされる
　1. 大腿深動脈の枝が上部で貫通し，**栄養動脈**となる
　2. 成人の大腿骨頭への血液は主に内側大腿回旋動脈から供給されるが，その血管は**大腿骨頸部骨折**で損傷されることがあり，**大腿骨頭が無血管性の壊死になる**場合がある

下肢の骨　3.8

I. 膝蓋骨

A. 大腿四頭筋の腱の中にある種子骨
B. 平らで三角形
　1. 上縁は上方に凸状で，下方には骨尖
　2. 前面は凸状で粗い
　3. 後面あるいは関節面は滑らかで，外側面は幅広いが，内側面は狭い

II. 脛骨（図3.8A-C）

A. 人体の骨の中で2番目に長い
B. 部位：近位端，脛骨体，遠位端
　1. 近位端には，内側顆と外側顆，前顆間区と後顆間区，顆間隆起，脛骨粗面と腓骨頭との関節面がある
　2. 骨体には前縁がある。広く，凸状で内側面は滑らかである。さらに外側には骨間縁がある
　3. 遠位端には，内果がある。滑らかで窪んだ距骨との下関節面がある。腓骨切痕がある。長母趾屈筋が通る溝が後方にある。さらに後脛骨筋と長趾屈筋が通る内果溝がある

III. 腓骨

A. 長管骨の中で最も細い
B. 部位：腓骨体と近位端，遠位端
　1. 近位端には，腓骨頭，それに伴う腓骨頭関節面と，腓骨頭尖がある
　2. 腓骨体には3つの縁と面がある
　3. 遠位端には外果，その下端には距骨との外果関節面，脛骨との粗い関節面がある

IV. 骨化

A. 脛骨，3点から

部位	出現時期	融合時期
骨体	胎生7週	―
近位端	生下時	20歳
遠位端	2歳	18歳

B. 腓骨，3点から

部位	出現時期	融合時期
骨体	胎生8週	―
近位端	4歳	25歳
遠位端	2歳	20歳

C. 膝蓋骨

部位	出現時期	融合時期
膝蓋骨，1点から	2歳あるいは3歳	思春期

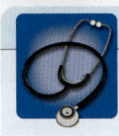

V. 臨床的考察

A. **膝蓋骨骨折**は筋肉の引力により生ずることがある。骨片が筋肉の引力で分かれてしまい，腱は骨折箇所にからまるため，切開をせずに整復することは困難になる

B. **腓骨の頸部骨折**は総腓骨神経を損傷することがある

C. 腓骨あるいは脛骨のどちらかを骨折した場合，未骨折の骨は骨折した骨が転位しないように副木として支える役をする
   1. 脛骨が骨折したら，腓骨の違う高さでの骨折の有無を調べる
   2. 両方の骨が骨折した場合を**ポット骨折**という

D. 外果はしばしば**足の強い転位**（外転もしくは内転）により（足首をくじいたとき）折れる。強く回転（回内もしくは回外）すると内果の骨折となるが，力が十分強いと外果も骨折する

E. 脛骨体は中間部と遠位 1/3 の部分が最も細い。ここは骨折の好発部位であり，小児期の骨軟化症の影響が出てくる部位である

F. 脛骨の**らせん骨折**は，中間部と遠位 1/3 の部分の強いねじれによって生じる（他に，腓骨頸の骨折でもらせん骨折はみられる）

G. 膝蓋腱反射は大腿四頭筋を支配する大腿神経の損傷でブロックされる。脊髄の反射中枢（L2-4）の損傷でも反射に影響が及ぶ

3.8 下肢の骨 171

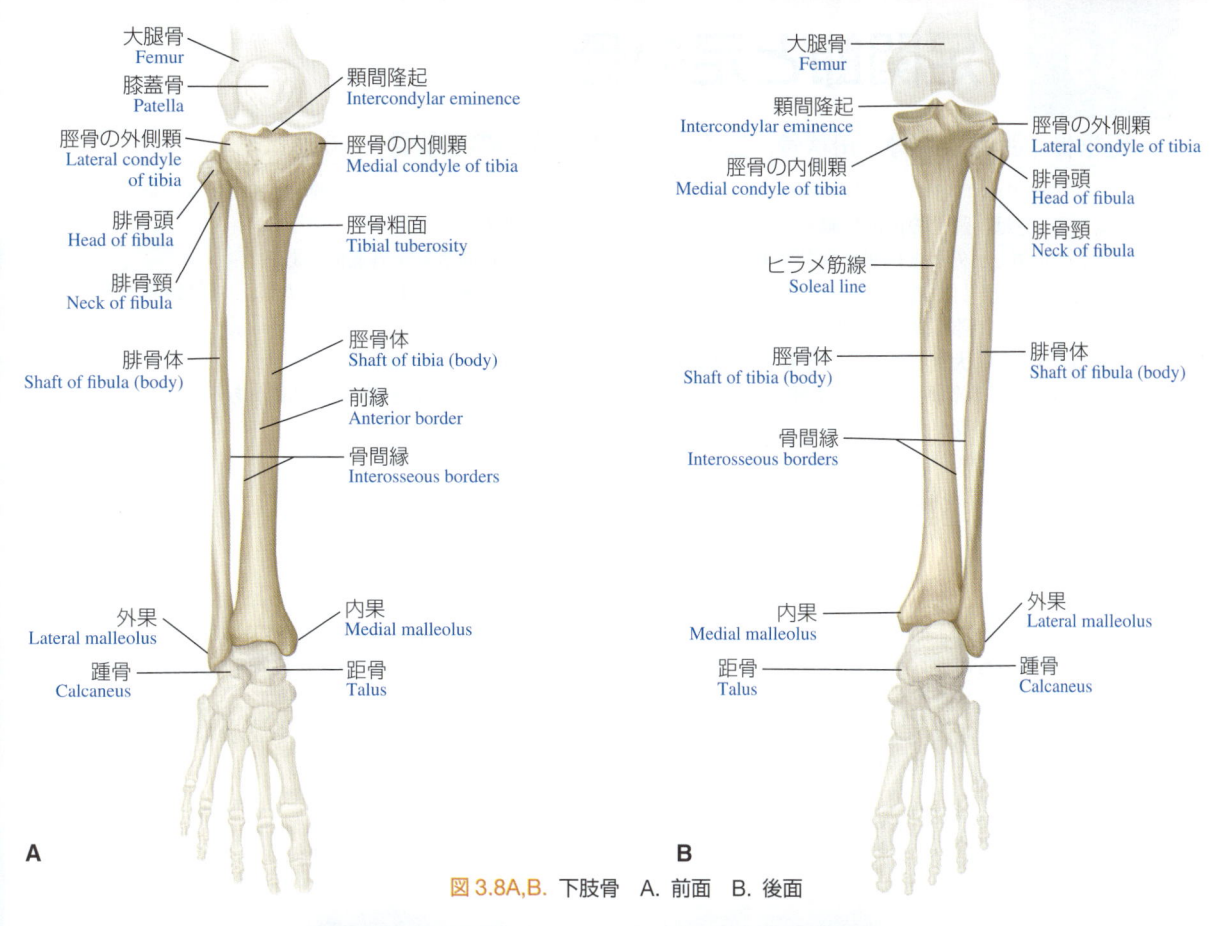

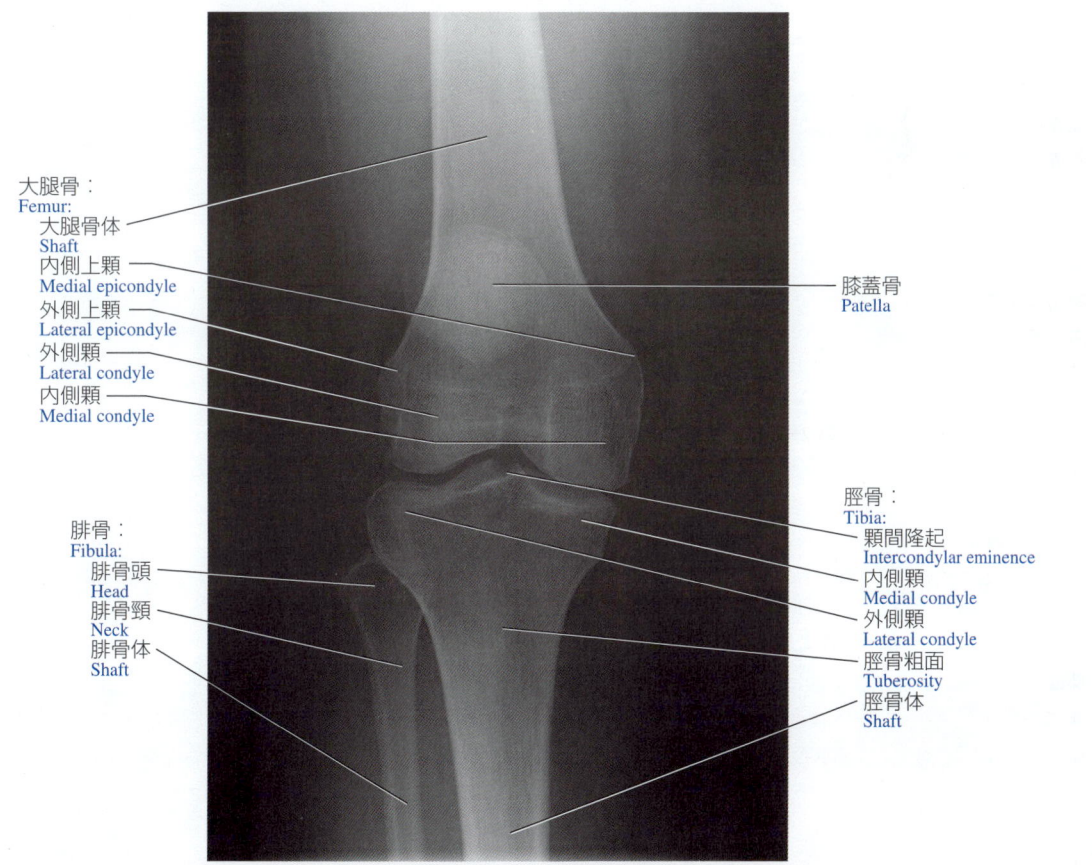

図 3.8A,B. 下肢骨　A. 前面　B. 後面

図 3.8C. 膝関節，X線像，前方より

3.9 足関節と足の骨

I. 足根骨：距骨，踵骨，舟状骨，立方骨，および 3 つの楔状骨 (図 3.9A-F)

A. 距骨（足関節の骨）：3 つの部位
  1. 体：後下方は，踵骨の前部に載る。上方は，脛骨の下に位置し，外果と内果に保持される。後方には内側結節と外側結節があり，長母趾屈筋腱溝が介在する。下位には深い溝——距骨溝がある
  2. 頭：前方に，舟状骨と踵骨に対する関節面がある
  3. 頸：距骨体と距骨頭の間の狭窄部
B. 踵骨には以下の特徴がある
  1. 載距突起：距骨頭を支える内側の棚
  2. 長母趾屈筋腱溝が載距突起の下面を走る
  3. 距腿関節の後方に第 3 の突起（"踵"）がある
  4. 踵骨隆起：地面と接触。足底面には内側突起と外側突起がある
  5. 腓骨筋滑車が外側面にある
  6. 距骨溝とそれに一致した溝とで足根洞を形成する
C. 舟状骨：内側に粗面がある
D. 立方骨：足底に長腓骨筋腱溝がある
E. 3 つの楔状骨
  1. 内側
  2. 中間
  3. 外側

II. 中足骨（5）

A. 内側から外側の順に番号をつける
B. それぞれ以下のものからなる
  1. 頭（遠位端）：基節骨と関節をなす
  2. 体（中間部）
  3. 底（近位端）：足根骨と他の中足骨と関節をなす
C. 第 1 中足骨：最も太い。遠位端の足底に 2 つの種子骨がある
D. 第 5 中足骨は粗面の骨突出を後方に出す

III. 趾節骨（14）

A. 第 2 趾から 5 趾は 3 つ：基節骨，中節骨，末節骨
B. 母趾は 2 つ
C. それぞれの趾節骨は，底（近位端），体，頭（遠位端）からなる

IV. 骨化

A. 足根骨：踵骨は 2 点で，それ以外はすべて 1 点から

部位	出現時期	融合時期
踵骨	胎生 6 ヶ月	—
距骨	胎生 7 ヶ月	—
立方骨	胎生 9 ヶ月	—
第 3 楔状骨	1 歳	—
第 2 楔状骨	4 歳	—
第 1 楔状骨	3 歳	—
舟状骨	4 歳	—
踵	10 歳	思春期

B. 中足骨：2 点から——第 2-第 5 は体と頭。第 1 は体と底

部位	出現時期	融合時期
体	胎生 9 週	18〜20 歳
第 1 中足骨底	3 歳	18〜20 歳
第 2-第 5 中足骨頭	5〜8 歳	18〜20 歳

C. 趾節骨：2 点から——体と底

部位	出現時期	融合時期
体	胎生 10 週	18 歳
底	4〜10 歳	18 歳

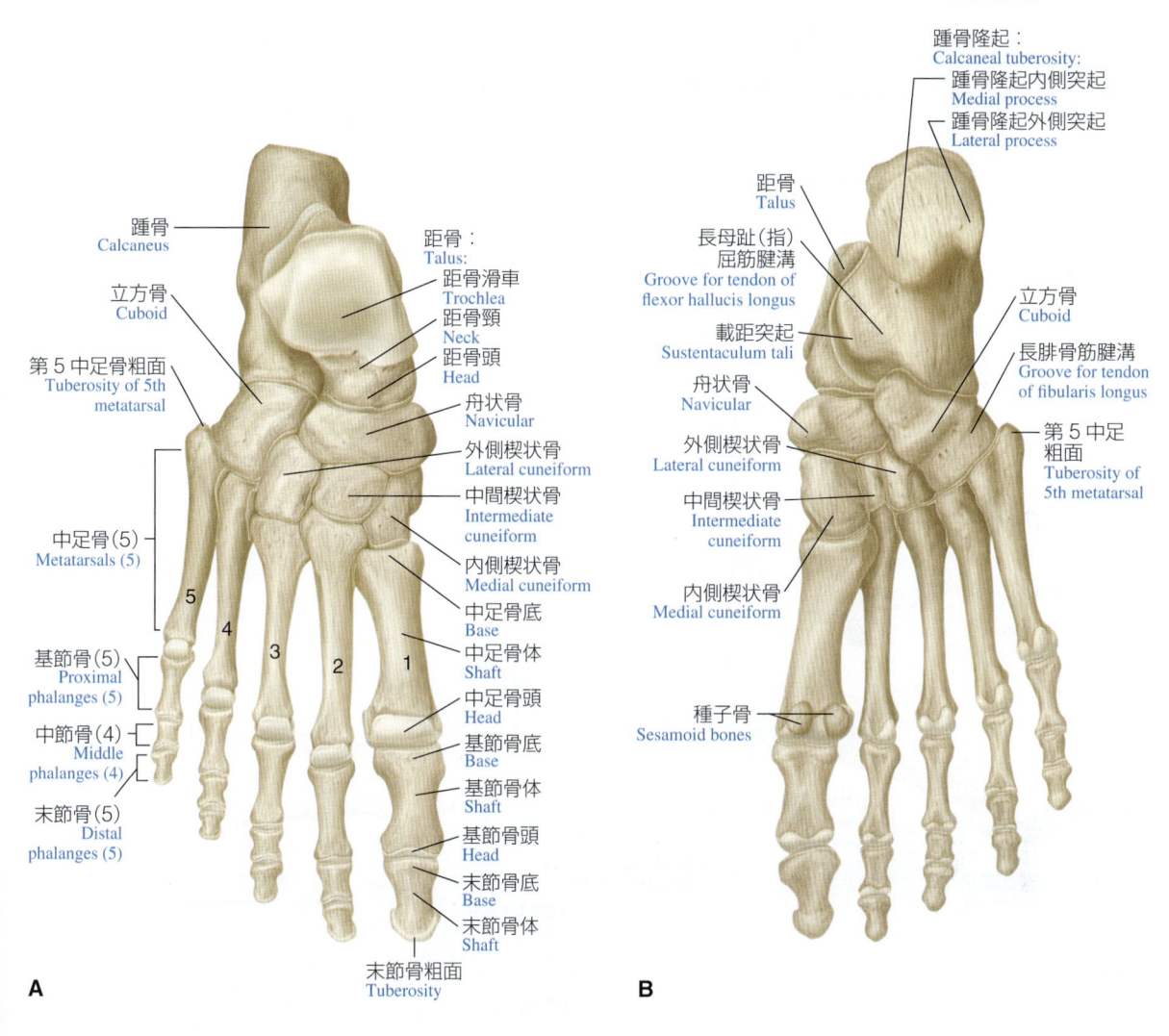

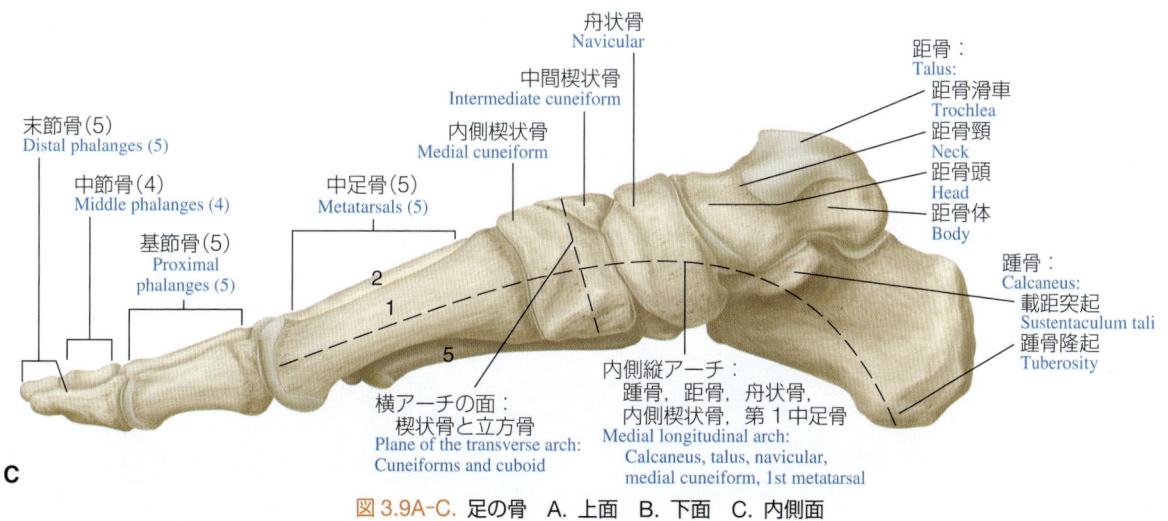

3.9 足関節と足の骨 173

踵骨 Calcaneus
立方骨 Cuboid
第5中足骨粗面 Tuberosity of 5th metatarsal
中足骨(5) Metatarsals (5)
基節骨(5) Proximal phalanges (5)
中節骨(4) Middle phalanges (4)
末節骨(5) Distal phalanges (5)

距骨： Talus:
距骨滑車 Trochlea
距骨頸 Neck
距骨頭 Head
舟状骨 Navicular
外側楔状骨 Lateral cuneiform
中間楔状骨 Intermediate cuneiform
内側楔状骨 Medial cuneiform
中足骨底 Base
中足骨体 Shaft
中足骨頭 Head
基節骨底 Base
基節骨体 Shaft
基節骨頭 Head
末節骨底 Base
末節骨体 Shaft
末節骨粗面 Tuberosity

A

踵骨隆起： Calcaneal tuberosity:
踵骨隆起内側突起 Medial process
踵骨隆起外側突起 Lateral process
距骨 Talus
長母趾(指)屈筋腱溝 Groove for tendon of flexor hallucis longus
載距突起 Sustentaculum tali
舟状骨 Navicular
外側楔状骨 Lateral cuneiform
中間楔状骨 Intermediate cuneiform
内側楔状骨 Medial cuneiform
立方骨 Cuboid
長腓骨筋腱溝 Groove for tendon of fibularis longus
第5中足粗面 Tuberosity of 5th metatarsal
種子骨 Sesamoid bones

B

末節骨(5) Distal phalanges (5)
中節骨(4) Middle phalanges (4)
基節骨(5) Proximal phalanges (5)
中足骨(5) Metatarsals (5)
内側楔状骨 Medial cuneiform
中間楔状骨 Intermediate cuneiform
舟状骨 Navicular
距骨： Talus:
距骨滑車 Trochlea
距骨頸 Neck
距骨頭 Head
距骨体 Body
踵骨： Calcaneus:
載距突起 Sustentaculum tali
踵骨隆起 Tuberosity
横アーチの面：楔状骨と立方骨 Plane of the transverse arch: Cuneiforms and cuboid
内側縦アーチ：踵骨，距骨，舟状骨，内側楔状骨，第1中足骨 Medial longitudinal arch: Calcaneus, talus, navicular, medial cuneiform, 1st metatarsal

C

図 3.9A-C. 足の骨　A. 上面　B. 下面　C. 内側面

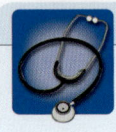

V. 臨床的考察

A. 足の骨の骨折はよく起こる。高所からジャンプし，踵で着地し，踵骨の骨折となる（距骨下関節が粉砕され足が機能しなくなる）
B. 距骨頸部骨折は足関節の過度の背屈によって生じる
C. 中足骨と趾節骨の骨折
　1. 重いものが足に落下した際によく生じる
　2. 趾節骨の骨折は裸足で足指にものをぶつけたときに起きることがある
　3. 第5中足骨の骨折は無理な外翻によることが多い
D. 距骨に筋の付着はない

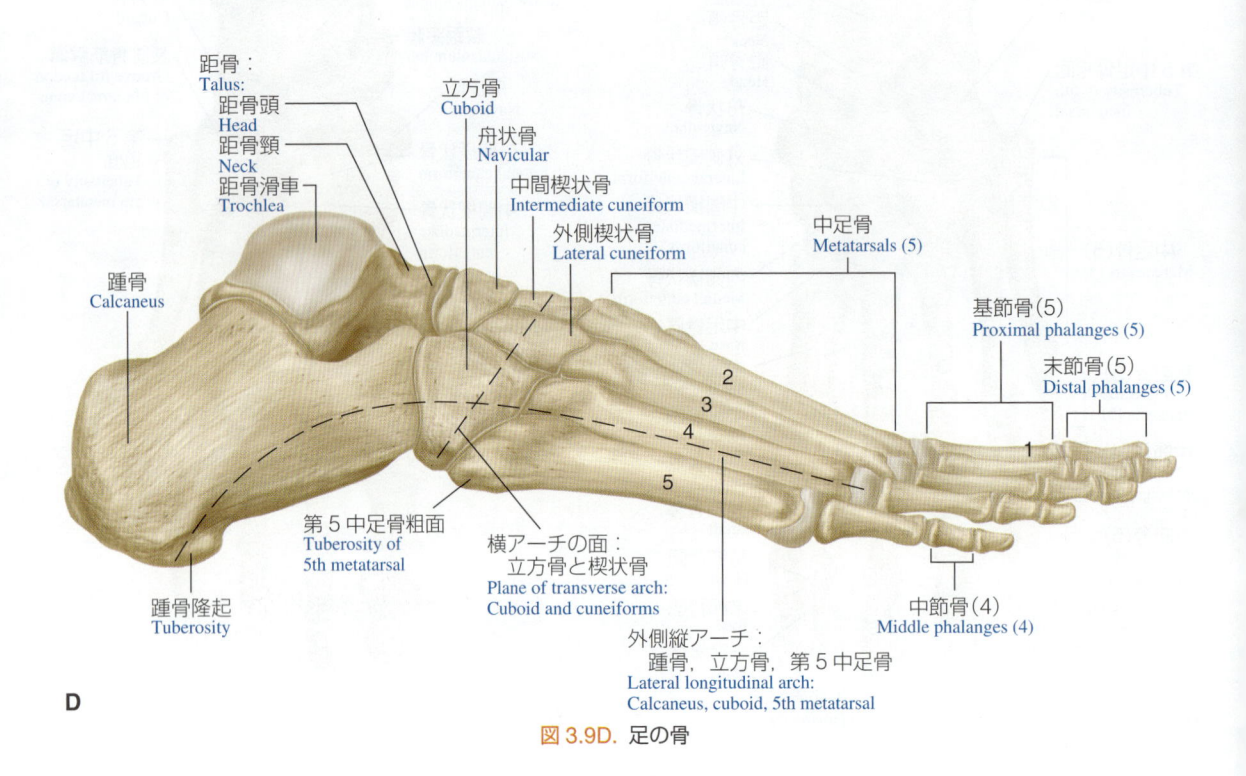

図 3.9D. 足の骨

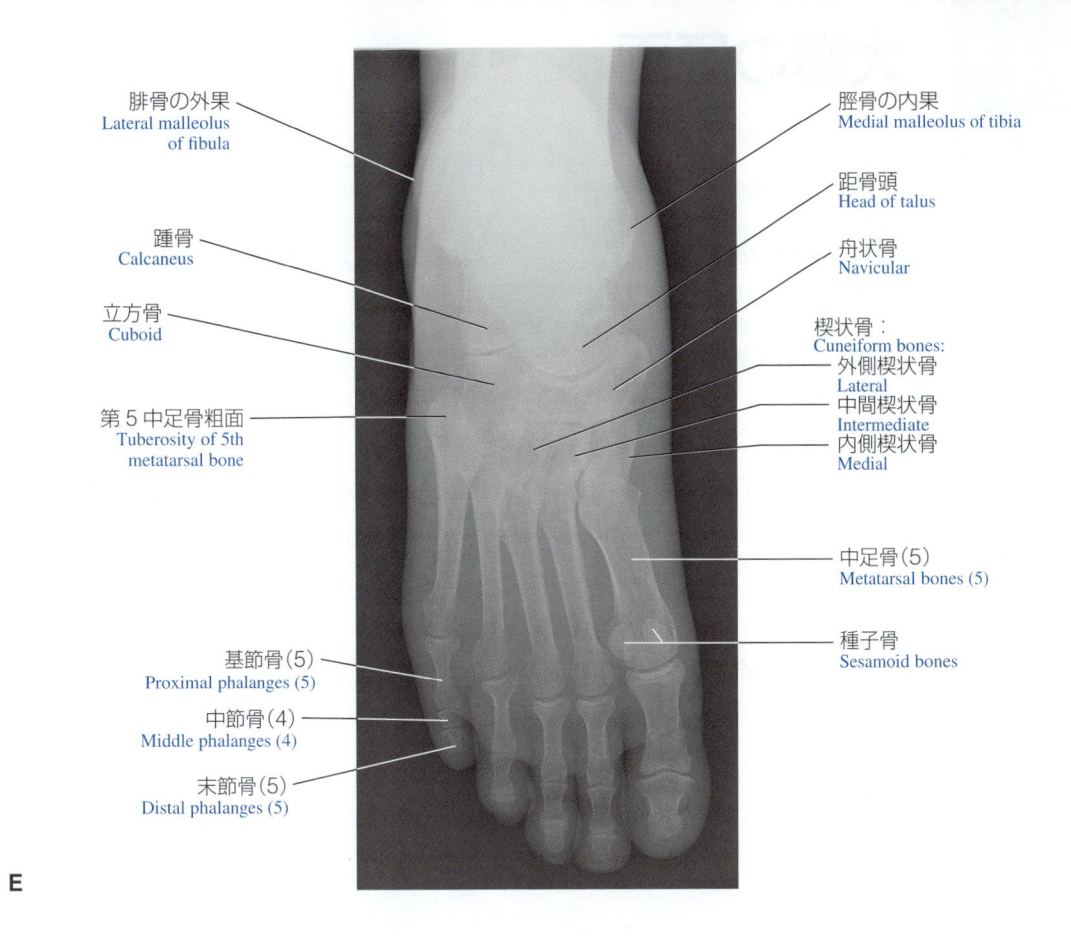

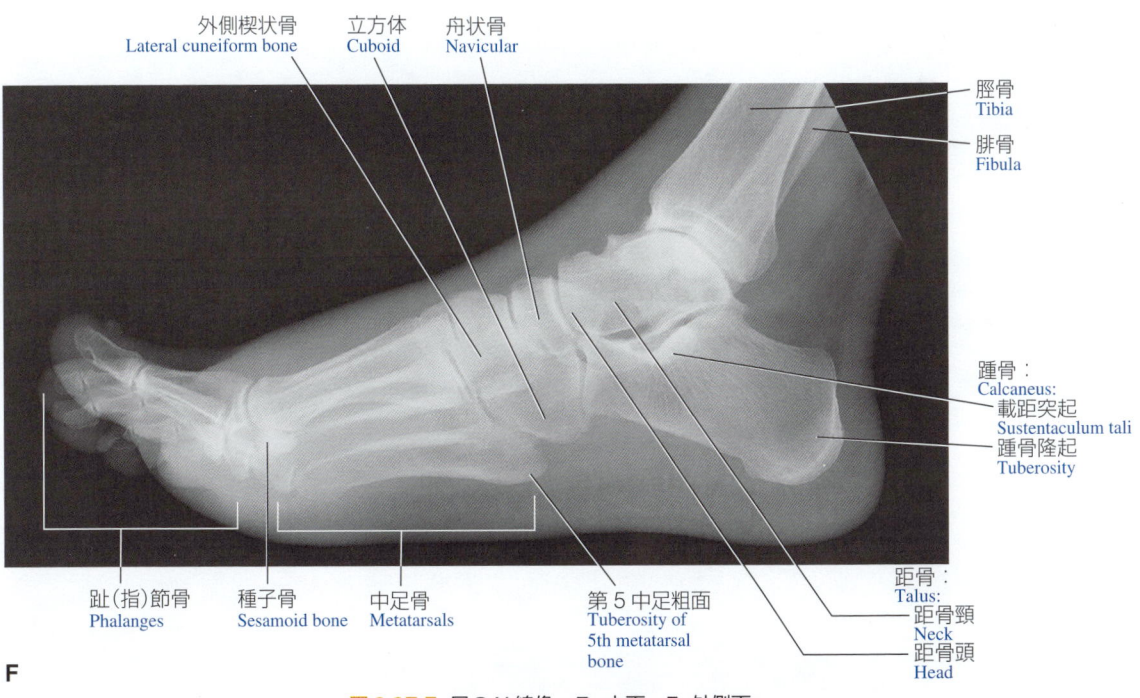

図 3.9E,F. 足の X 線像　E. 上面　F. 外側面

3.10 大腿の区画

I. 定義と数 (図 3.10A-C)

A. 大腿筋膜と内側大腿筋間中隔，外側大腿筋間中隔によって定められる
  1. 内側大腿筋間中隔：伸筋群と内転筋群を分ける。大腿四頭筋と内転筋群の間で内部の骨に向かう
  2. 外側大腿筋間中隔：大腿筋膜から内部の方の大腿骨粗線まで伸びる。外側広筋と大腿二頭筋を分ける
B. 大腿の3区画と殿部の1区画
  1. 前区画
    a. 一次作用：大腿の屈曲。縫工筋，大腿方形筋，腸腰筋
    b. 神経：大腿神経
    c. 動脈：大腿動脈
  2. 内側区画
    a. 一次作用：大腿の内転。恥骨筋，長内転筋，短内転筋，大内転筋，薄筋，外閉鎖筋
    b. 神経：閉鎖神経
    c. 動脈：大腿深動脈，内側大腿回旋動脈
  3. 後区画
    a. 一次作用：大腿の伸展。半腱様筋，半膜様筋，大腿二頭筋
    b. 神経：坐骨神経
    c. 動脈：大腿深動脈
  4. 殿部領域
    a. 一次作用：大腿の伸展，外転，外旋。大殿筋，中殿筋，小殿筋，大腿筋膜張筋，梨状筋，内閉鎖筋，上双子筋，下双子筋，大腿方形筋
    b. 神経：上殿神経と下殿神経，内閉鎖筋神経と大腿方形筋神経
    c. 動脈：上殿動脈と下殿動脈

3.10 大腿の区画

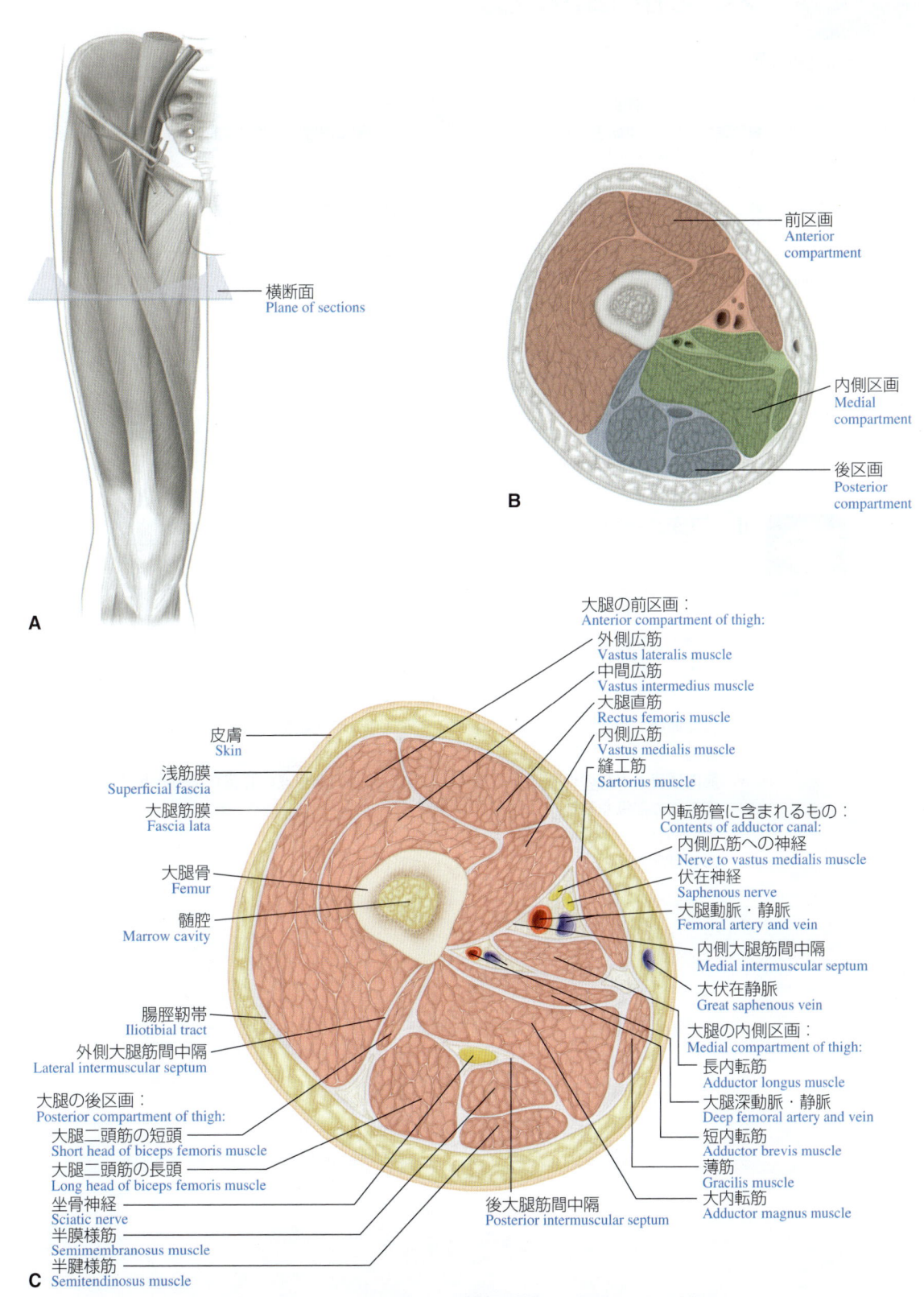

図 3.10A-C. 大腿の区画　A. 断面の位置　B. 横断面　C. 横断面

3.11 大腿前面の筋

Ⅰ．大腿前面の筋 (図3.11A, B)

筋	起始	停止	作用	神経支配
腸腰筋	腸骨筋（腸骨窩から）と大腰筋（腰椎から）との組み合わせ	小転子	股関節における大腿の屈曲。大腿の外旋	第2-第4腰神経の枝
縫工筋	上前腸骨棘	鵞足を介して脛骨上内側	屈曲，外転，大腿の外旋，膝を屈曲した時の膝の内旋	大腿神経（L2-3）
大腿四頭筋				
大腿直筋	下前腸骨棘，寛骨臼の縁	膝蓋骨（大腿四頭筋腱の中の種子骨）から膝蓋靭帯を介して脛骨粗面	大腿の屈曲と下腿の伸展。股関節の安定	大腿神経（L2-4）
外側広筋	転子間線，大転子粗線の外側唇	膝蓋骨と外側膝蓋支帯	下腿の伸展	大腿神経（L2-4）
内側広筋	転子間線，粗線の内側唇	膝蓋骨と内側膝蓋支帯	下腿の伸展	大腿神経（L2-4）
中間広筋	大腿骨体前面と外側面	膝蓋骨（および膝蓋靭帯を介して脛骨粗面）	下腿の伸展	大腿神経（L2-4）

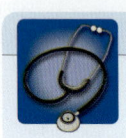

Ⅱ．臨床的考察

A. 一般に，腸腰筋と恥骨筋（大腿内側の屈筋）は股関節にしか作用しない。縫工筋と大腿直筋は股関節と膝関節の両方に作用する（しかし膝関節では逆の作用である）。また広筋は膝関節にしか作用しない

B. **大腿四頭筋麻痺**：膝の伸展ができなくなるが，体重によって膝は過伸展する傾向にあるため患者は直立することができる。もし骨盤が股関節の過伸展を防ぐように回転し，それによって膝が曲がれば，患者は短い歩幅で歩行も可能である

C. **股関節痛**：骨隆起の上，特に縫工筋や鼠径靭帯の起始部である上前腸骨棘における打撲や挫傷

D. **筋肉硬直**：大腿の血腫（血管の損傷による局所的な血液の貯留）を引き起こすのに十分な筋線維の挫傷や裂傷
   1. 好発部位：大腿四頭筋
   2. 外傷の結果，限局的な痛みもしくは筋肉硬直を伴うことが多い

3.11・大腿前面の筋

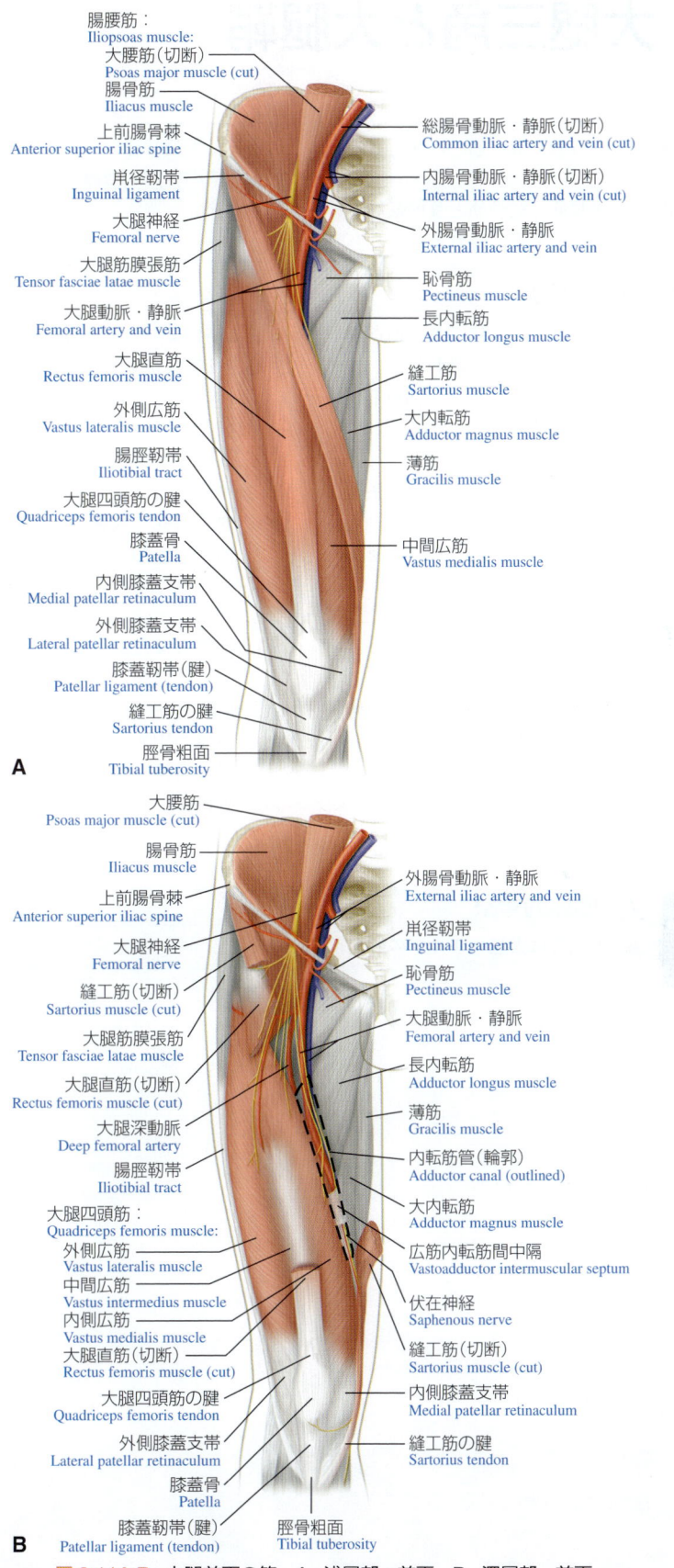

図 3.11A,B. 大腿前面の筋　A. 浅層部，前面　B. 深層部，前面

3.12 大腿三角と大腿鞘

Ⅰ. 大腿三角 (図3.12A)

A. 境界：上方，鼠径靭帯。外側，縫工筋。内側，長内転筋の内側縁
B. 床，外側から内側へ：腸腰筋，恥骨筋と長内転筋
C. 蓋：大腿の皮膚と筋膜によって形成される
D. 構成：大腿神経の終末部とその枝，大腿鞘，大腿動脈とその枝，大腿静脈とその支流，および深鼠径リンパ節

Ⅱ. 内転筋管（ハンター管）

A. 大腿の内側にある筋線維の管で，大腿三角の頂点で始まり大内転筋の中の内転筋腱裂孔に終わる
B. 境界：外側，内側広筋。後方，長内転筋と大内転筋。縫工筋によって前上方は覆われている（遠位には広筋内転筋膜がある）

Ⅲ. 鼠径靭帯 (図3.12B)

A. 腸恥筋膜弓：腸恥隆起と鼠径靭帯の間に張る腸恥筋膜によって2つの区画に分けられる
  1. 筋裂孔：腸骨筋と大腰筋，大腿神経，外側大腿皮神経が通る
  2. 血管裂孔：大腿鞘とその内容物を含む（下記参照）

Ⅳ. 大腿鞘

A. 腹部の横筋筋膜から伸びて，背側で腸骨筋筋膜と合流する
B. 漏斗状：細い先端は鼠径靭帯の下方5cmで血管の筋膜と合流する
C. 2つの垂直の中隔が鞘を3つの区画に分ける
  1. 外側には動脈と陰部大腿神経の大腿枝
  2. 中間には静脈
  3. 内側には大腿管で，2,3の小リンパ節と深鼠径リンパ節（クロケーリンパ節）を含む
D. 大腿輪：大腿管への入口
  1. 境界：内側，腱膜と腹横筋の筋膜。外側，大腿静脈の筋膜。前方，鼠径靭帯。後方，恥骨上枝と恥骨櫛靭帯

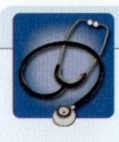

Ⅴ. 臨床的考察

A. 大腿管は大腿ヘルニアの好発部位である

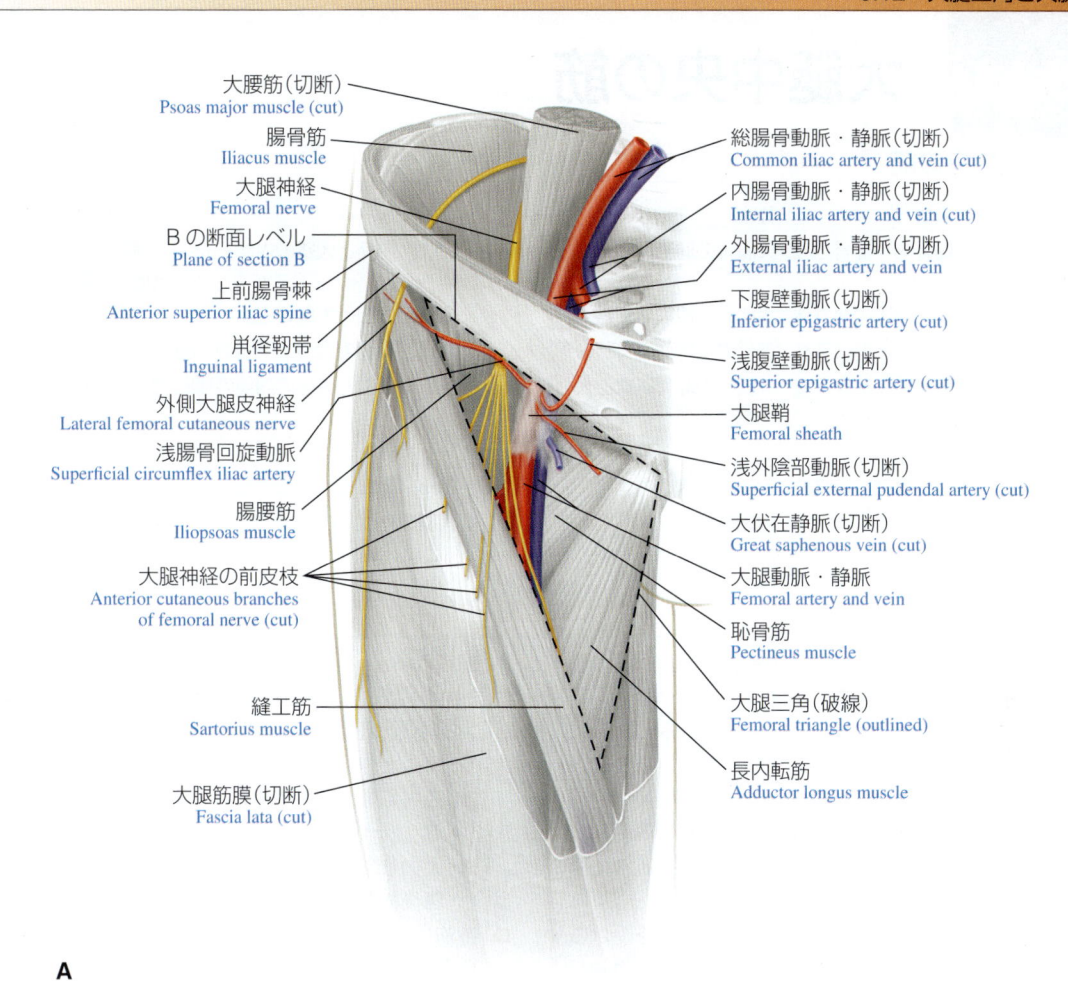

図 3.12A. 大腿三角，前面

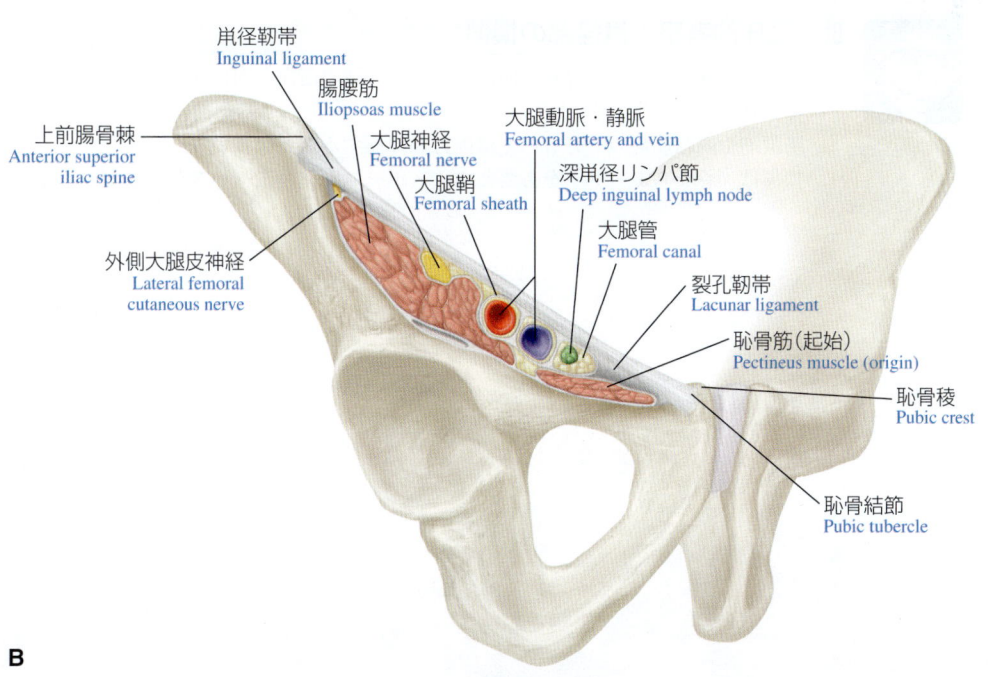

図 3.12B. 大腿鞘，前面

3.13 大腿中央の筋

I. 大腿中央の筋

筋	起始	停止	作用	神経支配
恥骨筋	恥骨櫛，恥骨上枝	大腿骨の恥骨筋線	屈曲，内転と大腿の内旋	大腿神経（L2-3）（閉鎖神経も分布）
長内転筋	恥骨稜下の恥骨体	大腿骨粗線の内側唇	内転，屈曲と大腿の内旋	閉鎖神経（L2-4）
薄筋	恥骨体と恥骨下枝	脛骨の上内側脛骨顆の下	内転，大腿の内旋，下肢の屈曲	閉鎖神経（L2-3）
短内転筋	恥骨体と恥骨下枝	大腿骨の恥骨筋線と大腿骨粗線の内側唇上部	内転，屈曲と大腿の内旋の補助	閉鎖神経（L2-3）
大内転筋　　内転筋部　　大腿後面（坐骨顆）部	恥骨下枝，坐骨枝坐骨結節	大腿骨粗線の内側唇，内側顆上線内転筋結節	内転，屈曲と大腿の内旋大腿の伸展	閉鎖神経（L2-4）坐骨神経の第2終枝の脛骨神経（L4）

II. 特徴

A. 大内転筋の起始部から大腿骨の粗線近くに一連の小さい腱弓が骨に付着する
  1. 大腿深動脈は，大腿の栄養血管であるとともに大腿後部で膝屈曲筋に血液を送るが，その枝が貫通する小さな開口部が上部に4つある
  2. 5番目は最下部で最大である。**腱裂孔**は内転筋管の尾側端であり，大腿の血管はそこを通って膝窩に入る
B. 恥骨筋以外の大部分の筋は閉鎖神経の支配を受けるが，恥骨筋は大腿神経支配である（または閉鎖神経も伴う）。大内転筋の坐骨部の筋（伸筋）は大腿後面の筋の一部であり，坐骨神経からの脛骨神経に支配される
C. 3つの内転筋は（恥骨の助けもあり）強い筋であり，大腿を近づけるあらゆる動きに作用する
  1. 屈曲と伸展の間，大腿を安定させる
  2. 長内転筋と大内転筋は内旋の際は活発に作用する
  3. 大内転筋の坐骨顆部の筋は大腿の伸展の際，大腿後面の筋を助ける
D. 薄筋は股関節と膝関節に作用するが，主に内転，屈曲と内旋に働き，特に歩行の遊脚相にかかわる。姿勢に関わる機能はない

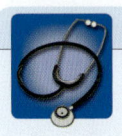

III. 臨床的考察：鼠径部の損傷

A. 大腿を無理に引っ張ったり，伸ばしたり，大腿の前面と内側面の筋の付着部を強く引っ張ることによって生じる
B. 腸腰筋や内転筋群の一方もしくは両方が関係することが多い
C. 損傷は"急なスタート"を必要とするスポーツ，徒競走やバスケットボールなどで生じる

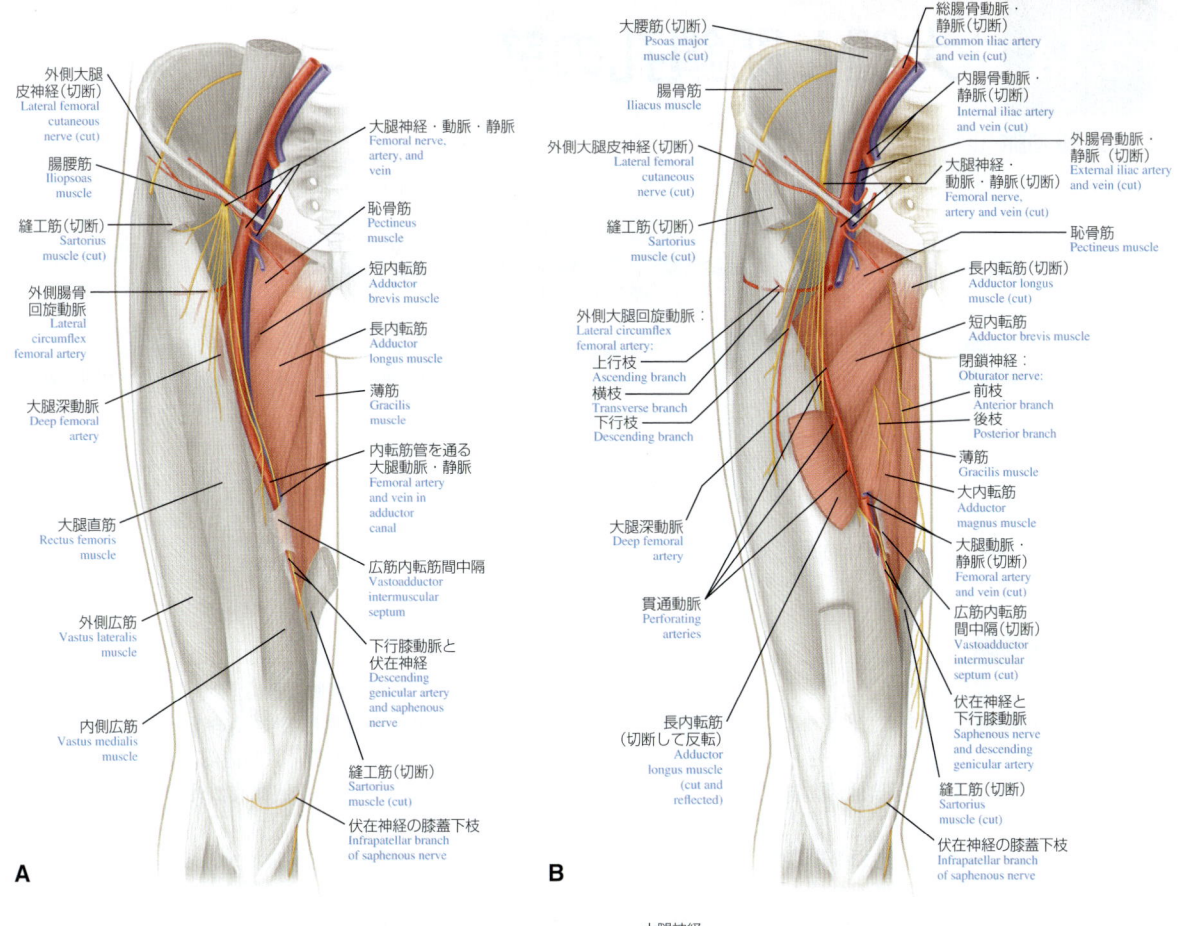

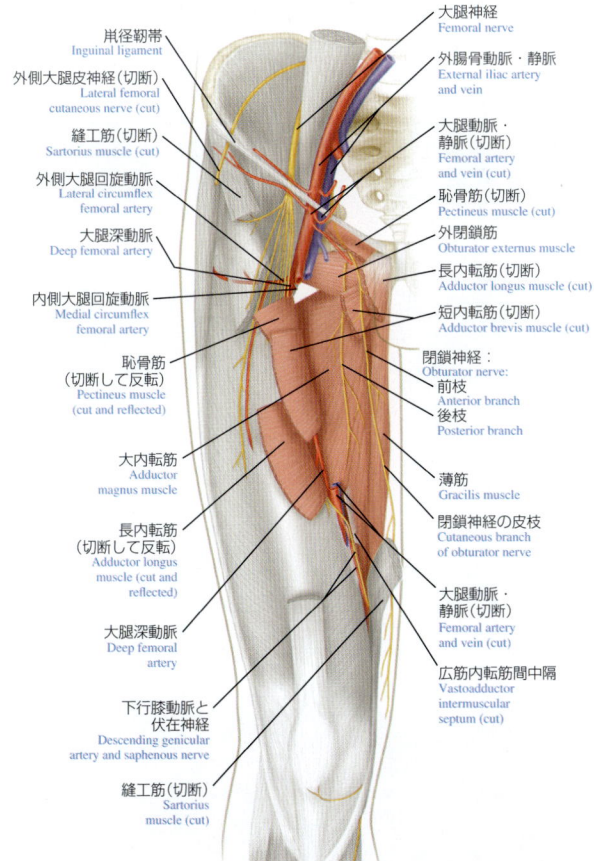

図3.13A–C. 大腿内側の筋　A. 浅層部，前面　B. 中間部　C. 深層部

3.14 大腿と閉鎖孔の筋

Ⅰ．大腿動脈（図3.14A, B）
A. 関係

	前方 大腿筋膜，内側広筋への神経， 伏在神経，縫工筋，広筋内転筋膜	
外側 中間広筋	大腿動脈	内側 長内転筋，縫工筋（遠位側），大腿静脈
	後方 腸腰筋，恥骨筋，長内転筋と大内転筋， 大腿深静脈と大腿静脈	

B. 枝：浅腹壁動脈，浅腸骨回旋動脈，浅外陰部動脈，
深外陰部動脈，大腿深動脈，下行膝動脈

Ⅱ．大腿深動脈
A. 大腿動脈の後方が起始部
   1. 始まりは外側の方向で，後方へ行き，大腿動脈は大腿の内側の範囲を走行。さらに長内転筋の後方を走行し，4本の貫通動脈に終わる
B. 枝
   1. 内側大腿回旋動脈は恥骨筋と腸腰筋の間で大腿内側を走り，その後外閉鎖筋と短内転筋の間で大腿の後方を走るが，そこで下殿動脈，外側大腿回旋動脈と吻合し，さらに大腿深動脈の第1貫通動脈と十字の（動脈）吻合を形成する
   2. 外側大腿回旋動脈は外側で始まり，縫工筋と大腿直筋の後方を走る。大腿直筋の直下を走行し，上殿動脈，深腸骨回旋動脈と外側膝上動脈と吻合する
   3. 第4貫通動脈は短内転筋と大内転筋を貫き，大腿の後面に達し，吻合ループを形成する
C. 終枝：第4貫通動脈

Ⅲ．大腿静脈
A. 膝窩静脈の続きとして大内転筋の中の内転筋腱裂孔で始まる

B. 筋の支流の静脈，大腿深静脈と大伏在静脈を受ける

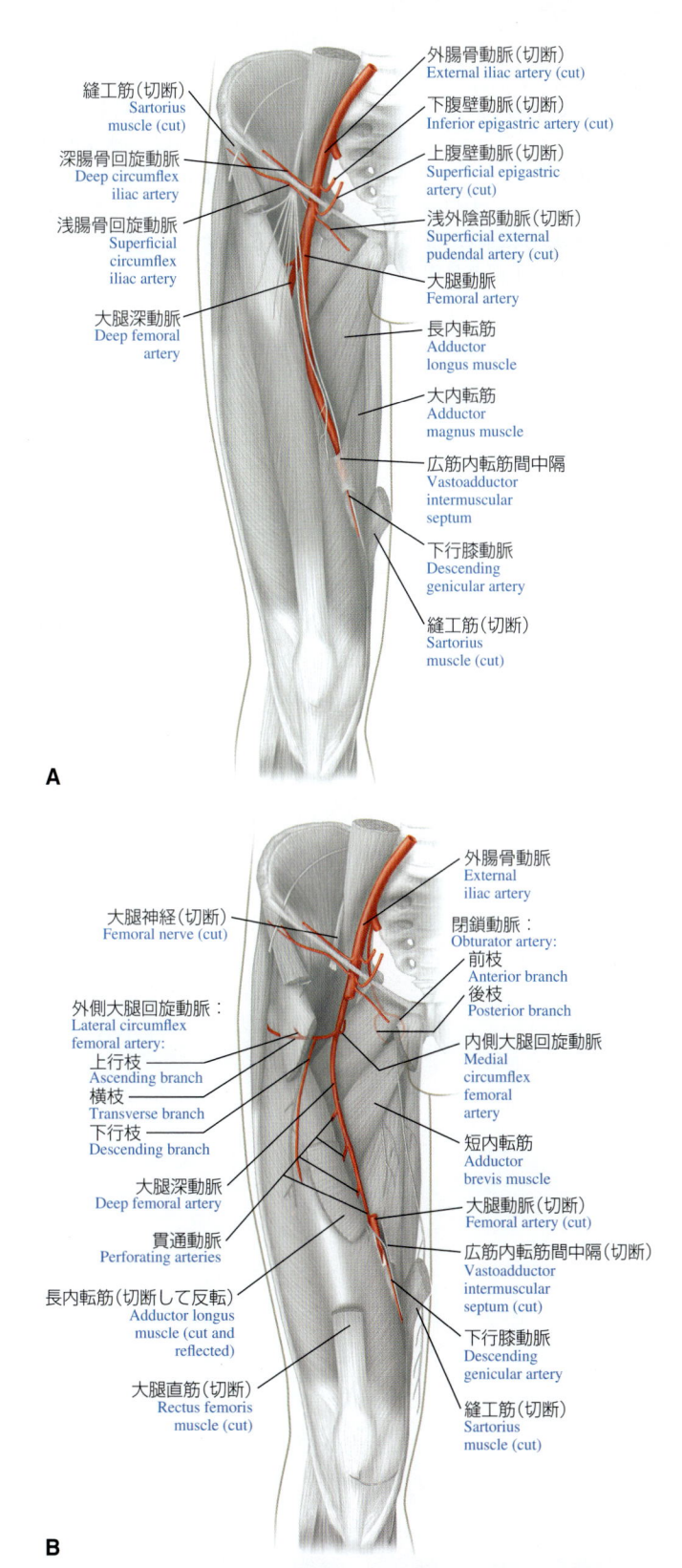

図 3.14A,B. 大腿前面と内側の動脈　A. 浅層部，前面　B. 深層部，前面

Ⅳ. 大腿神経（図3.14C-E）

A. 恥骨筋，縫工筋，大腿四頭筋への筋枝
B. 皮枝
  1. 大腿の前面と内側面への前皮枝
  2. 伏在神経は大腿動脈とともに走り，大腿動脈を外側から内側へ横切り，内転筋管に至る。膝の内側で浅枝となって，膝蓋の上と下腿と足根の内側の皮膚を支配する
C. 股関節と膝関節へ感覚神経を出す（ヒルトンの法則〈Hilton's low〉：関節を動かす筋肉を支配する神経は，感覚枝〈自己刺激を感応する末梢神経の枝〉も関節に必ず出す）

Ⅴ. 閉鎖動脈と閉鎖神経

A. 動脈
  1. 外閉鎖筋の起始部，恥骨筋，薄筋，内転筋群と股関節に分布する
  2. 下殿動脈と内側大腿回旋動脈に吻合する
B. 神経
  1. 前枝
    a. 恥骨筋と長内転筋の下を通り，短内転筋の上に分布
    b. 長内転筋，短内転筋と薄筋に分布。大腿内側の皮膚に分布。股関節にも分布
  2. 後枝
    a. 大腿に入り，外閉鎖筋を貫く
    b. 短内転筋の後下方を通り，大内転筋に浅枝を出す
    c. 外閉鎖筋に加え，大内転筋，短内転筋と膝関節にも枝が分布する

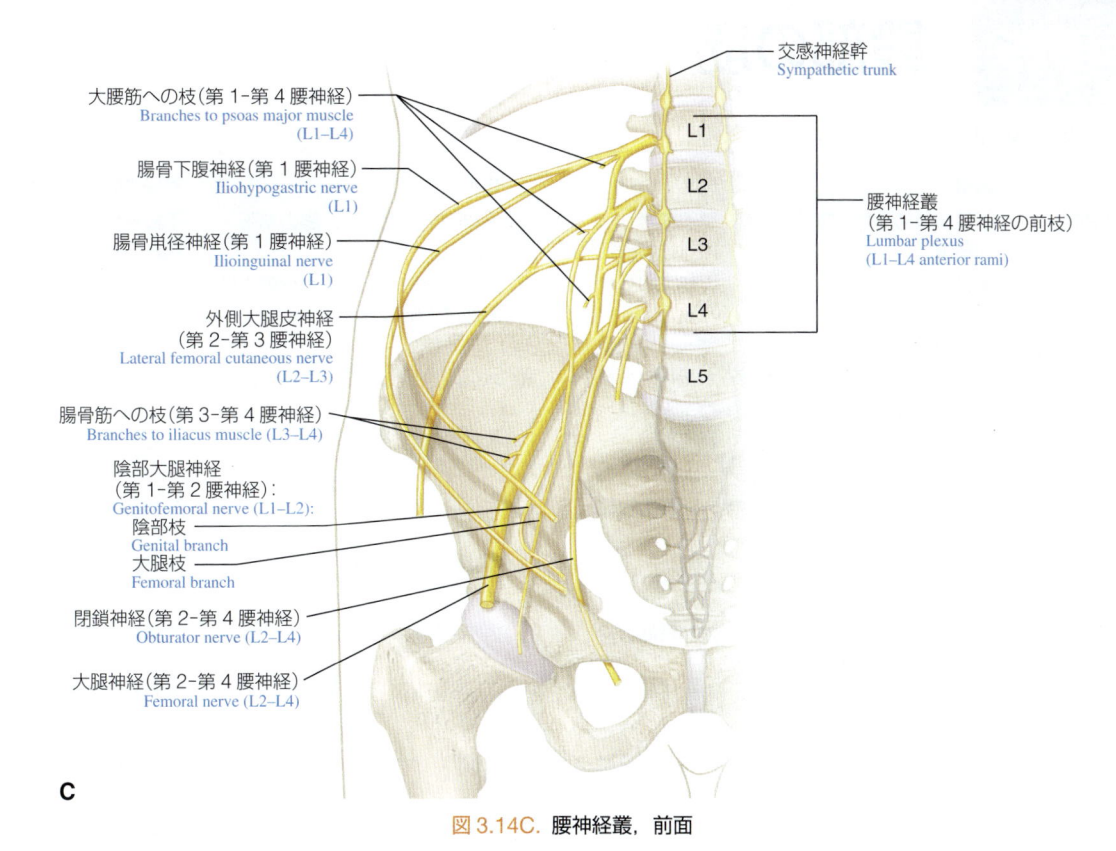

図 3.14C. 腰神経叢，前面

図 3.14D,E. 大腿前面と内側の神経　D. 浅層部，前面　E. 深層部，前面

3.15 殿部の筋

I. 殿部の筋 （図 3.15A, B）

筋	起始	停止	作用	神経支配
大殿筋	後殿筋線の後方の腸骨，仙結節靭帯	腸脛靭帯 大腿骨の殿筋粗面	大腿の伸展と外旋，膝の緊張	下殿神経 (L5, S1-2)
中殿筋	腸骨の外側面 前殿筋線と後殿筋線の間の骨稜	大転子の外側面	大腿の外転，前部は大腿の内旋，後部は大腿の外旋	上殿神経 (L4-5, S1)
小殿筋	腸骨の外側面，前・下殿筋線の間，坐骨切痕	大腿骨の大転子の前面	大腿の外転と内旋	上殿神経 (L4-5, S1)
大腿筋膜張筋	腸骨稜前面，上前腸骨棘	腸脛靭帯	大腿の屈曲，外転，内旋	上殿神経 (L4-5, S1)
梨状筋	仙骨前面，大坐骨切痕	大転子の内側面の先端	大腿の外転と外旋	梨状筋支配神経 (S1-2 の前枝)
内閉鎖筋	閉鎖孔周辺と閉鎖膜内面	大転子の内側面	大腿の外旋と外転	内閉鎖筋支配神経 (L5, S1-2)
上双子筋	坐骨棘外面	内閉鎖筋の腱	内閉鎖筋参照	内閉鎖筋支配神経 (L5, S1-2)
下双子筋	坐骨結節	内閉鎖筋の腱	内閉鎖筋参照	大腿四頭筋支配神経 (L4-5, S1)
外閉鎖筋	閉鎖孔周辺と閉鎖膜外面	大腿骨転子窩	大腿の外旋	閉鎖神経 (L2-4)
大腿四頭筋	坐骨結節	方形線	大腿の外旋	大腿四頭筋支配神経 (L4-5, S1)

II. 特徴

A. 梨状筋は骨盤の内面から起こり，大坐骨孔を梨状筋上孔と梨状筋下孔に分ける

B. 内閉鎖筋は骨盤の内面から起こり，小坐骨孔を通る

C. 双子筋は内閉鎖筋の腱に付着する

3.15 殿部の筋

A

- 腸骨稜 Iliac crest
- 殿筋腱膜（中殿筋を覆う） Gluteal aponeurosis (covering gluteus medius muscle)
- 仙骨 Sacrum
- 大腿筋膜張筋 Tensor fasciae latae muscle
- 大殿筋 Gluteus maximus muscle
- 腸脛靱帯 Iliotibial tract

B

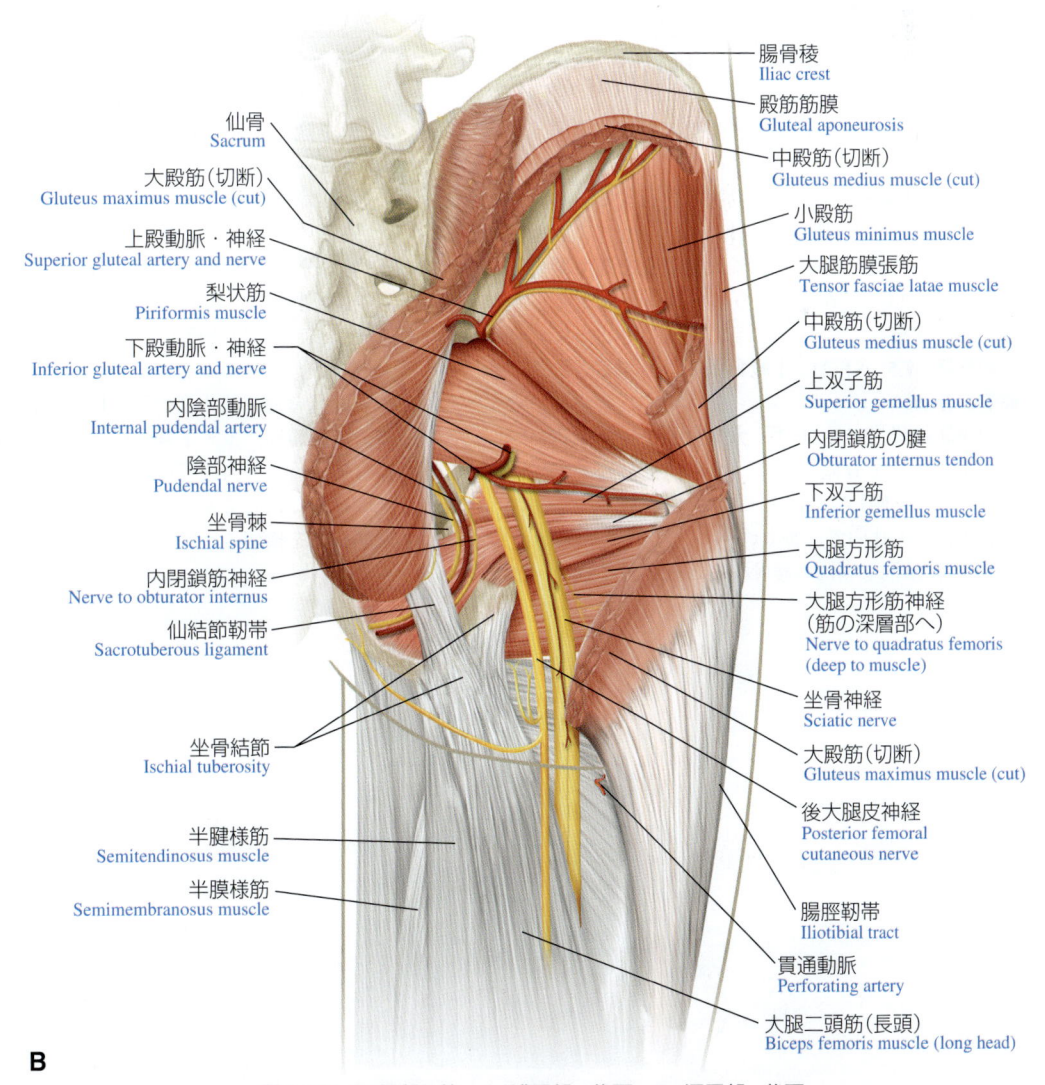

- 仙骨 Sacrum
- 大殿筋（切断） Gluteus maximus muscle (cut)
- 上殿動脈・神経 Superior gluteal artery and nerve
- 梨状筋 Piriformis muscle
- 下殿動脈・神経 Inferior gluteal artery and nerve
- 内陰部動脈 Internal pudendal artery
- 陰部神経 Pudendal nerve
- 坐骨棘 Ischial spine
- 内閉鎖筋神経 Nerve to obturator internus
- 仙結節靱帯 Sacrotuberous ligament
- 坐骨結節 Ischial tuberosity
- 半腱様筋 Semitendinosus muscle
- 半膜様筋 Semimembranosus muscle
- 腸骨稜 Iliac crest
- 殿筋筋膜 Gluteal aponeurosis
- 中殿筋（切断） Gluteus medius muscle (cut)
- 小殿筋 Gluteus minimus muscle
- 大腿筋膜張筋 Tensor fasciae latae muscle
- 中殿筋（切断） Gluteus medius muscle (cut)
- 上双子筋 Superior gemellus muscle
- 内閉鎖筋の腱 Obturator internus tendon
- 下双子筋 Inferior gemellus muscle
- 大腿方形筋 Quadratus femoris muscle
- 大腿方形筋神経（筋の深層部へ） Nerve to quadratus femoris (deep to muscle)
- 坐骨神経 Sciatic nerve
- 大殿筋（切断） Gluteus maximus muscle (cut)
- 後大腿皮神経 Posterior femoral cutaneous nerve
- 腸脛靱帯 Iliotibial tract
- 貫通動脈 Perforating artery
- 大腿二頭筋（長頭） Biceps femoris muscle (long head)

図 3.15A,B. 殿部の筋　A. 浅層部, 後面　B. 深層部, 後面

3.16 殿部の血管と神経

Ⅰ．動脈（図3.16A, B）

A. 上殿動脈：内腸骨動脈の最大の枝
  1. 大坐骨孔を通り梨状筋の上を越えて骨盤を出る
  2. 枝
     a. 浅枝は大殿筋に行き，下殿動脈と吻合する
     b. 深枝は中殿筋の下を走行する
        i. 上枝は小殿筋の上縁を通り上前腸骨棘を経て，深腸骨回旋動脈と外側大腿回旋動脈に吻合する
        ii. 下枝は小殿筋の表面を下方に走行し大転子に至り，外側大腿回旋動脈と吻合する
B. 下殿動脈
  1. 内腸骨動脈の枝で，大坐骨孔を通り梨状筋の下を越えて骨盤を出る
  2. 枝
     a. 坐骨神経伴行動脈：坐骨神経に伴行する
     b. 吻合：外側・内側大腿回旋動脈と大腿深動脈からの第1貫通動脈と結合して十字状の吻合を形成する
C. 内陰部動脈：内腸骨動脈由来で，大坐骨孔を通り梨状筋の下を越えて骨盤を出て，坐骨棘と交叉し，小坐骨孔を通り坐骨肛門（直腸）窩に至る

Ⅱ．皮神経

3.2（153～154ページ）参照

Ⅲ．仙骨神経叢とその枝（図3.16C-E）

A. 構成：腰仙骨神経幹（L4-5）および仙骨神経（S1-4）の前枝
B. 位置：骨盤の後外側で，内腸骨動静脈と梨状筋の間
C. 枝
  1. 上殿神経（L4-5, S1）：上殿動脈に伴行する。中殿筋，小殿筋と大腿筋膜張筋に分布
  2. 大腿方形筋神経（L4-5, S1）：大坐骨孔を通り梨状筋の下を越えて骨盤を出る。大腿方形筋と下双子筋に分布
  3. 下殿神経（L5, S1-2）：下殿動脈に伴行する。大殿筋に分布
  4. 内閉鎖筋神経（L5, S1-2）：大坐骨孔を通り梨状筋の下を越えて骨盤を出て，小坐骨孔を通って坐骨肛門（直腸）窩に入る
  5. 坐骨神経：人体内で一番太い
     a. 実際には同じ鞘内の脛骨神経と総腓骨神経の2つの神経
        i. 脛骨神経（L4-5, S1-3）：大腿二頭筋の短頭を除く大腿後面の筋に分布し，足底に至る
        ii. 総腓骨神経（L4-5, S1-2）：大腿二頭筋の短頭に分布し，下腿の外側面と前面と足背に分布する（注：しばしば〈10％強〉，総腓骨神経は梨状筋を通過もしくは上を通って，遠位で離れた脛骨神経と交通する）
     b. 大坐骨孔を通り梨状筋の下を越えて骨盤を出て，内閉鎖筋，上・下双子筋と大腿方形筋に接して下行し，大殿筋の深層部に至る
     c. 大内転筋に接して遠位方向に走行し，大腿二頭筋長頭を横切る。膝窩の上で2つに分かれる

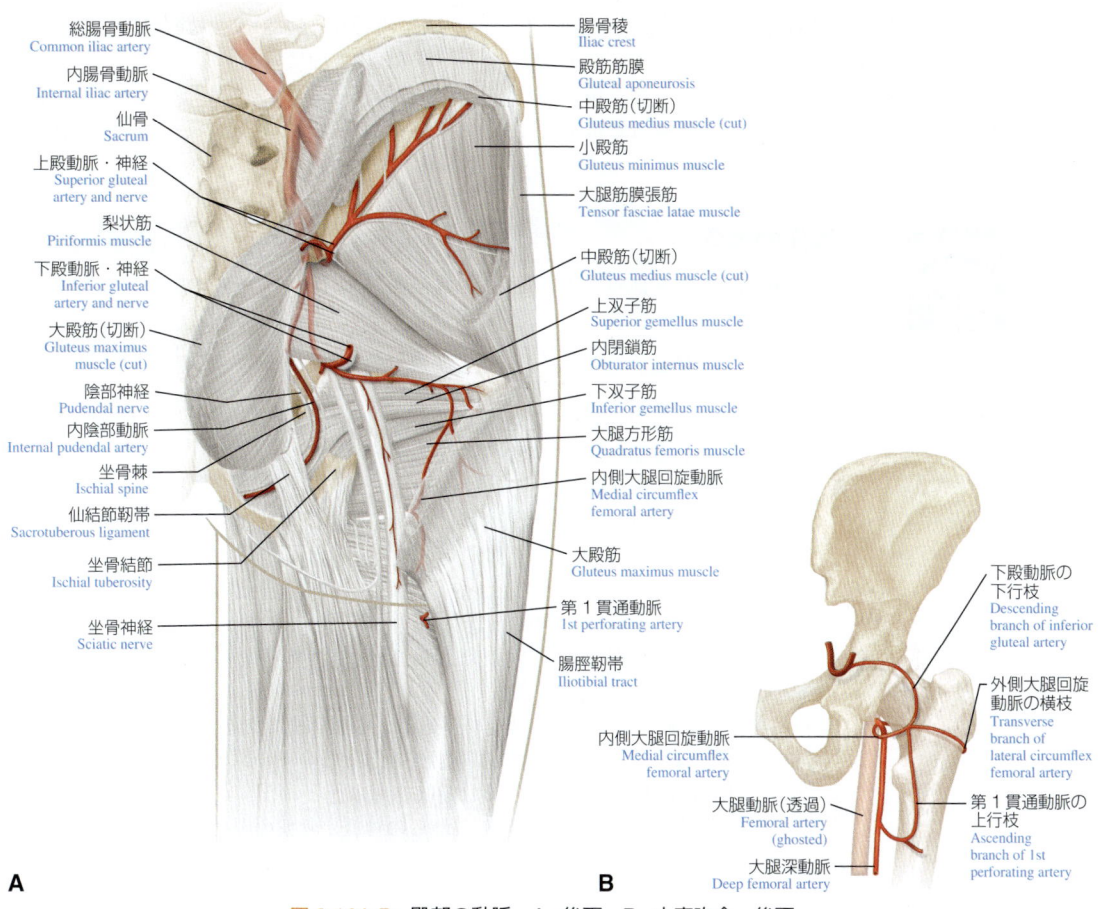

図 3.16A,B. 殿部の動脈　A. 後面　B. 十字吻合, 後面

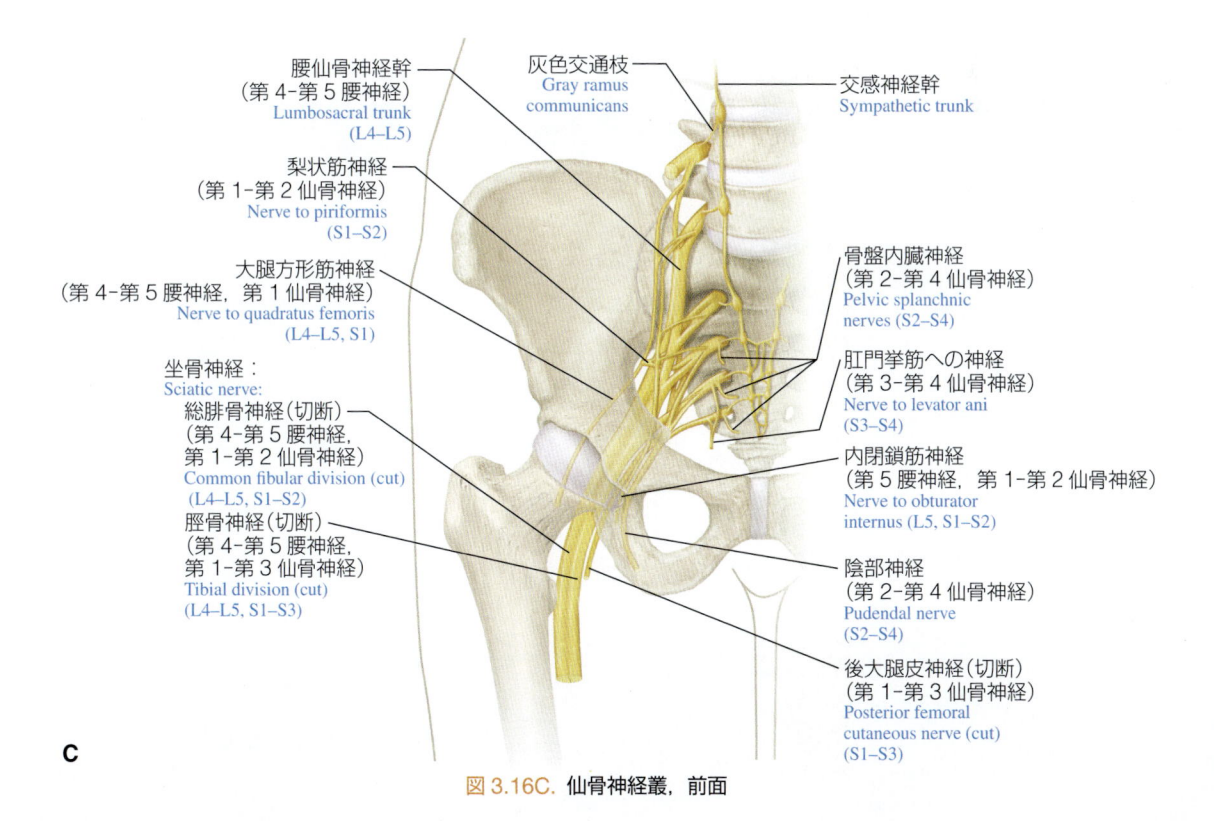

図 3.16C. 仙骨神経叢, 前面

6. 梨状筋神経（S1-2）：筋は骨盤の外を出ない
7. 後大腿皮神経（S1-3）：大坐骨孔を通って骨盤を出て，下殿皮神経とともに大殿筋の下部を覆う皮膚に分布し，さらに大腿後面の皮膚に分布する
8. 貫通皮神経（S2-3）：仙結節靱帯を貫き，殿部の下部と内側面に分布する
9. 陰部神経（S2-4）：大坐骨孔を通って骨盤を出て，坐骨棘を横切り，小坐骨孔を通って坐骨肛門（直腸）窩に入る

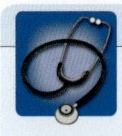

Ⅳ．臨床的考察

A. **坐骨神経痛**は大腿後部の疼痛が特徴で，腰椎椎間板（L4-5）ヘルニアが最も多い原因である
B. 坐骨神経の障害は，膝から下のすべての筋肉に麻痺を引き起こす。下肢の外側と足の両面の感覚も麻痺する
C. 坐骨神経は坐骨結節の外側を下行し殿部を離れ，後正中線上を下行し，大内転筋の背側および結節から起こる他の筋肉の深層部を走る
D. 殿部領域は薬剤の筋肉注射がよく行われる部位である
  1. 腸骨稜の直下の大腿方形筋の上外側においてのみ注射は安全にできるが，そこは中殿筋あるいは小殿筋の筋腹を貫く部位である
  2. 注射は2つの大腿方形筋のどちらかを危険にさらす可能性があり，坐骨神経もしくは梨状筋の下に出てくる他の神経や血管を損傷することもありうる
  3. 大腿方形筋の上内側における注射は上殿神経や上殿動静脈の両方もしくはどちらか一方を損傷するかもしれない
E. "運転手坐骨神経痛"とは殿部の神経の圧迫による神経痛である
F. 上殿神経の障害は，骨盤の歩行時の遊脚相側の急激な垂下の原因となり，トレンデレンブルグ徴候（Trendelenburg sign）もしくは殿筋麻痺歩行という
G. 仙骨神経叢の障害はまれであるが，そこからの神経が骨盤の腫瘍に圧迫されると下肢に痛みを生じ，重度になることがある

3.16 殿部の血管と神経

図 3.16D. 仙骨神経叢，後面

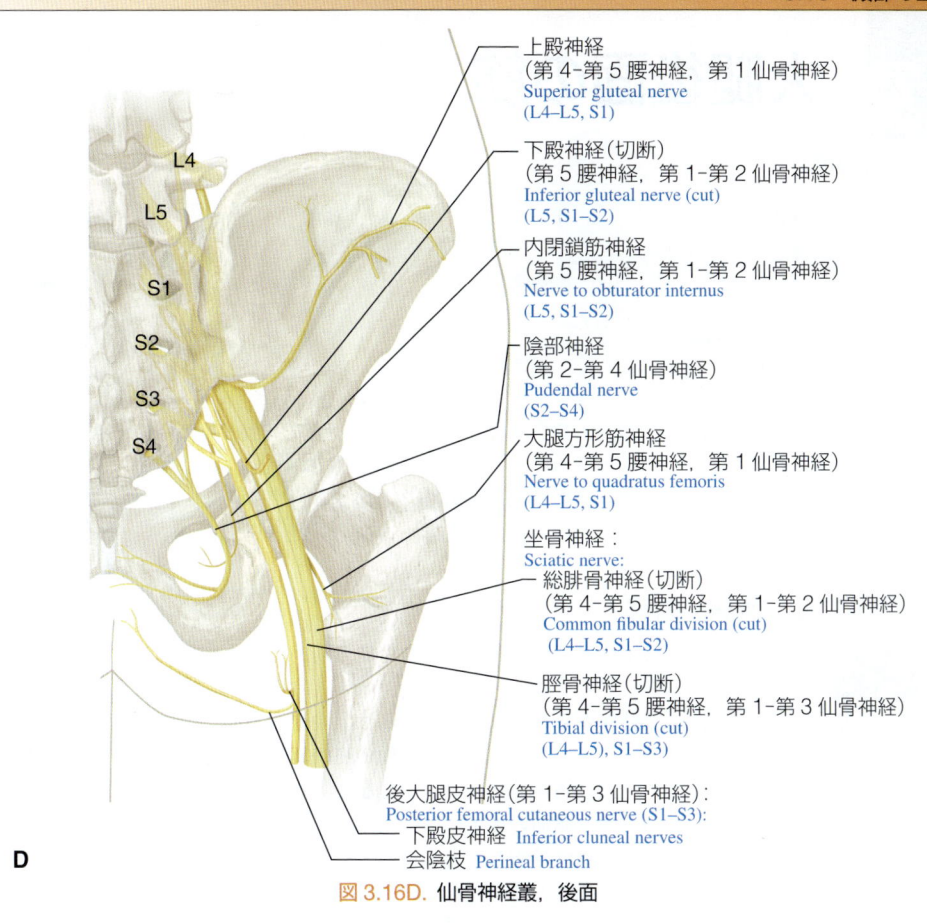

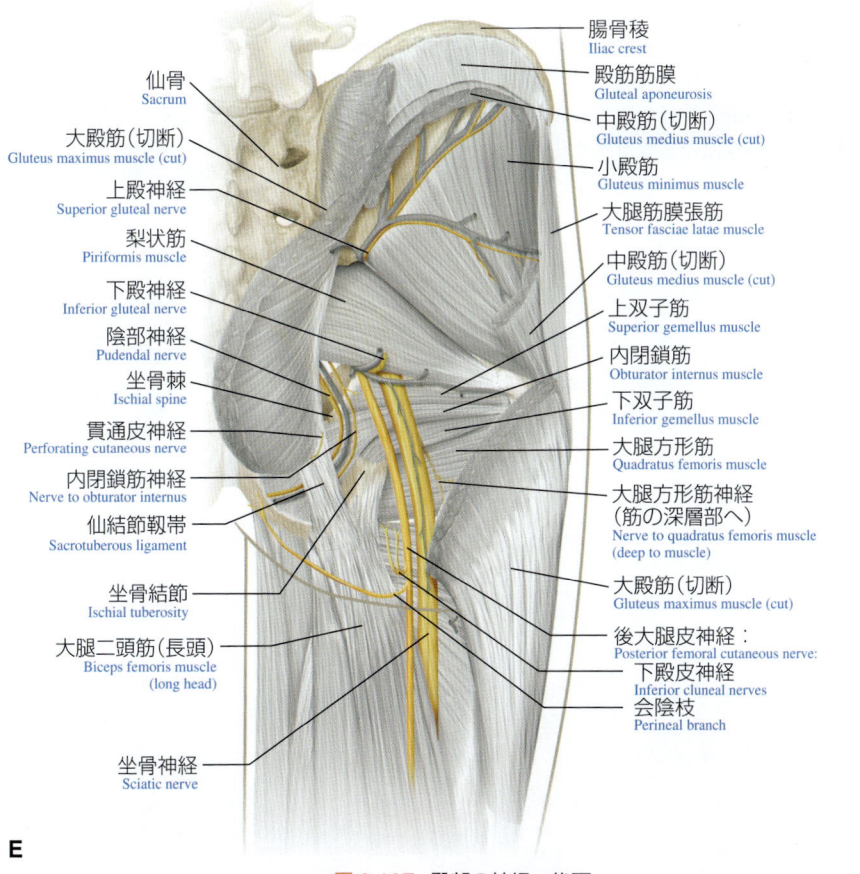

- 上殿神経（第 4‒第 5 腰神経，第 1 仙骨神経）Superior gluteal nerve (L4–L5, S1)
- 下殿神経（切断）（第 5 腰神経，第 1‒第 2 仙骨神経）Inferior gluteal nerve (cut) (L5, S1–S2)
- 内閉鎖筋神経（第 5 腰神経，第 1‒第 2 仙骨神経）Nerve to obturator internus (L5, S1–S2)
- 陰部神経（第 2‒第 4 仙骨神経）Pudendal nerve (S2–S4)
- 大腿方形筋神経（第 4‒第 5 腰神経，第 1 仙骨神経）Nerve to quadratus femoris (L4–L5, S1)
- 坐骨神経: Sciatic nerve:
  - 総腓骨神経（切断）（第 4‒第 5 腰神経，第 1‒第 2 仙骨神経）Common fibular division (cut) (L4–L5, S1–S2)
  - 脛骨神経（切断）（第 4‒第 5 腰神経，第 1‒第 3 仙骨神経）Tibial division (cut) (L4–L5), S1–S3)
- 後大腿皮神経（第 1‒第 3 仙骨神経）: Posterior femoral cutaneous nerve (S1–S3):
  - 下殿皮神経 Inferior cluneal nerves
  - 会陰枝 Perineal branch

図 3.16E. 殿部の神経，後面

- 腸骨稜 Iliac crest
- 殿筋筋膜 Gluteal aponeurosis
- 中殿筋（切断）Gluteus medius muscle (cut)
- 小殿筋 Gluteus minimus muscle
- 大腿筋膜張筋 Tensor fasciae latae muscle
- 中殿筋（切断）Gluteus medius muscle (cut)
- 上双子筋 Superior gemellus muscle
- 内閉鎖筋 Obturator internus muscle
- 下双子筋 Inferior gemellus muscle
- 大腿方形筋 Quadratus femoris muscle
- 大腿方形筋神経（筋の深層部へ）Nerve to quadratus femoris muscle (deep to muscle)
- 大殿筋（切断）Gluteus maximus muscle (cut)
- 後大腿皮神経: Posterior femoral cutaneous nerve:
  - 下殿皮神経 Inferior cluneal nerves
  - 会陰枝 Perineal branch
- 仙骨 Sacrum
- 大殿筋（切断）Gluteus maximus muscle (cut)
- 上殿神経 Superior gluteal nerve
- 梨状筋 Piriformis muscle
- 下殿神経 Inferior gluteal nerve
- 陰部神経 Pudendal nerve
- 坐骨棘 Ischial spine
- 貫通皮神経 Perforating cutaneous nerve
- 内閉鎖筋神経 Nerve to obturator internus
- 仙結節靱帯 Sacrotuberous ligament
- 坐骨結節 Ischial tuberosity
- 大腿二頭筋（長頭）Biceps femoris muscle (long head)
- 坐骨神経 Sciatic nerve

3.17 大腿後面の筋

Ⅰ．大腿後面の筋 (図3.17A, B)

筋	起始	停止	作用	神経支配
大腿二頭筋				
長頭	坐骨結節	腓骨頭	大腿の伸展 下腿の屈曲	脛骨神経 (L5, S1-2)
短頭	粗線の外側唇 外側筋間中隔		下腿の屈曲	総腓骨神経 (腓骨神経部) (L5, S1-2)
半腱様筋	坐骨結節の下内側面	鵞足を経て脛骨粗面の内側面	大腿の伸展 下腿の屈曲	脛骨神経 (L5, S1-2)
半膜様筋	坐骨結節の上外側面	脛骨内側顆の後面	大腿の伸展 下腿の屈曲	脛骨神経 (L5, S1-2)

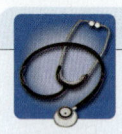

Ⅱ．臨床的考察

A. 筋肉硬直：打撲や過度の運動競技後に疼痛や筋肉の硬直が生じる。多くは大腿後面の筋に起きる

B. 運動時，坐骨結節から起きるすべての筋は大殿筋を補助し股関節を伸展させる。それらは大殿筋より緊張しているため，大腿後面の筋が麻痺した患者は前に倒れることが多い

C. 大腿二頭筋の短頭は膝関節にしか作用しない。短頭は長頭より膝関節の屈曲には有効である。なぜなら長頭は屈曲の後半には弛緩して，一方短頭は収縮し続けているからである

D. 大腿後面の筋の肉離れは激しく走る人によくあるスポーツ障害である
　1. 坐骨結節から起きる大腿後面の筋の腱の起始部の一部が切れたり引き裂かれたりする
　2. 打撲と筋線維の断裂により血管が破裂し，その結果，密な大腿筋膜の中に血腫がたいていみられる

E. 膝窩部の膿瘍や腫瘍による痛みの多くは激しいが，膝窩の筋膜が伸長できずに張っていることが原因である。

F. 総腓骨神経の障害の結果，足関節の回外や背屈ができなくなり（下垂足），下腿の外側と足の背面の感覚麻痺が生じる

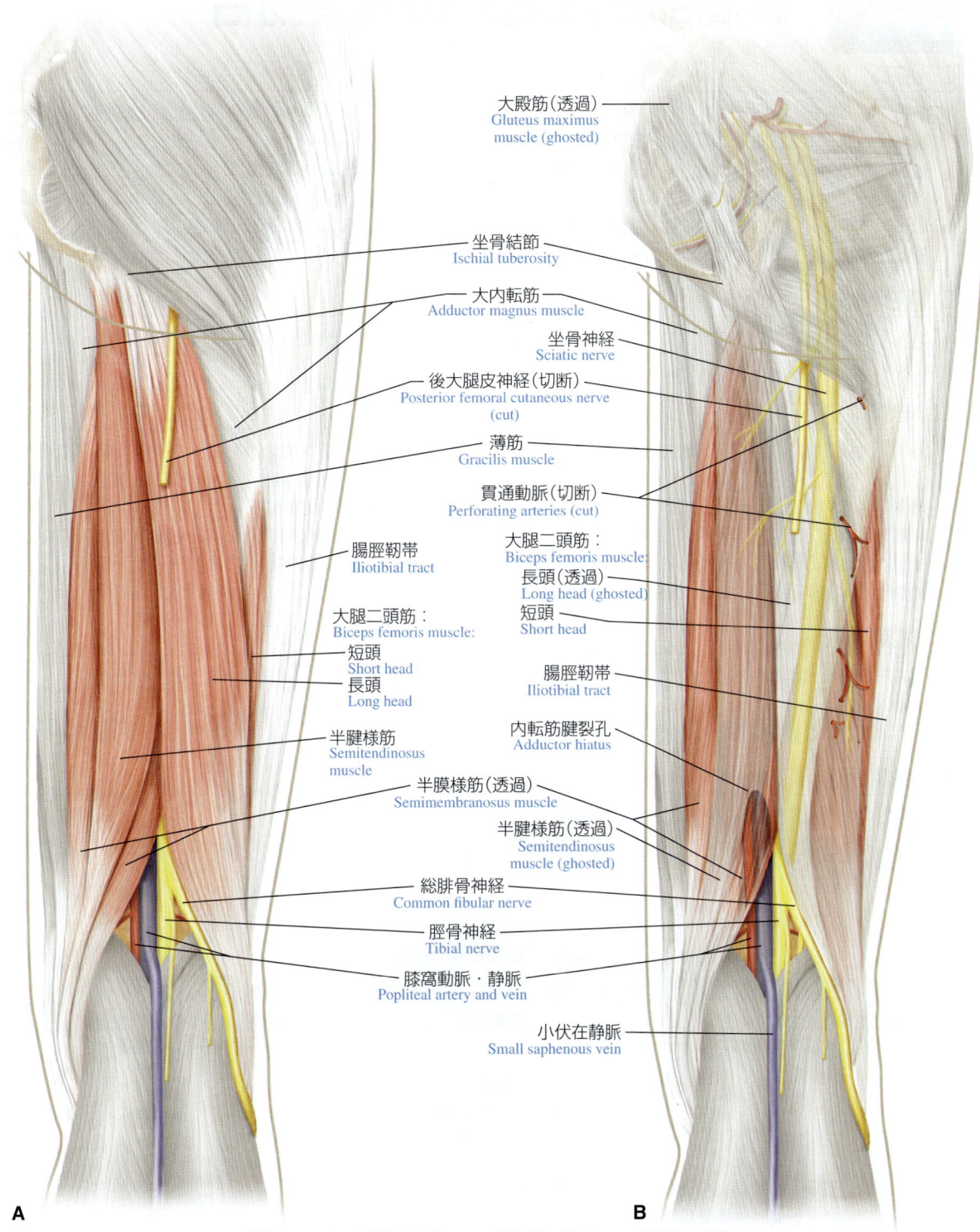

図 3.17A,B. 大腿後面の筋　A. 浅層部，後面　B. 深層部，後面

3.18 膝窩部と膝周囲の血管吻合

I. 膝窩（図3.18A）

- **A.** 定義：膝の裏側のダイヤモンド形の空間
- **B.** 境界：外側と上方，大腿二頭筋。内側と上方，半膜様筋と半腱様筋。外側と下方，腓腹筋の外側頭と足底筋。内側と下方，腓腹筋の内側頭
- **C.** 床：上方から下方へ，大腿骨の膝窩表面，斜膝窩靭帯と膝窩筋
- **D.** 蓋：膝窩筋膜（大腿筋膜の遠位部），浅筋膜，皮膚で覆われる
- **E.** 構成（表層部から深層部）：小伏在静脈終末部，脛骨神経と総腓骨神経，膝窩静脈，膝窩動脈，閉鎖神経の関節枝，および2,3の小リンパ節と脂肪

II. 脛骨神経

- **A.** 関係：大腿二頭筋の下から膝窩に入り，膝窩動静脈の外側から，表層部の血管を横切って内側面に至る
- **B.** 固有受容感覚枝が上膝動脈，下外側膝動脈に沿って関節を走行

III. 総腓骨神経

- **A.** 関係：大腿二頭筋の内側縁で膝窩の外側に沿って走行
- **B.** 固有受容感覚枝が上膝動脈，下外側膝動脈に沿って関節を走行
- **C.** 神経は腓腹筋の外側頭を横切って膝窩に至る。腓骨頭の後方で皮枝となり，2枝に分岐する
- **1.** 深腓骨神経：腓骨頭を回って長腓骨筋の深層部から下腿前面に至る。長腓骨筋に枝を出し，下腿前面の筋を支配する
- **2.** 浅腓骨神経：外側を下行し，長腓骨筋と短腓骨筋を支配し，下腿の下1/3と足背や足趾背面に皮枝（感覚枝）を出す（L5皮膚節）

IV. 膝窩静脈

- **A.** 膝窩筋の下縁で前脛骨静脈と後脛骨静脈の合流で始まる
- **B.** 始めは内側を走行し膝窩動脈の表層部を横切って外側を走行する。内転筋腱裂孔を通り大腿静脈となる
- **C.** 小伏在静脈を受ける

V. 膝窩動脈（図3.18B）

- **A.** 大内転筋の内転筋腱裂孔を通ってくる大腿動脈の続きである
- **B.** 関係

	前方	
	大腿骨，斜膝窩靭帯，膝窩筋	
外側	**膝窩動脈**	**内側**
大腿二頭筋と腓腹筋外側頭。足底筋。大腿骨の外側顆		半膜様筋，腓腹筋の内側頭，大腿骨の内側顆
	後方	
	膝窩静脈，脛骨神経，腓腹筋，足底筋	

- **C.** 枝：内側・外側上膝動脈，中膝動脈，内側・外側下膝動脈。前脛骨動脈と後脛骨動脈として終わる

VI. 膝関節動脈網：膝関節周囲の側副血行路

A. 外側の動脈
　1. 外側大腿回旋動脈の下行枝
　2. 膝窩動脈からの外側上膝動脈と外側下膝動脈
B. 内側の動脈
　1. 大腿動脈からの下行膝動脈
　2. 膝窩動脈からの内側上膝動脈と内側下膝動脈
C. 他の動脈網
　1. 膝窩動脈からの中膝動脈
　2. 前脛骨動脈からの前・後脛骨半回動脈

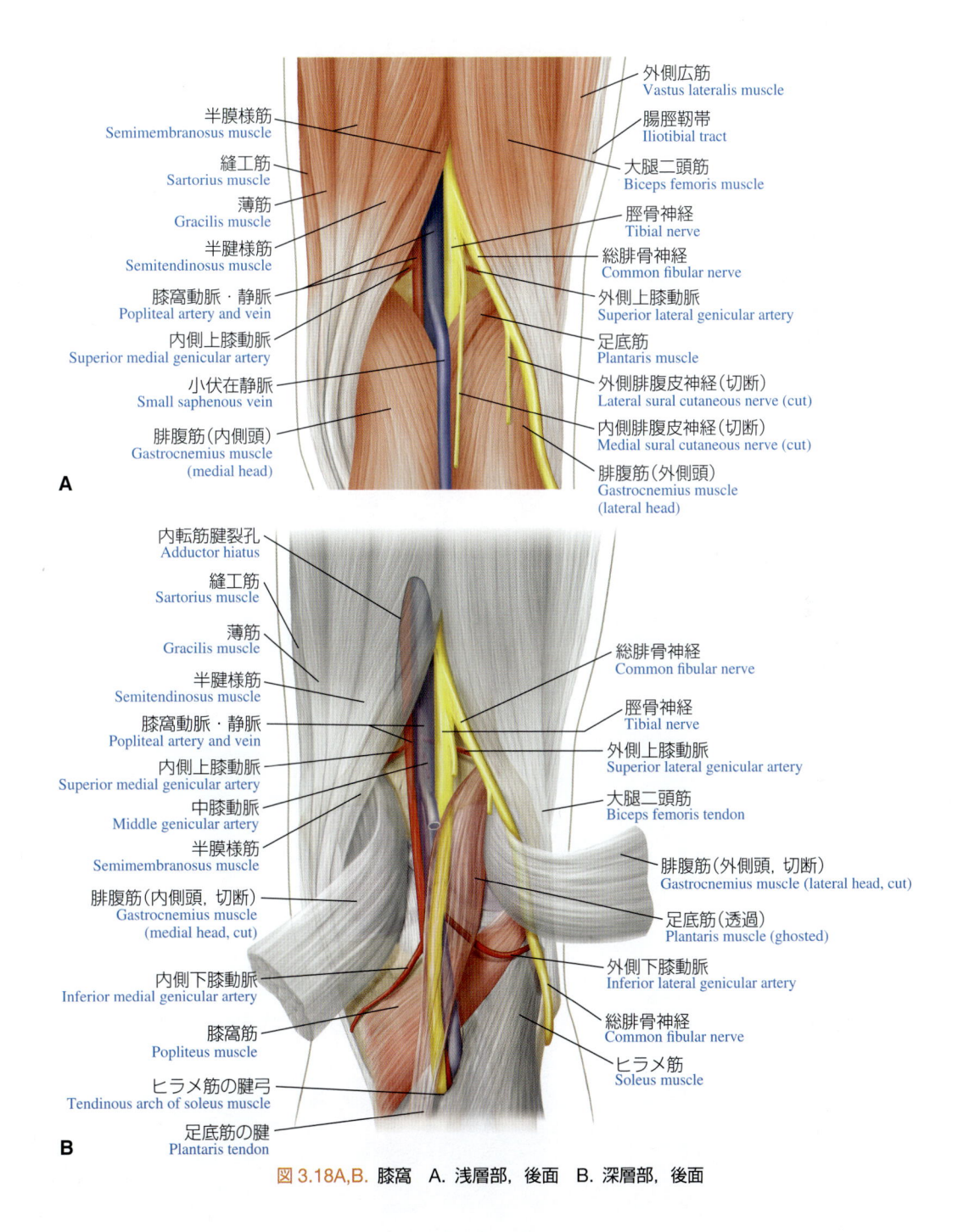

図 3.18A,B. 膝窩　A. 浅層部, 後面　B. 深層部, 後面

3.19　下肢の区画

Ⅰ．筋間中隔：大腿筋膜の腓骨の前稜と外側稜への内部での広がり（図 3.19A-C）

- **A.** 前筋間中隔：腓骨の前縁に付く。前区画の伸筋を外側区画の腓骨筋と分ける
- **B.** 後筋間中隔：腓骨の後縁に付く。腓骨筋を下腿後部の屈筋と分ける
- **C.** 横筋間中隔：後筋間中隔から内側へ伸びる。ふくらはぎの浅筋と深筋を分ける。脛骨の内側と長趾屈筋を覆う大腿筋膜内で終わる
- **D.** これらの中隔に加え，脛骨，腓骨および下腿骨間膜は下腿を前区画，外側区画，浅後区画，深後区画に分ける

Ⅱ．区画

- **A.** 前区画
    1. 一次作用：足の背屈；前脛骨筋，長母趾伸筋，長趾伸筋，第 3 腓骨筋
    2. 神経：深腓骨神経
    3. 動脈：前脛骨動脈
- **B.** 外側区画
    1. 一次作用：足の外転
    2. 神経：浅腓骨神経
    3. 動脈：腓骨動脈（後区画内を走行）の枝
- **C.** 後区画
    1. 一次作用：足の底屈と足の内反
    2. 神経：脛骨神経
    3. 動脈：後脛骨動脈

3.19 下肢の区画

A

横断面の位置
Plane of sections

B

前区画
Anterior compartment

外側区画
Lateral compartment

後区画の深層部
Deep posterior compartment

後区画の浅層部
Superficial posterior compartment

C

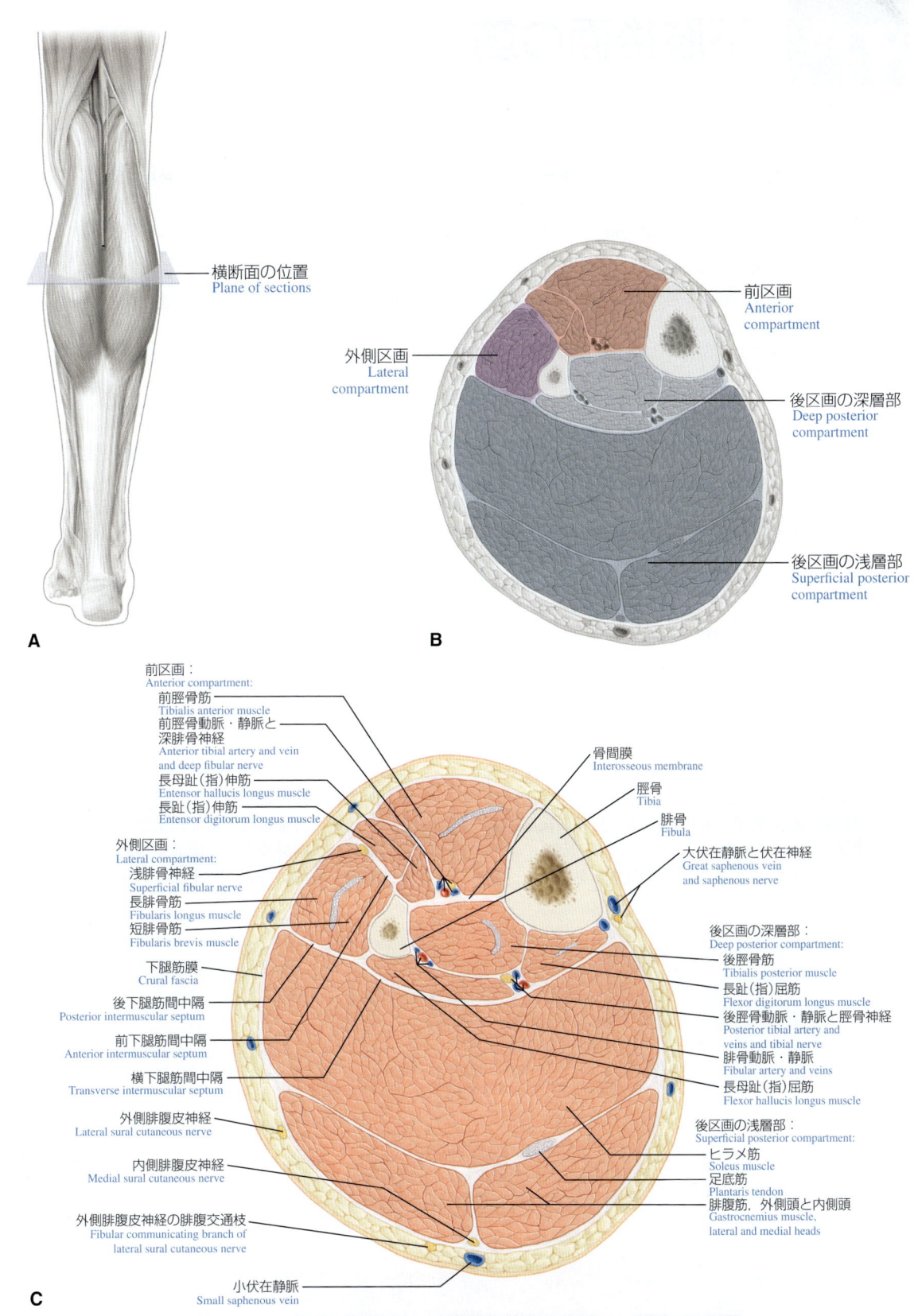

前区画：
Anterior compartment:
　前脛骨筋
　Tibialis anterior muscle
　前脛骨動脈・静脈と
　深腓骨神経
　Anterior tibial artery and vein
　and deep fibular nerve
　長母趾(指)伸筋
　Entensor hallucis longus muscle
　長趾(指)伸筋
　Entensor digitorum longus muscle

外側区画：
Lateral compartment:
　浅腓骨神経
　Superficial fibular nerve
　長腓骨筋
　Fibularis longus muscle
　短腓骨筋
　Fibularis brevis muscle

下腿筋膜
Crural fascia

後下腿筋間中隔
Posterior intermuscular septum

前下腿筋間中隔
Anterior intermuscular septum

横下腿筋間中隔
Transverse intermuscular septum

外側腓腹皮神経
Lateral sural cutaneous nerve

内側腓腹皮神経
Medial sural cutaneous nerve

外側腓腹皮神経の腓腹交通枝
Fibular communicating branch of lateral sural cutaneous nerve

小伏在静脈
Small saphenous vein

骨間膜
Interosseous membrane

脛骨
Tibia

腓骨
Fibula

大伏在静脈と伏在神経
Great saphenous vein and saphenous nerve

後区画の深層部：
Deep posterior compartment:
　後脛骨筋
　Tibialis posterior muscle
　長趾(指)屈筋
　Flexor digitorum longus muscle
　後脛骨動脈・静脈と脛骨神経
　Posterior tibial artery and veins and tibial nerve
　腓骨動脈・静脈
　Fibular artery and veins
　長母趾(指)屈筋
　Flexor hallucis longus muscle

後区画の浅層部：
Superficial posterior compartment:
　ヒラメ筋
　Soleus muscle
　足底筋
　Plantaris tendon
　腓腹筋，外側頭と内側頭
　Gastrocnemius muscle, lateral and medial heads

図 3.19A-C. 下肢の筋の区画　A. 横断面の位置，後面　B. 断面　C. 断面

3.20 下肢後面の筋

I. 下肢

A. 浅層部（図3.20A, B）

筋	起始	停止	作用	神経支配
腓腹筋				
内側頭	大腿骨の内側顆の後面上部	アキレス腱を介して踵骨背面	膝関節屈曲 足関節底屈	脛骨神経（S1-2）
外側頭	大腿骨の外側顆の後面上部	同上	同上	同上
ヒラメ筋	腓骨頭と腓骨上部，ヒラメ筋線，脛骨内側面上部	アキレス腱を介して踵骨背面	足根底屈	脛骨神経（S1-2）
足底筋	外側顆上線下部	踵骨後面	膝関節屈曲 足根底屈	脛骨神経（S1-2）

B. 深層部（図3.20C）

筋	起始	停止	作用	神経支配
膝窩筋	大腿骨の外側顆の外側面	ヒラメ筋線上の脛骨後面	膝関節屈曲 下肢の内旋	脛骨神経 （L4-5, S1）
長母趾屈筋	腓骨後面の遠位側2/3	母趾の末節骨底	母趾の末節骨の屈曲，足根底屈，内反	脛骨神経 （S2-3）
長趾屈筋	ヒラメ筋線遠位の脛骨後面	第2-第4趾の末節骨底	足趾の屈曲，足根底屈，内反	脛骨神経 （L4-5）
後脛骨筋	脛骨後面，腓骨，骨間膜	舟状骨粗面，立方骨，楔状骨，踵骨の載距突起，第2-第4中足骨底	足根底屈，内転と内反（内側縦足弓を支える）	脛骨神経 （L4-5）

II. 特徴

A. アキレス腱の内側縁を走行する長く，細い足底筋腱は断裂することがある
B. 長母趾屈筋腱は脛骨の後下部の溝，距骨の後面，載距突起を通る
C. 長趾屈筋腱は後脛骨筋とともに内果溝を走行し，斜め前外側方向に三角靭帯の表層部を経て足底に進み，そこでは長母趾屈筋の下を通る
D. 後脛骨筋腱は長趾屈筋の前で内果溝を長趾屈筋とともに走行し，内果後方から屈筋支帯の下を通って三角靭帯の表層部に行く．踵舟靭帯の下も通る

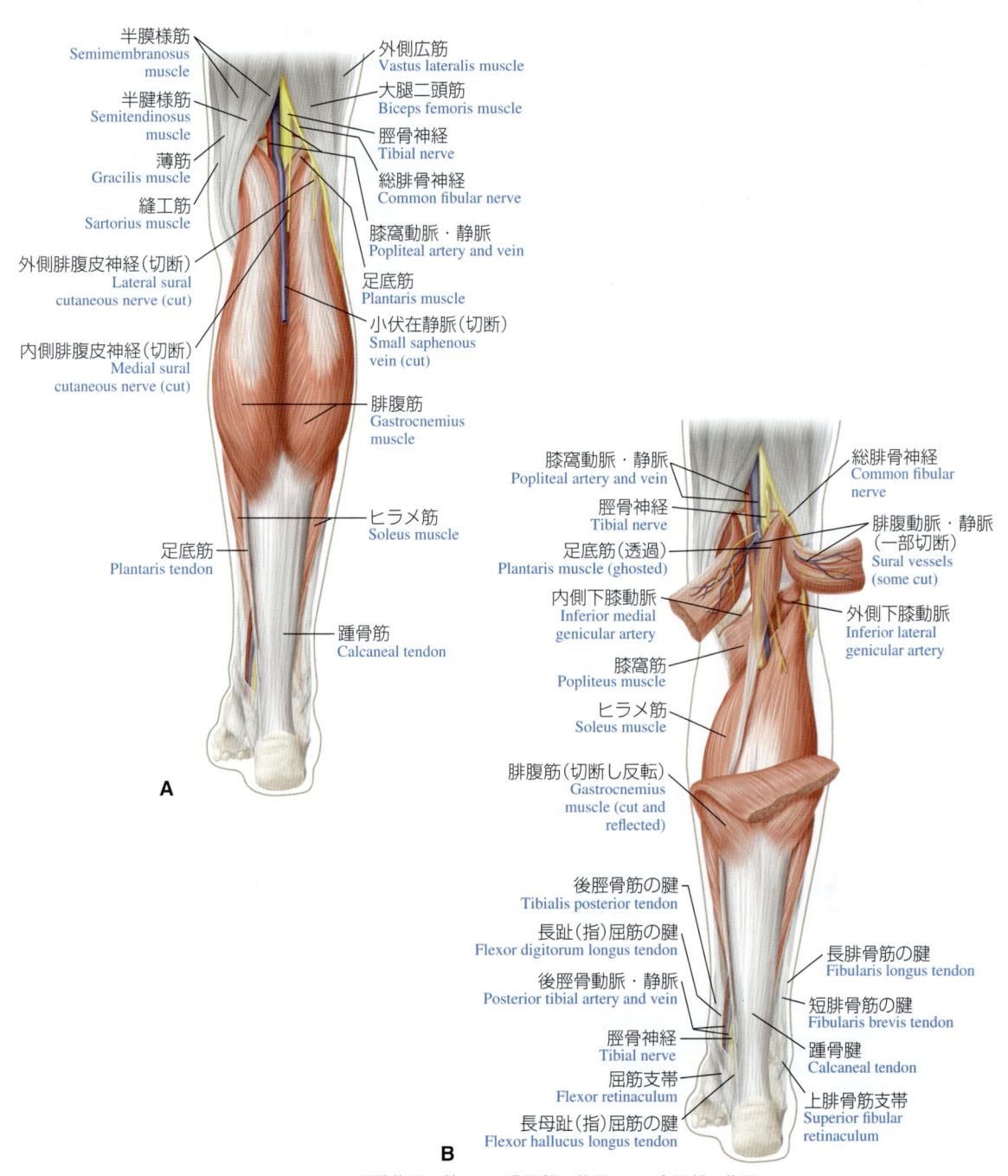

図 3.20A,B． 下肢後面の筋　A．浅層部，後面　B．中間部，後面

- **E.** 屈筋支帯は足関節の内側で長い屈筋腱を支える
    1. 内果の縁から踵骨へ伸び，後脛骨筋腱の上を通って，踵骨の背面に付き，浅層部と深層部を形成する
        a. 表層部は踵骨粗面に付く
        b. 深層部は長趾屈筋と長母趾屈筋の上を通過し，骨の両側に付き，骨線維管を形成する
    2. 骨の溝を4つの骨線維管に変えるが，以下のものがそこにある（内側から外側へ）
        a. 後脛骨筋腱
        b. 長趾屈筋腱
        c. 後脛骨動静脈と脛骨神経
        d. 長母趾屈筋腱
- **F.** 腱鞘：内果後方で，後脛骨筋腱を覆っているが，長趾屈筋の前にあり，両者とも同じ溝の中にある
    1. 両者は腱鞘を分けている
        a. 後脛骨筋の腱鞘は内果の上5cmで始まり，舟状骨粗面に付く
        b. 長趾屈筋の腱鞘は内果の先端のすぐ上から始まり，内側楔状骨に終わる
    2. 長母趾屈筋腱は長趾屈筋腱の背側にあるが，長趾屈筋は外側から内側へ交叉する。長母趾屈筋の腱鞘は内果の先端で始まり，第1中足骨底に付く

足底筋（切断）
Plantaris muscle (cut)

腓腹筋, 外側頭（切断）
Gastrocnemius muscle, lateral head (cut)

腓腹筋, 内側頭（切断）
Gastrocnemius mucle, medial head (cut)

大腿二頭筋
Biceps femoris tendon

膝窩動脈と脛骨神経
Popliteal artery and tibial nerve

半膜様筋の腱（透過）
Semimembranosus tendon (ghosted)

腓骨頭
Head of fibula

総腓骨神経
Common fibular nerve

膝窩筋
Popliteus muscle

ヒラメ筋（切断し持ち上げてある）
Soleus muscle (cut and raised)

ヒラメ筋の腱弓
Tendinous arch of soleus muscle

前脛骨動脈
Anterior tibial artery

後脛骨動脈
Posterior tibial artery

腓骨動脈
Fibular artery

後脛骨筋
Tibialis posterior muscle

長趾（指）屈筋
Flexor digitorum longus muscle

長母趾（指）屈筋
Flexor hallucis longus muscle

長腓骨筋
Fibularis longus muscle

脛骨神経
Tibial nerve

踵骨腱（切断）
Calcaneous tendon (cut)

短腓骨筋
Fibularis brevis muscle

後脛骨筋の腱
Tibialis posterior tendon

骨間膜
Interosseous membrane

長趾（指）屈筋の腱
Flexor digitorum longus tendon

上腓骨筋支帯
Superior fibular retinaculum

後脛骨動脈
Posterior tibial artery

外果
Lateral malleolus

脛骨神経
Tibial nerve

下腓骨筋支帯
Inferior fibular retinaculum

長母趾（指）屈筋の腱
Flexor hallucis longus tendon

長腓骨筋の腱
Fibularis longus tendon

内果
Medial malleolus

短腓骨筋の腱
Fibularis brevis tendon

屈筋支帯
Flexor retinaculum

足底方形筋
Quadratus plantae muscle

後脛骨筋の腱
Tibialis posterior tendon

長趾（指）屈筋の腱
Flexor digitorum longus tendon

長母趾（指）屈筋の腱
Flexor hallucis longus tendon

第5中足骨
5th metatarsal bone

第1中足骨
1st metatarsal bone

C

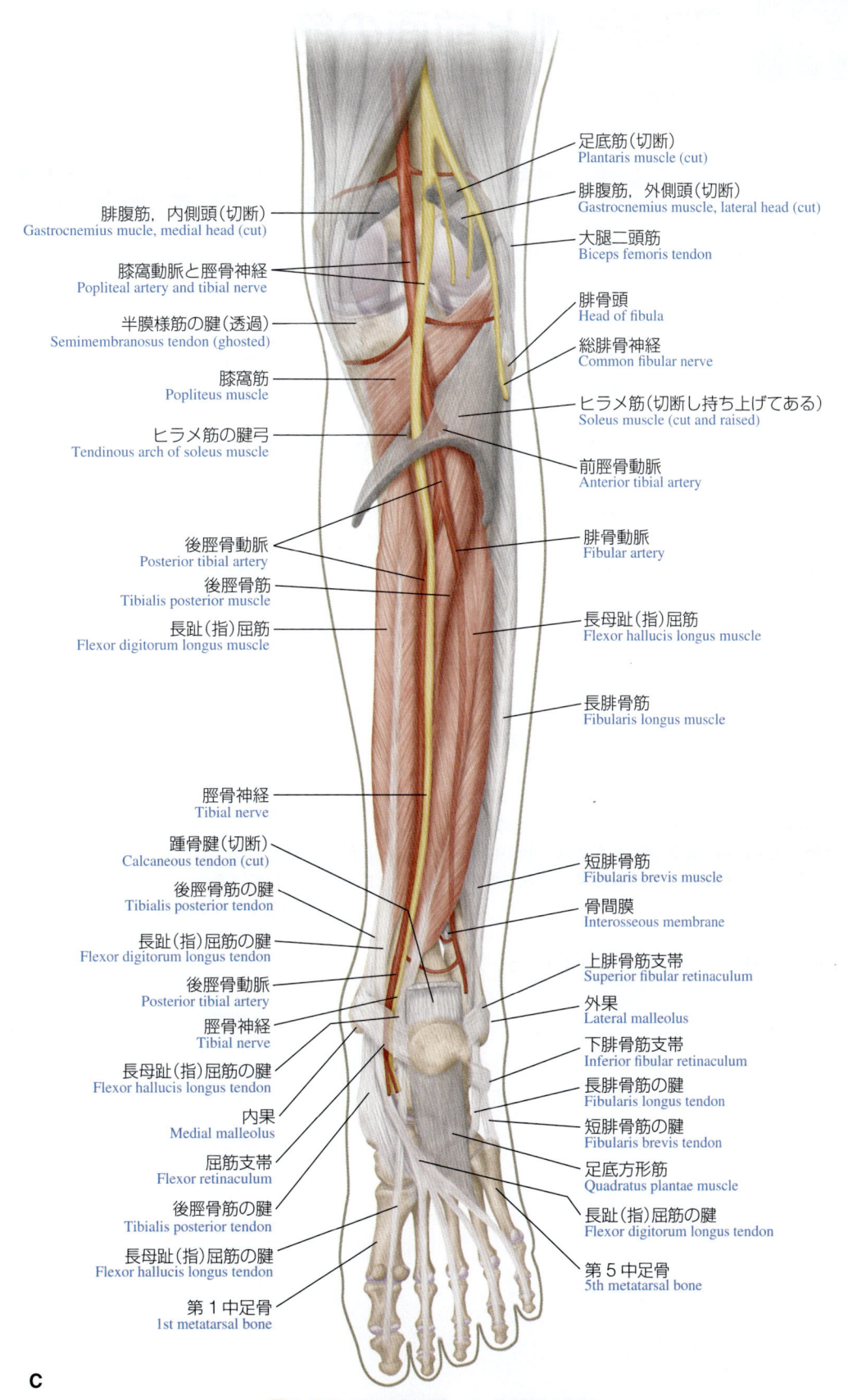

図 3.20C. 下肢後面の筋　C. 深層部, 後面

3.21 下肢外側と前面の筋

I. 下肢外側と前面の筋

A. 外側（図3.21A）

筋	起始	停止	作用	神経支配
長腓骨筋	腓骨頭と腓骨の外側面の上部2/3	内側楔状骨の下面と第1中足骨底	足根外反と底屈（外側縦足弓と横足弓を支える）	浅腓骨神経（L5, S1-2）
短腓骨筋	腓骨の外側面の下部2/3	第5中足骨粗面	足根外反と底屈	浅腓骨神経（L5, S1-2）

B. 前面（図3.21B）

筋	起始	停止	作用	神経支配
前脛骨筋	脛骨外側顆 脛骨上外側面	内側楔状骨の下内側面と第1中足骨底	足底背屈と内反	深腓骨神経（L4-5）
長趾伸筋	脛骨外側顆 腓骨前面 骨間膜の上外側面	第2-第4趾の趾背腱膜（中央の伸筋腱は中節骨底に，外側の伸筋腱は末節骨底に停止する）	足趾伸展 足の背屈	深腓骨神経（L5, S1）
第三腓骨筋	腓骨前面下部	第5中足骨骨幹背側	足の背屈と外反	深腓骨神経（L5, S1）
長母趾伸筋	腓骨前面中部と骨間膜	母趾末節骨底	母趾伸展 足関節背屈	深腓骨神経（L5, S1）

II. 特徴

A. **上腓骨筋支帯と下腓骨筋支帯**：外側区の腱のバウストリング（訳注：腱の浮き上がり現象）を防ぐ
　1. 上腓骨筋支帯：外果から下腿後面の筋膜と踵骨の外側面に張る
　2. 下腓骨筋支帯：踵骨の外側面の腱を覆う，腱の両側の骨に付く．下伸筋支帯の表層部につながる

B. **滑液鞘**：長腓骨筋と短腓骨筋とも共通の鞘の中にあるが，鞘は果の先端より上4 cmと果の下端まで伸びている

C. **長腓骨筋腱の経路**
　1. 短腓骨筋腱とともに外果の背側を通るが，腓骨筋支帯の下後方に位置する
　2. 踵骨の外側に沿って，立方骨の外側からこの骨の足底面の溝を通る．溝には**長足底靭帯**によって保持される
　3. さらに足を斜めに走行し，内側楔状骨と中足骨に至る

D. 前筋間中隔と脛骨の間の筋膜の区画に下腿の4つの前筋が位置している
　1. 4つの前筋すべてが深腓骨神経支配である
　2. それぞれ異なる強さであるが，すべて足を背屈させる

3.21 • 下肢外側と前面の筋　205

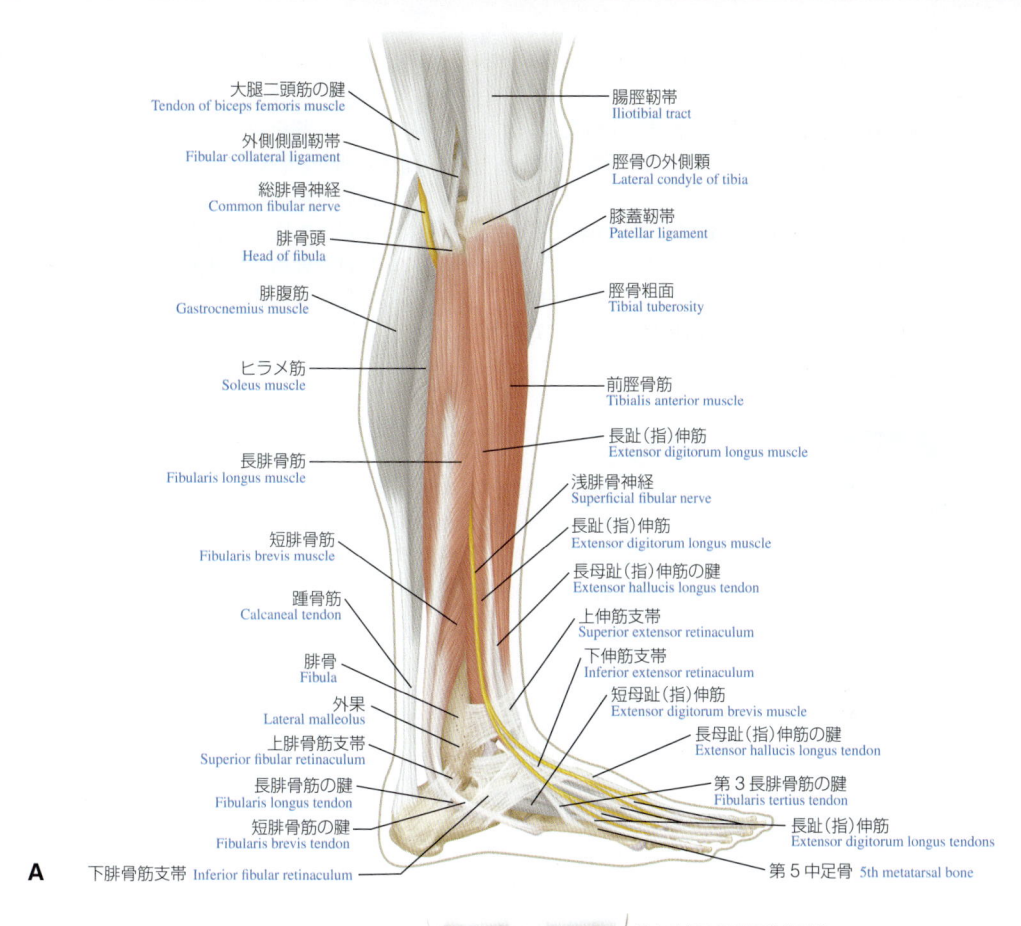

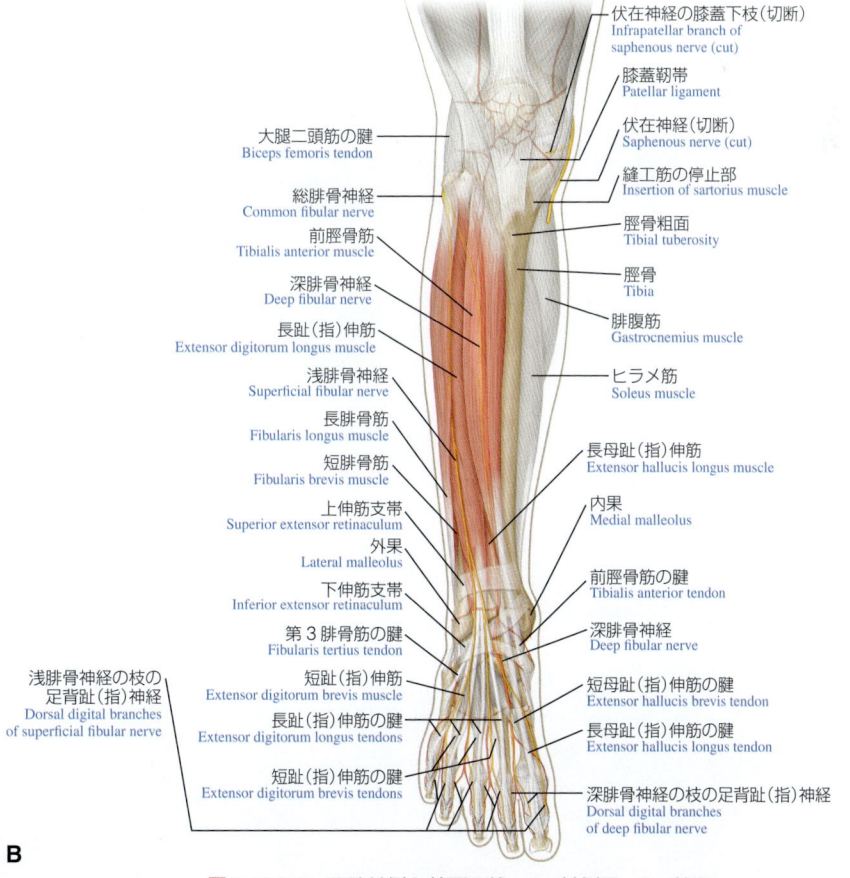

図3.21A,B. 下肢外側と前面の筋　A. 外側面　B. 前面

E. 伸筋支帯：伸筋腱をしっかり支える
  1. 筋膜の肥厚である
  2. 上（横）伸筋支帯と下（十字下腿）伸筋支帯：前区の筋のバウストリング（訳注：腱の浮き上がり現象）を防ぐ
     a. 下伸筋支帯：表層部がY字形に分かれて踵骨の外側に付く
        i. 長趾伸筋の上を通過後，上の部分は内果に付き，下の部分は内側楔状骨と足底に付く
        ii. Y字状に分裂した直下には深層部に行く部分もあり，第3腓骨筋と長趾伸筋の深層部を通る
F. 前筋の腱の滑液鞘
  1. 前脛骨筋：上伸筋支帯の上より，下伸筋支帯の下を通って距舟関節の高さまで
  2. 長母趾伸筋：下伸筋支帯の上部の直上より，足根中足関節の高さの支帯のすぐ下まで
  3. 長趾伸筋：下伸筋支帯の上から立方骨の中央までであり，この筋と第3腓骨筋を包む

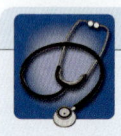

Ⅲ．臨床的考察

A. **シンスプリント**：激しい運動，長い運動の両方もしくはいずれか一方により，下腿前区に生じる痛みのことである。過度の筋肉の使用，筋への血流減少により前区の筋は腫張し，けいれんも生じる。軽度の筋区画症候群の1つである
B. **下垂足**：総腓骨神経もしくはその深枝の障害により前脛骨筋が麻痺した結果生じる

下肢の血管と神経 3.22

I. 後脛骨動脈（図3.22A, B）

A. 前脛骨動脈を分岐後，膝窩動脈と直接交通する

B. 関係

	前方	
	後脛骨筋と長趾屈筋，脛骨，距腿関節	
外側 伴行静脈	**後脛骨動脈**	**内側** 伴行静脈
	後方 皮膚と筋膜，腓腹筋とヒラメ筋，脛骨神経と筋間中隔	

C. 枝：腓骨動脈，後内果枝，交通枝，内側踵骨枝，筋枝，脛骨栄養動脈

II. 腓骨動脈

A. 後脛骨動脈から起こり，腓骨に向かい，後脛骨動筋と長母趾屈筋の間の線維性の管を通り，長母趾屈筋の下に位置する

B. 関係

	前方 後脛骨筋，骨間膜	
外側 長母趾屈筋，腓骨	**腓骨動脈**	**内側** 長母趾屈筋
	後方 ヒラメ筋，長母趾屈筋，筋間中隔	

C. 枝：貫通枝，交通枝，外果枝，筋枝，腓骨栄養動脈

III. 前脛骨動脈

A. 膝窩筋の下縁で膝窩動脈から分岐する。後脛骨筋の2頭の間と骨間膜の上を通って下腿の前区に至り，深腓骨神経に伴行する

B. 関係

	前方 前脛骨筋，長趾伸筋と長母趾伸筋。深腓骨神経	
外側 長趾伸筋と長母趾伸筋。深腓骨神経	**前脛骨動脈**	**内側** 深腓骨神経と長母趾伸筋
	後方 骨間膜，脛骨，足関節	

C. 枝：前脛骨反回動脈と後脛骨反回動脈。腓骨動脈。前内果動脈と前外果動脈。および筋枝

IV．足関節周囲の吻合

内果動脈網	外果動脈網
前脛骨動脈からの前内果動脈	後脛骨動脈からの前外果動脈
足背動脈からの内側足根動脈	足背動脈からの外側足根動脈
後脛骨動脈からの後内果動脈	腓骨動脈からの貫通枝
後脛骨動脈からの内側踵骨動脈	腓骨動脈からの外側踵骨動脈 足背動脈からの弓状動脈

V．血管の関係

A. 足背動脈は前脛骨動脈の続きで距腿関節の前に至る。深腓骨神経は外側に，長母趾屈筋腱は内側に位置し，それらは伸筋支帯の下を通る

B. 脛骨神経は後脛骨動脈の外側にあり，屈筋支帯の下の第3の区画を通る

C. 腓骨動脈は脛腓関節の背側にある

VI．脛骨神経（L4-5, S1-3）（図 3.22C, D）

A. 坐骨上から膝窩に至る神経の枝である
B. 膝窩内で枝を出す
   1. 腓腹筋の外側頭と内側頭，足底筋，膝窩筋およびヒラメ筋に神経を分布する
   2. 皮枝：内側腓腹皮神経があり，外側腓腹皮神経の枝と合流し，腓腹神経となる
   3. 足関節に固有受容性感覚の枝を出す

C. ヒラメ筋の下を通り，下腿の後区画の深層部に枝を出す。屈筋支帯，後脛骨筋，および長母趾屈筋
D. 後脛骨動静脈に伴行し，長趾屈筋腱の後方より屈筋支帯の深層部に至る
E. 足関節で分岐し，内側足底神経と外側足底神経が終枝となる

VII．総腓骨神経（L4-5, S1-2）

A. 坐骨上から膝窩に至る神経の枝である
B. 膝窩内で枝を出す
   1. 皮枝：外側腓腹皮神経があり，その腓側交通枝が内側腓腹皮神経と合流し，腓腹神経となる
   2. 足関節に固有受容性感覚の枝を出す

C. 大腿二頭筋の後縁に沿って走行し，下腿の外側区画に入る
D. 腓骨頸の深層部で浅腓骨神経と深腓骨神経に分かれる

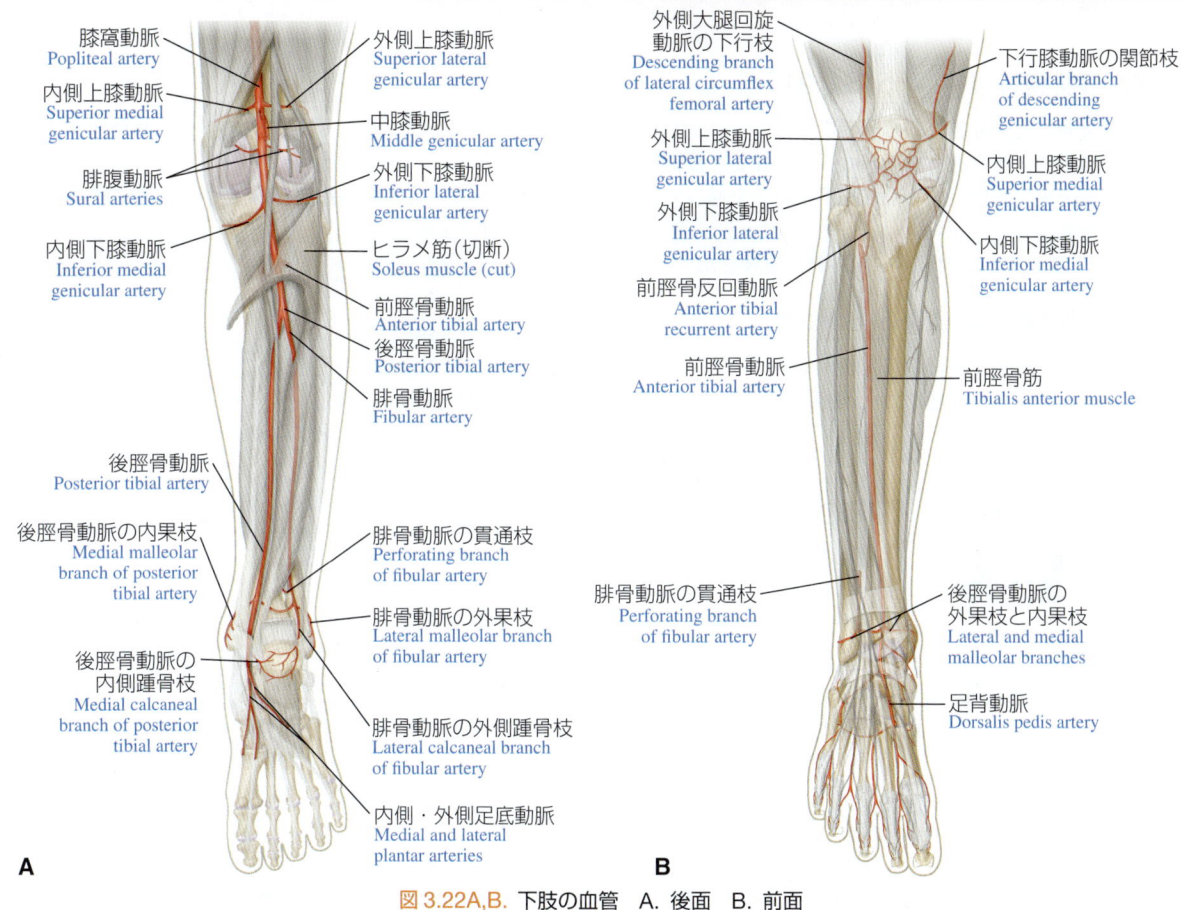

図 3.22A,B. 下肢の血管　A. 後面　B. 前面

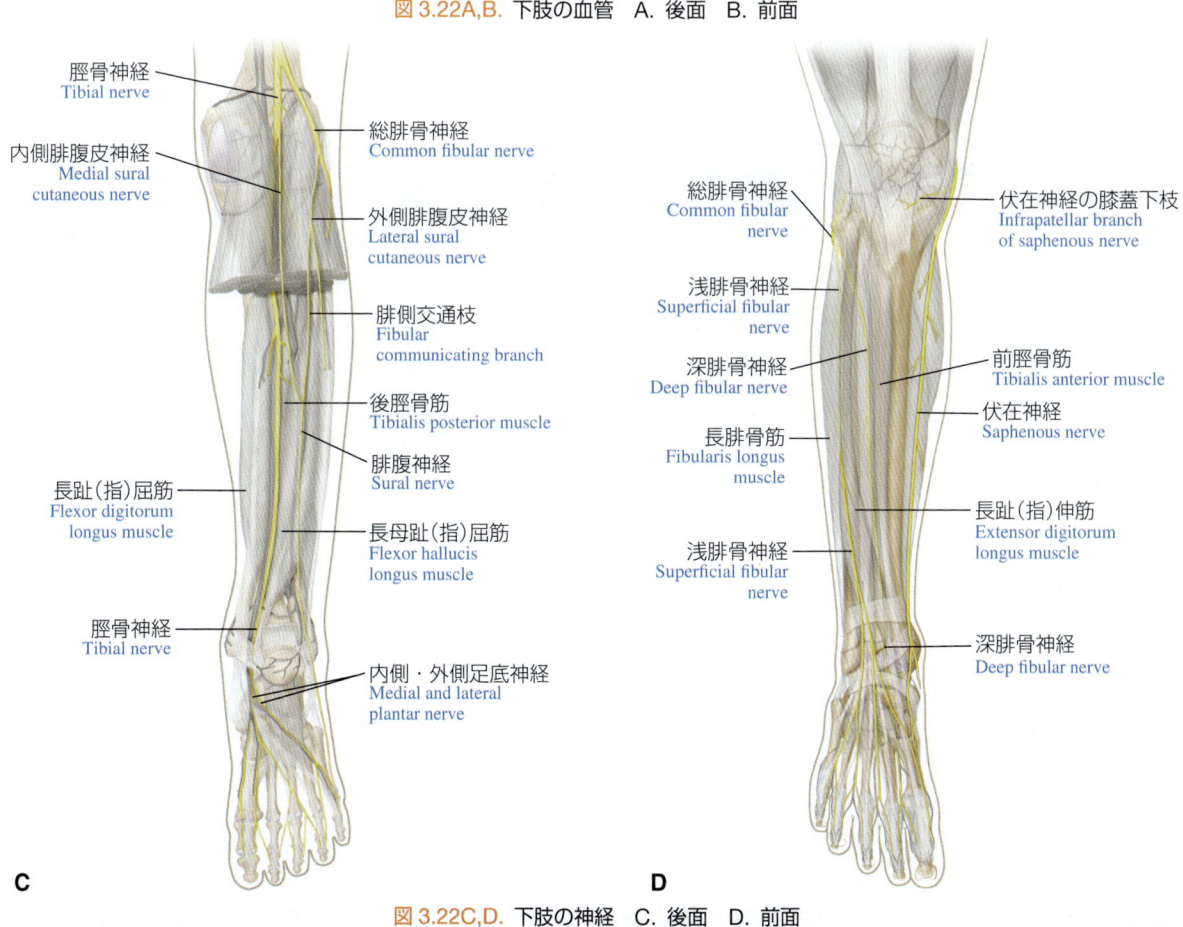

図 3.22C,D. 下肢の神経　C. 後面　D. 前面

VIII. 浅腓骨神経（L4-5, S1-2）

A. 腓骨頸で総腓骨神経から分岐する
B. 下腿外側区画を通り枝を出す。長腓骨筋と短腓骨筋
C. 下腿中央で外側区画を離れ，下腿筋膜を通って皮枝となる
  1. 下腿中央から遠位側の前外側に皮枝を出す
  2. 2つ以上に分岐し，遠位側に下行し長趾伸筋に至る
  3. 母趾と第2趾の対向縁を除く足背の皮膚に枝を出す

IX. 深腓骨神経（L4-5, S1-2）

A. 腓骨頸で総腓骨神経から分岐する
B. 下腿前区画を通り枝を出す。長趾伸筋，長母趾伸筋，前脛骨筋，および第3腓骨筋
C. 伸筋支帯の深層部を通り足に入って短趾伸筋と短母趾伸筋に筋枝を出す
D. 母趾と第2趾の対向縁に至る皮枝を出す

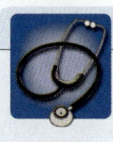

X. 臨床的考察

A. 後脛骨動脈の脈拍は，内果の後面とアキレス腱の内側縁の中間点において多くは触知できる
B. 足背動脈の脈拍も触知できるが，部位は舟状骨と楔状骨の上から長母趾伸筋腱の外側もしくはそれより遠位側で，第1骨間隙の近位端である（10〜20%で脈拍が小さすぎて触知できないか，通常の部位でないところで触知する）
C. 脛骨神経は深層部にあり，損傷はまれである
  1. 遠位側が損傷した場合，下腿の後区画のすべての筋と足底の内在筋が麻痺する
  2. さらに足底の感覚も失う（圧による痛みに対して無防備になる）
D. 下腿の筋区画（コンパートメント）症候群
  1. 前区画：激しい痛みがあり，足関節の背屈と足趾の伸展ができなくなる。足関節の受動的な底屈，足の回外および足趾の受動的な屈曲に伴う激しい痛み
  2. 外側区画：激しい痛みがあり，足と足趾の背面の知覚が消失する。足の受動的な背屈と内反に伴う激しい痛み。足底底屈と足の外反ができなくなる（深腓骨神経は外側区画を出て前区画に入るが，その神経が巻き込まれることにより背屈と内反の減弱がみられる）
  3. 後区画：痛みがあり，足関節の底屈ができなくなり，腓腹神経の分布領域の知覚が消失し，受動的な背屈に痛みが伴う
  4. 深部区画：激しい痛みがあり，足底底屈と足趾の屈曲が弱くなり，ほとんどの足底と足趾の足底面で知覚が消失し，受動的な足趾の伸展と足関節の背屈に激しい痛みが伴う

足背　3.23

Ⅰ. 皮神経と皮静脈（図3.23A, B）

A. 浅腓骨神経：足背に分布するが，足背の内側と外側および母趾と第2趾の間の皮膚を除く
B. 深腓骨神経：母趾と第2趾の間の皮膚に分布する
C. 伏在神経：足の内側面で遠位は母趾まで分布する
D. 腓腹神経：一定しないが足の外側面に沿って，足関節近くまで分布する
E. 足背静脈弓：背側中足静脈を受けて大伏在静脈と小伏在静脈に注ぐ

Ⅱ. 筋（図3.23C, D）

筋	起始	停止	作用	神経支配
短母趾伸筋	踵骨の上外側面	母趾の基節骨底の背側面	母趾の伸展	深腓骨神経（L5, S1）
短趾伸筋	踵骨の上外側面	足趾の長趾伸筋	足趾の伸展	深腓骨神経（L5, S1）
背側骨間筋	第1-第5中足骨の相対する面	第1-第2背側骨間筋は第2趾の基節骨底の両側　第3-第4背側骨間筋は第3-第4趾の基節骨の外側面	足趾の外転　中足趾節関節の屈曲	外側足底神経（S2-3）

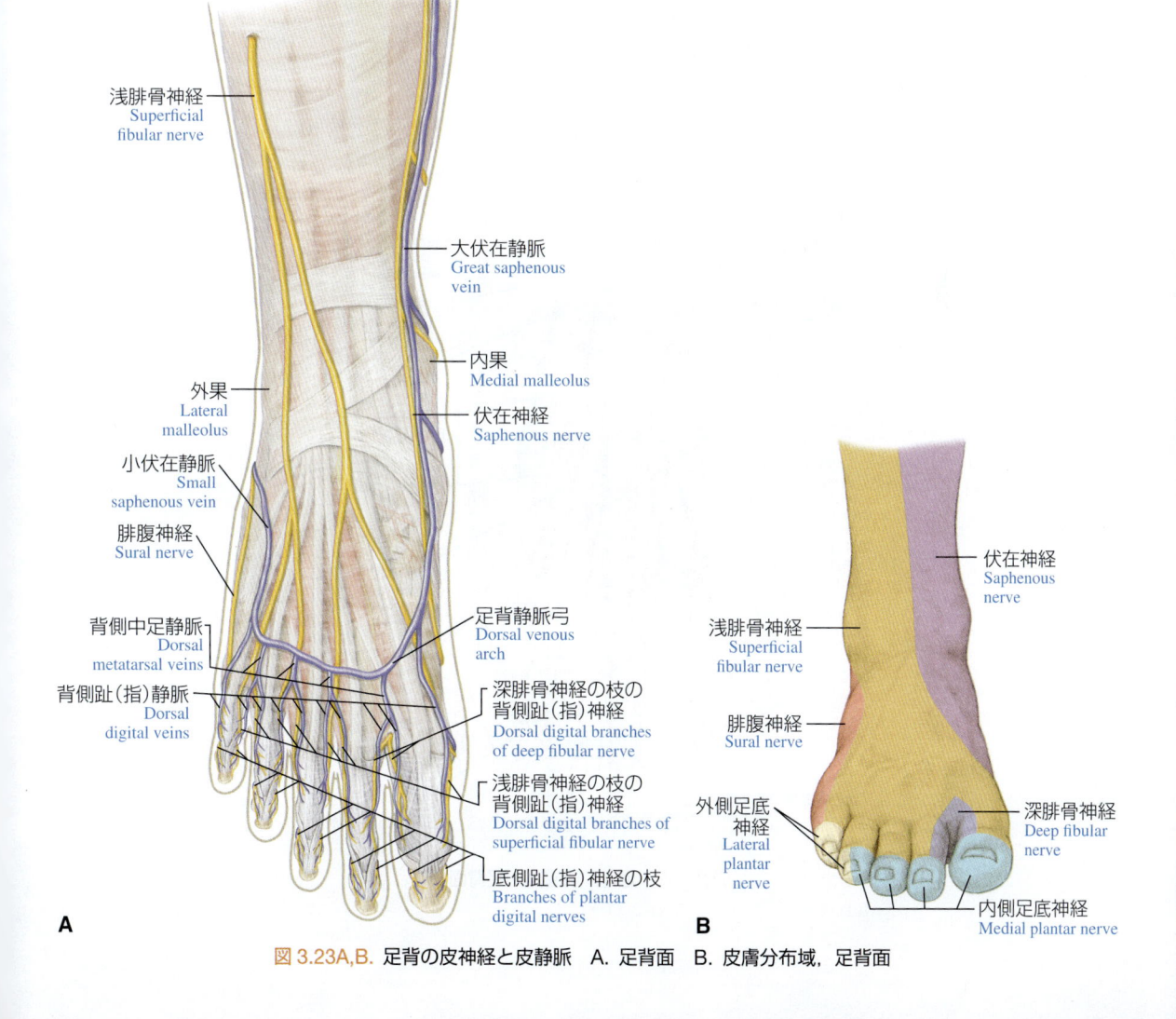

図 3.23A,B. 足背の皮神経と皮静脈　A. 足背面　B. 皮膚分布域, 足背面

III. 動脈（図 3.23E）

A. 足背動脈（前脛骨動脈の続きで足関節で始まる。内果と外果の間の中間を通る）：足背を下行し第1中足骨間隙の基部に至り，終枝は第1背側中足動脈と深足底動脈である
B. 枝
  1. 外側足根動脈
  2. 内側足根動脈
  3. 弓状動脈
    a. 第2-第4中足動脈を出す
    b. 中足動脈は分かれて**背側趾動脈**を出し，趾の相対する面に至る
  4. 終枝
    a. 第1背側中足動脈は母趾の両側と母趾と第2趾の相対する面に至る
    b. 深足底動脈は外側足底動脈の深枝と足底動脈弓をつくる

IV. 特徴：伸筋腱の付着部位

A. 母趾伸筋には，内側と外側に中足趾節関節（MP関節）を覆う腱鞘があり，腱の先は基節骨底に付く
B. 長趾伸筋
  1. 第2-第4趾に付く腱は短趾伸筋に合流する
  2. それぞれ虫様筋と骨間筋からの筋線維を受け，それぞれの足趾の基節骨の背面に広がり，3束に分かれる
    a. 中間のものは中節骨底に付く
    b. 側副の2つは末節骨底に付く

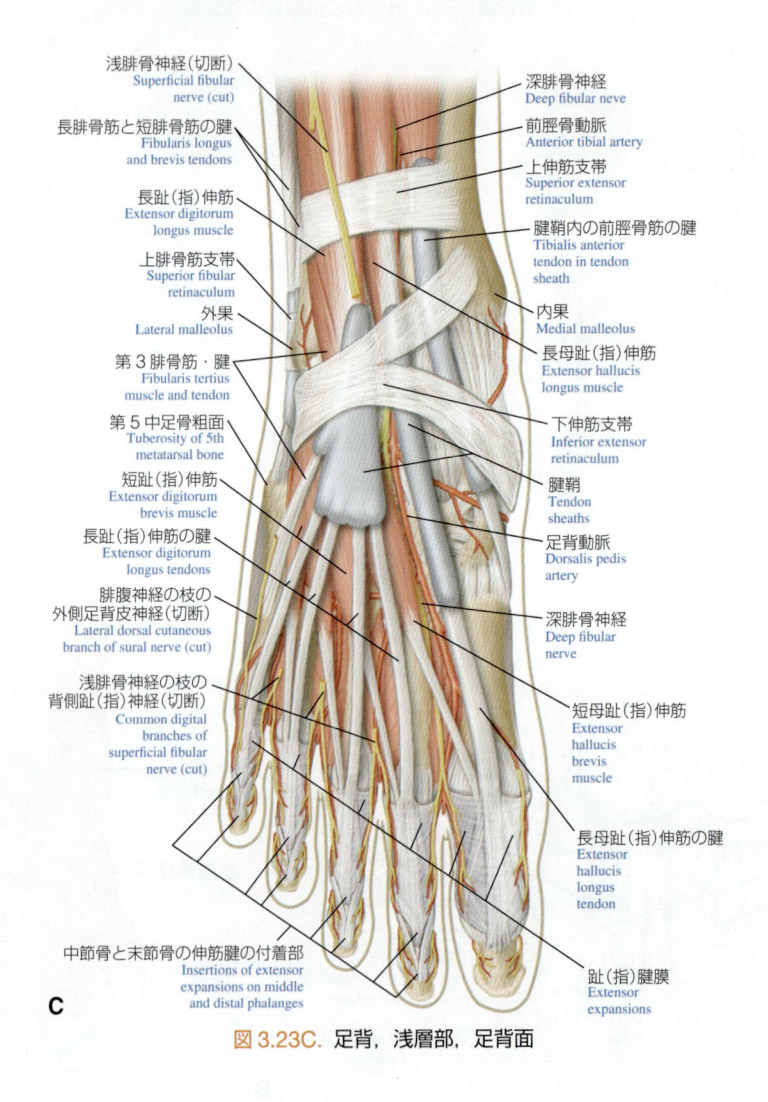

図 3.23C. 足背，浅層部，足背面

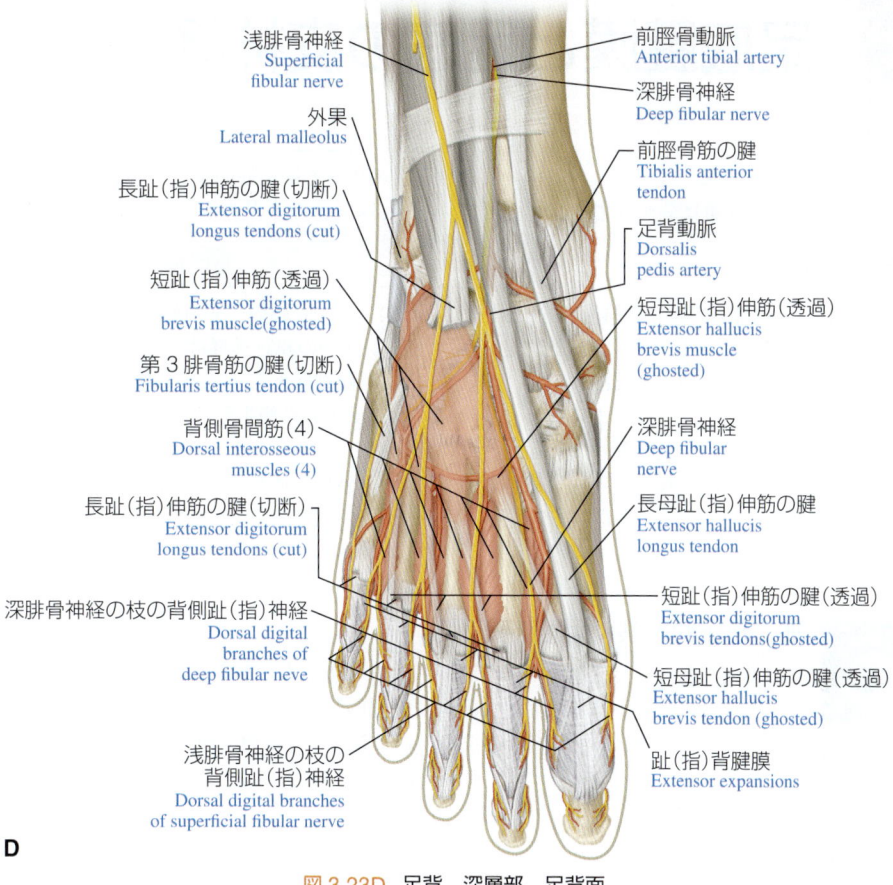

図 3.23D. 足背，深層部，足背面

図 3.23E. 足背の動脈と神経

3.24 足底腱膜と足底の皮神経

Ⅰ．足底腱膜（図3.24A）

A. 足底の深層部の厚い腱性の板
B. 踵骨隆起から起こって，5束に分かれて中足骨頭上の皮膚と趾屈筋の腱鞘に終わる（第2-第4趾のものは第1，第5趾のものより強靭である）

Ⅱ．皮神経（図3.24B）

A. 伏在神経（L3-4）（大腿神経の枝）と腓腹神経（S1-2）（脛骨神経と総腓骨神経の枝）は，それぞれ足底の内側および外側の皮膚の小領域を支配する
B. 踵の足底面は脛骨神経（S1-2）支配である
C. 足底内側の大部分（第4趾の中央部分までの足趾を含む）は内側足底神経に支配される。内側足底神経（L4-5）は内側足底動脈に伴行し，以下の枝を出す
  1. 足底内側に足底皮枝
  2. 第1趾内側へ固有趾神経
  3. 3つの総趾神経は，それぞれ分かれて2つの固有趾神経となって第1-第4趾の対向縁に分布する
D. 第4趾の外側半分と足の外側面は内側足底神経に支配される（S1-2）
  1. 外側足底神経は外側足底動脈に伴行する
  2. 浅枝を出し，小趾の外側に固有趾神経を出し，分かれて第4-第5趾の対向縁に分布する

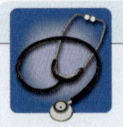

Ⅲ．臨床的考察：足底皮膚反射

A. 足底の皮膚を外側縁に沿って踵から前方へゆっくりさすると，足趾の反射が起きる
B. 運動路に障害がある患者に，足底に同様の刺激を与えると，母趾のゆっくりした背屈と他の足趾は外側に開く現象がみられ，**バビンスキー反射**（Babinski sign or reflex）として知られている

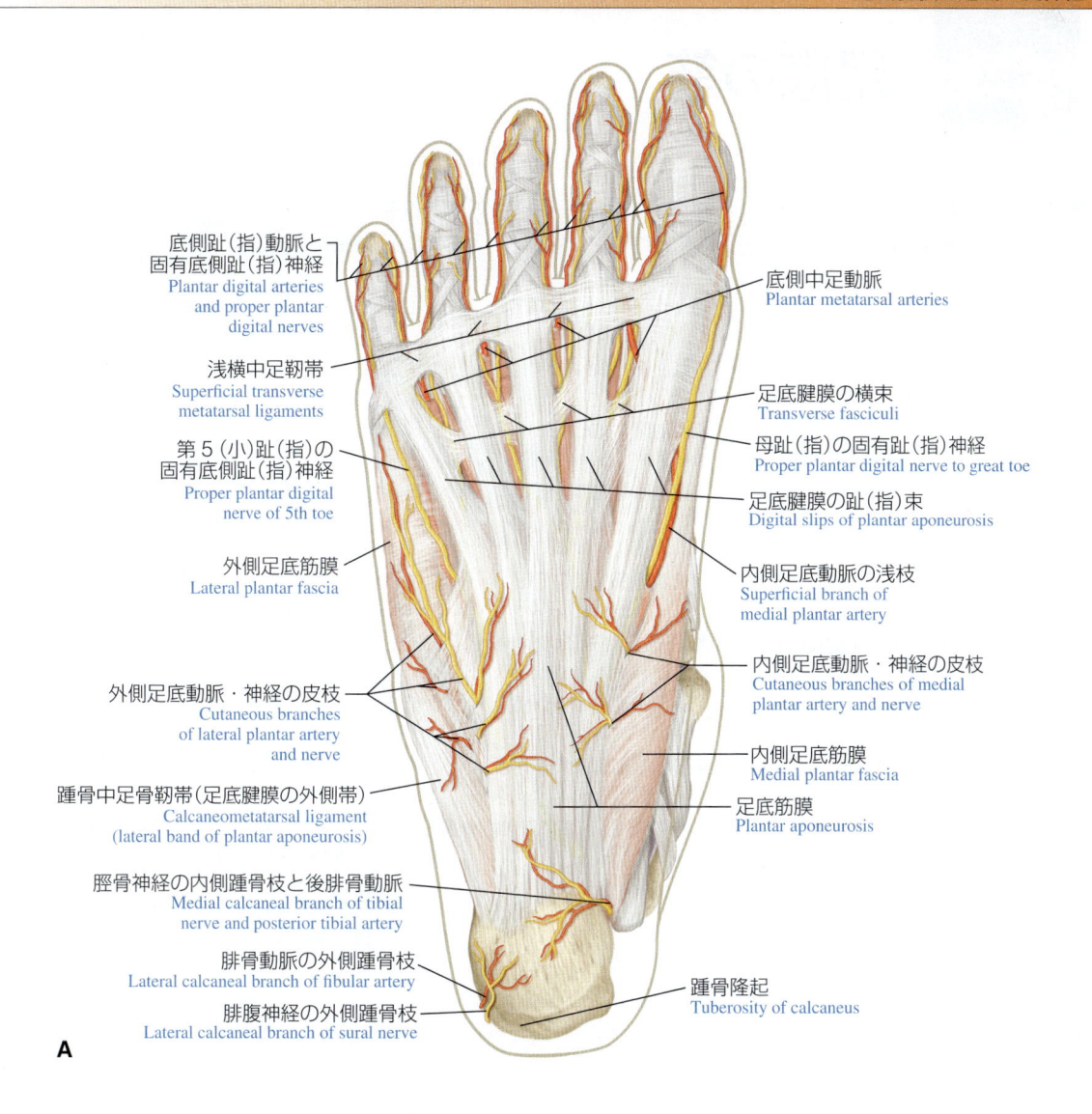

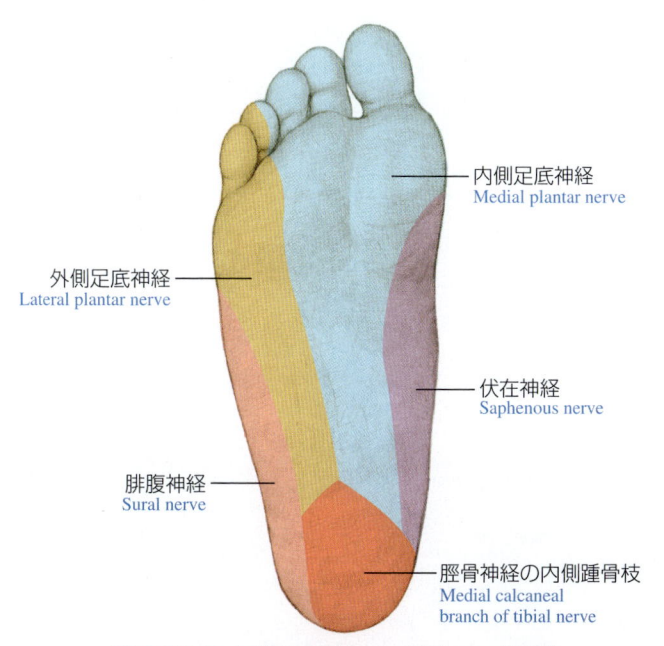

3.24・足底腱膜と足底の皮神経　215

図3.24A,B. 足底の皮神経　A. 解剖　B. 分布域

3.25 足底の筋

Ⅰ. 筋（図 3.25A-E）

筋	起始	停止	作用	神経支配
母趾外転筋	踵骨隆起 内側突起	母趾基節骨底の内側	母趾の屈曲と外転	内側足底神経 (S2, S3)
短趾屈筋	踵骨隆起 内側突起	第 2-第 5 趾の中節骨	足趾屈曲	内側足底神経 (S2, S3)
足底方形筋	外側頭：踵骨隆起外側突起 内側頭：踵骨の内側面	長趾屈筋腱の外側縁	足趾屈曲	外側足底神経 (S2, S3)
短母趾屈筋	立方骨，外側楔状骨 第 1 中足骨の内側面	筋腹内側：母趾基節骨の内側面 筋腹外側：基節骨の外側面	母趾の中足趾節関節の屈曲	内側足底神経 (S2, S3)
母趾内転筋	斜頭：第 2-第 4 中足骨底 横頭：第 3-第 5 中足骨頭	母趾基節骨底の外側面	母趾内転：横足弓の保持	外側足底神経 (S2, S3)
虫様筋 　第 1	第 1 長趾屈筋腱の内側面	第 2 趾基節骨と伸筋腱	中足趾節関節の屈曲 遠位趾節間関節の伸展	内側足底神経 (S2, S3)
第 2-第 4	第 2-第 4 長趾屈腱	第 3-第 5 趾基節骨と伸筋腱	同上	外側足底神経 (S2, S3)
小趾外転筋	踵骨隆起外側と内側突起	第 5 趾基節骨の外側面	第 5 趾基節骨の外転と底屈	外側足底神経 (S2, S3)
短小趾屈筋	第 5 中足骨底	第 5 趾基節骨底の外側面	第 5 趾の中足趾節関節の屈曲	外側足底神経 (S2, S3)
底側骨間筋	第 3-第 5 中足骨底と内側面	第 3-第 5 趾基節骨底の内側面および伸筋腱	第 3-第 5 趾の内転（足の第 2 趾が通る平面を基準に正中線側にこれらの足趾を動かす） 第 3-第 5 趾の中足趾節関節の屈曲と趾節間関節の伸展	外側足底神経 (S2, S3)

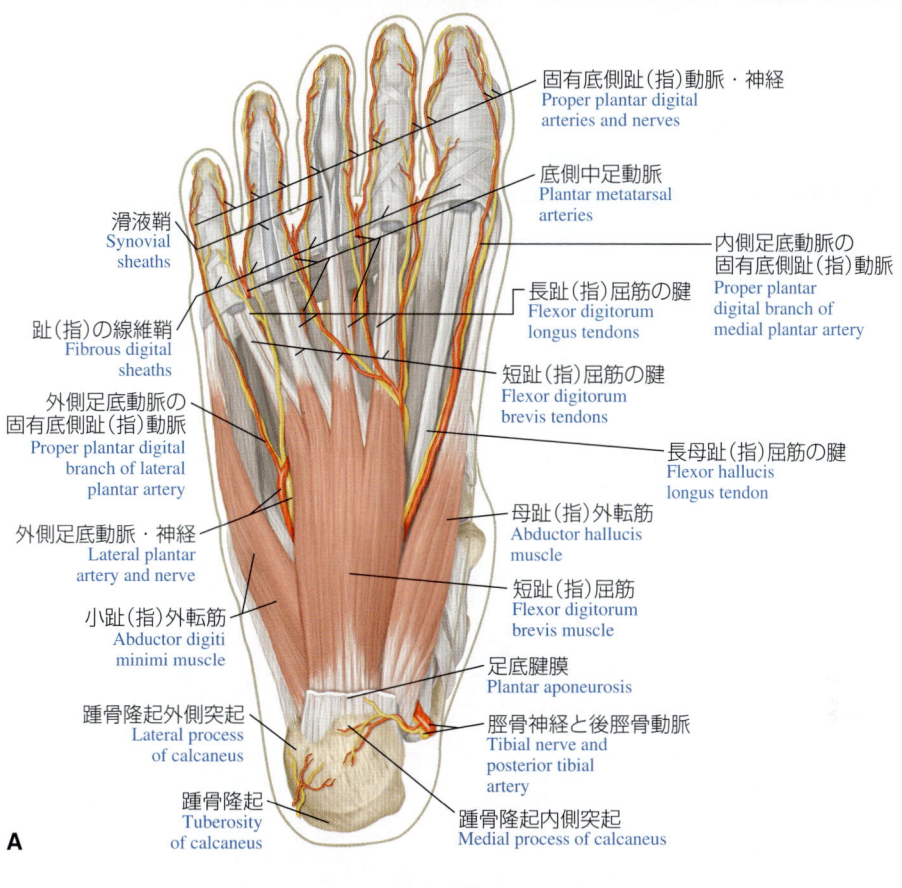

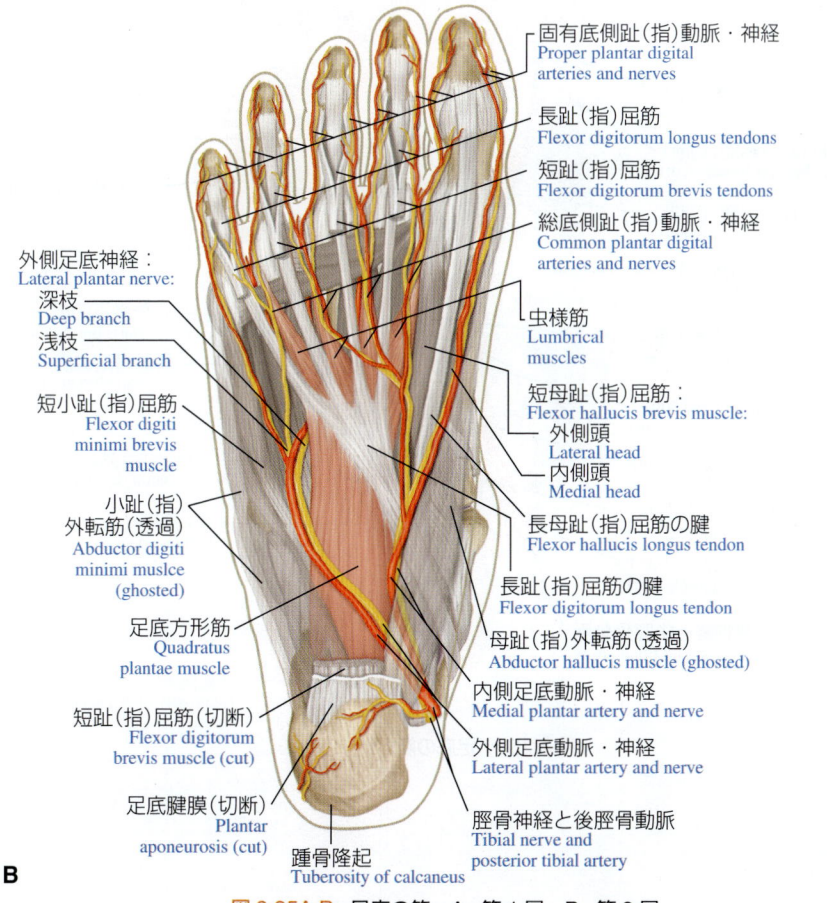

図 3.25A,B. 足底の筋　A. 第1層　B. 第2層

218　3　下肢

Ⅱ. 特徴

A. 足底面の筋と腱は4層に分けられる
  1. 1層：母趾外転筋，短趾屈筋，小趾外転筋
  2. 2層：足底方形筋，虫様筋，長趾屈筋と長母趾屈筋の腱
  3. 3層：短母趾屈筋，母趾内転筋，短小趾屈筋
  4. 4層：骨間筋，後脛骨筋および長腓骨筋の腱

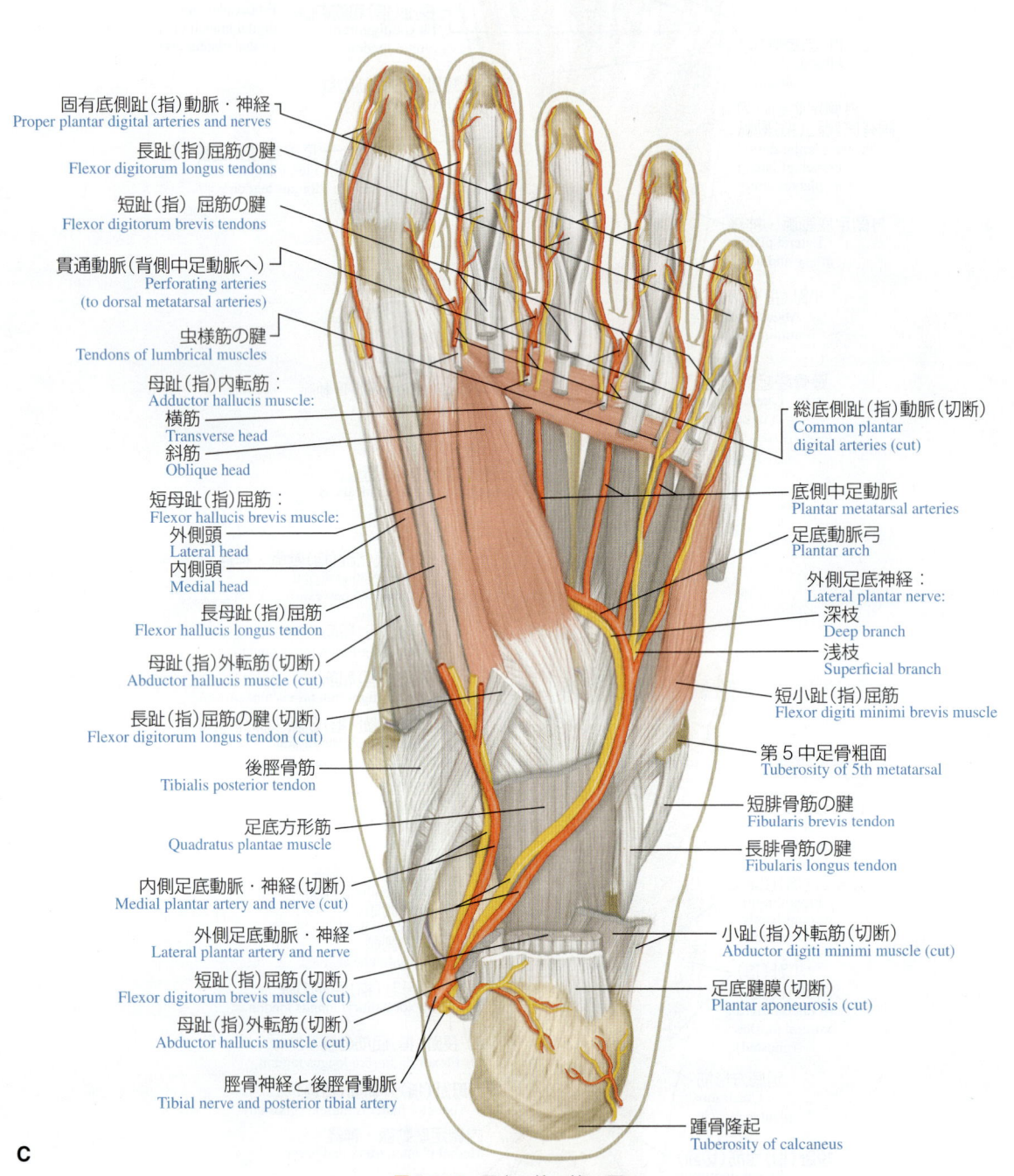

図3.25C. 足底の筋，第3層

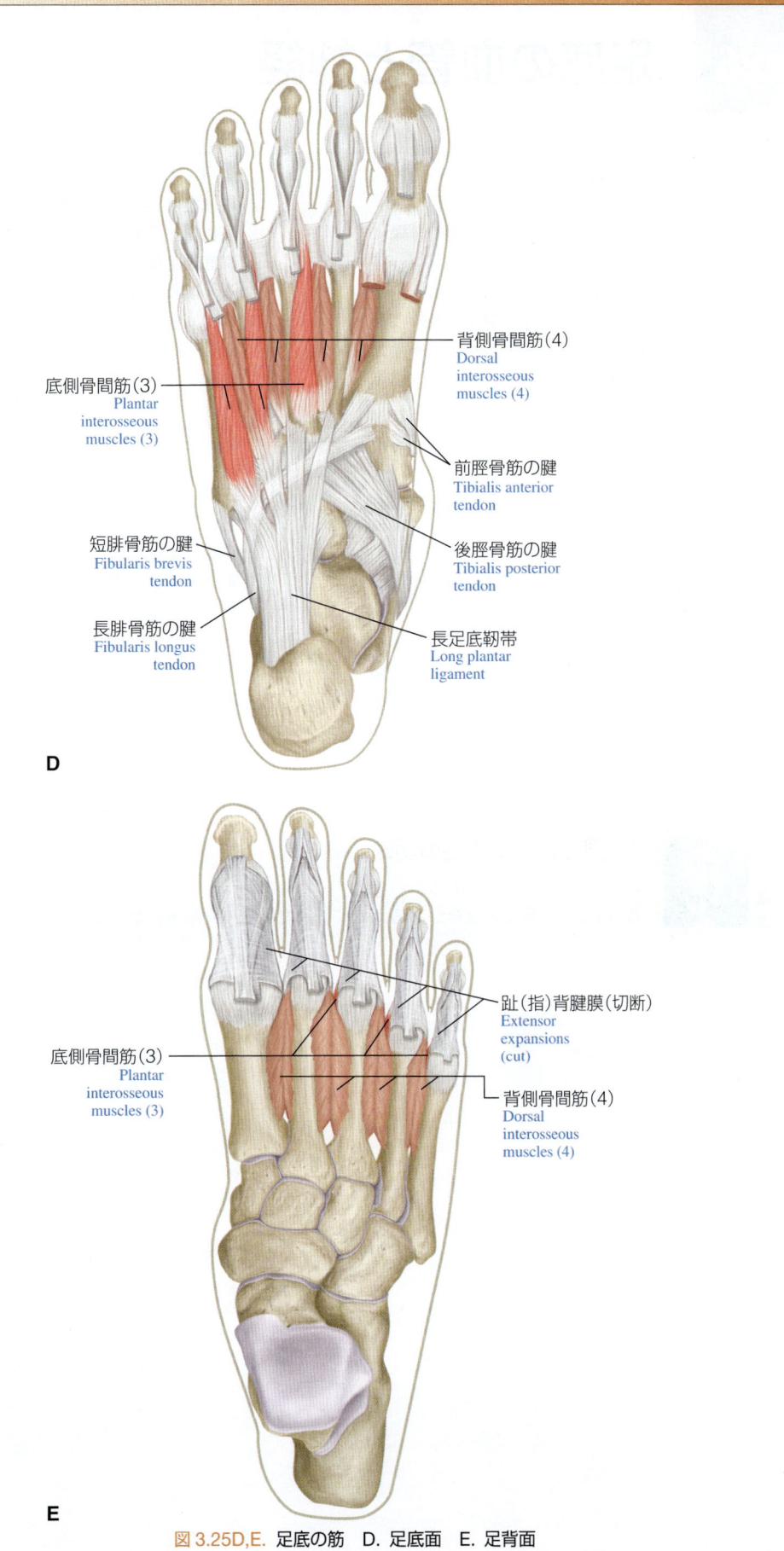

3.25 足底の筋

D

背側骨間筋(4)
Dorsal interosseous muscles (4)

底側骨間筋(3)
Plantar interosseous muscles (3)

前脛骨筋の腱
Tibialis anterior tendon

短腓骨筋の腱
Fibularis brevis tendon

後脛骨筋の腱
Tibialis posterior tendon

長腓骨筋の腱
Fibularis longus tendon

長足底靭帯
Long plantar ligament

E

底側骨間筋(3)
Plantar interosseous muscles (3)

趾(指)背腱膜(切断)
Extensor expansions (cut)

背側骨間筋(4)
Dorsal interosseous muscles (4)

図 3.25D,E. 足底の筋　D. 足底面　E. 足背面

3.26 足底の血管と神経

I. 動脈（図 3.26A）

A. 後脛骨動脈は母趾外転筋の起始部の下で2つの枝に分かれる
  1. 内側足底動脈：足の内側面と母趾の内側縁に沿って走行
  2. 外側足底動脈：斜め外側方向に走行し，第5中足骨底に至り，内側へ弓状に曲がり第1中足骨と第2中足骨の間の点に至る。足底動脈と深足底動脈弓が合流して**足底動脈弓**を形成する。枝は以下のとおり
     a. 貫通枝は背側中足動脈に至る
     b. 底側中足動脈（4本）は骨間腔で分枝して**固有底側趾動脈**となり，足趾の対向縁を走行する。**前貫通枝**を出し背側中足動脈と交通する
     c. 第1底側中足動脈は母趾と第2趾の対向縁を走行する
     d. 固有底側趾動脈は第5趾の外側面を走行する

II. 神経（図 3.26B）

A. 脛骨神経は母趾外転筋の起始部の下で2つの枝に分かれる
  1. 内側足底神経：母趾外転筋，短趾屈筋，短母趾屈筋，および第1虫様筋に筋枝を出す
     a. 皮枝：第4足趾の中部までを含む足底内側の大部分を支配する
     b. 内側足底神経の枝：足の内側へ皮枝を出す。母趾内側に固有底側趾神経を出す。3本の総底側趾神経は，それぞれ分かれて2本の固有底側趾神経となり，第1-第4趾の対向縁に分布する
  2. 外側足底神経：足底方形筋と小趾外転筋に分布する
     a. 浅枝は短小趾屈筋と第4骨間隙の2つの骨間筋に分布する
     b. 深枝は母趾内筋，第1-第3骨間隙の骨間筋と第2-第4虫様筋に分布する
     c. 皮枝
        i. 第4趾の外側半分と足の外側面を支配する
        ii. 浅枝は固有底側趾神経と総底側趾神経に分かれるが，前者は小趾の外側面を支配し，後者は分枝して第4および第5趾の対向縁に分布する

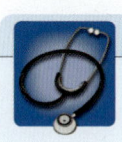

III. 臨床的考察：足の切断

A. 大出血することがある
B. 血管には多くの吻合があるため，切れた動脈の両端を結紮しなければならない

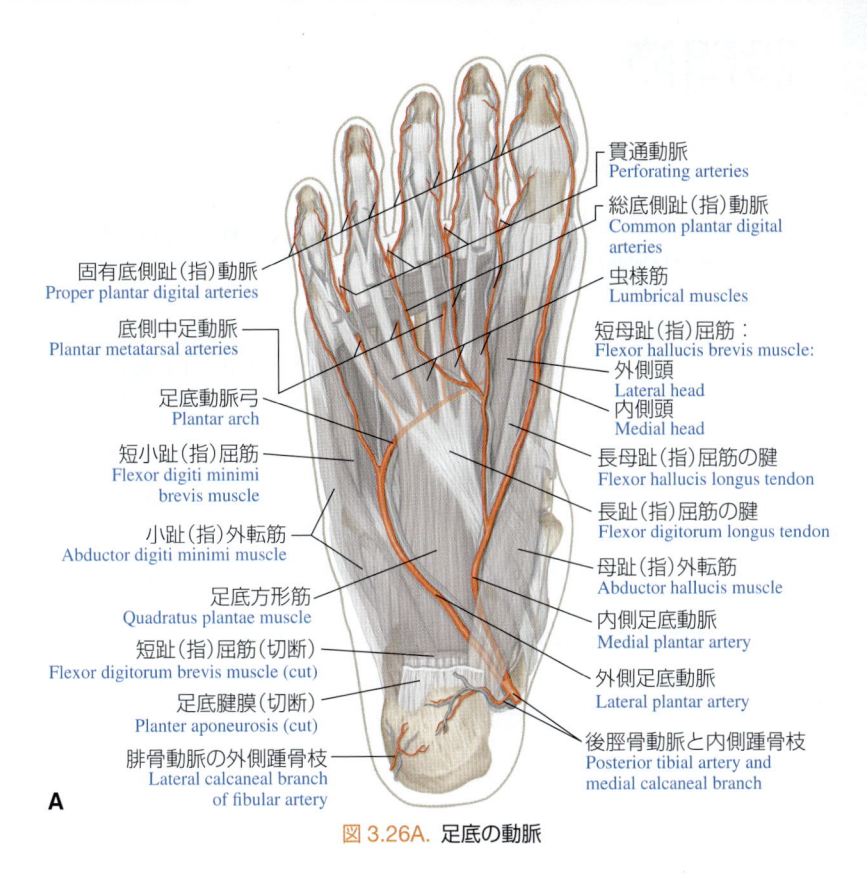

3.26 足底の血管と神経 221

図 3.26A. 足底の動脈

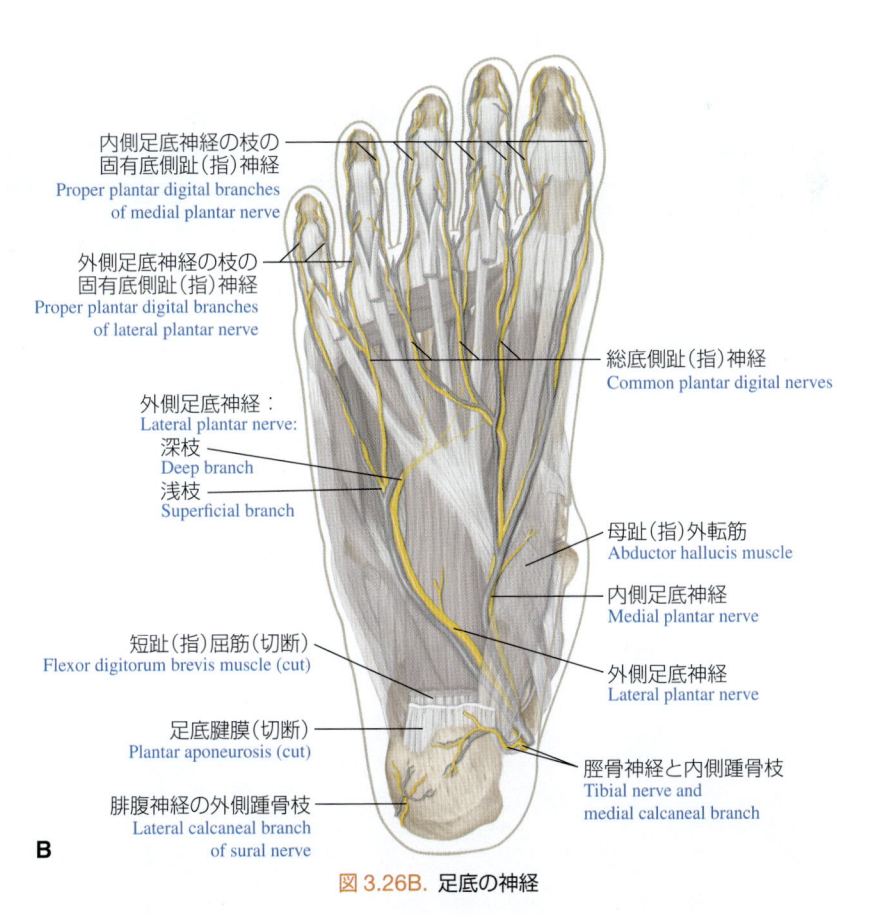

- 貫通動脈 Perforating arteries
- 総底側趾(指)動脈 Common plantar digital arteries
- 固有底側趾(指)動脈 Proper plantar digital arteries
- 虫様筋 Lumbrical muscles
- 底側中足動脈 Plantar metatarsal arteries
- 短母趾(指)屈筋: Flexor hallucis brevis muscle:
  - 外側頭 Lateral head
  - 内側頭 Medial head
- 足底動脈弓 Plantar arch
- 短小趾(指)屈筋 Flexor digiti minimi brevis muscle
- 長母趾(指)屈筋の腱 Flexor hallucis longus tendon
- 長趾(指)屈筋の腱 Flexor digitorum longus tendon
- 小趾(指)外転筋 Abductor digiti minimi muscle
- 母趾(指)外転筋 Abductor hallucis muscle
- 足底方形筋 Quadratus plantae muscle
- 内側足底動脈 Medial plantar artery
- 短趾(指)屈筋(切断) Flexor digitorum brevis muscle (cut)
- 外側足底動脈 Lateral plantar artery
- 足底腱膜(切断) Planter aponeurosis (cut)
- 後脛骨動脈と内側踵骨枝 Posterior tibial artery and medial calcaneal branch
- 腓骨動脈の外側踵骨枝 Lateral calcaneal branch of fibular artery

A

図 3.26B. 足底の神経

- 内側足底神経の枝の固有底側趾(指)神経 Proper plantar digital branches of medial plantar nerve
- 外側足底神経の枝の固有底側趾(指)神経 Proper plantar digital branches of lateral plantar nerve
- 総底側趾(指)神経 Common plantar digital nerves
- 外側足底神経: Lateral plantar nerve:
  - 深枝 Deep branch
  - 浅枝 Superficial branch
- 母趾(指)外転筋 Abductor hallucis muscle
- 内側足底神経 Medial plantar nerve
- 外側足底神経 Lateral plantar nerve
- 短趾(指)屈筋(切断) Flexor digitorum brevis muscle (cut)
- 足底腱膜(切断) Plantar aponeurosis (cut)
- 脛骨神経と内側踵骨枝 Tibial nerve and medial calcaneal branch
- 腓腹神経の外側踵骨枝 Lateral calcaneal branch of sural nerve

B

3.27 股関節

I. 股関節

- **A.** 型：球関節（球窩関節）
- **B.** 骨：大腿骨と寛骨臼
- **C.** 運動：下肢の回旋運動，それには屈曲，伸展，外転，内転が組み合わさるが，運動は円錐形に制限された範囲となる．外旋，および内旋

II. 靱帯（図3.27A-C）

- **A.** 関節唇：関節臼を深くすることで，大腿骨頭の保持を助ける
- **B.** 寛骨臼横靱帯：寛骨臼切痕を横断し，寛骨臼の縁を補強する
- **C.** 関節包
    1. 寛骨臼の縁から転子間稜と転子間線まで伸びる
    2. 輪帯：関節包の内面に輪状に配列する線維帯で，大腿骨頸を取り囲む
- **D.** 腸骨大腿靱帯（ビゲロウ〈Y-Shaped ligament of Bigelow〉のY靱帯）：下前腸骨棘から転子間線に張る靱帯で，過伸展，外転および外旋を制限する
- **E.** 坐骨大腿靱帯：坐骨から寛骨臼の後ろをまわり関節包に混合する．内旋を制限する
- **F.** 恥骨大腿靱帯：恥骨上枝から始まり腸骨大腿靱帯に合流する靱帯で，外転を制限する
- **G.** 大腿骨頭靱帯：関節包内の靱帯で長さ3.5 cm．寛骨臼切痕と寛骨臼横靱帯から大腿骨頭窩に至る．靱帯としての機能はないが，大腿の内転時に緊張する

III. 滑膜

- **A.** 関節包の裏打ち
- **B.** 関節唇，大腿骨頭靱帯，大腿骨頸を覆い，関節包の付着部より，下方へ行き，大腿骨頭の関節軟骨に至る

IV. 股関節に作用する筋

屈曲	伸展	外転	内転	内旋	外旋
腸腰筋	大殿筋	中殿筋	内転筋（すべて）	中殿筋	梨状筋
縫工筋	半腱様筋	小殿筋	薄筋	小殿筋	内閉鎖筋
恥骨筋	半膜様筋	大腿筋膜張筋	恥骨筋	大腿筋膜張筋	双子筋
大腿直筋	大腿二頭筋	梨状筋	外閉鎖筋	内転筋（すべて）	外閉鎖筋
内転筋（すべて）	大内転筋（ハムストリング部）	縫工筋	大腿方形筋		大腿方形筋
大腿筋膜張筋					大殿筋

3.27 股関節

図 3.27A,B. 股関節，外景　A. 前面　B. 後面

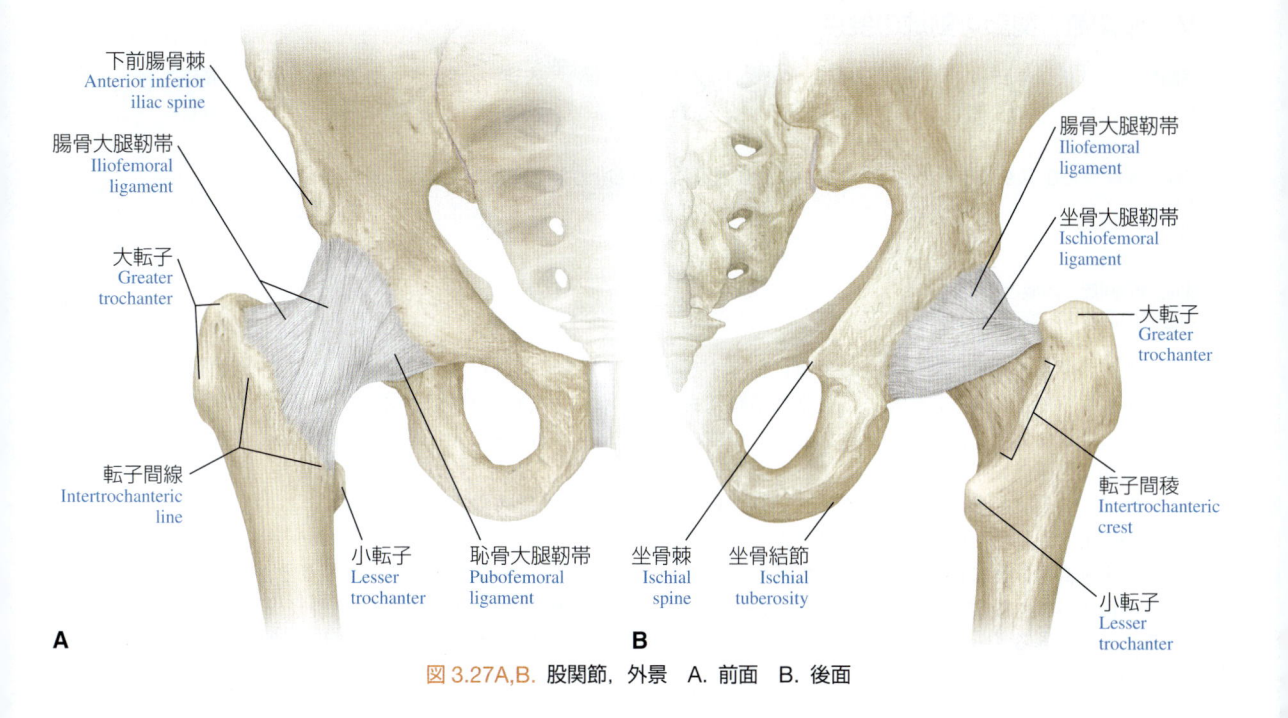

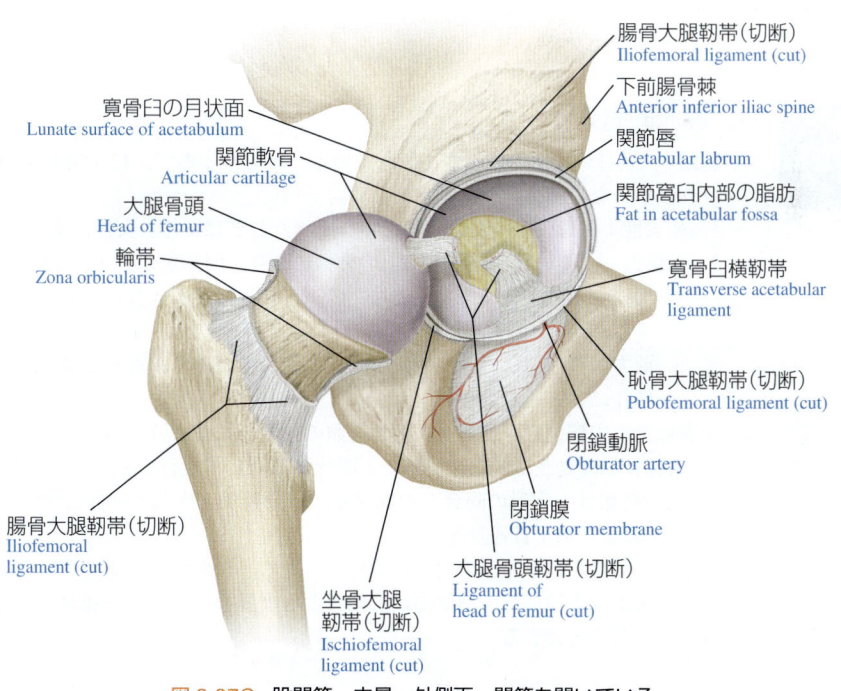

図 3.27C. 股関節，内景，外側面，関節を開いている

V. 股関節：関節可動域の要点

屈曲[a]	伸展	外転[b]	内転	内旋[c]	外旋[d]	回旋
135°	10〜30°	45〜50°	20〜30°	35〜45°	45〜60°	360°

機能的な範囲
[a]90°　117〜120°スクワットとリフティング。110°椅子から立ち上がる必要がある
[b]20°
[c]0°
[d]20°
屈曲時の回旋：内旋と外旋，45°
中立での回旋：内旋，35°。外旋，50°

A. 股関節の屈曲と伸展の程度：膝の位置に依存する。膝を屈曲すると腸腰筋は弛緩し，大腿は前腹壁まで活発に屈曲することができる（注：脊柱の屈曲のため股関節の運動に手助けが必要なこともある）
B. 股関節の伸展：腸骨大腿靭帯が張っているため，腰椎が伸展した状態で骨盤を動かすことなく，股関節は若干垂直線以上に伸展することができる
C. 股関節の外転：股関節の内転よりいくらか自由にすることができる
D. 股関節の外旋：内旋よりも力強くできる
E. 股関節の安定性：球窩関節であることと深く関係する
    1. 肩関節より安定性はあるが，運動性は劣る
    2. 股関節の関節唇は，肩関節のものより安定性において重要ではない
F. 瞬間中心：ある点を中心に関節は回旋している（訳注：ある瞬間に，ある一点を中心に回転運動をしているとみなせる場合，その中心点を瞬間中心という）
    1. 運動は3つの軸で行われ，軸はすべて大腿骨頭を通過する
    2. 球窩関節に対する3つの平面はすべて同時に存在するため，決定することができない
G. 神経支配：L2からS1の神経根からであるが，大部分はL3からのものであり，それは股関節の異常による大腿内側の痛みがL3の皮膚分節（デルマトーム）に関連していることから説明できる
H. 身体検査で困難となる股関節の運動症状：振り返り，股関節を屈曲しての着席，階段の昇降，靴を履く，車の乗り降りなどである

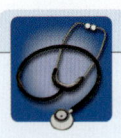

VI. 臨床的考察（図3.27D, E）

A. 脱臼：大腿骨の頭部の循環が中断していることもあるので，12〜24時間以内に整復をしなければならない
    1. 先天性：寛骨臼が十分に深くならなかったことによる。女性に多い（8：1）
    2. 外傷性：大腿の屈曲時の膝の上の外傷により，関節包が引き裂かれる
        a. 大腿骨頭は通常後方に脱臼し，関節包の後部が引き裂かれ，しばしば関節臼が骨折する
        b. 前方の脱臼では，大腿骨頭は腸骨大腿靭帯の内側端近くを通り，恥骨体もしくは閉鎖孔にとどまる
B. 栄養血管：内側大腿回旋動脈が大腿骨頭の主要な栄養血管である
    1. 大腿骨栄養動脈は関節包の下で大腿骨頭に沿って走行する
    2. 他の動脈は十字形の吻合を形成する。下殿動脈，内側大腿回旋動脈，外側大腿回旋動脈，および第1貫通動脈
C. 大腿骨頸部骨折は骨頭への血流が途絶えるため，無血管性（阻血性）骨壊死となる
D. 股関節疾患での膝関節の関連痛は，両者とも大腿神経，坐骨神経および閉鎖神経の支配を受けていることによる

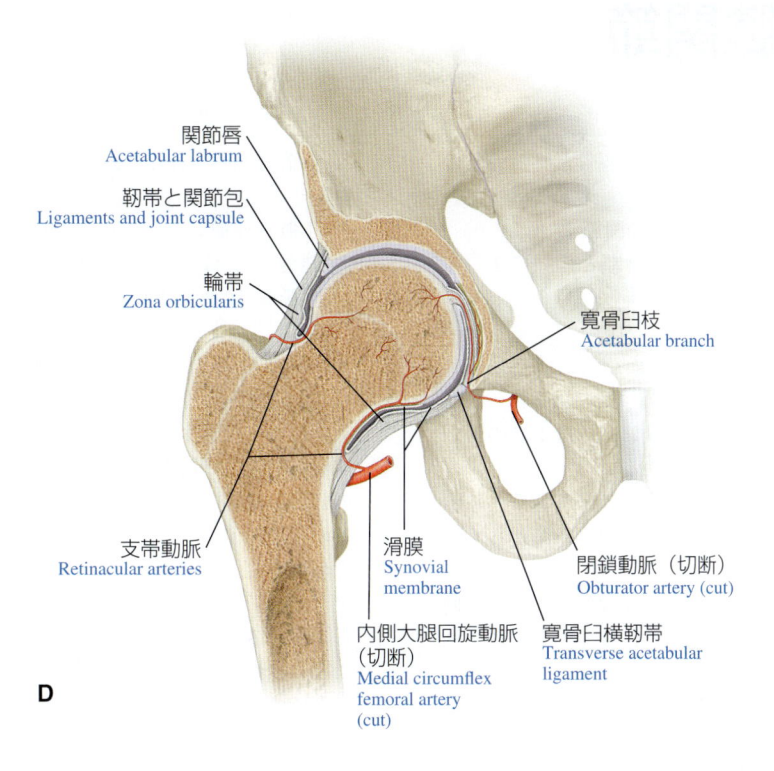

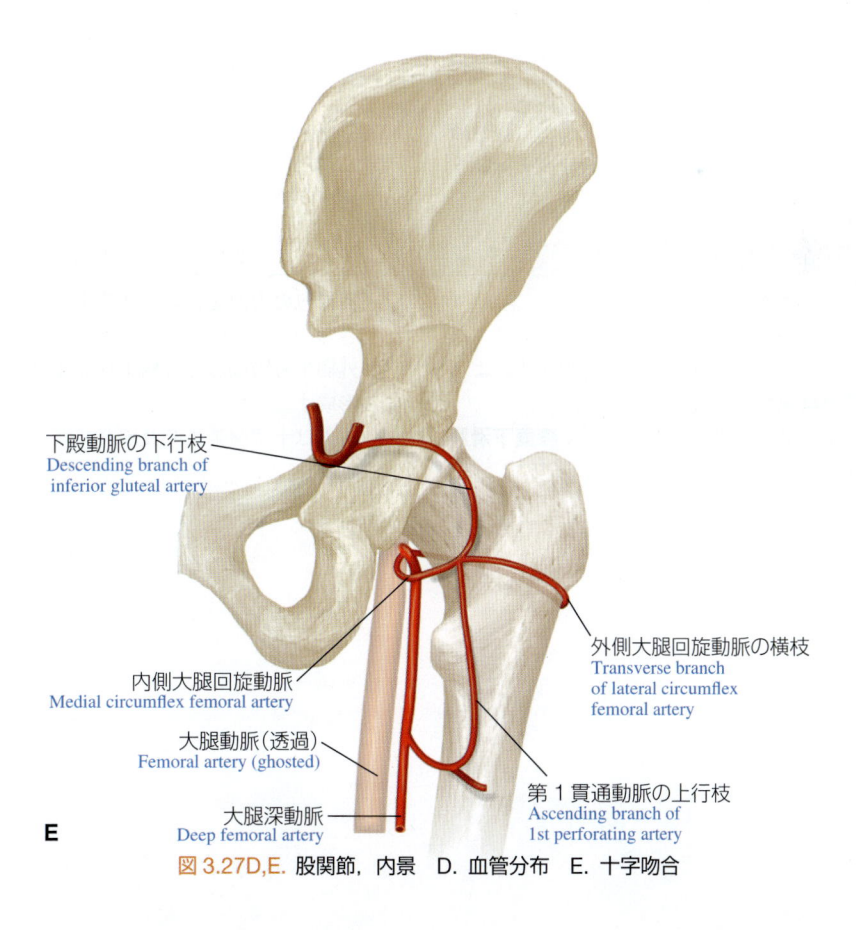

図 3.27D,E. 股関節，内景　D. 血管分布　E. 十字吻合

3.28 膝関節

Ⅰ. 膝関節

- **A.** 型：大腿骨と脛骨との蝶番関節，脛骨と膝蓋骨との平面関節
- **B.** 区分：1つの膝関節中には3つの関節
  1. 大腿骨と脛骨の内側顆と外側顆との間に2つの関節
  2. 膝蓋骨と大腿骨との間に1つの関節
- **C.** 動き
  1. 下肢を屈曲したとき小さな回旋を伴いながら大腿骨-脛骨は屈曲と伸展ができる
  2. 大腿骨-膝蓋骨は上下の滑り運動ができる

Ⅱ. 靭帯（図3.28A-D）

- **A.** 関節包：大腿骨から脛骨まであり，大腿筋膜，腸脛靭帯，および広筋，ハムストリング，縫工筋の腱からの線維によって増強されている
- **B.** 膝蓋靭帯：膝蓋骨尖から脛骨粗面に張る靭帯。膝蓋骨を保持するとともに大腿四頭筋腱の一部としても機能する
- **C.** 斜膝窩靭帯：大腿骨外側から，脛骨の内および外側顆を覆って脛骨の骨頭の後面に付く。伸展状態を抑制する
- **D.** 弓状膝窩靭帯：大腿骨の外側顆から腓骨の茎状突起に付く。下肢の内旋を抑制する
- **E.** 内側側副靭帯：大腿骨の内側上顆の内側面から脛骨の内側顆と脛骨体までの関節包の肥厚部分。外側に曲がることを防ぐ。伸展，過屈曲，および外旋を抑制する
- **F.** 外側側副靭帯：大腿骨の外側上顆の後部から腓骨頭の外側面と腓骨の茎状突起に付く。過伸展を抑制する。屈曲時は弛緩する
- **G.** 冠状靭帯：関節包から関節円板の外周と脛骨に付く。関節円板を保持する機能がある
- **H.** 前十字靭帯：顆間隆起の前部から大腿骨の外側顆の内側面の後部に付く。伸展，外旋，および大腿骨上での脛骨の前方への滑り（もしくは脛骨上での大腿骨の後方変位）を抑制する
- **I.** 後十字靭帯：顆間窩の後部および外側半月の後端から大腿骨内側顆の前外側面に付く。屈曲，外旋，および大腿骨上での脛骨の後方への滑り（もしくは脛骨上での大腿骨の前方変位）を抑制する
- **J.** 内側半月：三日月形（楕円形）。脛骨前部で前十字靭帯（Anterior cruciate ligament：ACL），および顆間窩後部に付く。脛骨の内側顆を深くしている
- **K.** 外側半月：環状に近い
  1. 脛骨前部でACLに付き，混合する。顆間隆起の後方で内側半月の前方に付く
  2. 脛骨の外側顆を深くしている
- **L.** 膝横靭帯：内・外側半月の前部を結ぶ

Ⅲ. 滑膜（図3.28E-K）

- **A.** 人体の中で最も大きく広い
- **B.** 膝蓋骨の上，広筋の下の外側および内側まで及ぶ
- **C.** 下方は膝蓋靭帯の下まで及ぶ。膝蓋下脂肪体によって膝蓋靭帯とは隔てられる
- **D.** 翼状ヒダを関節腔に出すが，まとまって**膝蓋下滑膜ヒダ**を形成する
- **E.** 関節包の内面を覆い，関節半月の自由縁まで及び，さらにその下の脛骨に付く
- **F.** 外側半月の後ろで外側半月と膝窩筋腱の間に盲嚢を形成する
- **G.** 前方は十字靭帯まで及ぶ

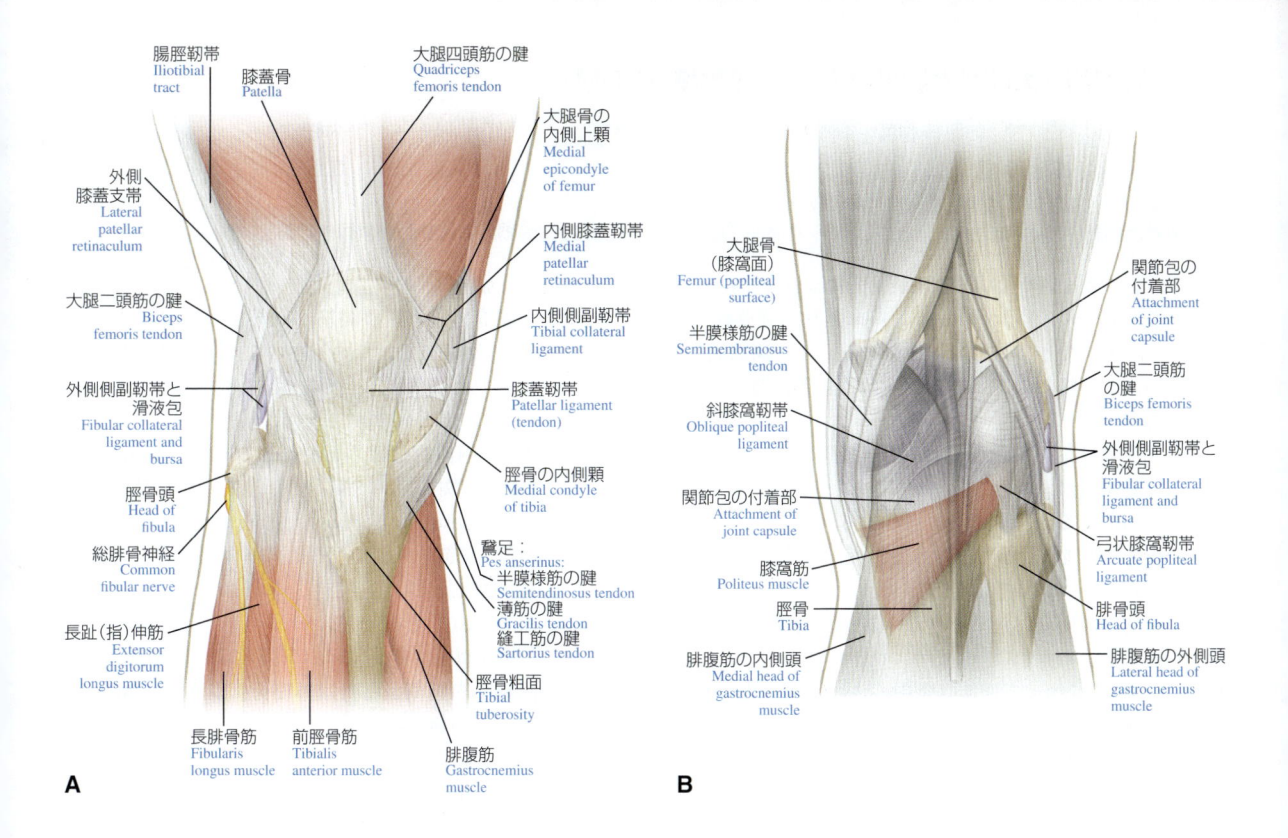

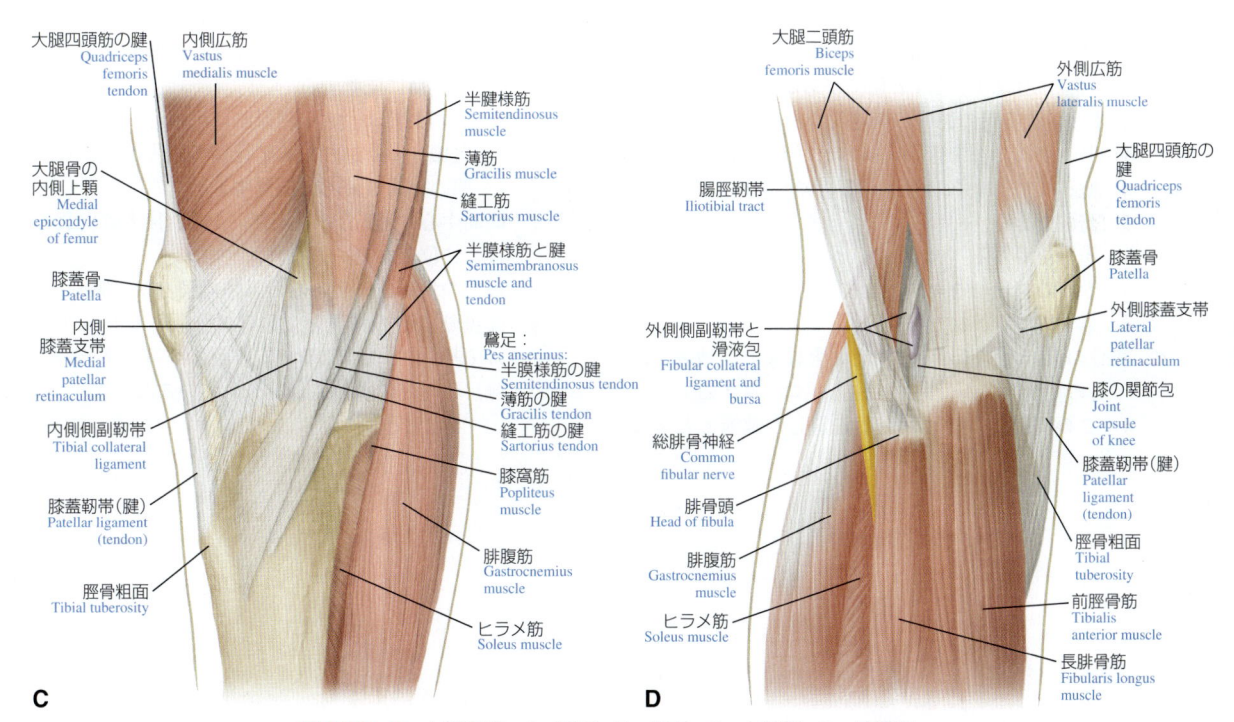

図 3.28A–D. 右膝関節　A. 前面　B. 後面　C. 内側面　D. 外側面

Ⅳ．膝関節（大腿骨と脛骨との間）：可動域（ROM）

屈曲[a]	伸展[a]	外転[b]	内転[b]
130〜135°	0〜10°	0°[b]	0°[b]

[a] 膝関節の屈曲と伸展は回転と滑り運動に関連している
[b] 外転と内転は基本的には0°。しかし，30°の屈曲の状態で，ある程度の受動的な運動が通常可能である

A. 最終伸展15°で大腿骨は内旋（脛骨は外旋）する（すなわち"スクリューホーム〈終末強制回旋運動〉"メカニズムで十字靱帯の緊張による）が，関節周囲の筋肉と大腿骨の内側顆の凸面の大きさに関係している
B. 大腿骨は膝を屈曲しているときに脛骨の上で後方へ移動するが，これをロールバックといい，最大に膝を屈曲すると，その量も増加する
C. 機能的屈曲と伸展の可動範囲：完全伸展に近い状態から約90°の屈曲位まで
D. 膝関節の回旋：起こりうるが関節の動きに伴って変化する
   1. 屈曲に伴って回旋（多中心性）は変わる：90°屈曲位で，30°の内旋と45°の外旋が可能である
   2. 完全伸展位では極小の回旋が起こる
E. 膝の動き
   1. 瞬間中心の変化については，とても複雑な一連の運動を必要とする
   2. 膝が0〜120°動く間，内側半月は0.5 cmの偏位，外側半月は1.10 cmの偏位がある
F. 必要とされる膝の屈曲の機能的な角度
   1. しゃがんで物を床から持ち上げる：117°
   2. 座って椅子から立ち上がる：93〜110°
   3. 階段を昇る：83°
   4. 階段を降りる：90°
   5. かがんで靴紐を結ぶ：106°
   6. 通常の歩行：67°
G. 脛骨の上で大腿骨が内旋することにより，地表での下肢の完全伸展が受動的に膝を"ロックする"
   1. この体位で，下肢の筋は安定した関節とともに少し弛緩する
   2. 大腿を外旋し，膝窩筋が収縮することによって"ロックされていない"膝となる（屈曲を起こさせるためには脛骨上で約5°外旋する）
H. 膝を安定させるもの
   1. 内側：内側側副靱帯（Medical collateral ligament：MCL），関節包，内側半月，ACL，および後十字靱帯（posterior cruciate ligament：PCL）
   2. 外側：関節包，腸脛靱帯，外側側副靱帯，外側半月，ACL，および PCL
   3. 前方：ACLと関節包
   4. 後方：PCL（内旋に伴い緊張する）と関節包
   5. 回旋：内側側副靱帯は外旋を抑制する。ACLは内旋を抑制する
I. 膝蓋骨-大腿関節
   1. 運動：滑り運動。膝蓋骨と大腿との関係は膝の状態で変化する
      a. 過伸展では，大腿四頭筋の収縮により膝蓋骨は上方へ動き，大腿骨の内，外側顆の最上部の直前に位置する
      b. 過屈曲では，大腿四頭筋は弛緩し，膝蓋骨は尾側へ滑り，約7 cm下行して脛骨と大腿骨の間の隙間の前方に位置する
   2. 瞬間中心：大腿骨の両側顆の上で，後方骨皮質の近くに位置する
   3. 最大の負荷を支えるため人体で最も厚い軟骨
   4. 膝蓋骨は膝の伸展を，負荷の分散とレバーアーム（訳注：てこの原理で支点から作用点までの距離）の増加によって，補助している

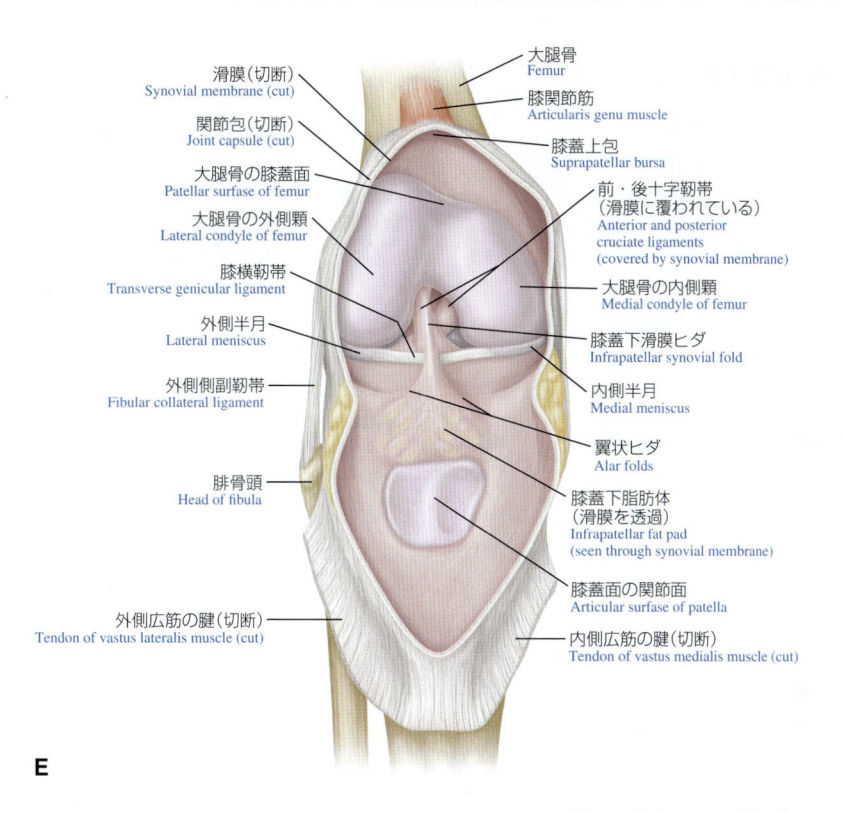

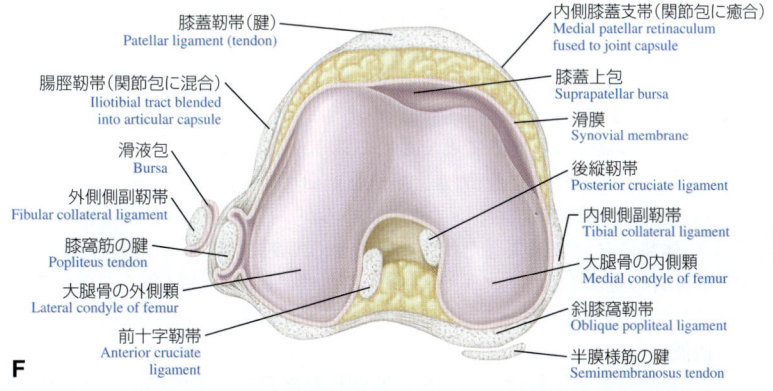

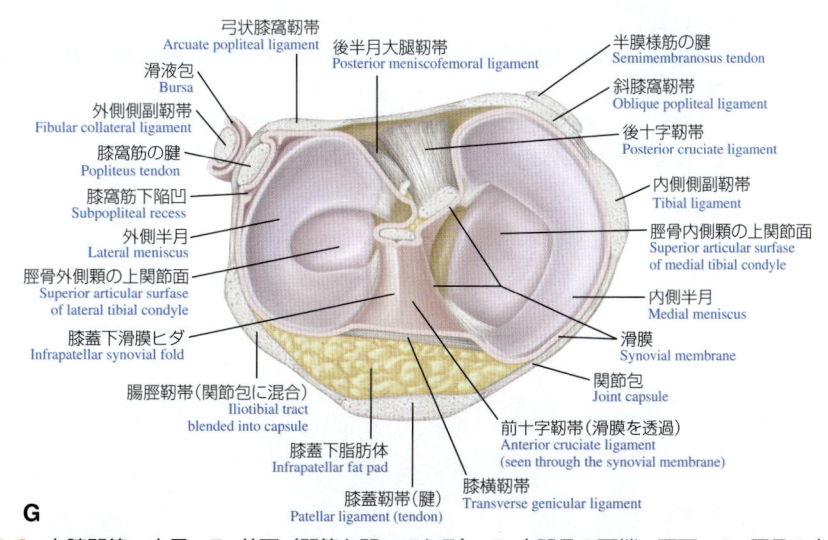

図 3.28E–G. 右膝関節, 内景 E. 前面 (関節を開いてある) F. 大腿骨の下端, 下面 G. 脛骨の上端, 上面

V. 膝関節に作用する筋

屈曲	伸展	内旋	外旋
半膜様筋 半腱様筋 大腿二頭筋 縫工筋 薄筋 膝窩筋 腓腹筋 足底筋	大腿四頭筋 大腿筋膜張筋	膝窩筋 半膜様筋 半腱様筋 縫工筋 薄筋	大腿二頭筋

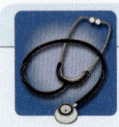

VI. 臨床的考察

A. 関節半月の障害
  1. 偏位と断裂による障害が最も多い。内側半月にはMCLが付いているため，内側半月が関係したものが外側半月のものより5〜15倍多い
  2. 内側・外側顆の関節面の間で関節半月の一部もしくは全部が動かなくなることがあるが，"ロッキング"関節といわれる
B. 股関節疾患由来の膝の関連痛もある
C. 膝関節は荷重を支える主要な関節の1つであり，その安定性は関連する筋と靭帯に依存しているため，膝関節の傷害はよく起こる
D. 膝の外傷性脱臼はあまりないが，靭帯が断裂するような事故では起こりうる
  1. 膝窩動脈と脛骨神経が損傷されることがある
  2. そのような外傷では脛骨神経が支配する筋の部分的もしくは完全な麻痺が生じる
E. 膝関節腔の外傷や疾患に関する検査は関節鏡検査により行われる
F. ACLの断裂はかなり頻度が高いが，他の靭帯の断裂や，MCLおよび内側半月の部分的な断裂と関連している
  1. 膝の外側を強打することで生じるスポーツ外傷において，上記3ヶ所ともに断裂が生じることを"恐怖の三徴候（Terrible triad）"と呼ぶ
  2. MCLは膝の安定性に特に重要であるが，その理由はこの靭帯の大部分は膝のあらゆる体勢において緊張した状態にあるからである
G. 膝蓋骨の脱臼：あまりない。大腿骨の角度により女性に多くみられる
H. 外側側副靭帯は，非常に強いため，断裂することはあまりない
I. 血液供給
  1. 膝関節の関節包はその周囲の膝関節動脈網に入るすべての血管の枝脈から供給されている
  2. さらに，中膝動脈は後方から関節包を貫いて分布するが，特に顆間領域に分布している
J. 神経支配
  1. 膝関節の支配神経は通常，大腿神経，閉鎖神経，坐骨神経とその一部からのものである
  2. 多くは動脈に伴行するが，直接関節包へ行くものもある

3.28 膝関節 231

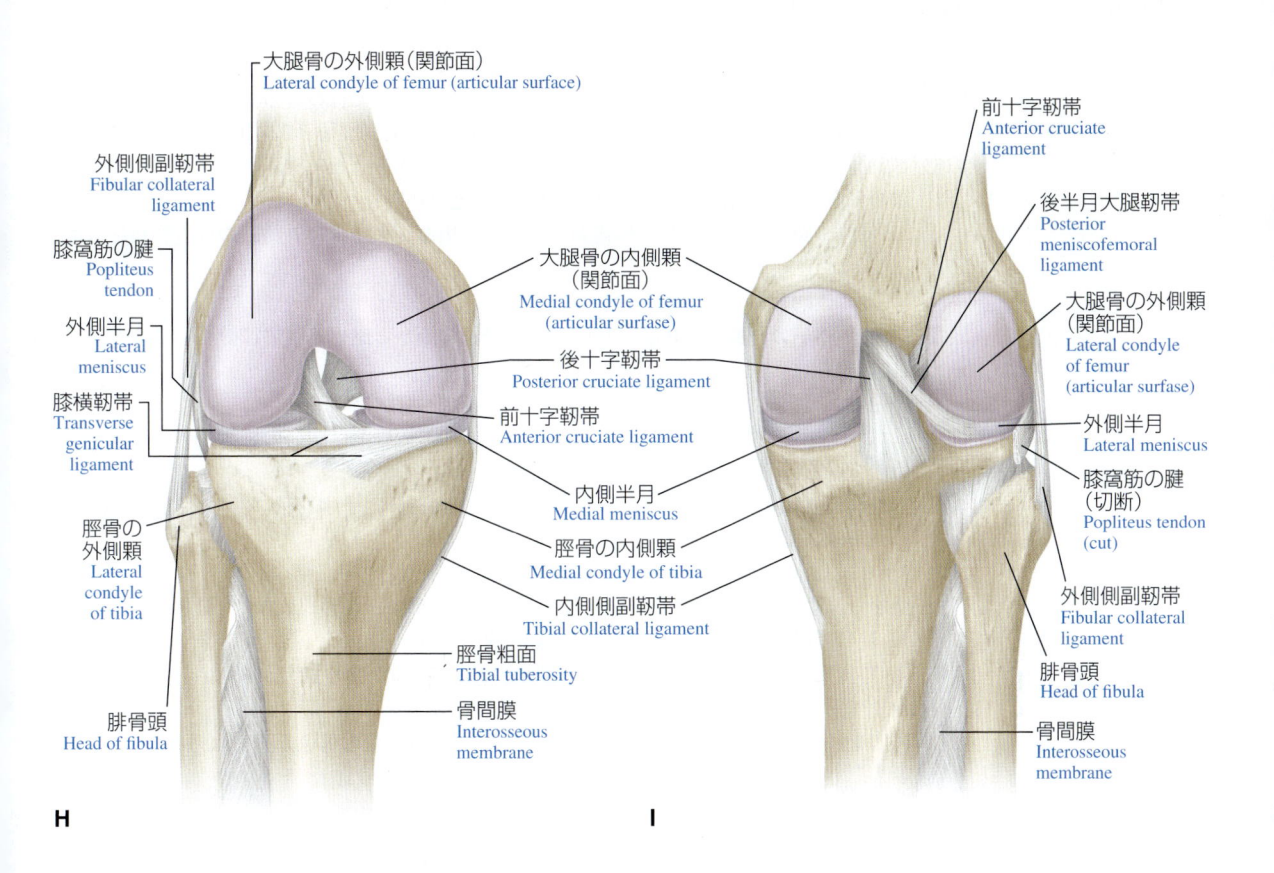

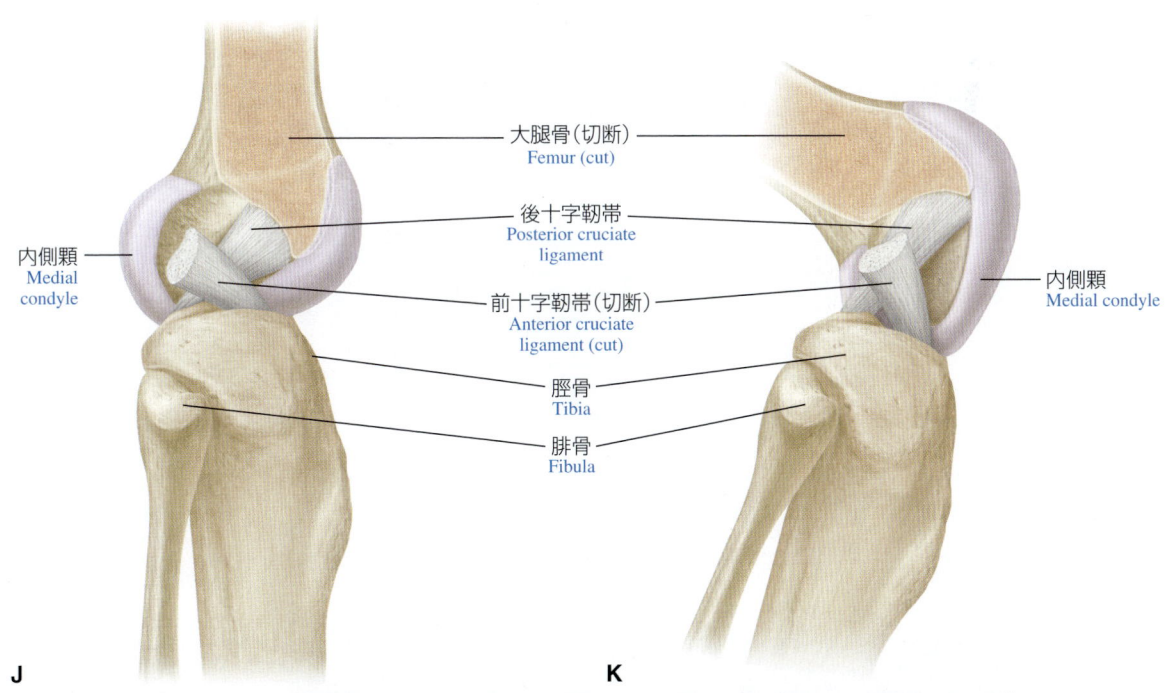

図 3.28H-K. 右膝関節の靭帯　H. 前面　I. 後面　J. 外側面，膝を伸展　K. 内側面，膝を屈曲

- K. 膝関節の滑液包への注射は，診断的，治療的根拠に基づいて行われる．さらに滑液の吸引は，（分泌増加による）圧の減圧，診断のための滑液試料，軟部組織の損傷や骨折の結果生じた関節腔内の血液除去，などのために必要な場合がある
    1. 膝を屈曲し，足を吊り上げた状態で外側から通常注射を行う
        a. 位置：膝蓋骨尖，脛骨の外側顆の外側の平坦部，大腿骨の外側顆の前方突起を指標にした三角形の中心
        b. 針は後内側方向に通す
- L. **膝窩嚢胞（ベーカー嚢胞〈Baker cyst〉）**：滑液が膝関節から流出し膝窩に貯留することでしばしば形成される
    1. 小児：よくある．大きくなることもあるが自覚症状はまれである
    2. 成人：細い茎で滑液包と交通していることもあり，その茎は関節の線維性の関節包を通過している
- M. 膝の検査における 3 つの C：側副靱帯（Collateral ligament），十字靱帯（Cruciate ligament），軟骨（Cartilages）（半月板）
- N. オドナヒュー（O'Donaghue）の"不幸の 3 徴候"
    1. 膝を一部固定したポジションで下肢の外転と外旋によって生じた MCL の損傷
        a. 靱帯は縫工筋，薄筋，半腱様筋の腱と交差する
        b. 膝関節での下肢の異常運動と X 線検査で関節腔の内側の拡大がみられる
    2. ACL の損傷：膝の屈曲位での運動性亢進という結果となる
    3. 内側半月板の損傷：膝関節の顕著な伸展制限と線維軟骨の偏位がみられる

膝関節と脛腓関節の滑液包

3.29

Ⅰ．膝関節の滑液包（隣接する組織，すなわち腱に従って名称を通常つける）（図3.29A, B）

A. 前方：4
1. 膝蓋前皮下包：膝蓋骨前面と皮膚の間
2. 膝蓋上包（大腿四頭筋腱の下にある滑液包）：大腿骨前面と大腿四頭筋の間
3. 深膝蓋下包：膝蓋靭帯と脛骨上部の間
4. 皮下滑液包：脛骨粗面と皮膚の間

B. 外側：3
1. 外側側副靭帯と大腿二頭筋の間
2. 外側側副靭帯と膝窩筋の間
3. 膝窩嚢：膝窩筋と脛骨外側顆の間（通常，膝関節腔と交通している）

C. 内側：3
1. 鵞足包：内側側副靭帯と半腱様筋の腱，縫工筋，薄筋との間
2. 内側側副靭帯と半膜様筋の腱の間
3. 半膜様筋の腱と脛骨の間

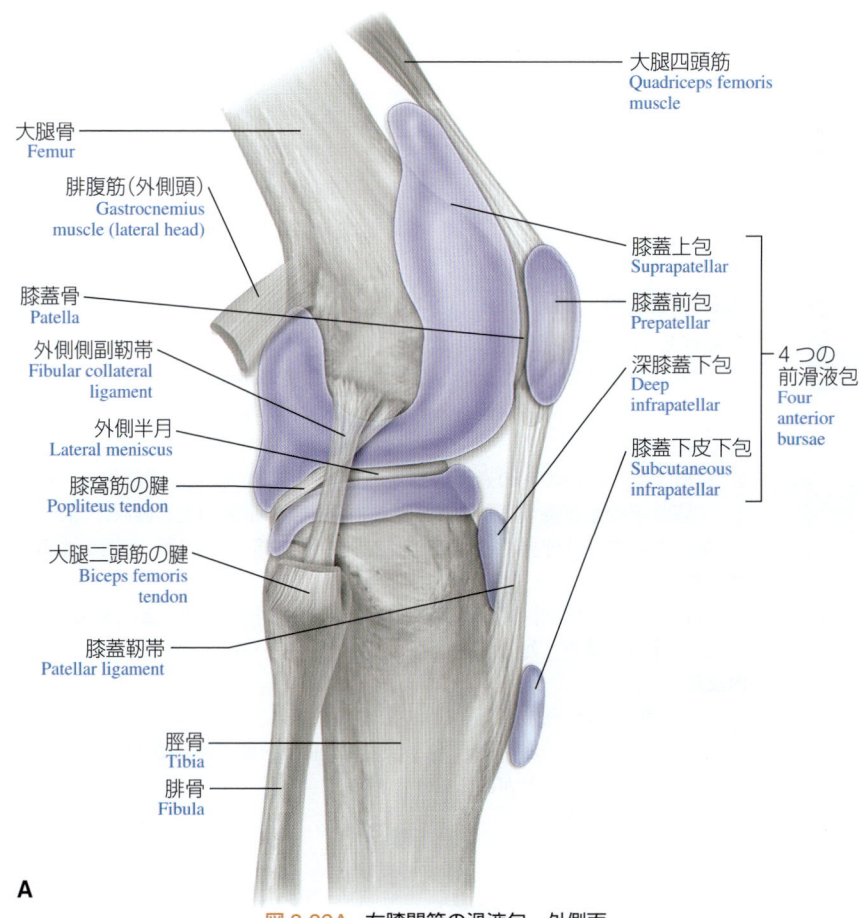

図3.29A．右膝関節の滑液包，外側面

D. 後方：2
  1. 腓腹筋の滑液包：腓腹筋の外側頭と関節包の間（時々，膝関節腔と交通している）
  2. 半膜様筋の滑液包：腓腹筋の内側頭と関節包の間で，半膜様筋の腱の下まで伸びる（通常，膝関節腔と交通している）

II．脛腓関節（近位）（図 3.29C, D）

A. 型：可動関節
B. 骨：腓骨頭と腓骨関節面，脛骨の外側顆の下
C. 運動：上下の滑り運動
D. 靱帯
  1. 関節包
  2. 前腓骨頭靱帯
  3. 後腓骨頭靱帯

III．下腿骨間膜（中間）

A. 型：不動関節
B. 機能：骨幹をともに保持する．筋の付着のために腓骨を強化する
C. 靱帯：骨間膜．脛骨の外側縁から腓骨の前内側縁へ向かって下方および外側の方向へ線維が斜行する
  1. 膜は下肢を前区画と後区画に分け，筋起始部となる
  2. 膜の上縁は脛腓関節には達しないが，それにより前脛骨動静脈が膜の上縁を通り越して下腿の前区画へ行くことができる

IV．脛腓関節（遠位）

A. 型：靱帯結合
B. 運動：わずかな上下運動
C. 靱帯
  1. 前脛腓靱帯（外果）
  2. 後脛腓靱帯（外果）
  3. 骨間靱帯
  4. 横脛腓靱帯

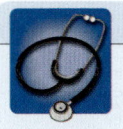

V．臨床的考察

A. 滑液包炎：滑液包が高頻度に関与している
  1. 膝蓋前滑液包炎：最もよくある．繰り返し長い時間，膝を曲げていることによって皮膚と膝蓋骨の間に炎症が起きる（"お手伝いさんの膝"もしくは"修道女の膝"と呼ばれる）
  2. 皮膚と脛骨粗面の間の過度の摩擦のために皮下の膝蓋下滑液包炎—**牧師の膝**
  3. 深膝蓋下滑液包炎：膝蓋靱帯と脛骨の間，脛骨粗面の上の腫脹が結果として生じる．拡張によって下肢伸展時の膝蓋靱帯両側の陥凹部"えくぼ"が消失する

B. 外反膝
  1. "外反膝"では脛骨の内側顆と脛骨体が内側に極端に押し出ている
  2. 膝の外側の構造に対して過剰な力がかかっている

C. 内反膝
  1. "内反膝"では下肢が外側に弯曲している
  2. 荷重の不均衡な分布を引き起こし，膝関節の内側に過剰な力がかかり，最終的に膝の軟骨が破壊されることがある

3.29 膝関節と脛腓関節の滑液包

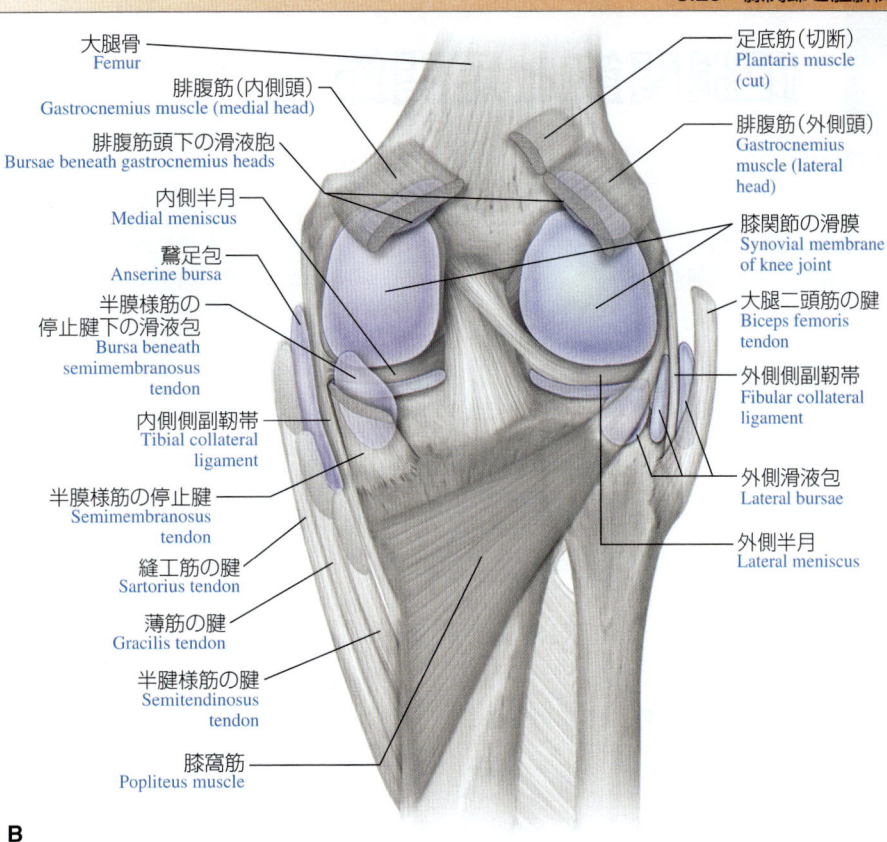

図 3.29B. 右膝関節の滑液包，後面

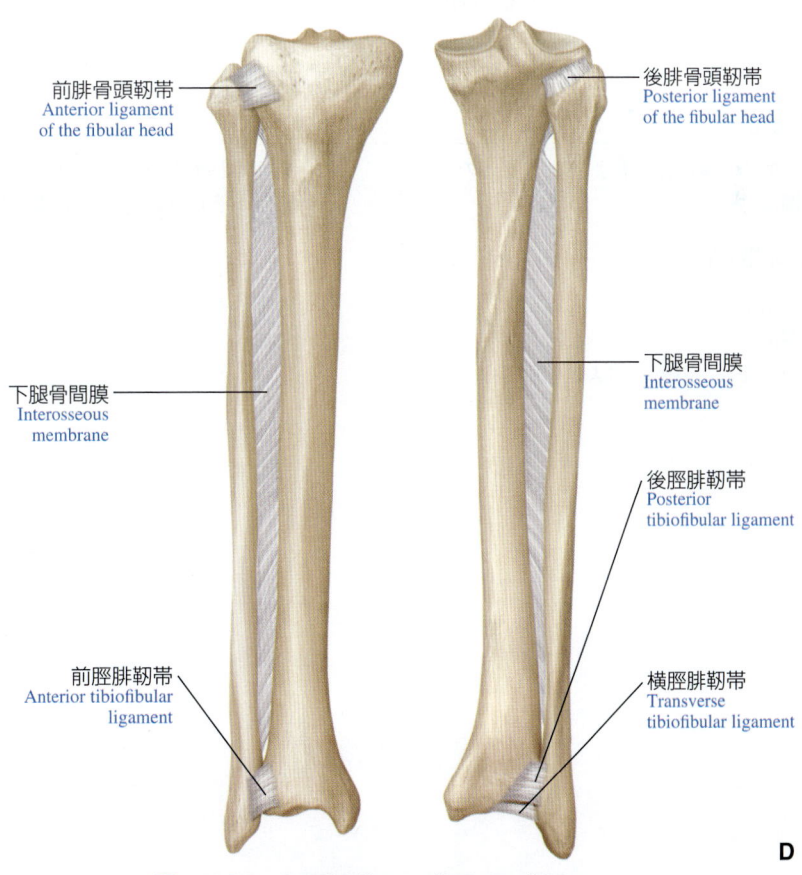

図 3.29C,D. 右脛腓関節　C. 前面　D. 後面

3.30 距腿関節と足関節

Ｉ．距腿関節（図 3.30A-C）

- **A.** 型：蝶番関節
- **B.** 骨：脛骨の内果，腓骨の外果，および距骨
- **C.** 運動：背屈（伸展）と足底屈（屈曲）
- **D.** 靭帯
  1. 関節包
  2. 4部からなる内側側副靭帯（三角靭帯）
     a. 前脛距部と後脛距部，脛舟部，および脛踵部
     b. 前脛距部と後脛距部の線維はそれぞれ足底屈と背屈を抑制する。また前脛距部の線維は外転を制限する
  3. 外側側副靭帯：前距腓靭帯と後距腓靭帯および踵腓靭帯

Ⅱ．距骨下関節

- **A.** 型：平面関節
- **B.** 骨：距骨と踵骨
- **C.** 運動：滑り運動
- **D.** 靭帯
  1. 前・後・内側・外側距踵靭帯
  2. 骨間距踵靭帯

Ⅲ．距踵舟関節（図 3.30D, E）

- **A.** 型：平面関節
- **B.** 骨：距骨，舟状骨，および踵骨
- **C.** 運動：滑り運動と少しの旋回。横足根関節の一部として最大限の回内/回外
- **D.** 靭帯
  1. 関節包
  2. 背側距舟靭帯
  3. 底側踵舟靭帯：距骨頭を支える

Ⅳ．踵立方関節

- **A.** 型：平面関節
- **B.** 運動：滑り運動とわずかな旋回。横足根関節の一部として最大限の回内/回外
- **C.** 靭帯
  1. 背側踵立方靭帯と底側踵立方靭帯
  2. 二分靭帯：踵骨から立方骨と舟状骨へ
  3. 長足底靭帯

Ⅴ．足根中足関節

- **A.** 中足骨底，3つの楔状骨，および立方骨との間
- **B.** 型：平面関節
- **C.** 運動：わずかな滑り運動
- **D.** 靭帯：それぞれ背側，底側，骨間靭帯を有する

Ⅵ．中足趾節関節

- **A.** 中足骨頭と基節骨底の間
- **B.** 型：顆状関節
- **C.** 運動：屈曲，伸展，外転，および内転
- **D.** 靭帯：それぞれ底側靭帯および2つの側副靭帯を有する

3.30 • 距腿関節と足関節 237

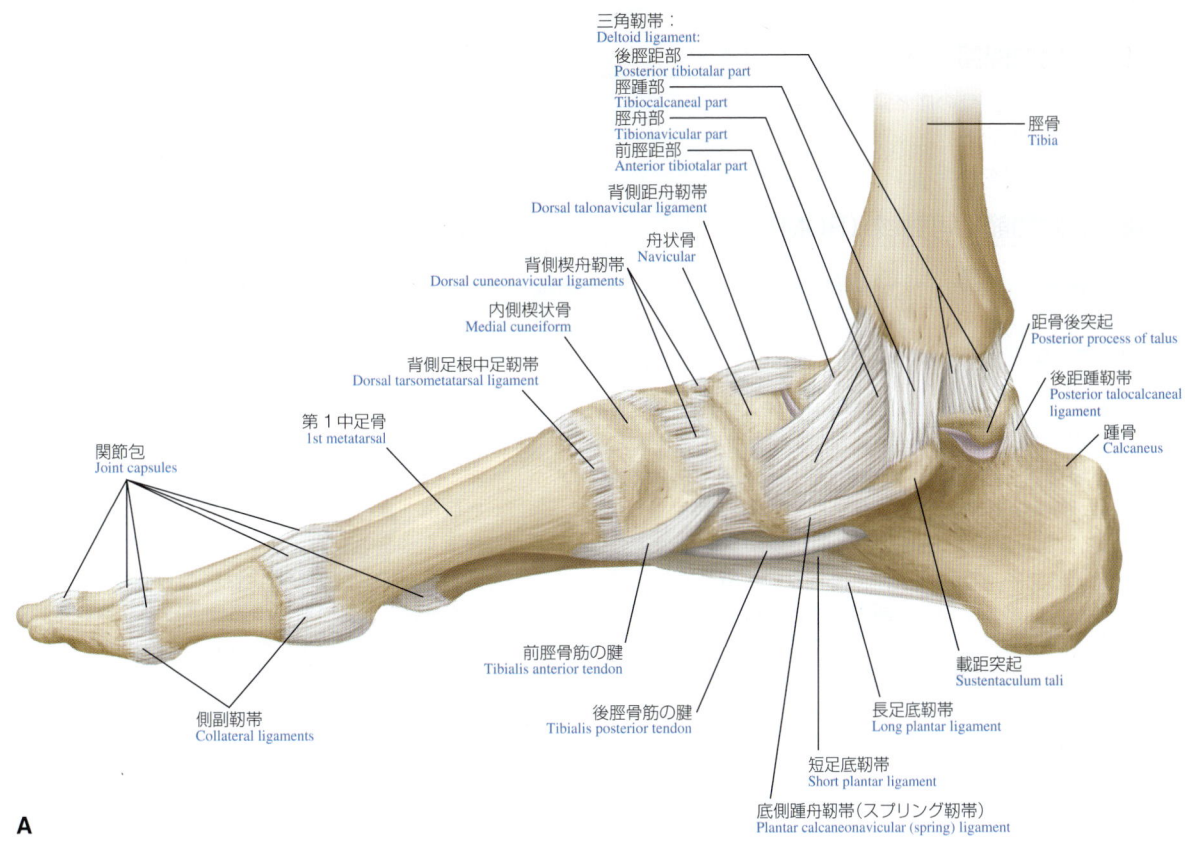

図 3.30A． 足首と足関節，右，内側面

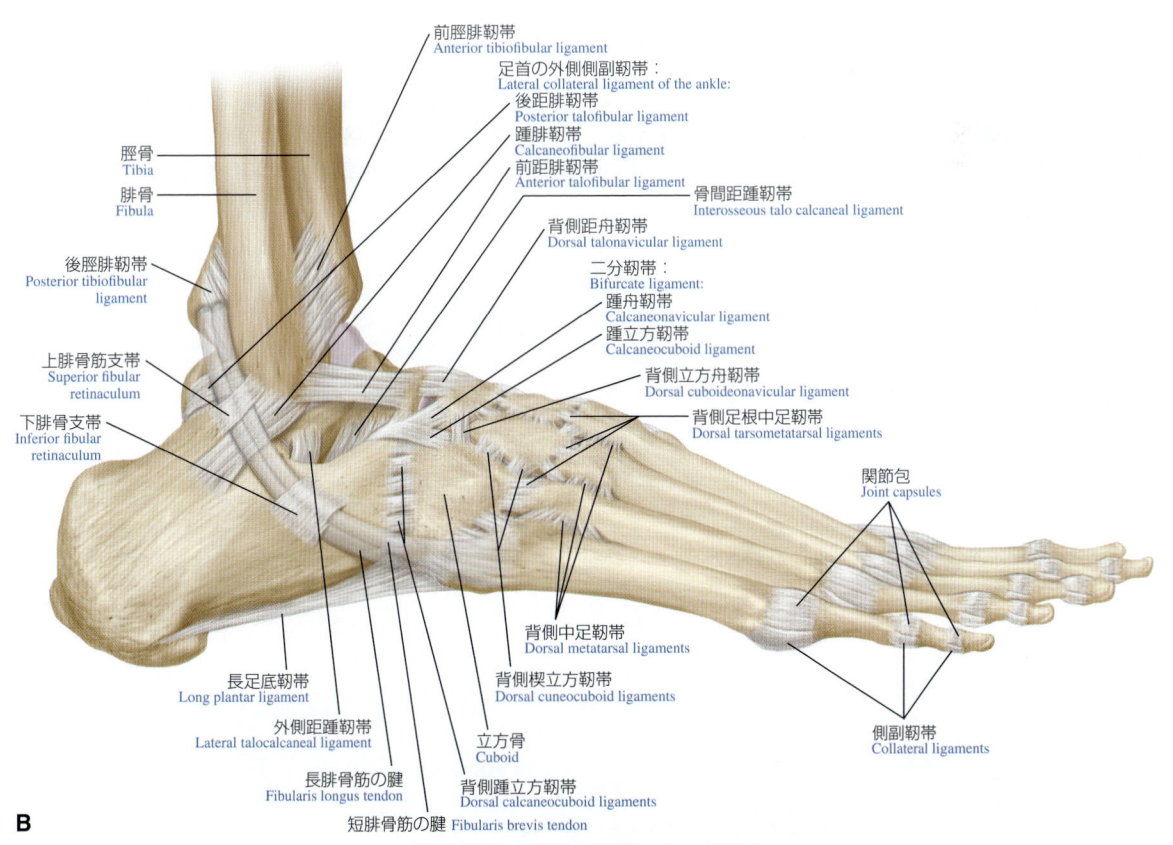

図 3.30B． 足首と足関節，右，外側面

Ⅶ. 趾節間関節

- **A.** 隣接する趾節骨の底と頭の間
- **B.** 型：蝶番関節
- **C.** 運動：屈曲と伸展
- **D.** 靱帯：それぞれ底側靱帯と側副靱帯を有する。趾背腱膜は背側の靱帯として機能する

Ⅷ. 距腿関節：可動域（ROM）

背屈（伸展）	底屈（屈曲）[a]	回転	横断運動
20～25°	35～50°	5°	15°

[a] 過屈曲：90°

- **A.** 瞬間中心：距骨内にあり，両果の先端の外側と後方にポイントがあるが，運動に伴いわずかに変化する
- **B.** 距腿関節の背屈と外転：距腿関節における連結運動。距骨と腓骨は背屈に伴い，少し外転する
- **C.** 脛骨/距骨関節：足関節の表面にかかる主な荷重の負荷については，水平面上で体重の5倍までの圧縮力と，体重までのせん断力（後方へのものと前方へのもの）を支えることができる
- **D.** 距腿関節の荷重の負荷がかかる表面積が広いことで，この関節にかかる圧力（単位面積あたりの力）を減じることができる
- **E.** 腓骨/距骨関節：距腿関節にかかる力のおよそ1/6を伝える
- **F.** 関節の安定性は関節の形状（距骨の形状によってほぞ穴が支えられている）と靱帯の支えに基づいている
    1. 背屈：背屈状態が最も安定性が高いが，足底腱膜によって制限される
        a. 足底腱膜がさらに緊張すると足底弓が上がる（足趾の背屈を伴う）
        b. さらに，下腿三頭筋の伸長に対する受動的な抵抗と内側，外側靱帯の緊張によっても制限される
    2. 底屈は下腿後区と外側区の筋によるものである
    3. 体重を支えるには，脛骨と距骨の関節は重要な面となって，関節の安定性に最も寄与している
    4. 足を底屈（下腿の前区の筋によってなされる）すると，関節が不安定になって"よろめき"が起こりうるが，外転，内転，回内，および回外も多少生じる
    5. 運動を制限するもの
        a. 背屈
            i. 靱帯：踵腓靱帯，内側。後距腓靱帯。および関節包後部
            ii. 骨の接触（距骨と脛骨）
            iii. 距腿関節の足底屈筋の張力
        b. 底屈
            i. 靱帯：前距腓靱帯，内側前関節包の前部
            ii. 骨の接触（距骨と脛骨）
            iii. 距腿関節の背屈筋の張力

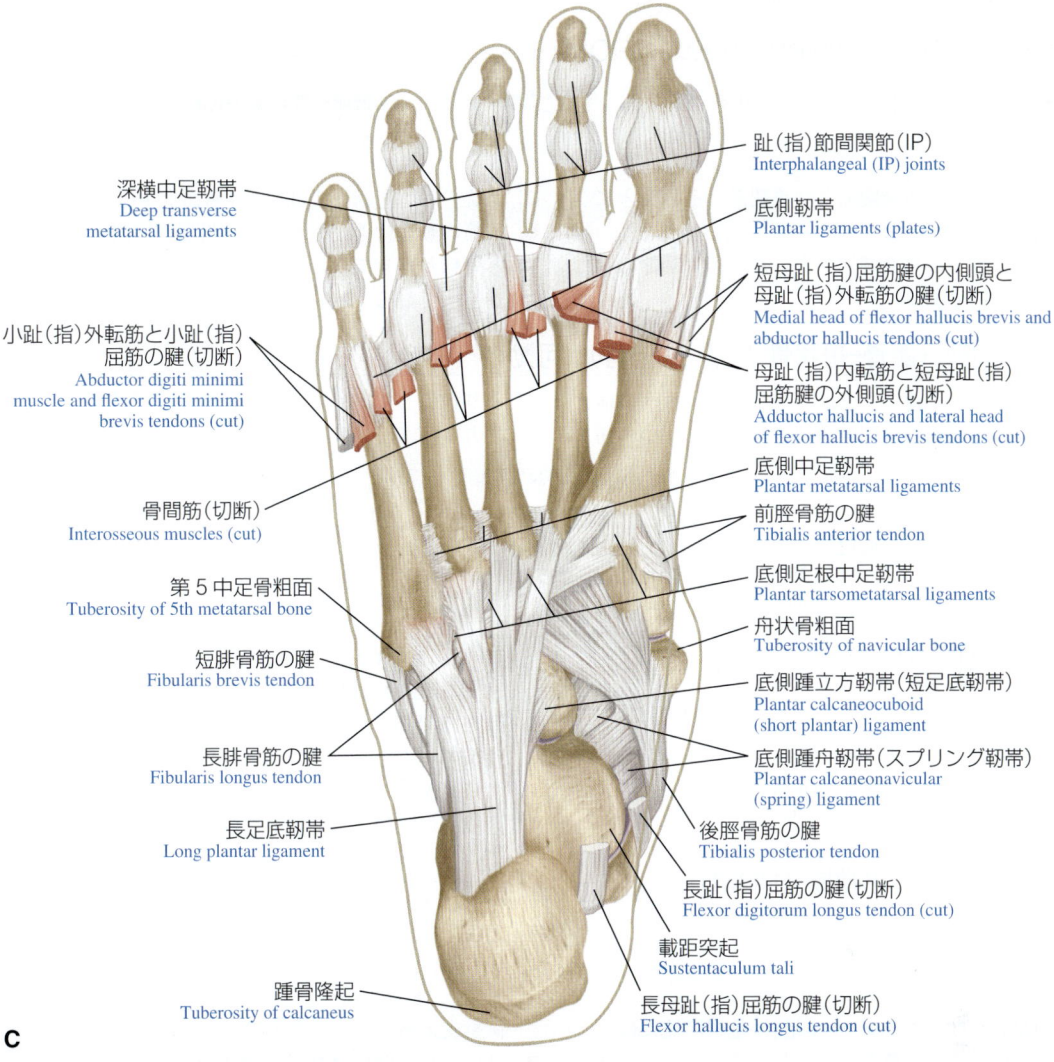

3.30 距腿関節と足関節　239

- 深横中足靭帯　Deep transverse metatarsal ligaments
- 小趾（指）外転筋と小趾（指）屈筋の腱（切断）　Abductor digiti minimi muscle and flexor digiti minimi brevis tendons (cut)
- 骨間筋（切断）　Interosseous muscles (cut)
- 第5中足骨粗面　Tuberosity of 5th metatarsal bone
- 短腓骨筋の腱　Fibularis brevis tendon
- 長腓骨筋の腱　Fibularis longus tendon
- 長足底靭帯　Long plantar ligament
- 踵骨隆起　Tuberosity of calcaneus
- 趾（指）節間関節（IP）　Interphalangeal (IP) joints
- 底側靭帯　Plantar ligaments (plates)
- 短母趾（指）屈筋腱の内側頭と母趾（指）外転筋の腱（切断）　Medial head of flexor hallucis brevis and abductor hallucis tendons (cut)
- 母趾（指）内転筋と短母趾（指）屈筋腱の外側頭（切断）　Adductor hallucis and lateral head of flexor hallucis brevis tendons (cut)
- 底側中足靭帯　Plantar metatarsal ligaments
- 前脛骨筋の腱　Tibialis anterior tendon
- 底側足根中足靭帯　Plantar tarsometatarsal ligaments
- 舟状骨粗面　Tuberosity of navicular bone
- 底側踵立方靭帯（短足底靭帯）　Plantar calcaneocuboid (short plantar) ligament
- 底側踵舟靭帯（スプリング靭帯）　Plantar calcaneonavicular (spring) ligament
- 後脛骨筋の腱　Tibialis posterior tendon
- 長趾（指）屈筋の腱（切断）　Flexor digitorum longus tendon (cut)
- 載距突起　Sustentaculum tali
- 長母趾（指）屈筋の腱（切断）　Flexor hallucis longus tendon (cut)

C

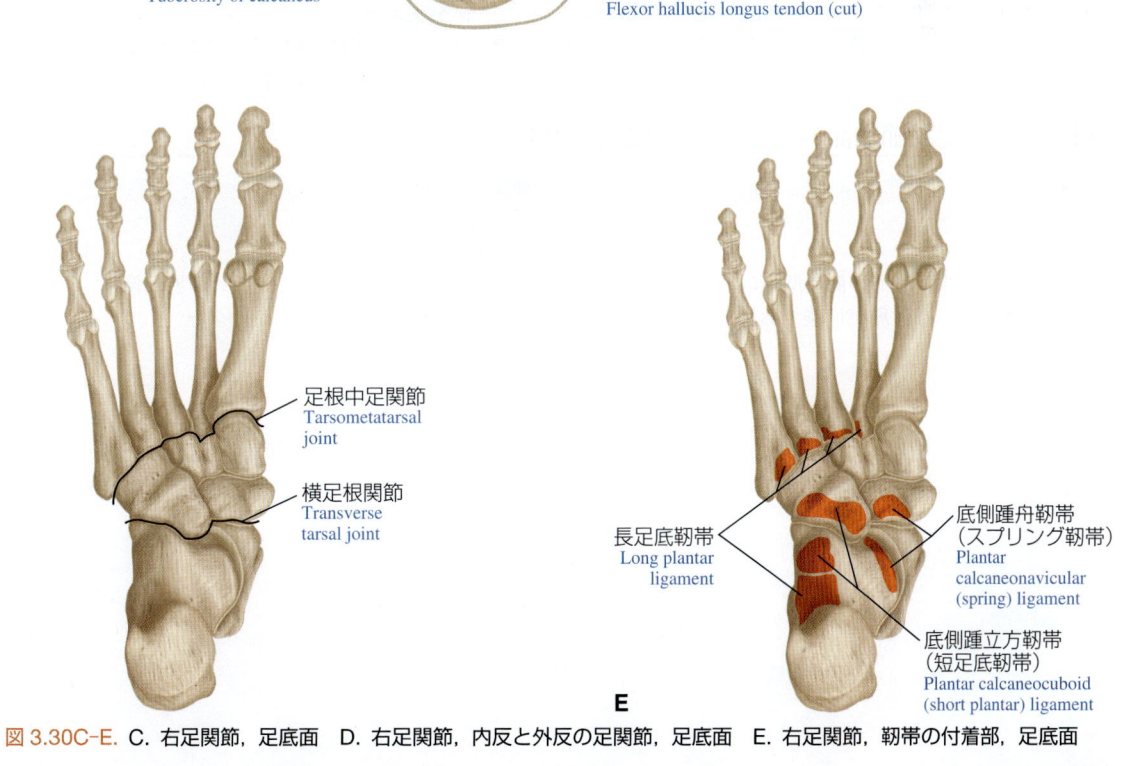

- 足根中足関節　Tarsometatarsal joint
- 横足根関節　Transverse tarsal joint

D

- 長足底靭帯　Long plantar ligament
- 底側踵舟靭帯（スプリング靭帯）　Plantar calcaneonavicular (spring) ligament
- 底側踵立方靭帯（短足底靭帯）　Plantar calcaneocuboid (short plantar) ligament

E

図 3.30C-E. C. 右足関節，足底面　D. 右足関節，内反と外反の足関節，足底面　E. 右足関節，靭帯の付着部，足底面

IX. 距骨下関節（距踵舟関節）：可動域（ROM）

内反（回外）	外反（回内）	機能的可動域（ROM）
20〜35°	5〜25°	6°

- **A.** 初動：主に後部の距踵関節と距舟関節。その動きには横足根関節も関わる
- **B.** 距踵関節の部分は平面関節であるが，距舟関節の部分は球窩関節である
- **C.** 回旋の軸：矢状面上 42°，横断面上 16°
- **D.** 関節の動きは連動している。外反（回内）では背屈と外転が起きている。内反（回外）では底屈と内転が起きている

X. 横足根関節（距骨-舟状骨-踵骨-立方骨）：可動域（ROM）

- **A.** 分かれた関節の一連で，骨間距踵靱帯と足根洞の前にある。距踵関節の中部と前部，距骨頭の1つの面と舟状骨と立方骨の1つの面の間の関節，および踵立方関節

内反[a]	外反[b]
33°	18°

[a] 内反は内転（15〜20°），回外および底屈を組み合わせたものである
[b] 外反は外転（5〜20°），回内および背屈を組み合わせたものである
運動の機能的な範囲：6°

- **B.** 足の位置が運動を支配する
    1. 回旋の2つの軸
        a. 距舟の軸
        b. 踵立方の軸
    2. 回外位では，2つの関節が平行となり，一定の範囲の運動が行われる
    3. 回内位：下腿の外旋の結果，関節が平行とはならず，運動は制限される
- **C.** 踵立方関節：平面関節で，内反，外反，ぶん回し運動が可能である
- **D.** 楔舟関節：平面関節でほとんど運動性がない
- **E.** 足根中足関節：平面関節ですべり運動が可能である

XI. 中足趾節関節：可動域（ROM）

背屈（伸展）	底屈（屈曲）
50〜70°	15〜25°

- **A.** 第2中足骨（リスフラン）：中足骨-足根関節には，歩行時にほとんどの負荷がかかり，安定性の要所となる足の骨がある。起立時，第1中足骨が最大の負荷を支える
- **B.** 足には歩行時には体重のおよそ1.2倍，走行時には体重のおよそ3倍の負荷が伝わる

XII. 第1中足趾節関節（母趾）：可動域（ROM）

屈曲	伸展
45°	70〜90°

- **A.** 基節骨底と中足骨頭の間の関節は屈曲は，限られているが，大きな伸展が可能である
- **B.** 能動的な外転にはたいてい伸展が伴う

XIII. 他の足趾

- **A.** 小さい方の足趾は遠位・近位趾節間関節（PIP関節）で能動的に屈曲する
- **B.** 能動的な伸展はMP関節（中足趾節関節）でしかみられない

XIV. 足と足趾の関節の運動を制限している構造

- **A.** 内反：距骨下関節と横足根関節
  1. 靭帯：距腿関節の外側側副靭帯。内側の関節包
  2. その他：足関節の回外筋の張力
- **B.** 外反：距骨下関節と横足根関節
  1. 靭帯：距腿関節の内側側副靭帯
  2. その他：後脛骨筋，長母趾屈筋，および長趾屈筋と腱の張力
- **C.** 屈曲
  1. MP関節：関節包後部，伸筋，および側副靭帯の張力
  2. PIP関節：軟部組織の並列，側副靭帯の張力，および後部関節包
  3. 遠位趾節間関節（DIP関節）：側副靭帯の張力，斜支靭帯，および後部関節包
- **D.** 伸展
  1. MP関節：足底の関節包，足底の靭帯，および屈筋の張力
  2. PIP関節：足底の関節包内の張力
  3. DIP関節：靭帯と関節包
- **E.** 外転
  1. MP関節：靭帯。側副靭帯，内側の関節包，内転筋の張力，足趾の対向縁の間の皮膚
- **F.** 内転
  1. MP関節：足趾の並列

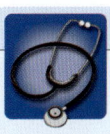

XV. 臨床的考察：捻挫

- **A.** 多くは転倒による負傷であり，足を正中線に向かって動かした結果，靭帯の一部が引き裂かれる
- **B.** 距腿関節は底屈位では最も安定性がない。底屈位での転倒に伴う張力によって前距腓靭帯を最も負傷しやすい
- **C.** 脱臼：足を強制的に外反したときによく起こり，その結果，内側靭帯を強く引っ張って，しばしば内果を痛め，脛腓関節の上で腓骨を骨折したりする（**ポット骨折**）

3.31 足弓

I. 機能的な考察

A. 数多くの骨によって，大きな運動性と衝撃の吸収が可能となる

B. 足趾は，平衡をとり，走行し，登攀するのに重要である

II. 足弓の構造 (図3.31A, B)

A. 縦方向には，内側と外側に2つの円柱状の骨の並びがある
   1. 内側：踵骨，距骨，舟状骨，3つの楔状骨，および内側3つの中足骨
      a. 体重のほとんどを支えているため最も重要である
      b. 距骨と舟状骨が最も負傷しやすい
   2. 外側：距骨，立方骨，および外側2つの中足骨
      a. 体重のバランスをとる
      b. 距骨が最も負傷しやすい

B. 横方向：第2–第3楔状骨と第2–第4中足骨がくさび形をして，アーチを形成している

III. 体重の分布と支持

A. 分布（全体重に対する%）：25%は距骨，25%は中足骨の骨頭（10%は第1中足骨で，3.75%はそれより外側の中足骨）

B. 80%の負荷は底側靱帯上にかかり，20%の負荷は内側縦足弓を支える後脛骨筋，長腓骨筋，母趾外転筋，母趾内転筋とそれらの腱，および横足弓を支える母趾内転筋にかかる

IV. 距腿関節への筋の作用

背屈（屈曲）	底屈（伸展）
前脛骨筋	腓腹筋
長趾伸筋	ヒラメ筋
第3腓腹筋	足底筋
長母趾伸筋	長母趾屈筋
	長腓骨筋と短腓骨筋
	後脛骨筋

V. 距腿下関節と横足根関節への筋の作用

内反と内転	外反と外転
前脛骨筋と後脛骨筋	長腓骨筋と短腓骨筋
長母趾屈筋	第3腓骨筋
長趾屈筋と短趾屈筋	長趾伸筋（外側部）

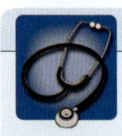

VI. 臨床的考察

A. 扁平足：骨の誤った整列と靱帯の伸びのために，足の内側足弓がない状態
   1. 乳幼児では，足底に皮下の脂肪組織があるため扁平足のようにみえるのは正常である。2歳まで続くことがある
   2. 若年者および成人では，多くは内側縦足弓が落ちてしまうことによる

B. 横足弓が平らになることもあり，さらに異常な圧力がかかることから保護するため，外側の4つの中足骨骨頭の下に皮膚硬結が生じることもある

C. 母趾の種子骨には体重がかかるが，特に歩行周期の後半においてである。その仕組みは腱膜瘤や母趾外反ではおそらく変わる

3.31 足弓 243

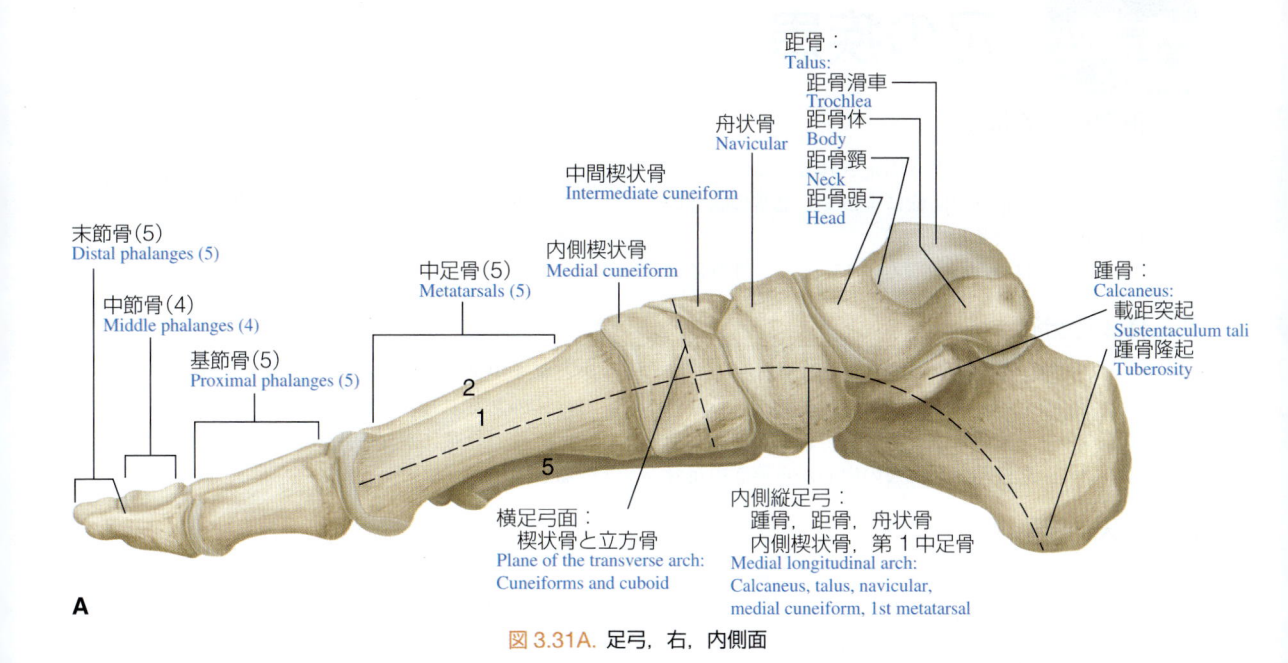

図 3.31A. 足弓, 右, 内側面

図 3.31B. 足弓, 右, 外側面

3.32 足の疾患

I．正常な足の状態

A. 距骨は距腿関節にしっかり固定されているため，股関節における大腿骨の回転によって，通常の状態の足の長軸方向が決まる

B. 長軸は内側には（"足趾内反"）15°まで，外側には（"足趾外反"）25°まで向けることができる．立位での標準的な姿勢は，約15°足趾を外反させた位置である

II．体重の分布

A. 足において体重は三脚のように分散する．その脚は，踵骨，第1中足骨下の2つの種子骨，および外側の2つの中足骨の骨頭である．それにより，バランスの軸は，**立位時**，かかとの中心から第2中足骨と第3中足骨の間を通る

B. 母趾の丸くふくらんだ部分には，外側の中足骨のそれぞれの骨頭にかかる圧力の2倍の力がかかっている

III．先天的奇形（図3.32A-F）

A. 凹足：縦足弓が異常に大きいこと（扁平足の逆）が特徴で，障害のある奇形である
1. 距腿下関節における内反である
2. 踵骨の奇形の可能性もある
3. 横足根関節において足の前部が垂れ下がる（尖足）
4. すべての足趾はやせて長くなっている

B. 扁平足：支持する筋が弱くなり，足底の踵舟靭帯が距骨の骨頭を支持しなくなり，距骨が下がって，靭帯が伸びて足の縦足弓が扁平となる

C. 弯足もしくは内反足：距腿関節と足の奇形の両方に使用される用語である（pes cavus〈凹足〉のpesは足の疾患のみに使用される）
1. 単純型
    a. 尖足：踵が異常に上がって，母趾の丸くふくらんだ部分に体重がかかるような（馬の足に似た）著しい足底底屈がある
    b. 踵足：足が背屈し，踵のみに体重がかかるような踵の突出がある
2. 奇形の組み合わせ
    a. 内反尖足は最もよくある奇形で，生下時によくみられる．踵は内反し（内側に曲がり），距腿関節は尖足の状態（足底底屈）で，足の前部は内反回外している．足の前部の尖足による凹面，および縦足弓の増大がある
    b. 外反尖足：踵が外反している（外側に曲がっている）ことを除けば上記と同じで，縦足弓は扁平化している（外反扁平足）
    c. 内反踵足：踵足と内反足の組み合わせ．弯曲足で，背屈，内反，内転している
    d. 外反踵足：踵足と外反足の組み合わせ．弯曲足で，背屈，外反，外転している

IV．母趾の疾患（図3.32G, H）

A. 外反母趾（腱膜瘤）：母趾の長軸が外側，他の足趾側に偏位し，様々な程度に内旋している．先天性のものと後天性のものがある

B. 鉤爪趾：よくある．内在する短い筋の不均衡がある
1. 末節骨の底屈を伴う基節骨の過伸展もしくは背屈からなる
2. 骨間筋や虫様筋の減弱とともに，長い伸筋や短い伸筋が過度に働き，それに対応する屈筋が抑制される結果生じる．ハイヒールが原因となったりする

C. つち状足趾：鉤爪趾が1足趾に限る
1. ハンマー型：中節骨の底屈を伴った基節骨の著しい背屈．末節骨は過屈曲，過伸展もしくはその中間である
2. マレット型：末節骨の著しい底屈のみからなる奇形である

V. 爪 (図 3.32I)

A. 陥入爪：しばしば母趾を含む．先天的もしくは外傷性のもので，よく起こる．きつい靴，縮んだ靴下，あるいは不適切な爪切りなどによる

B. 爪甲鉤弯症：（羊の角のような）爪の異常成長

A
- 凹足 Pes cavus
- 外反足 Pes valgus
- 内反足 Pes varus

B
- 通常の足弓 Normal arch
- 扁平化した足弓 Flattened arch

C 弯曲足，尖足 Clubfoot, talipes equinus

D 弯曲足，踵足（鉤足）Clubfoot, talipes calcaneus

E
- 弯曲足，外反足 Clubfoot, talipes valgus
- 弯曲足，内反足 Clubfoot, talipes varus

F 弯曲足，内反尖足 Clubfoot, talipes equinovarus

G 外反母趾 Hallux valgus

H つち状足趾 マレット型 Mallet toe / つち状足趾ハンマー型 Hammer toe

I 爪甲鉤弯症 Oxychogryphosis

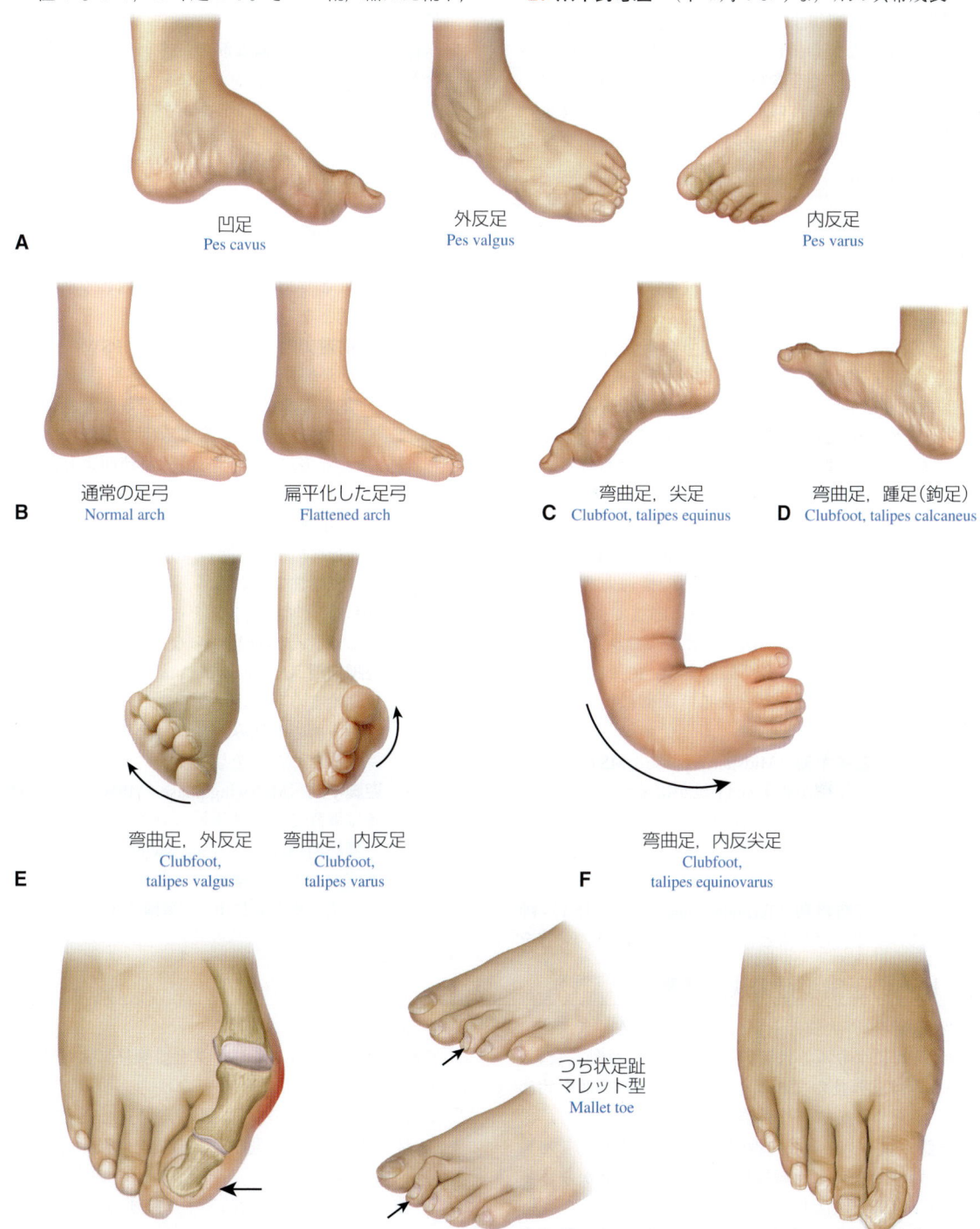

図 3.32 A–I. 足の疾患　A. 凹足（左），外反足（中央），内反足（右）B. 通常の足弓（左）と扁平足（右）C. 弯曲足，尖足　D. 弯曲足，踵足（鉤足）E. 弯曲足，外反足（左）と内反足（右）F. 弯曲足，内反尖足　G. 外反母趾　H. つち状足趾，マレット型（上）とハンマー型（下）I. 爪甲鉤弯症

3.33 歩行（二足歩行）その1

I. 序論

A. 通常の歩行は習得するもので，前方への運動をコントロールしながら，1つの支え（一肢）で体重のバランスをとることを含む複雑な動作である
B. 少なくとも一足は常に地面に接触しており，体重の前方への降下は，歩行中に体を前進させる主要な力である
C. 歩行には，一連の複雑な筋の動きと姿勢，股関節を介して伝わる力に耐えるように骨が適応すること，足弓を保つために靱帯や骨が配列することなどが必要とされる

II. 歩行周期（図3.33）

A. ひとまたぎ——踵が引き続いて同側に接地する間の運動——ごとに分ける
B. ひとまたぎはさらに2つの異なる時期に分ける。立脚相と遊脚相
   1. 立脚相：踵の接地から始まり母趾が地面を離れるところで終わる。歩行周期の3/5を占める
      a. 重心が足の上を前方に移動する際，下肢は踵から中足骨骨頭に伝わる体重を支えている
      b. 立脚相は5つの部分（期）に分けられる
         i. 接地初期（Initial contact phase：IC）もしくは踵の接地
         ii. 荷重応答期（Loading response phase：LR）もしくは足底接地：体の推進力を維持するために，下肢は体重に応じて，踵を支点として前方へ回転（ヒールロッカー機能）し，足底は全面接地する。IC＋LRで初期の両脚支持期となる（両脚は接地している）
         iii. 立脚中期（Midstance phase：MST）：単脚支持期が始まる（1足が接地）。"アンクルロッカー（足関節ロッカー）"機能が働き，足に加わる体重を移動させて，前方への体の推進力を維持する
         iv. 立脚終期（Terminal stance phase：TST）：踵を上げることに始まる（踵離地）。下肢を前足部を支点として前方へ回転（"フォアフットロッカー"）させ，体が支持する単脚より前へ進む。MST＋TSTで単脚支持期となる
         v. 前遊脚期（Preswing phase：PSW）：立脚相の最終期で両脚支持期の終期（両脚接地）。体重の負荷が一脚から離れ反対側の脚に伝わり，体が前進する下で下肢はすばやく前方に動く。前足部が地面より離れはじめ，次の相（遊脚相）の始まり，すなわち足趾離地に至る。立脚期は股関節は屈曲せず，膝関節は40°屈曲，距腿関節は15°屈曲で終わる
   2. 遊脚相：歩行周期の2/5を占め，足趾離地で始まる。3つの部分（期）からなる
      a. 遊脚初期（Initial swing phase：ISW）：足趾離地で始まる。足は地面を離れて下肢は加速しながら前方へ進み，体の前方への運動量を維持するための力を与える
      b. 遊脚中期（Midswing phase：MSW）：下肢の脛骨は垂直で下肢は体幹の直下を通る
      c. 遊脚終期（Terminal〈final〉swing phase：TSW）：下肢の前方への運動の速度が落ち，新たな一歩を始めるためにICの準備をする

III. ヒトの正常歩行の決定要素

A. 骨盤の回旋：大腿と下腿の外旋筋による
   1. 回旋により重心は縦方向には大きく移動しない
   2. 体は立脚肢のまわりを旋回し，踵の接地を始めるために遊脚肢は外旋する
B. 骨盤の傾斜：立脚肢の股関節の外転により生じる
   1. 外転しないと遊脚肢側の骨盤が急に下がり体重は立脚肢に伝わる
   2. 骨盤をより水平に保つことで外転はこの降下を最小にする
C. 膝関節屈曲：ハムストリングと腓腹筋によって生じる
   1. 立脚相で重心が円弧の最高点に達したときが重要である（訳注：重心は立脚肢を回転中心として円弧を描く）
   2. 曲がった膝はこの円弧を平らにする

3.33・歩行（二足歩行）その1　247

D. 立脚相を通して膝，足関節，および足の複雑な一連の仕組みが働いているが，そこではそれらの関節部でのわずかな屈曲，伸展が運動を調整しており，踵の接地，足底接地，足趾離地の円滑な移行がなされている

E. 骨盤の側方偏位の最小化：正常歩行では，足が体の正中線を維持している
　1. 大腿骨の角度の維持，および股関節における大腿の外転と内転が，歩行時の重心の外側偏位を最小化している
　2. 股関節の直下で足を地につけて歩くことは"よろめくような歩行"となる。その理由は体と重心が一側から他側へ振られることになるからである（酩酊時，歩行障害時，歩行を習得しつつある乳幼児においてなど）

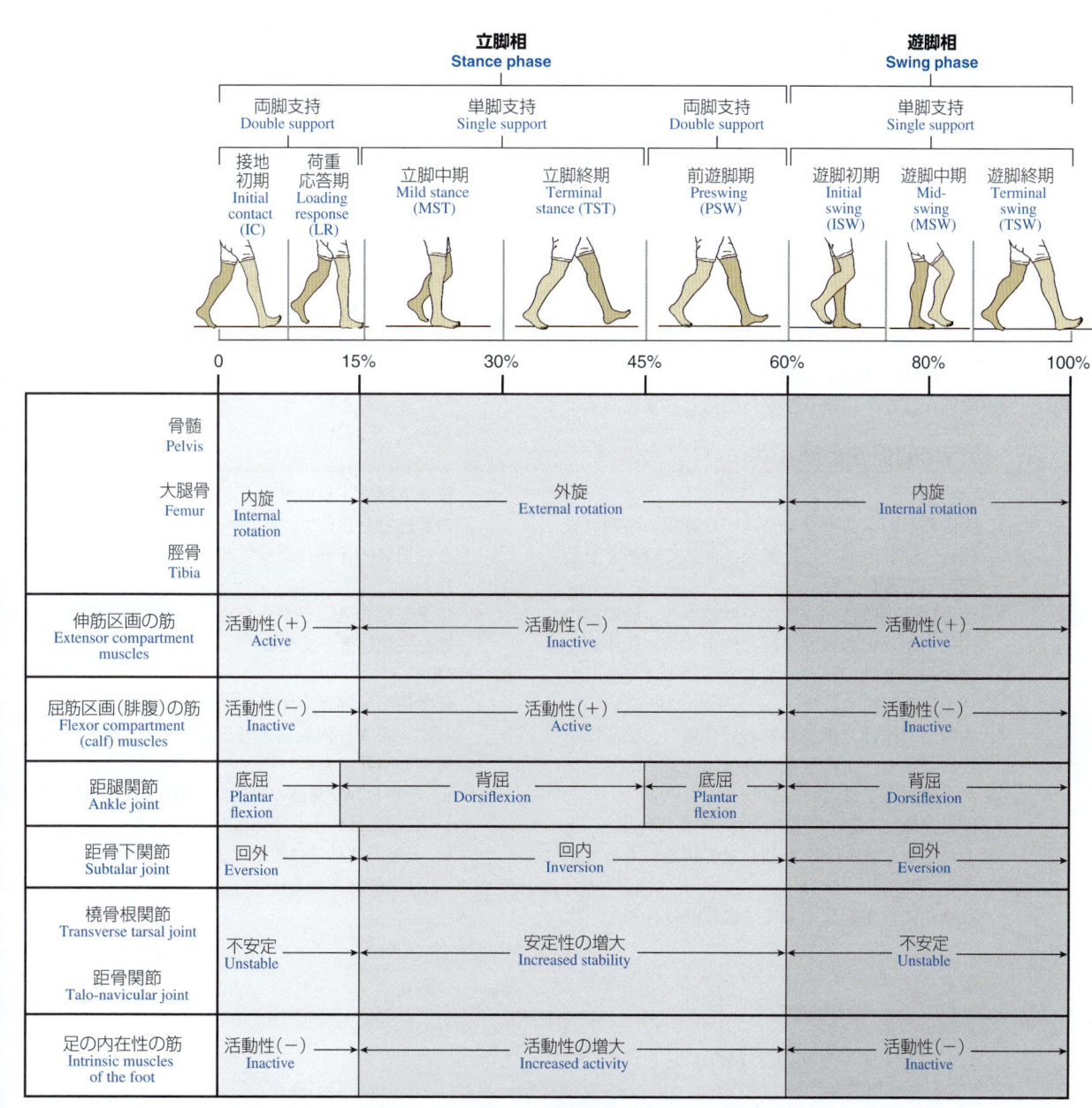

		立脚相 Stance phase					遊脚相 Swing phase		
		両脚支持 Double support		単脚支持 Single support		両脚支持 Double support	単脚支持 Single support		
		接地初期 Initial contact (IC)	荷重応答期 Loading response (LR)	立脚中期 Mild stance (MST)	立脚終期 Terminal stance (TST)	前遊脚期 Preswing (PSW)	遊脚初期 Initial swing (ISW)	遊脚中期 Mid-swing (MSW)	遊脚終期 Terminal swing (TSW)
		0	15%	30%	45%	60%	80%		100%
骨髄 Pelvis 大腿骨 Femur 脛骨 Tibia		内旋 Internal rotation		外旋 External rotation			内旋 Internal rotation		
伸筋区画の筋 Extensor compartment muscles		活動性(＋) Active		活動性(－) Inactive			活動性(＋) Active		
屈筋区画(腓腹)の筋 Flexor compartment (calf) muscles		活動性(－) Inactive		活動性(＋) Active			活動性(－) Inactive		
距腿関節 Ankle joint		底屈 Plantar flexion		背屈 Dorsiflexion		底屈 Plantar flexion	背屈 Dorsiflexion		
距骨下関節 Subtalar joint		回外 Eversion		回内 Inversion			回外 Eversion		
橈骨根関節 Transverse tarsal joint 距骨関節 Talo-navicular joint		不安定 Unstable		安定性の増大 Increased stability			不安定 Unstable		
足の内在性の筋 Intrinsic muscles of the foot		活動性(－) Inactive		活動性の増大 Increased activity			活動性(－) Inactive		

図3.33. 歩行周期

3.34 歩行（二足歩行）その2

Ⅰ. 歩行運動の要約

A. 立脚相：踵の接地から始まる（右脚）

1. 右踵接地時，股関節は半屈曲で外旋し，膝関節は伸展し脛骨上で連結している大腿骨の内旋によりロックされ，距腿関節は背屈し，MP関節は伸展する
2. 踵が上がりはじめると，重心は体幹の前方へ移動し，股関節は伸展し，膝関節は伸展したままで，足がまず地面に接し，それから足趾離地（遊脚相）に向けて足底が底屈する
3. 立脚相の間，股関節は内旋している．右寛骨臼は右足の踵が接地しているときには左側より著しく前方にあるが，足趾離地のときには後方となり，右股関節の内旋により完了する
4. 立脚相の中期では，体幹の重心は固定した足の上の右に移動し，右股関節も外転し，左寛骨臼は右側よりも地面から高い位置になる

B. 遊脚相：右股関節が伸展し内旋したときに右の足趾離地で始まり，右膝関節は屈曲しはじめ，距腿関節は足底底屈から背屈に移動する

1. 股関節はやや内転しながら屈曲し，左股関節は反作用で外転する．股関節は伸展しはじめ，踵の接地時に半屈曲となる．遊脚相に入ると，股関節は外旋する
2. 膝関節は伸展しはじめ，遊脚相まで伸展し続ける．膝関節はロックしないで屈曲し，それにより足趾は地面を離れることができ，下肢を前方へ持っていける．膝関節が伸展し，踵接地時，再びロックする（注：1つのステップあたり2つの膝で屈曲－伸展サイクルがある）
3. 足趾の引きずりを防ぐために，足が遊脚相の円弧の最下部を経るまで距腿関節は背屈している．その後足の裏が接地するまで徐々に足底底屈が始まる（注：1つのステップあたり2つの背屈と足底底屈サイクルがある）
4. 遊脚相の終わりに向けて，大腿四頭筋による膝関節の伸展（180°より少し小さい）が受動的なハムストリングスの緊張を引き起こす．この緊張によって股関節での前方への振り回しがひっくり返され，踵を地面にしっかり固定できる

Ⅱ. 歩行に関係する筋（図3.34）

A. 立脚相

1. 大殿筋とハムストリングスが立脚相の早期に股関節を伸展させ，足趾離地の前にこの動きを股関節の屈筋が抑制する
2. 中殿筋と小殿筋が股関節を外転させ，股関節の内旋筋が立脚相の前半期に作用する．後半期では内転筋と外旋筋が，前者の筋によって生じた運動量を抑制する
3. 大腿四頭筋は立脚相の初めに作用し，膝関節を伸展させる．足趾離地の直前にハムストリングスが膝関節を屈曲させる
4. 踵の接地後，足の背屈筋がすみやかに作用し，重力による足底底屈を抑制し足の接地にもっていく
5. 立脚相の後半期を通して足底屈筋は作用し，大腿や下腿を1つの単位として使って体の前方への推進力を与えている．ゆえに，体には足底屈筋と股関節の伸筋によって前方への動力が与えられる
6. 体重が足の上にかかるため，内在の足の筋が収縮し底側靱帯を支える

B. 遊脚相

1. 股関節の屈筋は，すでに立脚相の終わりに機能しているが，内転筋と外旋筋とともに続いて遊脚相の早期に入る
   a. しかし，股関節の屈曲は遊脚相の中期では本質的には休止している
   b. 大腿の運動量は伸筋によって遊脚相の終わりには抑制される

3.34・歩行（二足歩行）その2

2. ハムストリングスは立脚相の後期に機能し，続いて遊脚相の早期に入り膝関節を屈曲させる
   a. 遊脚相における下肢の前方への運動量は，膝関節の屈曲から伸展への移行をもたらす（大腿四頭筋の助けはほとんどない）
   b. この運動量は，踵の接地前にハムストリングスによって抑制される
3. 距腿関節の背屈は遊脚相を通して行われている。内在する足底の筋は働いていない

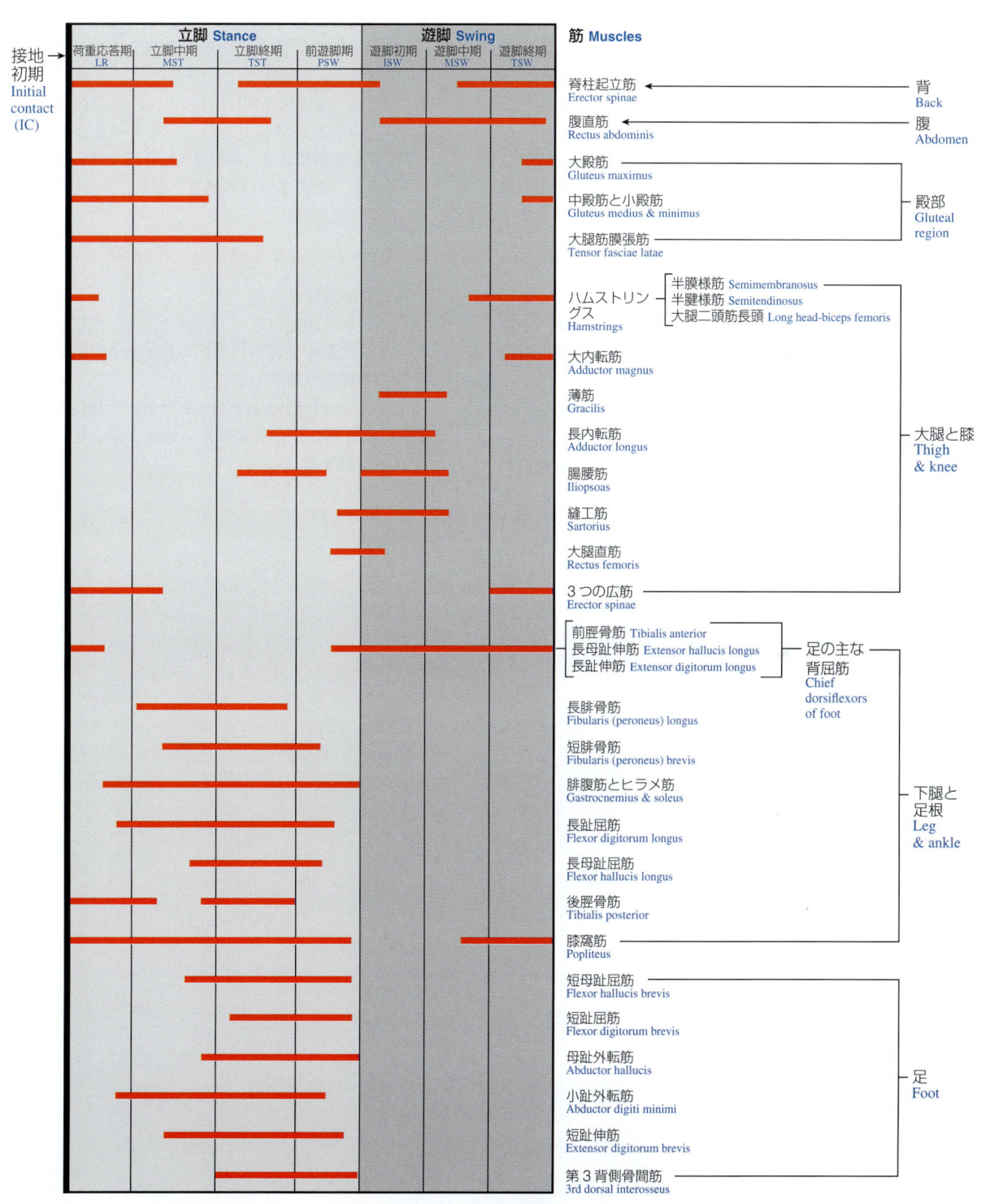

	立脚 Stance				遊脚 Swing			筋 Muscles
接地初期 Initial contact (IC)	荷重応答期 LR	立脚中期 MST	立脚終期 TST	前遊脚期 PSW	遊脚初期 ISW	遊脚中期 MSW	遊脚終期 TSW	

主な筋群：
- 脊柱起立筋 Erector spinae — 背 Back
- 腹直筋 Rectus abdominis — 腹 Abdomen
- 大殿筋 Gluteus maximus
- 中殿筋と小殿筋 Gluteus medius & minimus
- 大腿筋膜張筋 Tensor fasciae latae — 殿部 Gluteal region
- ハムストリングス Hamstrings（半膜様筋 Semimembranosus，半腱様筋 Semitendinosus，大腿二頭筋長頭 Long head-biceps femoris）
- 大内転筋 Adductor magnus
- 薄筋 Gracilis
- 長内転筋 Adductor longus
- 腸腰筋 Iliopsoas
- 縫工筋 Sartorius
- 大腿直筋 Rectus femoris
- 3つの広筋 Erector spinae — 大腿と膝 Thigh & knee
- 前脛骨筋 Tibialis anterior，長母趾伸筋 Extensor hallucis longus，長趾伸筋 Extensor digitorum longus — 足の主な背屈筋 Chief dorsiflexors of foot
- 長腓骨筋 Fibularis (peroneus) longus
- 短腓骨筋 Fibularis (peroneus) brevis
- 腓腹筋とヒラメ筋 Gastrocnemius & soleus
- 長趾屈筋 Flexor digitorum longus
- 長母趾屈筋 Flexor hallucis longus
- 後脛骨筋 Tibialis posterior
- 膝窩筋 Popliteus — 下腿と足根 Leg & ankle
- 短母趾屈筋 Flexor hallucis brevis
- 短趾屈筋 Flexor digitorum brevis
- 母趾外転筋 Abductor hallucis
- 小趾外転筋 Abductor digiti minimi
- 短趾伸筋 Extensor digitorum brevis
- 第3背側骨間筋 3rd dorsal interosseus — 足 Foot

図3.34. 歩行時に筋が作用するタイミング

3.35 歩行（二足歩行）その3

Ⅰ. 歩行における他の検討事項（図3.35A）

A. 骨盤の動き：正常な運動には不可欠なものである
  1. バランスを保つため，上半身は脊柱全体を骨盤の動きとは反対側に回す
  2. 上肢の動きは上半身の運動と関連している
B. 重心（仙骨の岬角の前にある）はそれぞれの立脚相の中期に上昇する。これは1周期あたり2回起きるため，頭の"上下の動き"は1周期あたり2回となる
C. 立脚相において体が下肢の上にあるとき，下肢が完全に伸展することはほとんどない。それにより，身長は通常起立時よりも歩行時の方が若干低くなる
D. 足の回外筋と回内筋によってそれぞれのステップに伴うアーチが安定化され，支えられている
E. 歩行周期は中枢神経によって制御されている
  1. 筋と関節の固有受容性の線維（伸展受容器）は正確な関節の位置を伝える。意識するレベルの制御はほとんどない
  2. 脊髄癆（梅毒第3期）においては，脊髄の固有受容性の線維が障害を受ける。患者は筋と関節の位置を判断できず，歩行は"足をばたばたさせるような"たたきつける動きとなる

Ⅱ. 歩行時の足弓と骨間靱帯（図3.35B）

A. 足に対し安定性と柔軟性を与える
B. 踵接地：圧の中心（Center of pressure：COP）であり，体重がかかる部位であり，縦足弓の外側後方端に位置する
C. 踵接地から足底接地まで：COPは前方へ移動し，体重のかかる部位も外側弓の下に動く
D. 骨と靱帯の配列：踵接地から足底接地まで柔軟性のある1つの単位として機能し，上部の体重による力の一部を吸収する
E. 足底接地から踵離地まで：COPは前方，内側へ移動し，さらに足中央の外側端から第1および第2中足骨底の中間点へ移動し続ける
F. 踵離地から足趾離地まで：COPは前方へ移動し，第1中足骨と第2中足骨の間から母趾と第2足趾の中間点へ移動する

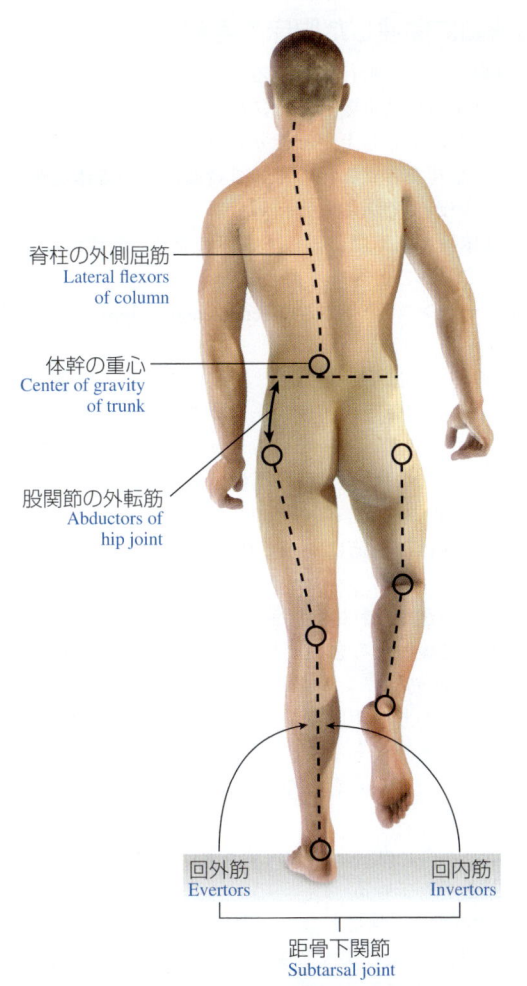

3.35・歩行（二足歩行）その3　251

脊柱の外側屈筋
Lateral flexors of column

体幹の重心
Center of gravity of trunk

股関節の外転筋
Abductors of hip joint

回外筋
Evertors

回内筋
Invertors

距骨下関節
Subtarsal joint

A

図 3.35A. 歩行中の重心

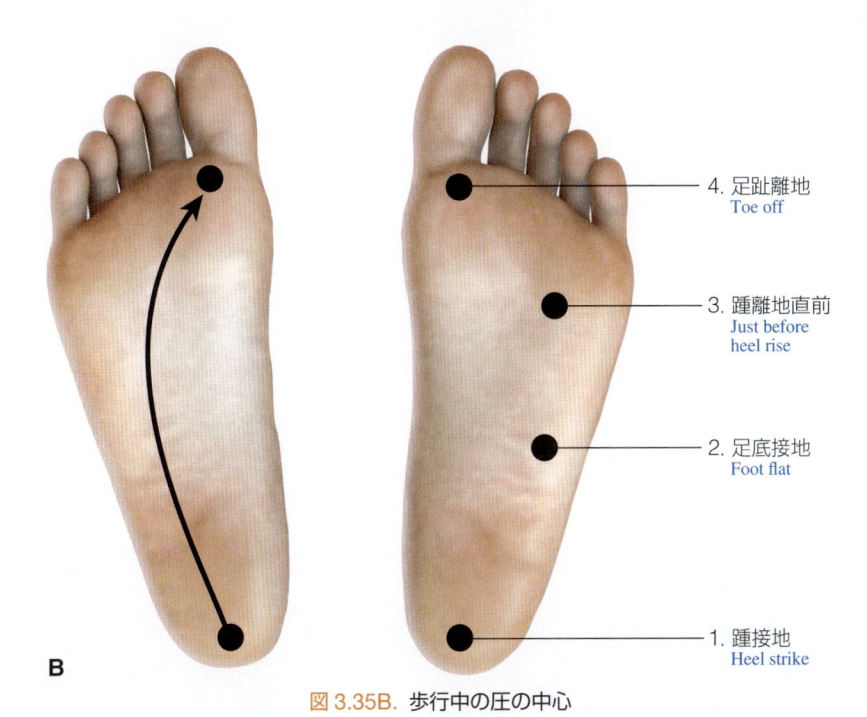

4. 足趾離地
Toe off

3. 踵離地直前
Just before heel rise

2. 足底接地
Foot flat

1. 踵接地
Heel strike

B

図 3.35B. 歩行中の圧の中心

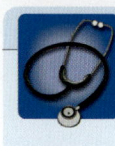

Ⅲ．筋の運動に関連した臨床的考察（図3.35C, D）

A. **大殿筋麻痺**：起立や歩行に対する影響は限られている．座った状態もしくはしゃがんだ状態から起立するには重要なことになってくる
B. **中殿筋と小殿筋**：立ち上がったり立位の状態ではまったく重要でないが，麻痺は歩行の妨げになる．なぜなら立脚相の単脚支持期において体重がかかる骨盤をもはや安定させることができないからである
    1. 患者は体幹を麻痺側に揺らすようになり，特徴的な"動揺歩行"（先天的股関節脱臼と関係していることもある）となる
    2. トレンデレンブルグ徴候（Trendelenburg sign）：単脚支持期に患者の股関節の安定性を検査する
        a. 中殿筋と小殿筋が正常か，寛骨臼の中に大腿骨頭が正常に位置しているか，骨幹に対する大腿骨頸の角度が正常であるかどうかによる
        b. もし1つでも不完全であると反対側の支持されない側の骨盤が"沈下"し，骨盤がトレンデレンブルグ徴候陽性となる
C. **大腿四頭筋麻痺**：立位と立ち上がりの両方に影響を及ぼす
    1. 大腿四頭筋は膝関節にかかる体重を支えているため，立脚相の単脚支持期に最も影響が出てくる
    2. 大腿四頭筋がなければ膝関節は，ロックされた完全伸展位，体幹の前方への屈曲，もしくは片手で膝の後ろをつかむことでしか安定化させることができない
D. **ヒラメ筋と腓腹筋麻痺**：歩行時に目立つ
    1. 立脚相の終わりで距腿関節の足底底屈により，影響を受けた下肢が運動量を体の前方へ伝えることができない．よって正常な下肢は影響を受けた下肢より前へ進むことができない．なぜなら影響を受けた下肢を越えて体を前進させる力が利用できないからである
    2. これは"スタッカート歩行"である．麻痺した下肢は常に先に行くが，一方で健全な下肢は引きずっている
E. **伸筋区画の麻痺**：下垂足となる（遊脚相の間，足を地面にこすりやすくなる）．これを膝関節を極端に曲げて避けようとすると，遊脚相の終わりに踵接地せず，完全に足を地面に"たたきつける"ことになる

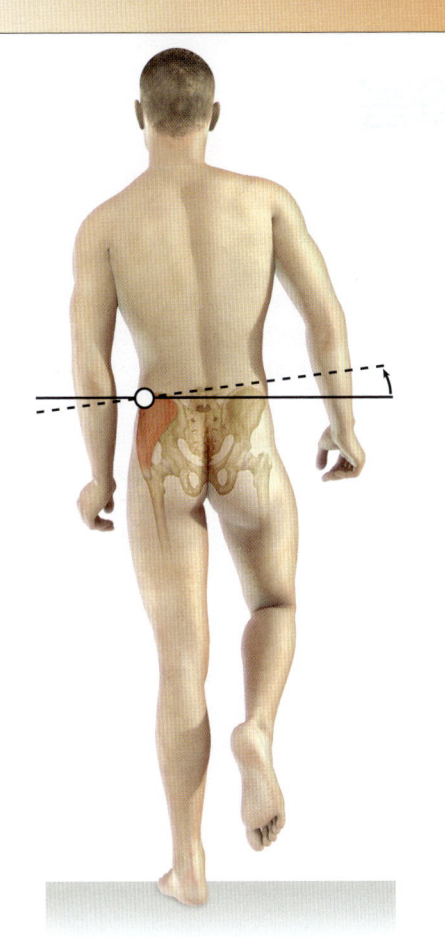

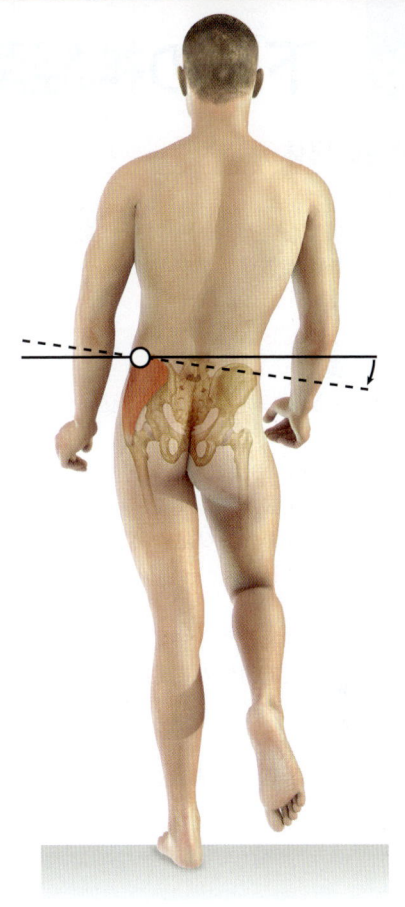

3.35・歩行（二足歩行）その3　253

トレンデレンブルグ徴候陰性
患者は左大腿骨上で骨盤を外転できる
Trendelenburg sign is (−)
Patient can abduct pelvis on left femur

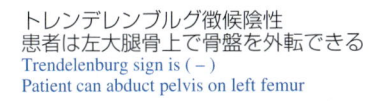

トレンデレンブルグ徴候陽性
患者は左大腿骨上で骨盤を外転できない
右殿部が沈下する
Trendelenburg sign is (+)
Patient unable to abduct pelvis on left femur - right buttock droops

C

図 3.35C.　トレンデレンブルグ徴候

正常な下肢
Sound limb

麻痺した腓腹筋と
ヒラメ筋
（先に行く）
Paralyzed gastrocnemius & soleus muscles (leading)

正常な下肢と麻痺した下肢が平行に並ぶ
Sound limb parallel with paralyzed limb

正常な下肢
Sound limb

麻痺している
Paralyzed

麻痺した下肢が先に行く
Paralyzed limb leading

麻痺した大腿四頭筋
Paralyzed quadriceps femoris muscle

D　　1　　　　2　　　　3

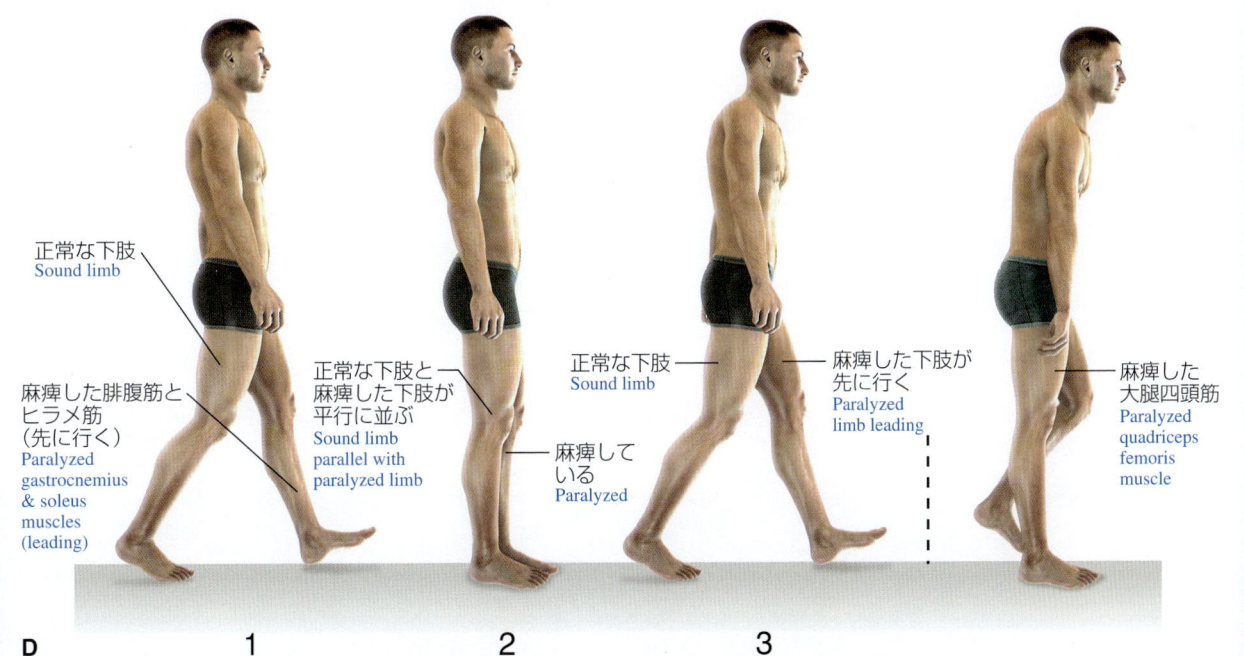

図 3.35D.　歩行における特定の筋の麻痺の影響

3.36 下肢の神経障害

Ⅰ. 神経障害の具体例

A. 腸骨筋と腰筋への神経
  1. 見かけの症状はないが，歩行時に，下肢が固定されていると骨盤はスウィングしない
  2. 感覚障害はない

B. 大腿神経（図 3.36A, B）
  1. 大腿前部の衰弱
  2. 下垂下腿：大腿が固定されると下腿が伸展できなくなる
  3. 大腿直筋，縫工筋，および恥骨筋の機能が失われるため，大腿の屈曲が弱くなる
  4. 大腿前面，下腿内側および足の感覚障害

C. 閉鎖神経（図 3.36C-E）
  1. 大腿内側の衰弱
  2. 大腿の内転が不可能となる
  3. 大腿の上内側の支配領域の感覚障害

D. 上殿神経
  1. トレンデレンブルグ徴候：大腿の外転が著しく弱くなるため，骨盤は障害側の反対側へ傾斜し下がる
  2. 感覚障害はない

E. 下殿神経
  1. 殿部の衰弱
  2. 昇るとき大腿の伸展が弱くなる
  3. 感覚障害はない

F. 坐骨神経
  1. すべてのハムストリングスおよび下腿と足の筋の衰弱。大腿の屈曲と大腿の内転を除く下肢の他の運動は可能である
  2. 下腿と足の感覚障害
     a. 総腓骨神経（図 3.36F-H）
        i. 坐骨神経からの分岐部に近い部位が障害されると，下垂足となり，すべての足趾の伸展ができない
        ii. 下腿の感覚障害
     b. 脛骨神経領域（図 3.36I-M）
        i. 膝窩の上部で切断されると，足趾と足の屈曲ができず，足の内反もできない
        ii. ふくらはぎの衰弱
        iii. 足底，および足趾末端部の両面の感覚障害

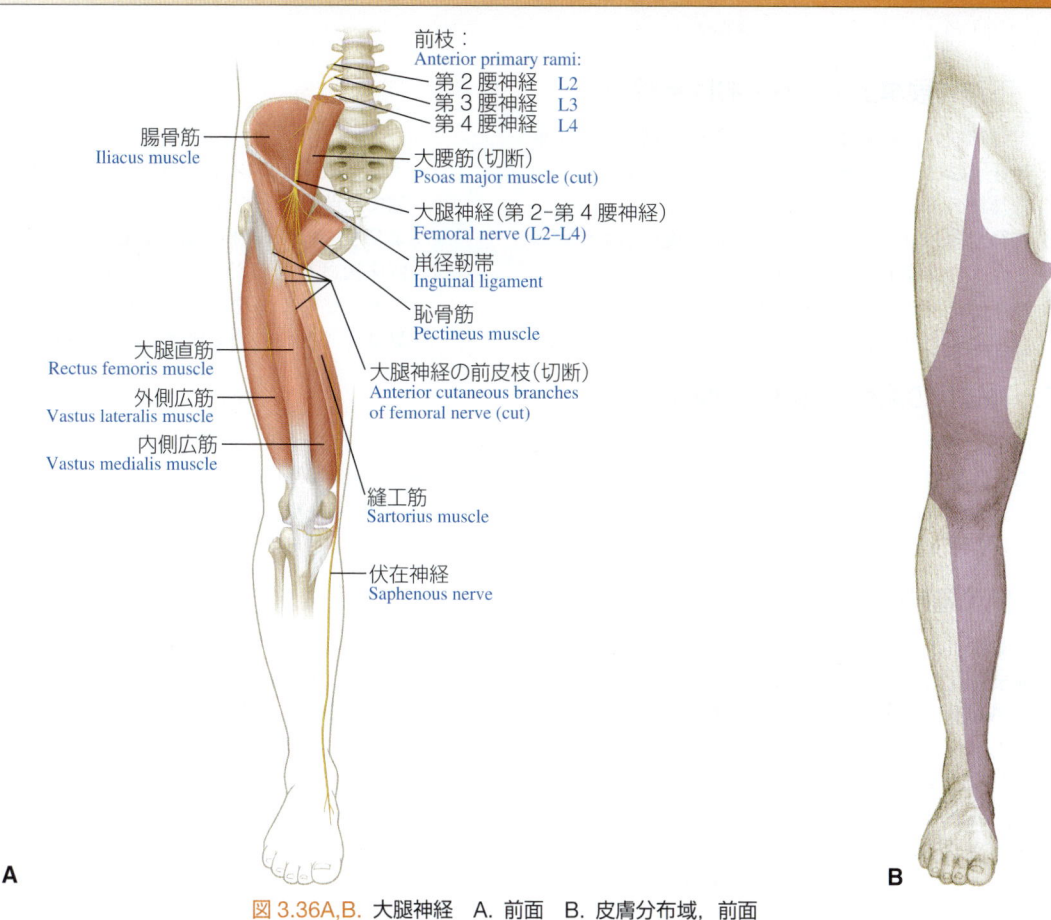

3.36・下肢の神経障害　255

図3.36A,B. 大腿神経　A. 前面　B. 皮膚分布域，前面

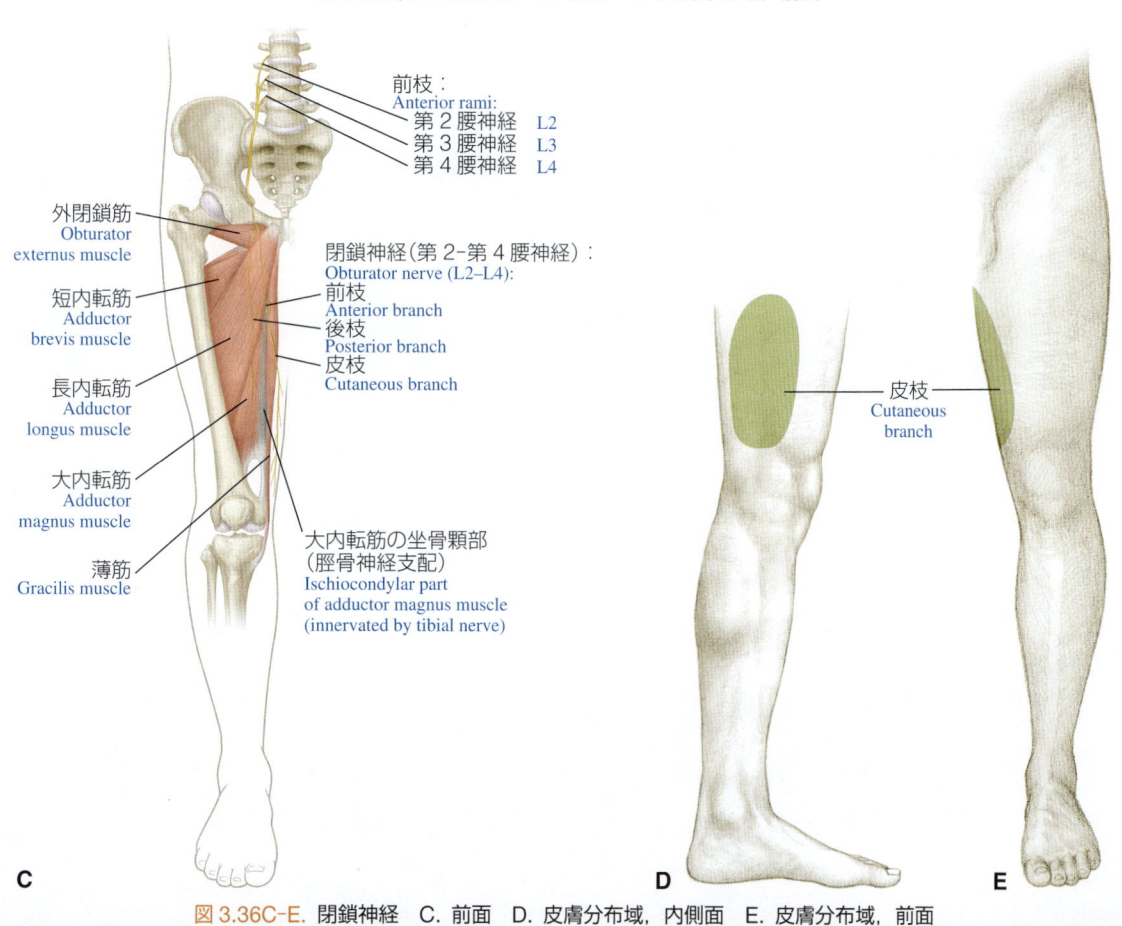

図3.36C-E. 閉鎖神経　C. 前面　D. 皮膚分布域，内側面　E. 皮膚分布域，前面

II. 下肢伸展挙上テストにおける解剖

A. 坐骨神経の神経鞘は（すべての神経と同様に）中枢神経（CNS）の被覆とつながっている。よって，坐骨神経の神経上膜は硬膜とつながっている

B. 神経上膜が引っ張られると，ある程度の張力が硬膜を介して神経根に伝わる

C. 臨床的に，神経根に張力を加える1つの方法は，下肢伸展挙上テストによって坐骨神経を引っ張ることである

 1. 下肢伸展挙上テストにおいて，膝を伸展した状態で股関節を屈曲すると，張力は脊髄のL4-5およびS1-3の神経根と硬膜に伝わる
 2. 臨床医は神経根だけでなく，他の構造体も痛みの原因として論理的に引き出す。よって，臨床経験はテストの結果を理解するのに必要である

III. 神経根の配列と脊椎との関係

A. 腰部において，発生の途中で脊髄は上方に移動するため，腰神経根は急な角度で斜め下方に位置することになる。よって，第4腰神経根は第4と第5腰椎の間に存在しており，このレベルでの椎間板ヘルニアは第4腰神経根に影響を及ぼさない。なぜなら第4腰神経根は椎間板の上に位置しているからである。その代わり，第5神経根を圧迫することになる

B. それに続く椎間板と神経も同様の状態である

IV. 関節運動の分節に分かれた神経支配

A. 一般に，2つの隣接する脊髄分節は特定の関節運動を支配する。4つの分節は特定の関節の2つの対立する運動にかかわり，その分節の数は連続している（例えば，股関節屈曲：L2-3。股関節伸展：L4-5）

B. 下肢においては，関節の支配は分節に分かれており，それぞれの関節は1つの分節から起こる神経に支配されているが，その分節は脊髄の中で近位側の関節がより上に位置している。4つの脊髄分節が股関節，膝関節，距腿関節を制御している

 1. 股関節：L2-3は股関節の屈曲，内旋，および内転を制御している。L4-5は股関節の伸展，外旋，および外転を制御している
 2. 膝関節：L3-4は伸展を制御している。L5，S1は屈曲を制御している
 3. 距腿関節：L4-5は背屈を制御している。S1，S2は底屈を制御している

3.36・下肢の神経障害 257

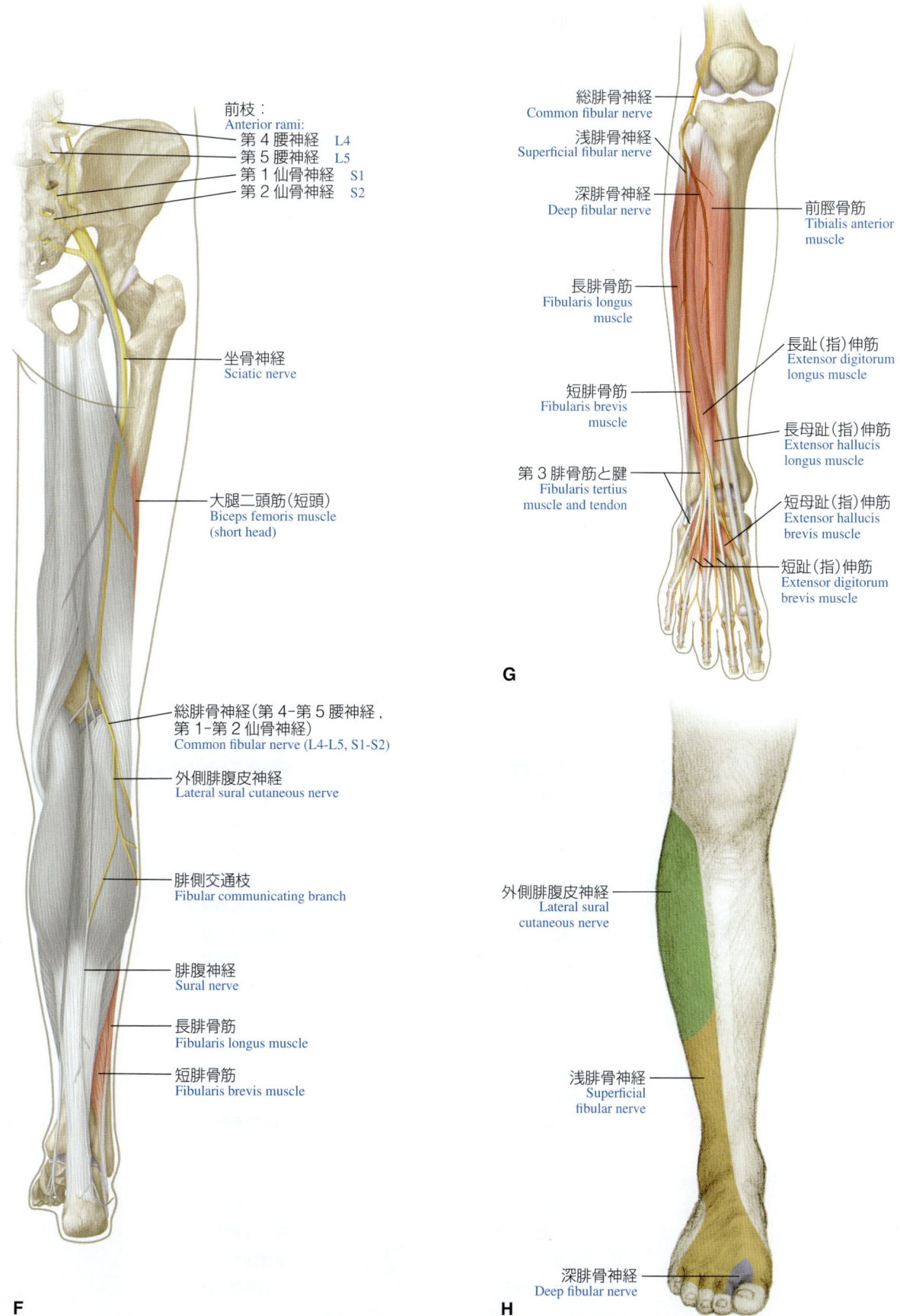

図 3.36F–H. 総腓骨神経　F. 後面　G. 前面　H. 皮膚分布域，前面

V. 下肢の筋-神経の関係のまとめ

髄節	筋	神経
L2-3	短内転筋	閉鎖神経
L2-3	長内転筋	閉鎖神経
L2-3	薄筋	閉鎖神経
L2-3	縫工筋	大腿神経
L2-4	腸骨筋	大腿神経
L2-4	腰筋	腰筋への神経
L3-4	外閉鎖筋	閉鎖神経
L3-4	恥骨筋	大腿神経
L3-4	大腿四頭筋	大腿神経
L3-S1	大内転筋	閉鎖神経と脛骨神経
L4-5	前脛骨筋	深腓骨神経
L4-S1	中殿筋	上殿神経
L4-S1	小殿筋	上殿神経
L4-S1	下双子筋	大腿方形筋への神経
L4-S1	足底筋	脛骨神経
L4-S1	膝窩筋	脛骨神経
L4-S1	大腿方形筋	大腿方形筋への神経
L4-S1	大腿筋膜張筋	上殿神経
L5-S1	長趾伸筋	深腓骨神経
L5-S1	長母趾伸筋	深腓骨神経
L5-S1	短腓骨筋	浅腓骨神経
L5-S1	長腓骨筋	浅腓骨神経
L5-S1	後脛骨筋	脛骨神経
L5-S2	大殿筋	下殿神経
L5-S2	内閉鎖筋	内閉鎖筋への神経
L5-S2	大腿二頭筋	脛骨神経と総腓骨神経（短頭）
L5-S2	半膜様筋	脛骨神経
L5-S2	半腱様筋	脛骨神経
L5-S2	ヒラメ筋	脛骨神経
L5-S2	上双子筋	内閉鎖筋への神経
S1-2	小趾外転筋	外側足底神経
S1-2	母趾外転筋	内側足底神経
S1-2	母趾内転筋	外側足底神経
S1-2	短趾伸筋	深腓骨神経
S1-2	短母趾伸筋	深腓骨神経
S1-2	短小趾屈筋	外側足底神経
S1-2	短趾屈筋	内側足底神経
S1-2	長趾屈筋	脛骨神経
S1-2	短母趾屈筋	内側足底神経
S1-2	長母趾屈筋	脛骨神経
S1-2	腓腹筋	脛骨神経
S1-2	虫様筋	内側・外側足底神経
S1-2	骨間筋	外側足底神経
S1-2	梨状筋	梨状筋への神経
S1-2	足底方形筋	外側足底神経

3.36 · 下肢の神経障害　259

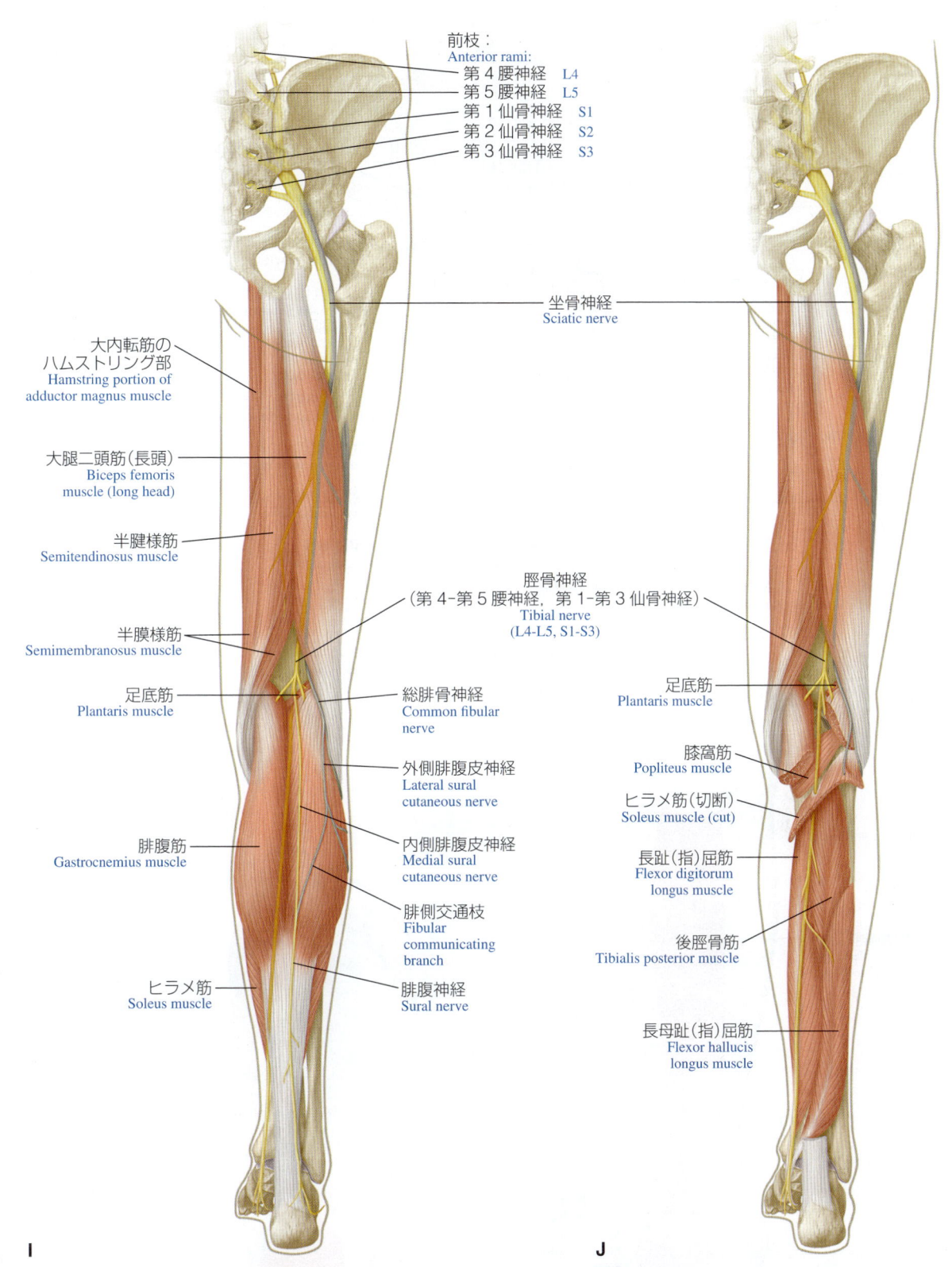

図 3.36I, J. 脛骨神経　I. 浅層部, 後面　J. 深層部, 後面

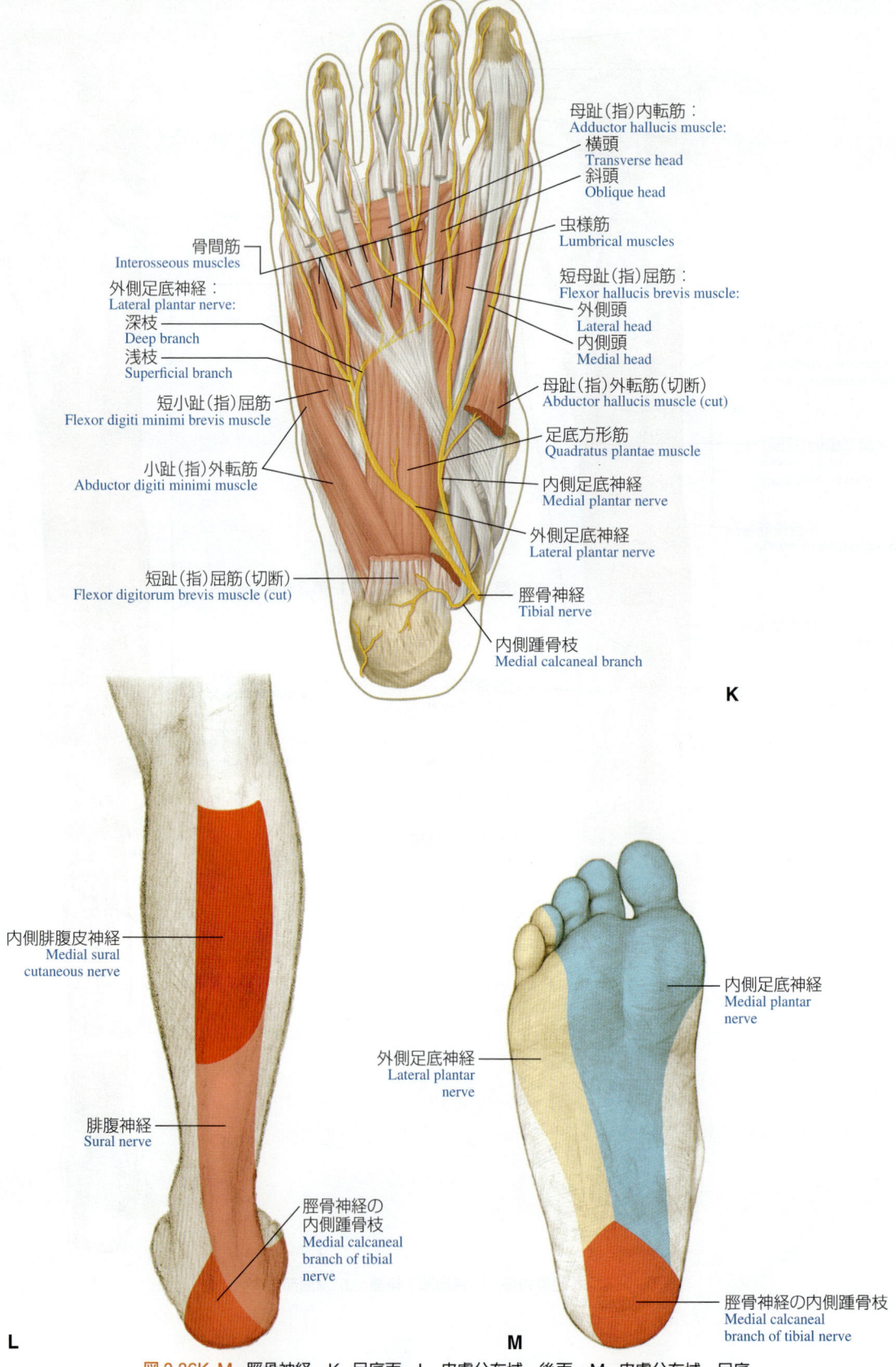

図 3.36K-M. 脛骨神経　K. 足底面　L. 皮膚分布域, 後面　M. 皮膚分布域, 足底

付録 A

方向と運動の基本的用語

遠位：体幹より遠い。四肢において使用される用語
横（水平）：体を上部と下部に分ける面
下：下方，頭頂より遠い
外：外面
回外：手掌を前方へ向ける運動（解剖学的正位において）
外側：正中線から遠い
外転：正中線から遠ざかる運動
回内：手掌を後方へ向ける運動（解剖学的正位において）
外反：足底を外側に向ける運動（正中線より遠ざかる）
解剖学的正位：上肢を両脇に置き手掌を前方に向けて直立
下制：下方への運動
冠状（前頭）：体を前部と後部に分ける面
近位：体幹に近い。四肢において使用される用語
屈曲：体の2つの部分の間の角度が減少する運動
後（背側）：背部もしくは顔面背後
矢状：体を左右に分ける垂直面
斜：基本的ではない角度で体部を切った面
縦：体部の長軸に沿う
手掌（掌側）：前方もしくは手の掌側
上：上方，もしくは頭頂に近い
掌側（手掌）：前方もしくは手の掌側
深：表面から遠い
水平（横）：体を上部と下部に分ける面
正中（**正中線**もしくは**中央矢状**）：体を左右に等分する面
正中線（**正中**もしくは**中央矢状**）：体を左右に等分する面
浅：表面に近い
前（腹側）：前面もしくは顔を向ける方
前頭（冠状）：体を前部と後部に分ける面
足底：足の裏
中央矢状（**正中**もしくは**正中線**）：体を左右に等分する面
内：内面
内側：正中線に近い
内転：正中線に近づく運動
内反：足底を内側に向ける運動（正中線に向ける）
背側（後）：背部もしくは顔面背後
腹側（前）：前面もしくは顔を向ける方向

付録 B

関節の基本

I．はじめに
A． 関節：2つもしくはそれ以上の骨の接合部
B． 関節は2つの方法のうちのどちらかで分類できる
  1． 関節が可能な運動によるもの
  2． 関節の骨が結合している組織の種類によるもの
  注：この分類方法は関節に関する有用な情報を提供するが，分類が必ずしも一致している必要はない

II．運動による分類
A． 不動関節：固定した関節。例：縫合関節（頭蓋骨の関節）および軟骨結合（骨端軟骨にみられる結合の型）
B． 半関節：若干可動性のある関節。例：線維軟骨結合（2つの椎骨間の関節）
C． 滑膜性の関節：自由に動かせる関節。例：肩や手根のような滑膜性の関節
  注：関節の強さと曲げやすさは相反するということは覚えておくべき重要事項である。より大きな関節は屈曲性がより小さいという犠牲を払っていて，その逆も同様である。ある特定の関節で許される運動は，骨と関節表面，関節をつなぐ靱帯，および関節を横切る筋の形状に依存している

III．組織の種類による分類
A． 線維性の関節：この関節では骨は線維性の靱帯——骨と骨をつなぐ密性結合組織——によって結合されている（それに対し腱は筋を骨につなぐ）。靱帯はその位置もしくはそれが付く骨に基づいて名前がつけられる。3つの異なる型がある
  1． 縫合関節は頭蓋の扁平骨をつなぐもので，のこぎりの目のような様式で接合する
   a． この関節の線維性組織は骨膜と連続しており，**不動関節**である
   b． 縫合関節は全幼少期と成人の早期にかけて変化する。出生時，縫合には頭蓋泉門と呼ばれる線維性組織の部分がある。この関節は閉じて骨化する（骨で癒合するようになる）が，これは幼少期に始まり人によっては20歳代まで続く。この時が経つにつれて骨化した関節は**骨結合**と呼ばれる
  2． 歯歯槽関節：下顎骨と上顎骨の歯槽突起（釘植）に歯をつなぎとめる関節
   a． 半関節（わずかな可動性）であるが，この関節の通常の動きは"ぐらぐらの歯"というほどのものではない
   b． 非常に細かな動きが可能であるが，それによりどの程度かたいものを噛んでいるのか，もしくは食物が歯で固定されているかどうかを判断することができる
  3． 靱帯結合：線維性の膜（骨間膜）もしくは靱帯によって並列する骨がつながれている
   a． 半関節（わずかな可動性）であるが，生涯にわたって線維性の結合として維持される（すなわち，靱帯結合は骨結合にはならない）
   b． 橈骨と尺骨の縁をつなぐ骨間膜。脛骨と腓骨の縁をつなぐ骨間膜。および脛腓靱帯結合などがある
B． 軟骨性の連結：辺縁を除いて血管も神経もないガラス軟骨もしくは線維軟骨によって骨がつながれている
  1． ガラス軟骨はつるつるすべりやすく圧迫に対し強いが，張力に対する強さはない（引っ張られることに対する抵抗力）
  2． 一方，線維軟骨は圧迫にも張力（強く引き伸ばす力）に対しても頑丈で強い
  3． 軟骨性の連結には2つの異なる型がある

- a. **軟骨結合**：成長中の骨端板にみられる一時的な型の軟骨性の連結
    - i. 柔軟に成長中の長骨の骨端と長骨の骨幹をつなぐことで長骨を成長させることができる
    - ii. 成長完了後，つくられた軟骨は最終的に骨に置き換わる（軟骨結合は骨結合になる）
    - iii. 小児は特に骨端板で骨折しやすい，なぜなら骨のその部位は実際は軟骨であり，張力に対する抵抗力がほとんどないからである
    - iv. 軟骨結合は第1肋骨と胸骨との結合部にもみられる
- b. **線維軟骨結合**：線維軟骨の円板がガラス軟骨に覆われた骨を分けていることを特徴とする永続的な軟骨結合
    - i. 半関節（わずかな可動性）
    - ii. 例として恥骨結合および椎体間の椎間板がある

C. **滑膜性の連結**：最多で，最大の可動性があり，最も複雑な型の連結である
1. 大部分は可動関節である（自由に動かせる）
2. 滑膜を有する骨の間の関節腔が特徴であり，骨は滑液によって滑らかになっている
3. すべての滑膜性の連結には以下のものがある
    - a. **骨の間の関節腔**：関節をつくる骨の間にある腔所で，滑膜で覆われている。関節腔を囲む関節包は繊細な滑膜を支えており，滑膜は骨とは接していない
    - b. **内層の滑膜**は関節を滑らかにし，栄養を与えている（synovial〈滑膜〉，syn＝like〈〜のような〉，ovial＝egg-white〈卵白〉）
    - c. **関節軟骨**は互いに関節で接合する骨の骨端を覆う。関節内の摩擦を減少させる滑液で滑らかになったガラス軟骨よりなる
    - d. 付属的な構造もあるが，それらが存在する場合は重要な役割を担う
        - i. **副靱帯**は，骨と骨をつなぎ，望まない方向への運動を制限することによって関節を安定させる。副靱帯には以下のものがある
            - a) **関節包靱帯**：関節包自体が厚くなる
            - b) **関節包外靱帯**：関節包の外側に位置
            - c) **関節包内靱帯**：関節包内に位置
        - ii. **関節円板**もしくは**関節半月**は関節腔の間に介在する。例として膝関節の外側半月と内側半月，および胸鎖関節の関節円板がある
        - iii. **筋と腱**は多くの関節には不可欠で重要である。例として肩関節における回旋筋腱板があり，上腕骨を支え関節窩内に維持する。また，膝関節における膝窩筋なども一例である
4. 構造およびどの程度の運動が可能かによる**滑膜性の連結の6種の亜分類**。可能な最小の運動量から最大の運動量に基づいて以下に列挙する
    - a. **平面関節**は単一平面のすべての方向に滑るような運動しかできない。よって，1軸関節である
        - i. 平面関節の関節表面は平坦もしくは少し弯曲しており，密な線維性の被膜によって運動は制限される
        - ii. 例：椎間関節（椎骨の関節突起の間の関節），手根間関節，手根中手関節，中手間関節，中足間関節，肩鎖関節
    - b. **蝶番関節**は屈曲と伸展のみが可能である。関節の骨に対して垂直の1つの軸の回りしか運動ができないので，蝶番関節は1軸関節のもう1つの例である
        - i. 屈曲が生じる面の関節包は薄く柔軟性があるが，外側にある側副靱帯によって強化されている
        - ii. 例：肘関節，膝関節，趾節間関節（足の趾節骨の間の近位と遠位の関節）
    - c. **車軸関節**は骨の長軸に沿った1つの軸のまわりに回旋運動が可能である。これも1軸関節である
        - i. 1つの骨が他の骨と靱帯により形成される輪の中で回旋する
        - ii. 例：近位橈尺関節，環軸関節（第1頸骨と第2頸椎の間の関節）
    - d. **臼状関節**は屈曲，伸展，外転，内転，および分回しが可能である（分回しは屈曲，伸展，外転，内転を組み合わせた運動である）
        - i. 互いに直角をなす2平面での運動が可能な卵形の面からなる。よって，これは**2軸関節**である
        - ii. この関節での回旋は関節面の形状からできない
        - iii. 例：手根関節，中手指節関節，中足趾節関節

- **e. 鞍関節**は屈曲，伸展，外転，内転，および分回しが可能である
  - **i.** 2軸であるが，関節面は半面凹半面凸である（一方の骨は鞍のような形で，もう一方は馬の背のような形である）
  - **ii.** 例：母指の手根中手関節
- **f. 球関節**は屈曲，伸展，外転，内転，分回し，および回旋が可能である
  - **i.** 多軸であり，球関節によりほぼ無限に近い軸での運動が可能である。球関節は他の型の関節よりも柔軟な運動が可能である
  - **ii.** 例：股関節，肩関節

D. 滑液包：可動性の構造物の間にあり，摩擦を減少させる滑膜の嚢
  1. 例：肩峰と棘上筋腱の間にある肩峰下包，および膝蓋靭帯を覆う膝蓋前滑液包
  2. 滑液鞘：関節を越える長い腱を囲む腱鞘。例：橈側と尺側の手根屈筋の滑液包

E. 関節の血管：関節は比較的血管に乏しい
  1. 一般に，血液は大きな血管の側枝から供給される
  2. 可動性のある関節は側副血管に囲まれ，四肢の位置にかかわらず関節周囲に血流が維持される吻合の仕組みがある

F. 関節の神経支配：血流とは対照的に，関節には感覚神経が豊富である
  1. 関節の主な感覚は深部感覚であり，それにより四肢の位置を認識できる
  2. 関節の痛覚はこの領域の大きな神経の枝によってもたらされる。よって，関節の痛みは関節を覆う皮膚や関節周囲の筋と関連する
  3. 関節の神経支配について銘記すべき要点は**ヒルトンの法則**である。関節を横断して作用する筋に分布する神経は，関節へ感覚神経の枝も必ず出す。したがって，例えば大腿神経は大腿四頭筋に筋枝を送るとともに膝関節に感覚枝も送る

※分回しと回旋の違いの証明：上腕を前方で一直線にして，指で（上腕全体を使って）空中に大きな円を描く。これが肩の分回しである。同じ上腕で，肘をまっすぐにしてねじ回しのように回す。これが肩の回旋である。また，中手指節関節も分回し（円を描くこと）が可能であるが，回旋はできない

索 引

和文索引

あ
アキレス腱 210
足 150
足首 237
足首の外側側副靭帯 237
足の疾患 244,245
足の先天的奇形 244
足の強い転位 170
足の骨 172-174
亜脱臼 28
圧の中心（COP） 250,251
アレンテスト 124
鞍関節 264

い
陰部神経 189,191-193
陰部大腿神経 152,153,157,187

う
烏口肩峰靭帯 86,131
烏口鎖骨靭帯 131
烏口上腕靭帯 129,131
烏口突起 73,83,86,93,131
烏口腕筋 83,95
運搬角 134

え
栄養動脈 168
会陰枝 152
腋窩 64,65,87,89
腋下陥凹 131
腋窩筋膜 68
腋窩静脈 71
腋窩神経 85,89,91,97,99
腋窩提靭帯 83
腋窩動脈 89,92-95,99
腋窩リンパ節 70,71
エルブ-デュシェンヌ麻痺 88
遠位 261
遠位横皺 115
遠位指節間関節 115,138,139
遠位指節間関節包 113
遠位列 79
円回内筋 95,100,102,105,107,109,143
円錐靭帯 129,131
円錐靭帯結節 73

お
横 261
横隔神経 89
横下腿筋間中隔 199
横筋間中隔 198
横脛腓靭帯 235
横上腕靭帯 129,131
黄色靭帯 21-23
横靭帯 20
横線 19
凹足 244,245
横足弓 243
横足根関節 239,240,242
横突間筋 40,45
横突間靭帯 22,23,25,27
横突起 10,11,13-17,23,25,165

横突棘筋 38
横突孔 11,13
横突肋骨窩 14,15,27
横突肋骨面 10
オドナヒューの"不幸の3徴候" 232

か
下 261
外 261
外果 151,171,175,203,205
回外 261
回外筋 101,102,106,107,109
外後頭隆起 3,35,37,39,40
外終糸 46,51,55
外傷性脱臼 230
灰色交通枝 191
回旋 42
回旋筋 38,45,84,86
回旋転位 28
外側 261
外側腋窩（上腕）リンパ節 70
外側縁 73
外側顆 167,171,205
外側下膝動脈 197,201,209
外側顆上稜 74,75,78
外側下腿部 151
外側滑液包 235
外側環椎後頭靭帯 20
外側胸筋神経 83,89
外側胸動脈 92,93,99
外側距踵靭帯 237
外側楔状骨 173-175,243
外側腱束 113,122
外側広筋 177-179,183,197,201,227,229,255
外側膝蓋支帯 179,227
外側縦足弓 243
外側上顆 74,75,77,78,97,135,167,171
外側上膝動脈 197,209
外側仙骨動脈 6
外側仙骨稜 18,19
外側前腕皮神経 66,67,69,95,99,101,102,105,111,117
外側足根動脈 213
外側足底筋膜 215
外側足底神経 152,153,157,211,215,217,218,220,221,260
外側足底動脈 209,215,217,218,220,221
外側側副靭帯 135,137,205,226,227,229,231,233,235
外側大腿回旋動脈 183,185,191,209,225
外側大腿筋間中隔 176,177
外側大腿皮神経 152,157,181,183,187
外側縦アーチ 174
外側腸骨回旋動脈 183
外側半月 226,229,231,233,235
外側皮枝 57
外側腓腹皮神経 152,153,157,197,199,201,209,257,259
外側肋横突靭帯 25-27
外腸骨静脈 179,181,183
外腸骨動脈 179,181,183,185
外腸骨リンパ節 159

外椎骨静脈叢 60,61
外転 261
回内 261
灰白交通枝 53,54
灰白交連 50,51
灰白質 47,50
外反 261
外反股 168
外反膝 234
外反踵足 244
外反尖足 244
外反足 245
外反母趾 244,245
外腹斜筋 5,6,33-35,37,57,83
外閉鎖筋 183,188,255
解剖学的嗅ぎタバコ入れ 64,65,107,112
解剖学的正位 261
解剖頸 74,75
蓋膜 20,21
外肋間筋 5,39,40,53
外肋間膜 53
下外側角 73
下外側上腕皮神経 66,67,69,97,147
下角 73
顆間窩 167
下関節突起 10,11,13,14,16,17
下関節面 16
顆間隆起 171
鉤足 245
鉤爪手 144
鉤爪趾 244
下肩甲下神経 89
下肩鎖靭帯 129
下後鋸筋 33-35,37,51
下行膝動脈 183,185,209
下甲状腺動脈 93
下行大動脈 59
下後腸骨棘 161,163
下肢 150,151,198,199
下肢伸展挙上テスト 256
下肢帯 164,165
下尺側側副動脈 98,99
荷重応答期（LR） 246,247
下縦靭帯 20,21
下伸筋支帯 205,212
下垂手 88,108,146
下垂足 206,252
下制 261
下前腸骨棘 161,163,165,223
鵞足 227
鵞足包 233,235
下腿筋膜 156,157,159,199
下腿骨間膜 234,235
肩関節 129-131
下恥骨靭帯 164
下椎骨切痕 10,14,17
滑液腱鞘 110
滑液鞘 204,206,217
滑液包 233,235,264
滑液包炎 162,234
滑車切痕 76
滑膜 129,222,225,226,229
滑膜性の関節 262
滑膜性の連結 263
下殿筋線 161
下殿神経 189-191,193,254

下殿動脈 189,191,225
下殿皮神経 4,152,157,193
可動域 42,43
下頭斜筋 39-41
下橈尺関節 137,138
下腓骨筋支帯 203,204
下腓骨支帯 237
下腹壁動脈 181,185
下肋骨窩 15,27
下肋骨面 10
感覚神経 4
ガングリオン 108
寛骨 3,160,167
寛骨臼 161,167
寛骨臼縁 161
寛骨臼横靭帯 222,223,225
寛骨臼切痕 161
寛骨臼の月状面 223
環軸関節 20,21
冠状 261
冠状靭帯 226
関節円板 129,131,263
関節窩 73
関節下結起 73
関節下突起 73
関節腔 263
関節上腕靭帯 129,131
関節唇 129,131,222,223,225
関節突起 59
関節内靭帯 25
関節軟骨 263
関節半月 263
関節包 131,229,237
関節包外靭帯 263
関節包靭帯 263
関節包内靭帯 263
環椎 7,12,13,21
環椎横靭帯 21
環椎後頭関節 20,21
環椎十字靭帯 21
貫通動脈 183,185,189,191,195,218,221,225
貫通皮神経 192,193
陥入爪 245

き
奇静脈 59
基節骨 79,81,173-175,243
基節骨頭 173
基節骨体 173
基節骨底 173
球関節 264
臼状関節 263
弓状膝窩靭帯 226,227,229
弓状線 163
弓状動脈 213
胸横筋 5,53
胸郭出口症候群 39,40
胸管 59
胸棘間筋 39,40
胸棘筋 35-37
胸筋筋膜 68,83
胸筋神経 90
胸肩峰動脈 83,92,93,99
胸骨 5
胸骨端 73
胸骨柄 131
胸最長筋 35-37,45

索 引

胸鎖関節　129-131
胸鎖乳突筋　33,34,41,45
胸神経　4,53-56
胸腸肋筋　35-37,45
強直性脊椎炎　28
胸椎　7-10,14,27
胸椎棘突起　9
胸背神経　33,34,89,91
胸背動脈　33,34,92-94,99
胸半棘筋　38-40,45
胸部弯曲　7
胸腰筋膜　30,31,33,34
胸腰腱膜　30
胸腰椎　42
胸肋靭帯　131
棘下窩　73
棘下筋　84,85,97
棘下筋の腱　86
棘下筋膜　5,6,31,33,34,57,84
棘間筋　40,45
棘間靭帯　22,23
棘筋　35,37
棘上窩　73
棘上筋　84,85,97
棘上筋の腱　86
棘上靭帯　22,23,25,165
棘突起　2,3,9-11,13-17,23
距骨　171-175,243
距骨下関節　236,240
距骨滑車　173,243
距骨体　173,243
距骨頚　73
距骨頭　173,175,243
距踵舟関節　236,240
距腿下関節　242
距腿関節　236,238,242
近位　261
近位横皺　115
近位指節間関節　115,138,139
近位橈尺関節　134
近位列　79
筋間中隔　198
筋性動脈　108
筋肉硬直　178,194
筋皮神経　89,91,95,98,99
筋膜　6,156

く

屈曲　42,261
屈曲溝　115
屈筋支帯　116
屈筋支帯　101,119,121,123,156,201,203
クモ膜　46,47,49,51,59,61
クモ膜下腔　46,47,49
クルムプケ麻痺　90

け

頸横動脈　6,33,34,93
頸回旋筋　39,40
頸棘筋　39,40
頸棘筋　36
脛骨　169,171
脛骨静脈　199
脛骨神経　190,191,193,195-197,199,201,203,208-210,215,217,218,221,254,259,260
脛骨神経の内側踵骨枝　260
脛骨粗面　151,171,179,205
脛骨体　171
脛骨の外側顆　151,171
脛骨の内側顆　151,171
頸最長筋　35-37,45
傾斜角　168
茎状突起　76,77
頸神経　4,53-56

頸神経叢　56
頸髄の神経無動作症　90
経仙骨孔麻酔　49
頸腸肋筋　35-37,45
頸椎　7-12,42
頸椎棘突起　9
頸半棘筋　38,45
頸板状筋　33-37,45,51
頸部弯曲　7
頸索　50,55
外科頸　74,75
外科頸骨折　74
楔状骨　172,175
月状骨　79-81,137
結節間溝　74,75
結節腫　108
結節性腰痛　30
血栓性静脈炎　156
肩関節可動域　130
肩関節腔　131
肩関節脱臼　132
肩甲回旋動脈　85,92-94,99
肩甲下窩　73
肩甲下筋　84,86
肩甲下筋の腱　86
肩甲下神経　91
肩甲下動脈　92,93,99
肩甲挙筋　31,33,34,45,85,94
肩甲棘　3,33,34,73,84,85,94
肩甲頚　73
肩甲骨　65,72,73,84
肩甲上神経　89,90
肩甲上動脈　93,94
肩甲切痕　73
肩甲背神経　34,89,90
肩甲背動脈　93,94
肩鎖関節　3,129-131
肩鎖関節腔　131
腱鞘　202,212
肩　64,65
肩峰　3,73,83-86,93,131
肩峰端　73
腱膜瘤　244
腱裂孔　182

こ

後　261
後腋窩(肩甲下)リンパ節　70
後外側溝　50,51
後外側脊髄静脈　60,61
後外椎骨静脈叢　61
岬角　19
後角　50,51,53
後下腿筋間中隔　199
後下腿部　151
交感神経　4
交感神経幹　53,59,187,191
交感神経節　5,53,59
後環椎後頭靭帯　20
後環椎後頭膜　20,21
後貫通枝　213
後弓　12,13
後胸鎖靭帯　129
後距踵靭帯　237
後距腓靭帯　237
後筋間中隔　198
広筋内転筋間中隔　179,183,185
項筋膜　30,31
後脛骨筋　199,200,203,209,218,259
後脛骨筋の腱　201,203,219,237,239
後脛骨静脈　199,201
後脛骨動脈　199,201,203,207,209,217,218,221

後脛腓靭帯　235,237
後結節　11,13
後骨間神経　107-109,147
後骨間動脈　99,101-103,105,107-109
後根　47,49,51,53,54
後根枝　53
後根静脈　61
後根神経節　47,49,51,53
後根動脈　49,59
後索　55
後坐骨孔　165
後枝　23,49,53,54
後十字靭帯　226,229,231
後縦靭帯　21-23,229
甲状頸動脈　93
鉤状突起　11,76-78
後上腕回旋動脈　85,92-94,97,99
後上腕皮神経　66,67,69,97,147
項靭帯　21,22
硬髄膜炎　48
後正中溝　50,51
後正中脊髄静脈　60,61
後脊髄動脈　49,58,59
後仙骨孔　18,19
後仙腸靭帯　23,164,165
後仙尾靭帯　165
後前腕皮神経　66,67,69,97,111,147
後大腿筋中隔　177
後大腿皮神経　152,157,189,191-193,195
後大腿部　151
後殿筋線　161
後頭下筋　41
後頭下三角　41
後頭下神経　21,41
後頭直筋　39,40
後頭動脈　6,41
鉤突窩　74,75,77,78
後内椎骨静脈叢　61
広背筋　2,5,6,31-34,45,57,83,84
後半月大腿靭帯　229,231
後腓骨頭靭帯　235
後腓骨動脈　215
後皮枝　57
硬膜　46,47,49,51,55,59,61
硬膜外麻酔　48
硬膜下腔　46,47
硬膜上腔　46,47
硬膜嚢　48,49,51
肛門挙筋への神経　191
後弯症　8
股関節　167,222-225
股関節痛　178
腰　150
骨化　72,74,76,80,160,166,169,172
骨縁　77,171
骨間距踵靭帯　237
骨間筋　122,239,260
骨間手根間靭帯　137
骨間仙腸靭帯　164
骨間膜　135,137,199,203,231
骨結合　262
骨端板　263
骨軟化症　29
骨盤　19
骨盤帯　150
骨盤内臓神経　191
骨盤の回旋　246
骨盤の傾斜　246
固有指神経　128
固有掌側指神経　113,117,119,121,126-128,143,145
固有掌側指動脈　113,119,121,123,125
固有底側趾(指)神経　215,217,218

固有底側趾(指)動脈　217,218,220,221
固有背側指動脈　123,125
コーレス骨折　78
根糸　51
根静脈　60

さ

載距突起　172,173,175,243
最上胸動脈　92,93,99
最長筋　35,37,51
最内肋間筋　5,53
鎖骨　3,65,72,73,131
坐骨　160
鎖骨下筋　82,131
鎖骨下筋神経　89,91
鎖骨下動脈　92-94
鎖骨間靭帯　129,131
鎖骨胸筋筋膜　68,83
坐骨棘　161,163,165,189,191,193,223
坐骨結節　3,151,161,163,165,189,191,193,195,223
鎖骨骨折　72
坐骨枝　161,163
鎖骨上神経　66,67,69
坐骨神経　177,189-191,193,195,254,257,259
坐骨神経痛　192
坐骨体　161,163
坐骨大腿靭帯　222,223
坐骨恥骨枝　161,163
猿手　141
三角筋　5,6,33,34,57,82-85,95,97
三角筋胸筋三角　64,83
三角筋粗面　74,75
三角骨　79-81,137
三角靭帯　237

し

軸椎　7,12,13,21
趾(指)腱膜　212
示指伸筋　106,107,109
歯歯槽関節　262
示指橈側動脈　123-125
矢状　261
歯状靭帯　47-49,59
耳状面　18,19,163
指節間関節　136,139,140
趾(指)節間関節　238,239
指節骨　65,79,80
趾(指)節骨　172,175
趾節骨骨折　174
歯尖靭帯　20,21
支帯動脈　225
膝　150
膝横靭帯　226,229,231
膝窩　151,196,197
膝蓋下滑液包炎　234
膝蓋下滑膜ヒダ　226,229
膝蓋下脂肪体　229
膝蓋腱反射　170
膝蓋骨　151,167,169,171,179,227
膝蓋骨骨折　170
膝蓋支帯　156
膝蓋上包　229,233
膝蓋靭帯　179,205,226,227,229,233
膝蓋前滑液包炎　234
膝蓋前皮下包　233
膝窩筋　197,200,201,203,227,235,259
膝窩筋の腱　229,231,233
膝窩筋膜　156
膝窩静脈　155,159,195-197,201
膝窩動脈　195-197,201,203,209

和文索引

膝窩嚢　233
膝窩嚢胞　232
膝窩面　167
膝窩リンパ節　158,159
膝関節　226-231,233,235,246
膝関節筋　229
膝関節動脈網　197
膝関節の滑膜　235
歯突起　12,13
歯突起窩　13
指背腱膜　110,113,122
趾(指)背腱膜　213,219
斜　261
尺側手根屈筋　100-102,105,107,109,145
尺側手根屈筋の腱　137
尺側手根伸筋　106,107,109,147
尺側神経　67
尺側反回動脈　99,105
尺側皮静脈　68,69,71,111
斜索　135
車軸関節　263
斜膝窩靭帯　226,227,229
尺骨　65,75,76
尺骨神経　66,69,89,97-99,101,102,104,105,107,109,126,144,145
尺骨神経の分布域　145
尺骨切痕　76
尺骨粗面　76,77
尺骨頭　76
尺骨動脈　98,99,101-103,105,123,125
縦　261
十字形の吻合　224
十字靭帯　20
舟状骨　79-81,137,172-175,243
舟状骨結節　79,137
舟状骨粗面　151
縦靭帯　47
手根管　80
手根間関節　136
手根管症候群　142
手根関節溝　115
手根骨　65,79,80
手根中央関節　137
手根中手関節　136,137,139,140
種子骨　79,81,173,175
手指の屈曲溝　114
手掌　119,121,261
手掌腱膜　101,116-119
手掌単一屈曲線　118
手掌中央隙　116
手掌の屈曲溝　114
手掌の皮神経　116
手背指静脈　111
手背指神経　111
手背静脈網　69,110,111
手背中手静脈　111
手背動脈弓　113,125
手背の血管　110
手背の皮神経　110
手背のリンパ管　110
手背皮枝　126
上　261
上腕窩リンパ節　70
上縁　73
小円筋　84,85,97
小円筋の腱　86
上外側上腕皮神経　66,67,69,97
上角　73
上関節突起　10,11,14,16,17,19
上関節面　10,11,13,14,16,19
小胸筋　71,82,83,93
小結節　73-75,86,131
小結節稜　75
上肩甲横靭帯　131
上肩甲下神経　89
上肩鎖靭帯　129

上後鋸筋　35,37,51
上項筋　39,40
上項線　3,33-35,37
上後腸骨棘　2,3,151,161,163,165
小後頭神経　41
小後頭直筋　39-41
踵骨　171-175,243
掌骨間筋　122
踵骨筋　201,205
踵骨腱　201,203
踵骨骨折　174
踵骨中足骨靭帯　215
小骨盤　162
踵骨隆起　151,172-175,215,217,218,243
踵骨隆起外側突起　173,217
踵骨隆起内側突起　173,217
小坐骨結節　163
小坐骨孔　164,165
小坐骨切痕　161
上肢　64
小指外転筋　112,113,119-121,145
小趾(指)外転筋　216-218,221,239,260
小指球　115
小指球隆起　65
小指屈筋　121
小趾(指)屈筋の腱　239
小歯状突起　48
小指伸筋　106,107,109,147
小指対立筋　120,121,145
上尺側側副動脈　98,99,107,109
上縦靭帯　20,21
踵舟靭帯　237
上伸筋支帯　205,212
小深背筋　40
踵接地　251
上前腸骨棘　151,161,163,165,179,181
上双子筋　188,189,191,193
踵足　244,245
掌側　261
掌側骨間筋　113,120,145
掌側指神経　117
掌側手根靭帯　101,121,123
掌側手根中手靭帯　137,139
掌側手根動脈弓　121,123
掌側靭帯　139
掌側中手関節　139
掌側中手靭帯　137
掌側中手動脈　121,125
掌側橈骨手根靭帯　137
掌側橈尺靭帯　137
上恥切痕　164
上椎切痕　10,14,16,17
小殿筋　188,189,191,193,252
小転子　167,223
上殿神経　189-191,193,254
上殿動脈　189-191
上殿皮神経　5,56,57,152,157
上頭斜筋　39-41
上突起　14
上腓骨筋支帯　201,203-205,212,237
掌皮枝　126
踵腓靭帯　237
小伏在静脈　155,157,159,195,197,199,201,211
上腹壁動脈　185
静脈移植　156
静脈血栓症　156
静脈穿刺　68,156
静脈瘤　156
踵離地直前　251
踵立方関節　236
踵立方靭帯　237
小菱形筋　33,34,45,94

小菱形骨　79-81,113,137
上肋横突靭帯　25-27
上肋骨窩　15,27
上肋骨面　10
上腕　64,65
上腕筋　95,101,102
上腕筋膜　68,69
上腕骨　65,74,75
上腕骨外側上顆炎　108
上腕骨滑車　74,75,77,78
上腕骨骨幹部骨折　74
上腕骨骨折　96
上腕骨小頭　74,75,77,78
上腕骨頭　73-75,131
上腕三頭筋　83,85,95,97,107,147
上腕静脈　71
上腕深動脈　85,93,94,97-99
上腕動脈　89,93-95,98,99,101,102,105
上腕二頭筋　83,95,101
上腕二頭筋腱鞘　131
上腕二頭筋腱膜　96,101
上腕二頭筋長頭　96
上腕二頭筋長頭腱　96
上腕二頭筋反射　96
上腕のリンパ管　70
深　261
深横中手靭帯　121,139,239
伸筋支帯　107,109,110,112,113,156,206
深筋膜　6,68
深指屈筋　102,143,145
深膝蓋下滑液包炎　234
深膝蓋下包　233
深掌動脈弓　121,123-125
シンスプリント　206
深足底動脈　213
深鼠径リンパ節　158,159,181
靭帯結合　262
深腸骨回旋動脈　185
伸展　42
深背筋　36,37,39,40
深腓骨神経　152,153,157,199,205,209,213,257
深部手掌筋膜　116
深リンパ管　70,158

す

髄核　22,23
垂直軸　130
水平　261
水平軸　130
髄膜　46
髄膜炎　48
髄膜脊髄瘤　52
髄膜瘤　52
スプリング靭帯　237,239
スミス骨折　78

せ

正中　261
正中溝　2
正中神経　66,67,69,89,95,98,99,101,102,104,105,119,121,126,127,141-143
正中神経障害　128
正中神経の反回枝　121,122,126-128,143
正中神経の分布域　143
正中線　261
正中仙骨稜　2,9,18,19
脊髄　47,49,51,53,58,59,61
脊髄円錐　49,50,51,55
脊髄空洞症　52
脊髄硬膜　47,53-55
脊髄(後根)神経節　51,54

脊髄切断　52
脊髄造影法　48
脊髄分節　54
脊髄麻酔　48
脊柱　7-9,28,42
脊柱管　8
脊柱起立筋　2,33-37,51
脊柱後弯　28
脊椎すべり症　28,29
脊椎軟化症　28
脊椎分離症　28,29
接地初期(IC)　246,247
浅　261
前　261
線維性の関節　262
線維軟骨結合　263
線維輪　22,23,27
前陰嚢神経　157
前腋窩(胸筋)リンパ節　70
前縁　171
浅横中手靭帯　116
浅横中足靭帯　215
浅外陰部静脈　157
浅外陰部動脈　181,185
浅外果動脈　213
前外側脛骨結節　151
前外側溝　50,51
前外側脊髄静脈　60,61
前椎骨静脈叢　61
前角　50,51,53
前下腿骨間中隔　199
前下腿部　151
前滑液包　233
前関節面　12,13
前環椎後頭靭帯　20
前環椎後頭膜　20,21
前貫通枝　213
前弓　12,13
前胸鎖靭帯　129,131
前鋸筋　33,34,82,83,90
仙棘靭帯　164,165
前距腓靭帯　237
前筋間中隔　198
浅筋膜　6,156
前脛骨筋　199,204,205,209,227,257
前脛骨筋の腱　205,213,219,237,239
前脛骨静脈　199
前脛骨動脈　199,203,207,209,213
前脛腓靭帯　235,237
前結節　11,13
仙結節靭帯　164,165,189,191,193
仙骨　3,7,17,18
仙骨神経　54
仙骨管　18,49
前骨間神経　102,104,105,143
前骨間動脈　99,101-103,105
仙骨岬角　18
仙骨神経　4,53,55,56
仙骨神経叢　56,152,190-192
仙骨尖　18,19
仙骨粗面　18
仙骨底　19
仙骨翼　19,165
仙骨裂孔　19,165
前根　47,49,51,53,54
前根枝　53
前根静脈　61
前根動脈　59
潜在二分脊椎　52
前索　50
前枝　23,49,53,54
浅指屈筋　100-102,143
前斜角筋　93
前十字靭帯　226,229,231
前縦靭帯　22,23,165
浅手掌隙　119

浅掌動脈弓　119,123-125
前上腕回旋動脈　92-95,99
前正中溝　51
前正中脊髄静脈　60,61
前正中裂　50
前脊髄動脈　58,59
前仙骨孔　18,19,165
前仙腸靱帯　164,165
前仙尾靱帯　165
尖足　244,245
浅鼠径リンパ節　158,159
前大腿部　151
仙腸関節　164
浅腸骨回旋静脈　157
浅腸骨回旋動脈　181,185
仙腸靱帯　164
仙椎　7,9
前殿筋線　161
前頭　261
前内果動脈　213
前内椎骨静脈叢　61
浅背筋　32,33
仙尾関節　164
浅腓骨神経　152,153,157,199,205, 209-213,257
前腓骨頭靱帯　235
仙尾部弯曲　7
浅腹壁静脈　157
浅腹壁動脈　181
前遊脚期(PSW)　246,247
浅リンパ管　70,158,159
前腕　64,65
前腕筋膜　68,69
前腕後面の筋　107
前弯症　8
前腕正中皮静脈　68
前腕の動脈　105
前腕の骨　76-78
前腕のリンパ管　70

そ

爪甲鉤弯症　245
総骨間動脈　99,101-103,105
総指伸筋　106,107,109,147
総掌側指神経　119,126,127,143, 145
総掌側指動脈　119,123-125
総腸骨静脈　179,181,183
総腸骨動脈　179,181,183,191
総底側(指)神経　217,221
総底側(指)動脈　217,218,221
総腓骨神経　190,191,193,195,196, 201,203,205,208,209,227,254,257, 259
僧帽筋　2,5,6,31-34,45,57,84
側角　50,51,53
足関節　150,236,237
足弓　242,243
側屈　42
足根中足関節　236,239
側索　50
足趾　241
足趾離地　251
足底　261
足底筋　197,199-201,203,235,259
足底筋膜　215
足底腱膜　214,217,218,221
足底接地　251
足底動脈弓　218,220,221
足底の筋　216
足底の血管と神経　220
足底の神経　221
足底の動脈　221
足底の皮神経　214
足底部　151
足底方形筋　203,216-218,221,260
足背　211-213

足背静脈弓　155,157,211
足背動脈　209,212,213
足背部　151
側副血管　264
側副血行路　94
側副靱帯　122,139,237
側弯症　8
鼠径靱帯　151,157,179-181,255
鼠径部の損傷　182
鼠径リンパ節　158
粗線　167
足根骨　172
足根洞　172

た

第1指背側骨間筋　121
第1中足趾節関節　240
第1虫様筋　119,143
第1の弯曲　7
第1背側骨間筋　113
第1肋間神経　89
第2仙椎　2
第2虫様筋　143
第2の弯曲　7
第3胸椎　2
第3後頭神経　5,41,57
第3虫様筋　145
第3腓骨筋　204,205,212,213,257
第3腓骨筋腱　205,212,213,257
第4虫様筋　145
第4腰椎　2
第5中足骨粗面　151,212
第7胸椎　2
大円筋　5,6,33,34,57,84,85,93,97
大胸筋　71,82,83,95
大結節　3,73-75,86,131
大結節稜　75
大後頭神経　5,21,41,56,57
大後頭直筋　39-41
大骨盤　162
大根動脈　58
大坐骨結節　163
大坐骨孔　164,165
大坐骨切痕　161
大腿　150
大腿管　180,181
大腿筋膜　156,157,159,176,177, 181
大腿筋膜張筋　179,188,189,191, 193
大腿骨　166,167,171
大腿骨解剖頸　166
大腿骨頸　167
大腿骨頸部骨折　166,168,224
大腿骨外科頸　166
大腿骨体　167,171
大腿骨頭　167,223
大腿骨頭壊死　168
大腿骨頭窩　167
大腿骨頭靱帯　222,223
大腿の外側上顆　151
大腿の内側上顆　151
大腿三角　150,180,181
大腿四頭筋　178,179,188,233
大腿四頭筋の腱　227
大腿四頭筋麻痺　178,252
大腿鞘　180,181
大腿静脈　157,177,179,181,183, 184
大腿神経　152,157,179,181,183, 185-187,254,255
大腿深静脈　177
大腿深動脈　177,179,183-185, 191,225
大腿直筋　177-179,183,185,255
大腿動脈　177,179,181,183-185, 191,225

大腿二頭筋　177,189,193-195,197, 201,203,227,257,259
大腿二頭筋の腱　205,227,233,235
大腿の後区画　177
大腿の前区画　177
大腿の内側区画　177
大腿ヘルニア　180
大腿方形筋　189,191,193
大腿方形筋神経　190,191,193
大腿輪　180
大殿筋　188,189,191,193,195
大殿筋麻痺　252
大転子　3,151,167,223
大内転筋　177,179,182,183,185, 195,255,259
大伏在静脈　155,157-159,177, 181,199,211
大腰筋　178,179,181,183,255
大菱形筋　33,34,45,85,94
大菱形骨　79-81,113,137
大菱形骨結節　79,137
ダウン症候群　118
脱臼　29,224
多裂筋　38-40,45
短回旋筋　38
単脚支持　247
短趾(指)屈筋　216-218,221,260
短趾(指)屈筋の腱　217,218
短趾(指)伸筋　205,211,212,213, 257
短趾(指)伸筋の腱　213
短掌筋　117,119,145
短小指屈筋　119,120,145
短小趾(指)屈筋　216-218,221,260
短足底靱帯　237,239
短橈側手根伸筋　101,106,107, 109,147
短橈側手根伸筋の腱　113
短内転筋　177,182,183,185,255
短腓骨筋　199,203-205,212,257
短腓骨筋の腱　201,203,205,218, 219,237,239
短母指外転筋　119-121,143
短母指屈筋　119-121,123,143
短母趾(指)屈筋　216,218,221,260
短母趾(指)屈筋腱の外側頭　239
短母趾(指)屈筋腱の内側頭　239
短母指伸筋　106,107,109,147
短母趾(指)伸筋　205,211-213,257
短母趾(指)伸筋の腱　213
短肋骨挙筋　39

ち

恥骨　160
恥骨下枝　161,163
恥骨間関節　164
恥骨筋　179,181-183,255
恥骨筋線　167
恥骨結合　165
恥骨結合面　163
恥骨結節　161,163,181
恥骨櫛　163
恥骨上枝　161,163
恥骨体　161,163
恥骨大腿靱帯　222,223
恥骨隆起　163
恥骨稜　181
中央腱束　113,122
中央矢状　261
肘窩　65
中間楔状骨　173-175,243
肘関節　134,135
中間広筋　177-179
中間仙骨稜　18
肘筋　97,106,107,109,147
中膝動脈　197,209
中手間関節　136,137

中手骨　65,79-81,137
中手指節関節　112,115,136,138- 140
中掌側縁　115
中心腋窩リンパ節　70
中心管　50,51
肘正中皮静脈　68,69,71,96
中節骨　79,81,173-175,243
中足骨　172-175,203,243
中足骨骨折　174
中足骨体　173
中足骨底　173
中足骨頭　173
中足趾節関節　236,240
中側副動脈　97-99,107,109
中殿筋　188,189,191,193,252
中殿皮神経　5,56,57,152,157
肘頭　76-78,97,107,109,147
肘頭窩　74,75,77
肘頭皮下包　135
肘内障　134
虫様筋　113,120,122,216-218, 221,260
長回旋筋　38-40
聴覚三角　32
長胸神経　89,90
腸脛靱帯　156,177,179,189,191, 195,197,205,227,229
腸骨　160
腸骨窩　163,165
腸骨下腹神経　152,157,187
腸骨筋　178,179,181,183,255
腸骨結節　151,161
腸骨鼠径神経　152,157,187
腸骨体　161,163
腸骨大腿靱帯　222,223
腸骨稜　2,3,5,6,33-35,37,39,40,57, 151,161,163,165
長趾(指)屈筋　199,200,203, 209,217,259
長趾(指)屈筋の腱　201,203, 217,218,221,239
長趾(指)伸筋　199,204,205, 209,212,227,257
長趾(指)伸筋の腱　205,212,213
長掌筋　100-102,117,143
聴診三角　33,34
長足底靱帯　204,219,237,239
腸恥線　163
蝶番関節　263
長橈側手根伸筋　101,106,107, 109,147
長内転筋　177,179,181-183,185, 255
長腓骨筋　199,203-205,209,212, 227,257
長腓骨筋腱溝　172,173
長腓骨筋の腱　201,203,205,218, 219,237,239
長母指外転筋　106,107,109,147
長母指外転筋の腱　112
長母指屈筋　101,102,143
長母趾(指)屈筋　199,200,203, 218,259
長母趾(指)屈筋腱溝　172,173
長母趾(指)屈筋の腱　201,203,217, 221,239
長母指伸筋　106,107,109
長母趾(指)伸筋　199,204,205,257
長母趾(指)伸筋の腱　205,212,213
腸腰関節　164
腸腰筋　178,179,181,183
腸腰靱帯　23,165
腸肋筋　35,37,51
長肋骨挙筋　39

和文索引

つ
椎間円板 11,15,17,22,23,27,49
椎間関節 11,17,22
椎間結合 22
椎間孔 9,11,15,17,23
椎間静脈 60,61
椎間板ヘルニア 24
椎弓 10
椎弓根 10,11,14-17,23
椎弓切除術 52
椎弓板 10,11,13-17,23,25
椎孔 10,11,13
椎骨 10,16
椎骨動脈 21,41
椎切痕 10
椎体 9-11,14,16,17,27
椎体静脈 61
椎体動脈 49
つち状足趾 244,245
爪 245

て
手 64,65,112,113
底側骨間筋 216,219
底側趾(指)神経 211
底側趾(指)動脈 215
底側踵舟靱帯 237,239
底側踵立方靱帯 239
底側靱帯 239
底側足根中足靱帯 239
底側中足靱帯 239
底側中足動脈 215,217,218,221
手首 113
手と指の関節 139
テニス肘 108
手の血管 123
手の神経 127,128
手の動脈 123,125
手の皮神経 111,117
デュピュイトラン拘縮 118
デルマトーム 66,67,153,154
殿筋筋膜 191,193
殿筋腱膜 189
殿筋粗面 167
殿筋麻痺歩行 192
殿溝 151
転子窩 167
転子下骨折 166
転子間線 167,223
殿部 151
殿部神経 153
殿部の筋 188,189
殿部の血管 190
殿部の動脈 191
殿裂 151

と
頭回施筋 39,40
豆鉤靱帯 137
橈骨 65,76
橈骨窩 74,75,77
橈骨頭 77,78
橈骨手根関節 136-138
橈骨神経 66,67,69,85,89,97-99,
101,102,104,108,126,146,147
橈骨神経溝 74,75
橈骨神経障害 108
橈骨神経の分布域 147
橈骨切痕 76,77
橈骨粗面 77,78
橈骨頭 77,78
橈骨動脈 98,99,101-103,105,107,
109,124
橈骨輪状靱帯 135
頭最長筋 36,41,45

橈尺関節 133,136
豆状骨 79-81,101,102,137
橈側手根屈筋 100,101,102,143
橈側縦皺 115
橈側側副動脈 97-99
橈側反回動脈 99,101,102,105
橈側皮静脈 68,69,71,83,111
頭半棘筋 35,38-41,45
頭板状筋 33-37,41,45,51
頭半直筋 37
頭部 44
トレンデレンブルグ徴候 192,
252,253

な
内 261
内陰部動脈 189-191
内果 151,171,175,203,205
内胸動脈 93
内骨膜 47
内終糸 48,49,51,55
内層の滑膜 263
内側 261
内側縁 73
内側顆 167,171
内側大腿回旋動脈 225
内側下膝動脈 197,201,209
内側顆上稜 74,75,78
内側胸筋神経 83,89
内側楔状骨 173,175,243
内側広筋 177-179,183,227,229,
255
内側膝蓋支帯 179
内側膝蓋靱帯 227
内側縦足弓 243
内側上顆 74,75,77,78,135,167,171
内側上顆骨折 74
内側上膝動脈 197,209
内側上腕筋間中隔 101,107,109
内側上腕皮神経 67,69,89,99
内側前腕皮神経 66,67,69,89,99,
101,102,105,111,117
内側足根動脈 213
内側足底筋膜 215
内側足底神経 152,153,157,211,
215,217,218,220,221,260
内側足底動脈 209,215,217,218,
220,221
内側側副靱帯 135,137,226,227,
229,231,235
内側大腿回旋動脈 183,185,191
内側大腿筋間中隔 176,177
内側大腿部 151
内側縦アーチ 173
内側半月 226,229,231,235
内側腓腹皮神経 153,157,197,199,
201,209,259,260
内腸骨静脈 179,181,183
内腸骨動脈 179,181,183,191
内椎骨静脈叢 60,61
内転 261
内転筋管 177,179,180,183
内転筋結節 151,167
内転筋腱裂孔 195,197
内反 261
内反股 168
内反膝 234
内反踵足 244
内反尖足 244,245
内反足 244,245
内腹斜筋 35,37
内閉鎖筋 188,191,193
内閉鎖筋神経 189-191,193
内肋間筋 5,53
軟骨結合 263
軟膜 46-49

軟膜炎 48

に
二足歩行 246,248,250
二分靱帯 237
二分脊椎 52
乳頭突起 16

ね
ネラトン線 150
捻挫 241

の
脳脊髄液 49
囊胞性二分脊椎 52

は
背筋 44
背筋(後) 261
背側距舟靱帯 237
背側楔舟靱帯 237
背側腱膜下腔 112
背側骨間筋 113,120,122,145,211,
213,219
背側趾(指)静脈 157,211
背側指神経 113,127,128,147
背側趾(指)神経 157
背側指動脈 113,125
背側趾(指)動脈 212,213
背側尺骨手根靱帯 137
背側手根間靱帯 137
背側手根中手靱帯 137
背側手根動脈網 110,123
背側踵立方靱帯 237
背側足根中足靱帯 237
背側中手静脈 69
背側中手靱帯 137
背側中手動脈 113,124,125
背側中足静脈 155,157,211
背側中足靱帯 237
背側中足動脈 213
背側橈骨結節 77
背側橈骨手根靱帯 137
背側橈尺靱帯 137
背側立方舟靱帯 237
背部 2
薄筋 177,179,182,183,195,197,
201,227,255
薄筋の腱 227,235
白交通枝 53,54
白質 47,50
馬尾 49,51
馬尾神経 51
馬尾麻酔 48
バビンスキー反射 214
ハムストリングス 249
反回骨間動脈 99,107,109
半関節 262
半棘筋 39,40
半棘筋群 38
半腱様筋 177,189,194,195,197,
201,227,259
半腱様筋の腱 235
板状筋 36,45
ハンター管 180
ハンマー型 244,245
半膜様筋 177,189,194,195,197,
201,259
半膜様筋の腱 203,227,229
半膜様筋の停止腱 235
半膜様筋の停止腱下の滑液包
235

ひ
皮下滑液包 233
ビゲロウのY靱帯 222
腓骨 169
尾骨 3,7,18
腓骨筋滑車 172
腓骨筋支帯 156
腓骨頭 151,171
尾骨傷害 18
尾骨神経 53-56
尾骨靱帯 46
腓骨体 171
尾骨痛 18
腓骨頭 151,171,203
腓骨動脈 199,203,207,209,213,
215,221
腓骨の頸部骨折 170
膝の検査における3つのC 232
皮静脈 68,69
皮神経 4,5,66,67
腓側交通枝 209,257,259
尾椎 9,19,51
ひとまたぎ 246
腓腹筋 197,199-201,203,205,227,
233,235,259
腓腹筋頭下の滑液包 235
腓腹筋麻痺 252
腓腹交通枝 157
腓腹静脈 201
腓腹神経 152,153,157,209,211-
213,215,257,259,260
腓腹動脈 201,209
皮膚分節 2,3,66,67,153,154
ヒラメ筋 197,199-201,203,205,
227,252,259
ヒラメ筋線 171
ヒラメ筋の腱弓 203
ヒルトンの法則 264

ふ
伏在神経 152,153,157,177,179,
183,187,199,205,209,211,213,215,
255
伏在裂孔 156,157
副神経 33,34
副靱帯 263
腹側(前) 261
副半奇静脈 59
副伏在静脈 157
不動関節 262
分界線 165

へ
閉鎖管 165
閉鎖孔 161,163
閉鎖溝 163
閉鎖神経 152,157,183,186,187,
254,255
閉鎖動脈 185,186,223,225
閉鎖膜 164,165,223
平面関節 263
ベーカー囊胞 232
壁側胸膜 5,53
扁平足 242,244,245

ほ
方形回内筋 101,102,121,143
方形結節 167
縫合関節 262
縫工筋 177-179,181,183,185,197,
201,205,227,255
縫工筋の腱 227,235
放射状靱帯 25,27
牧師の膝 234

は

歩行　246,248,250
歩行周期　246
母指外転筋　119
母趾(指)外転筋　216-218,221,260
母趾(指)外転筋の腱　239
母指球　115
母指球隙　116
母指球の区画　120
母指球隆起　65
母指主動脈　123-125
母指対立筋　119-121,123,143
母指内転筋　120,121,123,145
母趾(指)内転筋　216,218,239,260
ポット骨折　170,241
ポパイ奇形　96

ま

末節骨　79,81,173-175,243
末節骨粗面　173
末節骨体　173
末節骨底　173
松葉杖麻痺　88
マリー−シュトリュンペル病　28
マレット型　244,245

む

むち打ち　28

ゆ

遊脚終期(TSW)　246,247
遊脚初期(ISW)　246,247
遊脚相　246-248
遊脚中期(MSW)　246,247
有鉤骨　79-81,113
有鉤骨鉤　79,102,137
有痛弧症候群　132
有頭骨　79-81,113,137
指の線維鞘　116,117,119,121,139

よ

腰外側横突間筋　39,40
腰棘間筋　39,40
腰最長筋　45
腰三角　32-34
腰神経　4,53-56
腰神経叢　56,152,187
腰仙関節面　18
腰仙骨神経幹　191
腰仙膨大　50
腰仙連結面　19
腰腸肋筋　35-37,45
腰椎　7-9,16,17,23
腰椎棘突起　9
腰椎穿刺　48,49
腰椎槽　46,49
腰椎麻酔　49
腰動脈　6
腰部弯曲　7
腰膨大　55
翼状肩甲骨　90
翼状靭帯　20,21
翼状ヒダ　229

ら

らせん骨折　170

り

梨状筋　188,189,191,193
梨状筋神経　191,192
立脚終期(TST)　246,247
立脚相　246-248
立脚中期(MST)　246,247
立方骨　172-175,243
隆椎　3,12
両脚支持　247
菱形筋　31
菱形靭帯　129,131
菱形靭帯線　73
輪帯　223,225

れ

裂溝　50
裂孔靭帯　181

ろ

肋横突関節　26,27
肋横突靭帯　26,27
肋鎖靭帯　83,129,131
肋鎖靭帯圧痕　73
肋椎関節　25,27
肋下神経　56
肋間上腕神経　66,67,69
肋間神経　56,59,66
肋間動脈　6,59
肋骨　2,3,25
肋骨烏口筋膜　83
肋骨烏口靭帯　83
肋骨窩　14
肋骨挙筋　39,40,45
肋骨頸　27
肋骨の運動　26

わ

鷲手　144
弯曲足　245
腕尺関節　133
腕神経叢　56,87-89,93,99,143,145,147
弯足　244
腕橈骨筋　95,101,102,105,-107,109,147

欧文索引

数字

1st dorsal interosseous muscle　121
1st interocostal nerve　89
1st lumbrical muscle（muscles）　119,143
2nd lumbrical muscles　143
2 軸関節　263
3rd lumbrical muscles　145
3rd occipital nerve　41
4th lumbrical muscles　145

A

Abductor digiti minimi muscle　112, 113,119,121,145,217,218,221,239, 260
Abductor hallucis muscle　217,218, 221,260
Abductor hallucis tendons　239
Abductor pollicis brevis muscle　119,121,143
Abductor pollicis longus muscle　107,109,147
Abductor pollicis longus tendon　112
Abductor pollicis muscle　123
Accessory hemiazygos vein　59
Accessory nerve　33,34
Accessory saphenous vein　157
Acetabular labrum　223,225
Acetabular notch　161
Acetabulum　161,167
Acromial end　73
Acromioclavicular joint　3,131
Acromioclavicular joint cavity　131
Acromion　3,73,83-86,93,131
Adductor brevis muscle　177,183, 185,255
Adductor canal　177,179,183
Adductor hallucis　239
Adductor hallucis muscle　218,260
Adductor hiatus　195,197
Adductor longus muscle　177,179, 181,183,185,255
Adductor magnus muscle　177,179, 183,185,195,255,259
Adductor pollicis muscle　119,121, 123,145
Adductor tubercle　151,167
Ala　19
Ala of sacrum　165
Alar folds　229
Alar ligament　21
Allen test　124
Anatomical neck　75
Anatomical snuffbox　65,107
Anconeus muscle　97,107,109,147
Anserine bursa　235
Antebrachial fascia　69
Anterior arch　13
Anterior articular facet　13
Anterior atlanto-occipital membrane　21
Anterior border　171
Anterior bursae　233
Anterior circumflex humeral artery　93,95,99
Anterior compartment of thigh　177
Anterior cruciate ligament（ligaments）　229,231
Anterior external vertebral venous plexus　61
Anterior gluteal line　161
Anterior horn　51,53

Anterior inferior iliac spine　161,163,165,223
Anterior intermuscular septum　199
Anterior internal vertebral plexus　61
Anterior interosseous artery　99, 101,102,105
Anterior interosseous nerve　102, 105,143
Anterior lateral malleolar artery　213
Anterior lateral spinal vein　61
Anterior leg　151
Anterior ligament of the fibular head　235
Anterior longitudinal ligament　23, 27,165
Anterior medial malleolar artery　213
Anterior median spinal vein　61
Anterior median sulcus　51
Anterior perforating branches　213
Anterior radicular artery　59
Anterior radicular vein　61
Anterior ramus　49,53
Anterior root　47,49,51,53
Anterior rootlet　53
Anterior（pelvic）sacral foramina　19,165
Anterior sacrococcygeal ligament　165
Anterior sacroiliac ligament　165
Anterior scalene muscle　93
Anterior scrotal branch　157
Anterior spinal artery　59
Anterior sternoclavicular ligament　131
Anterior superior iliac spine　151, 161,163,165,179,181
Anterior talofibular ligament　237
Anterior thigh　151
Anterior tibial artery　199,203,209, 213
Anterior tibial vein　199
Anterior tibiofibular ligament　235, 237
Anterior tubercle　11,13
Anterolateral sulcus　51
Anterolateral tibial tubercle　151
Anular ligament of radius　135
Anulus fibrosus　22,23
Apex of sacrum　19
Arachnoid　47
Arachnoid mater　49,51,59,61
Arcuate artery　213
Arcuate line　163
Arcuate popliteal ligament　227,229
Arm　65
Articular disc　131
Articular facet for dens　13
Articularis genu muscle　229
Ascending cervical artery　93
Atlas　7,21
Auricular surface　19,163
Axilla　65
Axillary artery　89,93-95,99
Axillary nerve　85,89,97,99
Axillary nodes　71
Axillary recess　131
Axillary vein　71
Axis　7,21
Azygos vein　59

B

Babinski sign　214
Baker Cyst　232
Base of sacrum　19
Basilic vein　69,71,111
Basivertebral vein（veins）　49,61
Biceps brachii muscle　83,95,101
Biceps brachii tendon　95,101
Biceps femoris muscle　177,189, 193,195,197,201,227,257,259
Biceps femoris tendon　203,227, 233,235
Biceps tendon sheath　131
Bicipital aponeurosis　95,101
Bifurcate ligament　237
Body of ilium　161,163
Body of ischium　161,163
Body of pubis　161,163
Brachial artery　89,93-95,99,101, 102,105
Brachial fascia　69
Brachial plexus　143,145
Brachial veins　71
Brachialis muscle　95,101,102
Brachioradialis muscle　95,101,102, 105,107,109,147
Bursa beneath semimembranosus tendon　235
Bursae beneath gastrocnemius heads　235

C

Calcaneal branch　221
Calcaneal tendon　201,205
Calcaneal tuberosity　151,173
Calcaneocuboid ligament　237
Calcaneofibular ligament　237
Calcaneometatarsal ligament　215
Calcaneonavicular ligament　237
Calcaneous tendon　203
Calcaneus　171,173-175,243
Capitate　79,81,113,137
Capitis　39
Capitulum　75,77,78
Carpal bones　65
Carpometacarpal joints　137
Cauda equina　49,51
Caudal　49
Center of pressure（COP）　250
Central band　113,122
Central canal　51
Cephalic vein　69,71,83,111
Cerebrospinal fluid　49
Cervical curvature　7
Cervical enlargement　55
Cervical nerves　55
Cervical spinous processes　9
Cervical vertebrae　9
Cervicis muscles　35,37
Circumflex scapular artery　85,93, 94,99
Clavicle　3,65,73,131
Clavipectoral fascia　83
Cluneal nerves　153
Coccygeal nerve　51,55
Coccyx　3,7,9,19,51
Collateral ligament（ligaments）　122,139,237
Colles fracture　78
Common fibular division　191,193
Common fibular nerve　195,197, 201,203,205,209,227,257,259
Common flexor tendon　101

Common iliac artery　179,181,183, 191
Common iliac vein　179,181,183
Common interosseous artery　99, 101,102,105
Common palmar digital arteries　119,123,125
Common palmar digital nerve（nerves）　119,127,143,145
Common plantar digital arteries　217,218,221
Common plantar digital nerves　217,221
Conoid ligament　131
Conoid tubercle　73
Conus medullaris　49,51,55
COP（Center of pressure）　250
Coracoacromial ligament　86,131
Coracobrachialis muscle　83,95
Coracohumeral ligament　131
Coracoid process　73,83,86,93,131
Coracoclavicular ligaments　131
Coronoid fossa　75,77,78
Coronoid process　77,78
Costoclavicular ligament　83,131
Costocoracoid ligament　83
Costocoracoid membrane　83
Costotransverse articulation　27
Costotransverse ligament　27
Costovertebral articulation　27
Crest of greater tubercle　75
Crest of lesser tubercle　75
Crucifrom ligament of atlas　21
Crural fascia　157,159,199
Cubital fossa　65
Cuboid　173-175,243
Cuneiform bones　175

D

Deep brachial artery　85,93,94,97,99
Deep circumflex iliac artery　185
Deep femoral artery　177,179,183, 185,191,225
Deep femoral vein　177
Deep fibular nerve　153,157,199, 205,209,211-213,257
Deep inguinal lymph node（nodes）　159,181
Deep palmar arch　121,123,125
Deep plantar artery　213
Deep transverse metacarpal ligaments　121,139
Deep transverse metatarsal ligaments　239
Deltoid ligament　237
Deltoid muscle　5,6,33,34,57,83-85,95,97
Deltoid tuberosity　75
Deltopectoral triangle　83
Dens　13
Denticulate ligament　47,49,59
Descending genicular artery　183,185,209
Descending thoracic aorta　59
Distal interphalangeal joint　115,139
Distal interphalangeal joint capsule　113
Distal phalanges　79,81,173-175,243
Distal radioulnar joint　137
Distal transverse crease　115

D

Dorsal calcaneocuboid ligaments　237
Dorsal carpal arch　113,125
Dorsal carpometacarpal ligaments　137
Dorsal cuboideonavicular ligament　237
Dorsal cuneonavicular ligaments　237
Dorsal digital arteries　113,125,213
Dorsal digital branches　127
Dorsal digital nerve　111,128,147,157
Dorsal digital veins　111,157,211
Dorsal intercarpal ligament　137
Dorsal interosseous muscle（muscles）　113,122,145,213,219
Dorsal metacarpal arteries　113,125
Dorsal metacarpal ligaments　137
Dorsal metacarpal veins　69,111
Dorsal metatarsal arteries　213
Dorsal metatarsal ligaments　237
Dorsal metatarsal veins　157,211
Dorsal radial tubercle　77
Dorsal radiocarpal ligament　137
Dorsal radioulnar ligament　137
Dorsal scapular artery　93,94
Dorsal scapular nerve　89
Dorsal talonavicular ligament　237
Dorsal tarsometatarsal ligament　237
Dorsal ulnocarpal ligament　137
Dorsal venous arch　157,211
Dorsal venous network　69
Dorsal venous network of hand　111
Dorsalis pedis artery　209,212,213
Dorsum of foot　151
Double support　247
Down syndrome　118
Dupuytren contracture　118
Dura mater　47,49,51,55,59,61
Dural sac　51

E

Entensor digitorum longus muscle　199
Entensor hallucis longus muscle　199
Epidural space　47
Erb-Duchenne palsy　88
Erector spinae muscle（muscles）　2,33-35,37,51
Extensor carpi radialis brevis muscle　101,107,109,147
Extensor carpi radialis longus muscle　101,107,109,147
Extensor carpi radialis longus tendon　113
Extensor carpi ulnaris muscle　107,109,147
Extensor digiti minimi muscle　107,109,147
Extensor digitorum brevis muscle　205,212,213,257
Extensor digitorum brevis tendons　213
Extensor digitorum longus muscle　205,209,212,227,257
Extensor digitorum longus tendons　205,212,213
Extensor digitorum muscle　107,109,147
Extensor expansion（expansions）　113,122,212,213,219
Extensor hallucis brevis muscle　212,213,257
Extensor hallucis brevis tendon　213
Extensor hallucis longus muscle　205,257
Extensor hallucis longus tendon　205,212,213
Extensor indicis muscle　107,109
Extensor pollicis brevis muscle　107,109,147
Extensor pollicis longus muscle　107,109
Extensor retinaculum　107,109,112,113
External abdominal oblique muscle　5,6,33-35,37,57,83
External iliac artery　179,181,183,185
External iliac lymph nodes　159
External iliac vein　179,181,183
External intercostal membrane　53
External intercostal muscle（muscles）　5,39,40,53
External occipital protuberance　3,35,37,39,40
External vertebral venous plexus　61

F

Fascia lata　157,159,177,181
Femoral artery　177,179,181,183,185,191,225
Femoral canal　181
Femoral nerve　157,179,181,183,185,187,255
Femoral sheath　181
Femoral triangle　181
Femoral vein　157,177,179,181,183
Femur　171
Fibrous digital sheath　117,121,139
Fibrous ring　27
Fibular artery　199,203,209,213,215,221
Fibular collateral ligament　205,227,229,231,233,235
Fibular communicating branch　209,257,259
Fibular communicating nerve　157
Fibular veins　199
Fibularis brevis　212
Fibularis brevis muscle　199,203,205,257
Fibularis brevis tendon　201,203,205,218,219,237,239
Fibularis longus　212
Fibularis longus muscle　199,203,205,209,227,257
Fibularis longus tendon　201,203,205,218,219,237,239
Fibularis tertius muscle　212,257
Fibularis tertius tendon　205,212,213,257
Filum terminale externum　51,55
Filum terminale internum　49,51,55
First dorsal interosseous muscle　113
Flexion creases　115
Flexor carpi radialis muscle　101,102,143
Flexor carpi ulnaris muscle　101,102,105,107,109,145
Flexor carpi ulnaris tendon　137
Flexor digiti minimi brevis muscle　119,145,217,218,221,260
Flexor digiti minimi brevis tendons　239
Flexor digiti minimi muscle　121
Flexor digitorum brevis muscle　217,218,221,260
Flexor digitorum brevis tendons　217,218
Flexor digitorum longus muscle　199,203,209,259
Flexor digitorum longus tendon（tendons）　201,203,217,218,221,239
Flexor digitorum profundus muscle　102,143,145
Flexor digitorum superficialis muscle　101,102,143
Flexor hallucis brevis muscle　217,218,221,260
Flexor hallucis longus muscle　199,203,259
Flexor hallucis longus tendon　201,203,217,218,221,239
Flexor pollicis brevis muscle　119,121,123,143
Flexor pollicis longus muscle　101,102,143
Flexor retinaculum　101,119,121,123,201,203
Foot flat　251
Forearm　65
Fovea of head of femur　167

G

Gastrocnemius muscle　197,199,201,203,205,227,233,235,259
Genitofemoral nerve　153,157,187
Glenohumeral joint cavity　131
Glenohumeral ligaments　131
Glenoid cavity　73
Glenoid labrum　131
Gluteal aponeurosis　189,191,193
Gluteal artery　225
Gluteal fold　151
Gluteal region　151
Gluteal tuberosity　167
Gluteus maximus muscle　189,191,193
Gluteus medius muscle　189,191,193
Gluteus minimus muscle　189,191,193
Gracilis muscle　177,179,183,195,197,201,227,255
Gracilis tendon　227,235
Gray commissure　51
Gray matter　47
Gray ramus communicans　53,191
Great saphenous vein　157,159,177,181,199,211
Greater occipital nerve　5,21,41,57
Greater sciatic foramen　165
Greater sciatic notch　161,163
Greater trochanter　3,151,167,223
Greater tubercle　3,73,75,86,131
Groove for tendon of fibularis longus　173
Groove for tendon of flexor hallucis longus　173

H

Hamate　79,81,113,137
Hamstrings　249
Hand　65
Head of femur　167,223
Head of fibula　151,171,203
Head of humerus　73,75,131
Head of radius　77,78
Head of talus　175
Heel strike　251
Hip bone　3
Hook of hamate　79,102,137
Humerus　65
Hypothenar eminence　65,115

I

IC（Initial contact〈phase〉）　246,247
Iliac crest　3,5,6,33-35,37,39,40,57,151,161,163,165
Iliac fossa　163,165
Iliac tubercle　151,161
Iliacus muscle　179,181,183,255
Iliocostalis cervicis muscle　35,37,45
Iliocostalis lumborum muscle　35,37,45
Iliocostalis muscle　35,37,51
Iliocostalis thoracis muscle　35,37,45
Iliofemoral ligament　223
Iliohypogastric nerve　157,187
Ilioinguinal nerve　157,187
Iliolumbar ligament　23,165
Iliopectineal line　163
Iliopsoas muscle　179,181,183
Iliopubic eminence　163
Iliotibial tract　177,179,189,191,195,197,205,227,229
Impression of costoclavicular ligament　73
Inferior angle　73
Inferior articular facet　16
Inferior articular process　10,11,13,14,16,17
Inferior cluneal nerves　157,193
Inferior costal facet（facets）　10,15,27
Inferior epigastric artery　181,185
Inferior extensor retinaculum　205,212
Inferior fibular retinaculum　203,237
Inferior gemellus muscle　189,191,193
Inferior gluteal artery　189,191
Inferior gluteal line　161
Inferior gluteal nerve　189,191,193
Inferior lateral brachial cutaneous nerve　67,69,97,147
Inferior lateral genicular artery　197,201,209
Inferior medial genicular artery　197,201,209
Inferior pubic ramus　161,163
Inferior thyroid artery　93
Inferior ulnar collateral artery　99
Inferior vertebral notch　10,14,16,17
Infraglenoid tubercle　73
Infrapatellar fat pad　229
Infrapatellar synovial fold　229
Infraspinatus fascia　5,6,31,33,34,57,84
Infraspinatus muscle　85,97
Infraspinatus tendon　86
Infraspinous fossa　73
Inguinal ligament　151,157,179,181,255
Initial contact〈phase〉（IC）　246,247
Initial swing〈phase〉（ISW）　246,247
Inner periosteum　47
Innermost intercostal muscle　5,53
Interclavicular ligament　131
Intercondylar eminence　171
Intercondylar fossa　167
Intercostal nerves　59
Intercostobrachial nerve　67,69
Intermediate cuneiform　173,174,243

Intermetacarpal joints 137
Internal abdominal oblique muscle 35,37
Internal iliac artery 179,181,183,191
Internal iliac vein 179,181,183
Internal intercostal muscle 5,53
Internal pudendal artery 189,191
Internal thoracic artery 93
Internal vertebral venous plexus 61
Interosseous borders 77,171
Interosseous intercarpal ligaments 137
Interosseous membrane 135,137,199,203,231,235
Interosseous muscles 239,260
Interosseous recurrent artery 99,107,109
Interosseous talo calcaneal ligament 237
Interphalangeal (IP) joints 239
Interspinales muscles 45
Interspinalis cervicis muscle 39,40
Interspinalis lumborum muscle 39,40
Interspinalis thoracis muscle 39,40
Interspinous ligament 23
Intertransversarii muscles 45
Intertransverse ligament 23,25,27
Intertrochanteric line 167,223
Intertubercular sulcus 75
Intervertebral disc 11,15,17,23,27,49
Intervertebral foramen 11,17,23
Intervertebral foramina 9,15
Intervertebral vein 61
Ischial ramus 161,163
Ischial spine 161,163,165,189,191,193,223
Ischial tuberosity 3,151,161,163,165,189,191,193,195,223
Ischiofemoral ligament 223
Ischiopubic ramus 161,163
ISW (Initial swing〈phase〉) 246,247

J

Joint capsule (capsules) 131,229,237
Just before heel rise 251

K

Klumpke palsy 90

L

Lacunar ligament 181
Lamina 10,11,13-17,23,25
Lateral antebrachial cutaneous nerve 67,69,95,99,101,102,105,111,117
Lateral band (bands) 113,122
Lateral border 73
Lateral bursae 235
Lateral circumflex femoral artery 183,185,191,209,225
Lateral collateral ligament of the ankle 237
Lateral condyle 167,171,205
Lateral condyle of tibia 151
Lateral costotransverse ligament 25,27
Lateral cuneiform 173,174,243
Lateral cuneiform bone 175
Lateral cutaneous branches 57
Lateral epicondyle 75,77,78,97,135,167,171

Lateral epicondyle of femur 151
Lateral femoral cutaneous nerve 157,181,183,187
Lateral head of flexor hallucis brevis tendons 239
Lateral horn 51,53
Lateral intermuscular septum 177
Lateral intertransversarius muscle 39,40
Lateral leg 151
Lateral longitudinal arch 174,243
Lateral malleolus 151,171,175,203,205,229,231,233,235
Lateral patellar retinaculum 179,227
Lateral pectoral nerve 83,89
Lateral plantar artery (arteries) 209,215,217,218,221
Lateral plantar fascia 215
Lateral plantar nerve 153,157,211,215,217,218,221,260
Lateral process of calcaneus 217
Lateral sacral crest 19
Lateral supracondylar ridge 75,78
Lateral sural cutaneous nerve 153,157,197,199,201,209,257,259
Lateral talocalcaneal ligament 237
Lateral tarsal artery 213
Lateral thoracic artery 93,99
Latissimus dorsi 31
Latissimus dorsi muscle 2,5,6,33,34,45,57,83,84
Lesser occipital nerve 41
Lesser sciatic foramen 165
Lesser sciatic notch 161,163
Lesser trochanter 167,223
Lesser tubercle 73,75,86,131
Levator scapulae muscle 31,33,34,45,85,94
Levatores costarum muscles 39,40,45
Ligament of head of femur 223
Ligamenta flava 21,23
Ligamentum nuchae 21
Linea aspera 167
Loading response〈phase〉(LR) 246,247
Long plantar ligament 219,237,239
Long thoracic nerve 89
Longissimus capitis muscle 41,45
Longissimus cervicis muscle 35,37,45
Longissimus muscle 35,37,51
Longissimus thoracis muscle 35,37,45
Longitudinal ligaments 47
Lower subscapular nerve 89
LR (Loading response〈phase〉) 246,247
Lumbar anesthesia 49
Lumbar curvature 7
Lumbar enlargement 55
Lumbar nerves 55
Lumbar plexus 187
Lumbar spinous processes 9
Lumbar triangle 33,34
Lumbar vertebrae 9
Longissimus lumborum muscles 45
Lumbosacral articular surface 19
Lumbosacral trunk 191
Lumbrical muscle (muscles) 113,122,217,218,221,260
Lunate 79,81,137
Lunate surface of acetabulum 223

M

Mammillary process 16

Manubrium 131
Manubrium of sternum 131
Margin of acetabulum 161
Marie-Strümpell disease 28
Medial antebrachial cutaneous nerve 67,69,89,99,101,102,105,111,117
Medial border 73
Medial brachial cutaneous nerve 67,69,89,99
Medial calcaneal branch (branches) 153,157
Medial calcaneal branch of tibial nerve 260
Medial circumflex femoral artery 183,185,191,225
Medial compartment of thigh 177
Medial condyle 167,171
Medial condyle of tibia 151
Medial cubital vein 71
Medial cuneiform 173,243
Medial epicondyle 75,77,78,135,167,171
Medial epicondyle of femur 151
Medial head of flexor hallucis brevis 239
Medial intermuscular septum 101,107,109,177
Medial longitudinal arch 173,243
Medial malleolus 151,171,175,203,205
Medial meniscus 229,231,235
Medial patellar retinaculum 179,227
Medial pectoral nerve 83,89
Medial plantar artery (arteries) 209,215,217,218,221
Medial plantar fascia 215
Medial plantar nerve 153,157,211,215,217,218,221,260
Medial process of calcaneus 217
Medial supracondylar ridge 75,78
Medial sural cutaneous nerve 153,157,197,199,201,209,259,260
Medial tarsal artery 213
Medial thigh 151
Median cubital vein 69
Median furrow 7
Median nerve 67,69,89,95,99,101,102,105,119,121,127,143
Median sacral crest 9,19
Metacarpal bones 65,137
Metacarpals 79,81
Metacarpophalangeal joint 115,139
Metatarsal (metatarsals) 173,174,243
Metatarsal bone (bones) 175,203
Midcarpal joint 137
Middle cluneal nerves 5,57,157
Middle collateral artery 97,99,107,109
Middle genicular artery 197,209
Middle phalanges 79,81,173-175,243
Midpalmar crease 115
Midstance〈phase〉(MST) 246,247
Midswing〈phase〉(MSW) 246,247
MST (Midstance〈phase〉) 246,247
MSW (Midswing〈phase〉) 246,247
Multifidus muscles 39,40,45
Musculocutaneous nerve 89,95,99

N

Natal cleft 151
Navicular 173-175,243
Nélaton line 150
Neck 73
Neck of femur 167

Neck of fibula 151,171
Neck of radius 77,78
Neck of rib 27
Nerve to levator ani 191
Nerve to obturator internus 189,191,193
Nerve to piriformis 191
Nerve to quadratus femoris 191,193
Nerve to subclavius muscle 89
Nuchal fascia 31
Nucleus pulposus 22,23

O

Oblique cord 135
Oblique popliteal ligament 227,229
Obliquus capitis inferior muscle 39-41
Obliquus capitis superior muscle 39-41
Obturator artery 185,223,225
Obturator canal 165
Obturator externus muscle 183,255
Obturator foramen 161,163
Obturator groove 163
Obturator internus muscle 191,193
Obturator membrane 165,223
Obturator nerve 157,183,187,255
Occipital artery 6,41
Olecranon 77,78,97,147
Olecranon fossa 75,77
Olecranon of ulna 107,109
Opponens digiti minimi muscle 121,145
Opponens pollicis muscle 119,121,123,143
Os coxae 167

P

Palmar aponeurosis 101,117,119
Palmar carpal arterial arch 121
Palmar carpal ligament 101,121,123
Palmar carpometacarpal ligaments 137,139
Palmar digital branches 117
Palmar interosseous muscle (muscles) 113,122,145
Palmar ligaments 137
Palmar metacarpal arteries 121,125
Palmar metacarpal ligaments 137,139
Palmar radiocarpal ligament 137
Palmar radioulnar ligament 137
Palmaris brevis muscle 117,145
Palmaris longus muscle 101,102,143
Palmaris longus tendon 101,117
Parietal pleura 5,53
Patella 151,167,171,179,227
Patellar ligament 179,205,227,229,233
Pectineal line 163,167
Pectineus muscle 179,181,183,255
Pectoral fascia 83
Pectoral girdle 65
Pectoralis major muscle 71,83,95
Pectoralis minor muscle 71,83,93
Pedicle (Pedicles) 10,11,14-17,23
Pelvic brim 165
Pelvic splanchnic nerves 191
Perforating artery (arteries) 183,185,189,191,195,218,221,225
Perforating cutaneous nerve 193
Pes anserinus 227
Phalanges 65,175

Phrenic nerve 89
Pia mater 47,49
Piriformis muscle 189,191,193
Pisiform 79,81,101,102,137
Pisohamate ligament 137
Plane of the transverse arch 243
Plantar aponeurosis 215,217,218
Plantar arch 218,221
Plantar calcaneocuboid (short plantar) ligament 239
Plantar calcaneonavicular (spring) ligament 237,239
Plantar digital arteries 215
Plantar digital nerves 211
Plantar interosseous muscles 219
Plantar ligaments (plates) 239
Plantar metatarsal arteries 215,217,218,221
Plantar metatarsal ligaments 239
Plantar surface of foot 151
Plantar tarsometatarsal ligaments 239
Plantaris muscle 197,201,203,235,259
Plantaris tendon 199,201
Planter aponeurosis 221
Politeus muscle 227
Popeye deformity 96
Popliteal artery 195,197,201,203,209
Popliteal fossa 151
Popliteal lymph nodes 159
Popliteal surface 167
Popliteal vein 159,195,197,201
Popliteus muscle 197,201,203,235,259
Popliteus tendon 229,231,233
Posterior antebrachial cutaneous nerve 67,69,97,111,147
Posterior arch 13
Posterior atlanto-occipital membrane 21
Posterior brachial cutaneous nerve 67,69,97,147
Posterior circumflex humeral artery 85,93,94,97,99
Posterior compartment of thigh 177
Posterior cruciate ligament (ligaments) 229,231
Posterior cutaneous branches 57
Posterior external vertebral venous plexus 61
Posterior femoral cutaneous nerve 157,189,191,193,195
Posterior gluteal line 161
Posterior horn 51,53
Posterior inferior iliac spine 161,163
Posterior intercostal artery 59
Posterior intermuscular septum 177,199
Posterior internal vertebral plexus 61
Posterior interosseous artery 99,101,102,105,107,109
Posterior interosseous nerve 107,109,147
Posterior lateral spinal vein 61
Posterior leg 151
Posterior ligament of the fibular head 235
Posterior longitudinal ligament 21,23
Posterior median spinal vein 61
Posterior median sulcus 51
Posterior meniscofemoral ligament 229,231
Posterior perforating branches 213

Posterior radicular artery 49,59
Posterior radicular vein 61
Posterior ramus 49,53
Posterior root 47,49,51,53
Posterior root ganglion 47,49,51,53
Posterior rootlet 53
Posterior sacral foramina 19,165
Posterior sacrococcygeal ligaments 165
Posterior sacroiliac ligament 23,165
Posterior spinal arteries 49,59
Posterior superior iliac spine 2,3,151,161,163,165
Posterior talocalcaneal ligament 237
Posterior talofibular ligament 237
Posterior thigh 151
Posterior tibial artery 199,201,203,209,215,218,221
Posterior tibial vein (veins) 199,201
Posterior tibiofibular ligament 235,237
Posterior tubercle 11,13
Posterolateral sulcus 51
Preswing (phase) (PSW) 246,247
Princeps pollicis artery 123,125
Promontory 19
Pronator quadratus muscle 101,102,121,143
Pronator teres muscle 95,101,102,105,107,109,143
Proper dorsal digital artery 123,125
Proper palmar digital arteries 113,119,121,123,125
Proper palmar digital branches 117,127
Proper palmar digital nerve (nerves) 113,119,121,127,128,143,145
Proper plantar digital arteries 217,218,221
Proper plantar digital nerve (nerves) 215,217,218
Proximal interphalangeal joint 115,139
Proximal phalanges 79,81,173-175,243
Proximal transverse crease 115
Psoas major muscle 179,181,183,255
PSW (Preswing (phase)) 246,247
Pubic crest 181
Pubic symphysis 165
Pubic tubercle 161,163,181
Pubofemoral ligament 223
Pudendal nerve 189,191,193

Q

Quadrate tubercle 167
Quadratus femoris muscle 189,191,193
Quadratus plantae muscle 203,217,218,221,260
Quadriceps femoris muscle 179,233
Quadriceps femoris tendon 227

R

Radial artery 99,101,102,105,107,109,125
Radial collateral artery 97,99
Radial collateral ligament 135,137
Radial fossa 75,77
Radial groove 75
Radial longitudinal crease 115

Radial nerve 67,69,85,89,97,99,101,102,147
Radial notch 77
Radial recurrent artery 99,101,102,105
Radial tuberosity 77,78
Radialis indicis artery 123,125
Radiate ligament 27
Radius 65,75
Rectus capitis posterior major muscle 41
Rectus capitis posterior minor muscle 41
Rectus capitis posterior muscles 39,40
Rectus femoris muscle 177,179,183,185,255
Recurrent branch of median nerve 121,127,143
Retinacular arteries 225
Rhomboid major muscle 33,34,45,85,94
Rhomboid minor muscle 33,34,45,94
Rhomboid muscle 31
Rib (Ribs) 3,25
ROM 42
Rootlets 51
Roots of spinal nerves 51
Rotatores cervicis muscles 39,40
Rotatores muscle 45
Rotatores thoracis muscles 39,40

S

Sacral canal 49
Sacral curvature 7
Sacral hiatus 19,165
Sacral nerves 55
Sacral vertebrae 9
Sacrospinous ligament 165
Sacrotuberous ligament 165,189,191,193
Sacrum 3,7,17
Saphenous nerve 153,157,177,179,183,187,199,205,209,211,213,215,255
Saphenous opening 157
Sartorius muscle 177,179,181,183,185,197,201,205,227,255
Sartorius tendon 227,235
Scaphoid 79,81,137
Scapula 65,73,84
Scapular notch 73
Sciatic nerve 177,189,191,193,195,257,259
Semimembranosus muscle 177,189,195,197,201,259
Semimembranosus tendon 203,229,235
Semispinalis capitis muscle 35,37,41,45
Semispinalis cervicis muscle 45
Semispinalis muscle (muscles) 39,40
Semispinalis thoracis muscle 39,45
Semitendinosus muscle 177,189,195,197,201,227,259
Semitendinosus tendon 227,235
Serratus anterior muscle 33,34,83
Serratus posterior inferior muscle 33-35,37,51
Serratus posterior superior muscle 35,37,51
Sesamoid bone (bones) 79,81,173,175
Shaft of femur 167,171
Shaft of fibula 171

Shaft of tibia 171
Short plantar ligament 237
Single support 247
Small saphenous vein 157,159,195,197,199,201,211
Smith fracture 78
Soleal line 171
Soleus muscle 197,199,201,203,205,227,259
Spinal cord 47,49,53,59,61
Spinal nerve 47,53
Spinalis muscle 35,37
Spinalis thoracis muscle 35,37
Spine 73,84
Spine of scapula 3,33,34,85,94
Spinous process (processes) 3,9-11,13-17,23
Splenius capitis 35,37
Splenius capitis muscle (muscles) 33,34,41,45,51
Splenius cervicis muscle (muscles) 33,34,45,51
Splenius muscle 45
Stance phase 247
Sternal end 73
Sternocleidomastoid muscle 33,34,41,45
Sternocostal joint 131
Sternum 5
Styloid process 77,81
Subarachnoid space 49
Subclavian artery 93,94
Subclavius muscle 131
Subcutaneous olecranon bursa 135
Subdural space 47
Suboccipital nerve 21,41
Subscapular artery 93,99
Subscapular fossa 73
Subscapularis muscle 86
Subscapularis tendon 86
Superficial circumflex iliac artery 181,185
Superficial circumflex iliac vein 157
Superficial epigastric artery 185
Superficial epigastric vein 157
Superficial external pudendal artery 181,185
Superficial external pudendal vein 157
Superficial fibular nerve 153,157,199,205,209,211-213,257
Superficial inguinal lymph nodes 159
Superficial lymphatic vessels 159
Superficial palmar arch 119,123,125
Superficial transverse metatarsal ligaments 215
Superior angle 73
Superior articular facet 10,11,13,14,16,19
Superior articular process 10,11,14,16,17,19
Superior border 73
Superior cluneal nerves 5,57,157
Superior costal facet (facets) 10,15,27
Superior costotransverse ligament 25,27
Superior epigastric artery 181
Superior extensor retinaculum 205,212
Superior fibular retinaculum 201,203,205,212,237
Superior gemellus muscle 189,191,193
Superior gluteal artery 189,191

Superior gluteal nerve 189,191,193
Superior lateral brachial cutaneous nerve 67,69,97
Superior lateral genicular artery 197,209
Superior medial genicular artery 197,209
Superior nuchal line 3,33-35,37,39,40
Superior pubic ramus 161,263
Superior thoracic artery 93,99
Superior transverse scapular ligament 131
Superior ulnar collateral artery 99,107,109
Superior vertebral notch 10,14,16,17
Superficial fibular nerve 211
Supinator muscle 101,102,107,109
Supraclavicular nerves 67,69
Suprapatellar bursa 229
Suprascapular artery 93,94
Suprascapular nerve 89
Supraspinatus muscle 85,97
Supraspinatus tendon 86
Supraspinous fossa 73
Supraspinous ligament 23,25,165
Sural arteries 209
Sural nerve 153,157,209,211-213,215,257,259,260
Surgical neck 75
Suspensory ligament of axilla 83
Sustentaculum tali 173,175,243
Swing phase 247
Sympathetic ganglion 5,53,59
Sympathetic trunk 53,59,187,191
Symphyseal surface 163
Synovial membrane 225,229
Synovial membrane of knee joint 235
Synovial sheaths 217

T

T2強調像 48
Talus 171,173,174,243
Tarsometatarsal joint 239

Tectorial membrane 21
Tendinous arch of soleus muscle 203
Tendon of biceps femoris muscle 205
Tendon sheaths 212
Tensor fasciae latae muscle 179,189,191,193
Teres major muscle 5,6,33,34,57,84,85,93,97
Teres minor muscle 84,85,97
Teres minor tendon 86
Terminal stance〈phase〉(TST) 246,247
Terminal〈final〉swing〈phase〉(TSW) 246,247
Thenar eminence 65,115
Third occipital nerve 5,57
Thoracic curvature 7
Thoracic duct 59
Thoracic nerves 55
Thoracic spinous processes 9
Thoracic vertebrae 9
Thoracis 39
Thoracoacromial artery 83,93,99
Thoracodorsal artery 33,34,93,94,99
Thoracodorsal nerve 33,34,89
Thoracolumbar fascia 31,33,34
Thyrocervical trunk 93
Tibia 171
Tibial artery 217
Tibial collateral ligament 227,229,231,235
Tibial division 191,193
Tibial nerve 195,197,199,201,203,209,215,217,218,259,260
Tibial tuberosity 151,171,179,205
Tibialis anterior muscle 199,205,209,227,257
Tibialis anterior tendon 205,213,219,237,239
Tibialis posterior muscle 199,203,209,259
Tibialis posterior tendon 201,203,218,219,237,239
Toe off 251

Transsacral anesthesia 49
Transverse acetabular ligament 223,225
Transverse cervical artery 6,33,34,93
Transverse costal facet〈facets〉 10,14,15,27
Transverse foramen 11,13
Transverse genicular ligament 229,231
Transverse humeral ligament 131
Transverse intermuscular septum 199
Transverse process〈processes〉 10,11,13-17,23,25,165
Transverse ridge 19
Transverse tarsal joint 239
Transverse tibiofibular ligament 235
Transversus thoracis muscle 5,53
Trapezium 79,81,113,137
Trapezius muscle 2,5,6,31,33,34,45,57,84
Trapezoid 79,81,113,137
Trapezoid ligament 131
Trapezoid line 73
Trendelenburg sign 192,252,253
Triangle of auscultation 33,34
Triceps brachii muscle 83,85,95,97,107,147
Triquetrum 79,81,137
Trochanteric fossa 167
Trochlea 75,77,78
TST〈Terminal stance〈phase〉〉 246,247
TSW〈Terminal〈final〉swing〈phase〉〉 246,247
Tubercle of scaphoid 79,137
Tubercle of trapezium 79,137
Tuberosity 174,175,243
Tuberosity of 5th metatarsal 151
Tuberosity of 5th metatarsal bone 212
Tuberosity of calcaneus 215,217,218
Tuberosity of navicular 151

U

Ulna 65,75
Ulnar artery 99,101,102,105,123,125
Ulnar collateral ligament 135,137
Ulnar nerve 67,69,89,97,99,101,102,105,107,109,145
Ulnar notch 77
Ulnar recurrent artery 99,105
Ulnar tuberosity 77
Uncinate process 11
Upper subscapular nerve 89

V

Vastoadductor intermuscular septum 179,183,185
Vastus intermedius muscle 177,179
Vastus lateralis muscle 177,179,183,197,201,227,229,255
Vastus medialis muscle 177,179,183,227,229,255
Vertebra prominens 3
Vertebral artery 21,41
Vertebral body〈bodies〉 9,27
Vertebral foramen 10,11,13

W

White matter 47
White rami communicantes 53
Wrist〈radiocarpal〉joint 137
Wrist creases 115

Y

Y-Shaped ligament of Bigelow 222

Z

Zona orbicularis 223,225
Zygapophyseal joint 11,17

【訳 者】
● 星　治（ほし・おさむ）　東京医科歯科大学大学院保健衛生学研究科
　　　　　　　　　　　　　形態・生体情報解析学分野　教授

解剖学 基礎と臨床に役立つ
I　背部・上肢・下肢

2016年8月19日　初版第1刷発行

著　者	ベン・パンスキー，トーマス・R・ジェスト
訳　者	星　治（ほし　おさむ）
発行人	西村正徳
発行所	西村書店
	東京出版編集部
	〒102-0071 東京都千代田区富士見 2-4-6
	Tel.03-3239-7671　Fax.03-3239-7622
	http://www.nishimurashoten.co.jp
印　刷	三報社印刷株式会社
製　本	株式会社難波製本

本書の内容を無断で複写・複製・転載すると，著作権および出版権の侵害となることがありますので，ご注意下さい。

ISBN978-4-89013-457-1

ポケット判 カラー 内科学

オールカラー この内容で 本体4900円

[総編集] 門脇 孝／永井良三
[編集委員] 赤林 朗／大内尉義／黒川峰夫／小池和彦
辻 省次／長瀬隆英／藤田敏郎／森屋恭爾／山本一彦
● B6判・2004頁・カラー図表2740点　◆本体4900円

全国の大学・基幹病院の第一線の専門医が執筆！

いつでも使える、持ち運べる、ハンディサイズで内容充実。ゲノム研究やEBMの最新知見、疾患の概念・病態生理から診断・治療まで、ふんだんな図表でビジュアルにわかりやすく解説。チーム医療に必携。

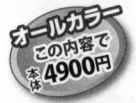

解体新書【復刻版】

西村書店100周年記念出版

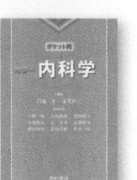

[編] 西村書店 編集部
● B5判・286頁　◆本体3000円

日本の医学の礎となった「かけがえのない」1冊を原寸大で！

先祖が華岡青洲の門人だった岩瀬家(愛知県岡崎市)に伝わる、初版の初刷りに近いとみられる、非常に貴重な版の復刻。『解体新書』をめぐって」と題し、興味深い対談を特別収録。

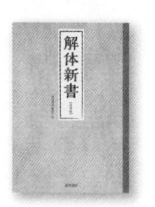

天才学者がマンガで語る 脳

[著] M.ファリネッラ／H.ローシュ　[訳] 安德恭演
● 四六判・136頁　◆本体1200円

ひとりの青年(主人公)が、美しい女性と出会い追いかけていくと、いつのまにか脳の世界へ迷い込み……。ニューロンの森、記憶の洞窟、海中の巨大イカとの冒険を通して、脳のつくり、神経細胞のはたらき、ヒトの五感の機能、脳の中の化学物質の作用、記憶のしくみなどを知り、脳の中を探検していく。

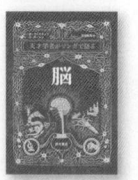

カラー版 神経科学 脳の探求

ベアー コノーズ パラディーソ

[著] M.F.ベアー／B.W.コノーズ／M.A.パラディーソ
[監訳] 加藤宏司／後藤 薫／藤井 聡／山崎良彦
● B5判・オールカラー712頁　◆本体7600円

世界的に好評を博するテキストの最新版(第3版)。最新の分子レベルの知識から高次脳機能までを網羅。多数のイラストを用いてフルカラーで内容を分かりやすく説明。

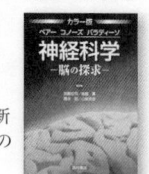

カラー 人体解剖学
構造と機能：ミクロからマクロまで

[著] F.H.マティーニ他　[監訳] 井上貴央
● 菊倍判・オールカラー656頁　◆本体7800円

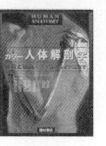

グラント 解剖学実習

[編] P.W.タンク　[監訳] 新井良八
● A4判・オールカラー272頁　◆本体4800円

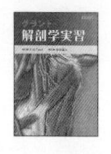

からだの構造と機能

[著] A.シェフラー／S.シュミット
[監訳] 三木明徳／井上貴央
● B5変型判・オールカラー352頁　◆本体4800円

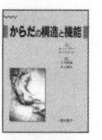

ヴォルフ カラー 人体解剖学図譜

[編] Petra Köpf-Maier　[日本語版編集] 井上貴央
● A4変型判・オールカラー528頁　◆本体4800円

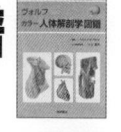

カラー版 ラーセン人体発生学 第4版

[編著] G.C.シェーンウォルフ他　[監訳] 仲村春和／大谷 浩
● B5判・オールカラー624頁　◆本体6600円

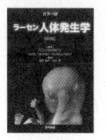

ロス&ウィルソン 健康と病気のしくみがわかる 解剖生理学 改訂版

[著] A.ウォー他　[監訳] 島田達生他
● B5判・オールカラー516頁　◆本体4500円

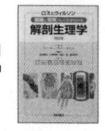

カラー版 ボロン／ブールペープ 生理学

[編] W.F.ボロン／E.L.ブールペープ　[総監訳] 泉井 亮
● B5判・オールカラー1380頁　◆本体9500円

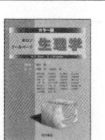

スワルツ 身体診察法 ―病歴と検査―

問診の和文・英文併記！

[著] M.H.スワルツ　[日本語版監修] 宮城征四郎／納 光弘
● B5判・オールカラー664頁　◆本体6800円

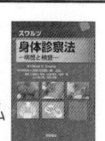

最新 カラー 組織学

[著] L.P.ガートナー／J.L.ハイアット
[監訳] 石村和敬／井上貴央
● B5判・オールカラー496頁　◆本体4900円

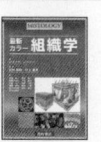

脳神経 解剖・病理・画像診断

[著] D.K.ビンダー他
[訳] 興梠征典／掛田伸吾
● B5変型判・240頁　◆本体7800円

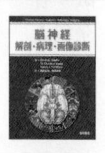

IIRS 顕微鏡ラボマニュアル8 免疫電顕法の実際

[著] 玉木英明　[編] 綜合画像研究支援
● A5判・オールカラー132頁　◆本体2700円

マーティン カラー 神経解剖学
テキストとアトラス 第4版

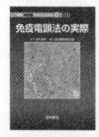

[著] J.H.マーティン　[監訳] 野村 嶬／金子武嗣
● B5判・オールカラー512頁　◆本体6400円

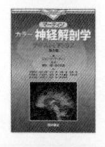

西村書店　〒102-0071　東京都千代田区富士見2-4-6　☎ 03-3239-7671　Fax. 03-3239-7622
www.nishimurashoten.co.jp　※価格は税別